普通高等教育案例版系列教材

案例版

供临床、预防、基础、口腔、麻醉、影像、药学、检验、护理、法医等专业使用

医学免疫学

第 3 版

主　　编　宝福凯　曾常茜　邹　强

副主编　任　欢　郗雪艳　马碧书　栾希英　官　杰

编　　者　（按姓氏笔画排序）

马碧书	昆明医科大学	王艳红	山西医科大学
王桂琴	山西医科大学	任　欢	南方科技大学
刘　奔	莆田学院	米　娜	广东医科大学
孙世杰	大连医科大学	李冰雪	昆明医科大学
李晋涛	第三军医大学	杨　光	暨南大学
杨敬宁	湖北医药学院	邹　强	成都医学院
张小梅	大连大学	陈　玮	成都医学院
单　颖	锦州医科大学	宝福凯	昆明医科大学
官　杰	齐齐哈尔医学院	郗雪艳	湖北医药学院
姜雨薇	昆明医科大学海源学院	宣　群	昆明医科大学
栾希英	滨州医学院	曹启江	沈阳大学
曾常茜	大连大学	谢　力	昆明学院
裴春颖	哈尔滨医科大学	戴建锋	苏州大学

科学出版社

北京

郑 重 声 明

为顺应教学改革潮流和改进现有的教学模式，适应目前高等医学院校的教育现状，提高医学教育质量，培养具有创新精神和创新能力的医学人才，科学出版社在充分调研的基础上，首创案例与教学内容相结合的编写形式，组织编写了案例版系列教材。案例教学在医学教育中，是培养高素质、创新型和实用型医学人才的有效途径。

案例版教材版权所有，其内容和引用案例的编写模式受法律保护，一切抄袭、模仿和盗版等侵权行为及不正当竞争行为，将被追究法律责任。

图书在版编目（CIP）数据

医学免疫学 / 宝福凯，曾常茜，邹强主编 . —3 版 . —北京：科学出版社，2021.1

ISBN 978-7-03-066703-8

Ⅰ. ①医⋯　Ⅱ. ①宝⋯ ②曾⋯ ③邹⋯　Ⅲ. ①医药学 - 免疫学 - 医学院校 - 教材　Ⅳ. ① R392

中国版本图书馆 CIP 数据核字（2020）第 215419 号

责任编辑：朱　华　钟　慧 / 责任校对：贾娜娜
责任印制：霍　兵 / 封面设计：陈　敬

科学出版社 出版
北京东黄城根北街 16 号
邮政编码：100717
http://www.sciencep.com
北京汇瑞嘉合文化发展有限公司印刷
科学出版社发行　各地新华书店经销
*

2007 年 1 月第 一 版　开本：850×1168　1/16
2021 年 1 月第 三 版　印张：16
2025 年 1 月第十七次印刷　字数：528 000
定价：85.00 元
（如有印装质量问题，我社负责调换）

前　言

　　医学免疫学发展日新月异，它既是生命科学及医学领域中的前沿学科，也是与其他相关学科广泛交叉的医学学科，它与细胞生物学、分子生物学、分子遗传学以及生物化学等学科相互渗透、互相推动。为跟上其发展步伐，与时俱进，《医学免疫学》教材必须不断发展更新，才能使我国医学免疫学教育与世界接轨，走在时代发展的前列。经来自全国多省高等医学院校的专家、教授共同努力，《医学免疫学》案例版第3版规划教材终于面世。

　　《医学免疫学》案例版第3版规划教材的特点是：案例引导、图文并茂，好学易懂。全书图、表多达两百多幅。这些表格、彩色插图，既形象生动，又深入浅出、通俗易懂，便于教师的教学和学生对主要知识的归纳、理解和掌握。

　　在本教材编写过程中进行了以下几方面的改进，力显特色：

　　1. 内容形式上，做到系统、准确和更新。全书重点突出，深入浅出地阐明基本概念、基本知识和基础理论，补充了学科新理论、新进展，并对章前案例做了更新。通过章前案例，激发学生学习主动性和学习兴趣，并从临床思维的角度培养学生学习知识、提出问题、解决问题的能力。

　　2. 秉承第2版的特色。本教材将医学免疫学教学内容进行归类，共分为二十六章。第一章到第十七章为基础免疫学，系统介绍经典免疫学基础知识，包括免疫系统、免疫应答及免疫调节，适当反映免疫学的新理论、新进展。第十八章到第二十六章为临床免疫学及免疫学应用，包括免疫病理、免疫学检测技术及免疫预防和治疗。在教材编写和审核过程中，注重章节之间的内在联系，概念前后一致，章节紧密衔接而不重复。为便于配合双语教学的需要，附录内有中英文对照索引，CD分子的主要特征表也列于附录中，便于读者学习查找和临床、研究工作者参考，使本教材具有较强的实用性。

　　3. 注重图表的质量、规范术语名称。在图、表、照片的运用上，注重图的质量和书的整体效果，免疫学名词采用全国科学技术名词审定委员会审定名词。

　　本教材在编写的过程中得到了参编院校同行的大力支持。在此由衷感谢各编委为《医学免疫学》案例版第3版教材编写所付出的努力和贡献，感谢编写秘书李冰雪老师为教材编写所做的大量工作，感谢科学出版社及朱华编辑和钟慧编辑的大力支持与帮助。

　　本教材编写虽经多方努力，但在内容、文字、编排、图表等方面可能存在疏忽和不当之处。恳切希望读者和同道们提出宝贵意见，以便于在今后的教材修订中日臻完善。

宝福凯　曾常茜　邹　强

2020 年 6 月

目 录

第 一 章　绪　　论

案例 1-1：　　　　　　　　　外伤感染并发右侧腹股沟淋巴结炎

患儿，男，11 岁 3 个月，因高热、头痛，右侧腹股沟疼痛，行走不便而入院，病史自述可靠。患儿于 6 天前参加学校组织到郊外的夏令营活动，不慎右足底被刺伤，因伤口小，不以为然，未做任何处理。3 天后伤口有轻度肿痛，第 5 天半夜开始发高热，无抽搐，右侧腹股沟疼痛，行走明显感不便，未进行任何治疗，第 6 天早就诊入院。体格检查：T 39.7℃，P 143 次 / 分，R 41 次 / 分，发育正常，营养中等，神志清，咽部稍红，扁桃体不大，右足底伤口及右侧腹股沟皮肤红肿、触之微热，腹股沟淋巴结肿大、边缘不清、触痛明显，其余浅表淋巴结无肿大；生理反射存在，病理反射未引出。血常规：白细胞 12×10^9/L，中性分叶杆状核粒细胞 0.76、淋巴细胞 0.1、单核细胞 0.02。临床诊断：右足底外伤感染并发右侧腹股沟淋巴结炎及菌血症。

问题：从免疫的角度来考虑，患儿右足底被刺伤后，局部感染，为什么右侧腹股沟淋巴结会出现肿大、疼痛，并出现高热？

在我们生活的环境中存在着不计其数肉眼看不见，必须借助光学或电子显微镜放大数百数千，乃至数万倍才能看得见的微生物，包括细菌、病毒、真菌、支原体、衣原体、立克次体等，有些微生物可以寄生于宿主达到共生状态，例如肠道的大肠埃希菌就是人体内的常驻寄生菌。但是，有的微生物入侵到人体后会引起机体损伤，严重可危及生命，这些具有致病性的微生物称为病原微生物（pathogenic microorganism）。那么，是什么让人类在这样的自然环境中得以生存下来呢？在长期的进化过程中，各种动物，特别是人类对病原微生物的侵害形成了特殊的生理性防御机制，通过识别"自己"和"非己"成分从而破坏和排斥进入体内的异物，机体这种抵御疾病、维持机体内环境稳定的机制称为免疫（immunity），相应的防御系统就是免疫系统（immune system），而研究免疫系统组成和功能的学科称为免疫学（immunology）。免疫学根据研究对象的不同，又分出不同的分支学科。医学免疫学（medical immunology）是一门研究人体免疫系统结构与功能、免疫相关疾病及其发病机理、免疫学诊断及防治的生物学科。医学免疫学起源于医学微生物学，最初是以研究抗感染免疫为主，近年来随着分子生物学和相关学科的发展，免疫学取得了突飞猛进的发展。如今免疫学早已打破传统抗感染免疫的范畴，深入到肿瘤免疫、移植免疫、自身免疫、免疫耐受等诸多方面，并渗透到临床及基础的各个领域，使免疫学成为当今生命科学的前沿学科和现代医学的支撑学科之一。

第一节　免疫学简介

免疫的英文单词 immunity 最早来源于拉丁文 immunitas，原意为免除赋税，在医学上引申为免除传染病（疫病），即机体抗感染的抵抗力。随着免疫学的飞速发展，人们对免疫的概念有了更深入的认识。现代"免疫"的含义是指机体免疫系统能够识别"自己"和"非己"，对自身成分产生天然免疫耐受，对非己异物则通过免疫应答加以排除的一种生理功能。正常情况下，这种生理功能可维持机体内环境稳定，从而形成对机体的保护；但在免疫超常或低下时也会产生对机体的损伤，如引起超敏反应、自身免疫性疾病等。

一、免疫系统的组成与功能

（一）免疫系统的组成

免疫系统是机体执行免疫应答和行使免疫功能的物质基础，由免疫器官、免疫细胞、免疫分子三部分组成（表 1-1）。

表 1-1 免疫系统的组成

免疫器官		免疫细胞		免疫分子	
中枢	外周	固有免疫细胞	适应性免疫细胞	膜型分子	分泌型分子
胸腺	脾	吞噬细胞	T 淋巴细胞	TCR	免疫球蛋白
骨髓	淋巴结	树突状细胞	B 淋巴细胞	BCR	补体
腔上囊（禽类）	黏膜相关淋巴组织、皮肤相关淋巴组织	NK 细胞		CD 分子	细胞因子
		NKT 细胞		黏附分子	
		其他（嗜酸性粒细胞、嗜碱性粒细胞等）		MHC 分子	
				细胞因子受体	

注：NK 细胞，自然杀伤细胞；NKT 细胞，自然杀伤性 T 细胞；TCR，T 细胞受体；BCR，B 细胞受体；CD 分子，分化群分子；MHC 分子，主要组织相容性复合体分子

1. **免疫器官** 根据发生和功能，免疫器官可分为中枢免疫器官（central immune organ）和外周免疫器官（peripheral immune organ），前者又称为初级淋巴器官（primary lymphoid organ），后者又称为次级淋巴器官（secondary lymphoid organ）（图 1-1）。人和哺乳动物的中枢免疫器官是免疫细胞分化、发育及成熟的场所，包括骨髓和胸腺。骨髓是造血器官，也是 B 淋巴细胞发育成熟的场所；胸腺是 T 淋巴细胞发育成熟的场所。外周免疫器官是免疫细胞定居、增殖和产生免疫应答的场所，包括脾、淋巴结和黏膜免疫系统等。

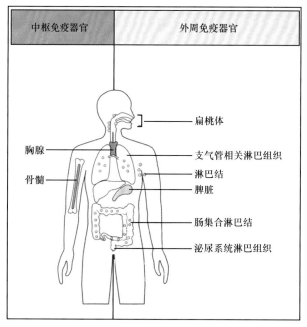

图 1-1 免疫器官与组织

2. **免疫细胞** 根据功能，免疫细胞可分为固有免疫细胞和适应性免疫细胞。前者执行非特异性免疫应答，后者执行特异性免疫应答。固有免疫细胞主要包括单核巨噬细胞、树突状细胞、自然杀伤细胞（NK 细胞）、γδT 细胞、B1 细胞、肥大细胞和粒细胞等；适应性免疫细胞包括 T 淋巴细胞和 B 淋巴细胞。绝大多数免疫细胞由多能造血干细胞（multiple hematopoietic stem cell）分化而来，不同免疫谱系的发育和分化取决于细胞间的相互作用和细胞因子，每种细胞类型表达特定的生物标志分子，形成其独特的表型。

3. **免疫分子** 免疫分子是指由免疫细胞或其他细胞产生或分泌的，参与机体免疫应答的各种相关分子。机体内各种免疫活动都离不开免疫分子，其包括许多种类：抗体（免疫球蛋白）、补体、细胞因子、黏附分子、MHC 分子、CD 分子、抗原识别受体（TCR、BCR）、模式识别受体（pattern recognition receptor，PRR）等。

（二）免疫系统的功能

大多数情况下，免疫系统所执行的免疫功能可维持机体内环境的平衡与稳定，是有利的免疫保护性反应，对机体有利，但在一定条件下，对机体也会产生病理性的免疫损害作用。概括起来，免

疫系统有以下三大功能（表1-2）。

表 1-2 免疫系统的功能

功能	生理性反应（有利）	病理性反应（有害）
免疫防御	清除病原体和其他有害物质	超敏反应、免疫缺陷病
免疫监视	清除突变或畸变的恶性细胞	恶性肿瘤、持续性病毒感染
免疫稳定	清除损伤及衰老的细胞	自身免疫性疾病

1. 免疫防御（immune defense） 是机体防御病原体入侵及清除已入侵的病原体和其他有害物质（图1-2）的作用，简单来说，就是发挥抗感染免疫作用。当免疫防御反应异常增高的情况下，在清除病原体的同时也会导致机体组织损伤或功能异常而引发超敏反应；防御反应低下或缺陷时，可发生免疫缺陷病。

2. 免疫监视（immune surveillance） 是机体免疫系统及时识别、清除体内突变细胞（包括肿瘤细胞）和病毒感染细胞的一种生理性保护作用。若此功能发生障碍，可引发肿瘤或持续性病毒感染。

3. 免疫稳定（immunologic homeostasis） 通过自身免疫耐受和免疫调节两种机制来达到免疫系统内环境稳定的一种生理功能。正常情况下，免疫系统及时清除体内衰老、损伤或凋亡细胞，并对自身组织成分不产生免疫应答，处于免疫耐受状态。若此功能失调，可引发自身免疫性疾病和超敏反应性疾病。

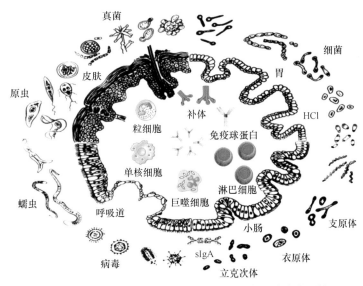

图 1-2 机体防御系统及其所面临外环境中的致病病原体

二、免疫应答的类型及特点

免疫应答（immune response）是指机体免疫系统通过识别"自己"和"非己"，对入侵的病原体或其他抗原性异物进行有效清除的整个过程。根据免疫应答识别的特点、获得形式以及效应机制，可分为固有免疫（innate immunity）和适应性免疫（adaptive immunity）两大类（表1-3）。固有免疫又称为天然免疫（natural immunity）或非特异性免疫（non-specific immunity），适应性免疫又称为获得性免疫（acquired immunity）或特异性免疫（specific immunity）。

表 1-3 固有免疫和适应性免疫的比较

	固有免疫	适应性免疫
获得形式	固有性（或先天性）	获得性免疫
抗原参加	无需抗原激发	需抗原激发
发挥作用时相	早期、快速（数分钟～4天）	4～5天后发挥效应
免疫原识别受体	模式识别受体	特异性抗原识别受体

	固有免疫	适应性免疫
免疫细胞	吞噬细胞、NK 细胞等	T 淋巴细胞、B 淋巴细胞
免疫分子	PRR、补体、黏附分子等	抗体、TCR、BCR 等
免疫记忆	无	有，产生记忆细胞

（一）固有免疫

固有免疫是机体在长期种系发育和进化中逐渐形成的一种天然防御功能，是机体防御病原体侵害的第一道防线。经遗传获得，与生俱来，对各种入侵的病原体或其他抗原性异物可迅速应答，产生非特异性免疫效应，同时在特异性免疫应答的各阶段也发挥重要作用。固有免疫的组成包括三部分：屏障结构、固有免疫细胞和体液中的抗微生物成分（固有免疫分子）。

固有免疫的屏障结构主要包括皮肤黏膜屏障、血脑屏障和胎盘屏障。人体的皮肤能阻止大多数细菌和病毒进入体内，皮肤腺体分泌的脂类物质和汗液中的酸性物质也能抑制多种微生物的生长。另外，汗液、唾液、泪液中都具有破坏细菌细胞壁的蛋白酶。与外部相通的消化道和呼吸道也具有对入侵病原体的防御机制。

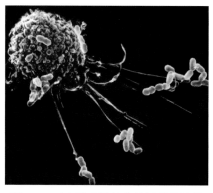

图 1-3　正在吞噬结核分枝杆菌的巨噬细胞

固有免疫细胞主要包括巨噬细胞、树突状细胞、自然杀伤细胞和 γδT 细胞等（图 1-3）。当外来的侵害物一旦越过了外表的物理化学屏障进入机体后，这些细胞便起到破坏及清除外来物的作用。这些细胞除了能直接吞噬抗原外，还可以通过其表面受体识别表达于多种病原体上的一些分子即病原体相关分子模式（pathogen associated molecular pattern，PAMP），这些受体称为模式识别受体。该受体是机体识别"自己"和"非己"的关键分子，这不仅能增强细胞的吞噬杀伤能力，同时也是启动适应性免疫的基础。

体液中的抗微生物成分很多，常见的有：补体成分、溶菌酶、防御素、抗微生物肽等。这些物质可以非特异杀伤细菌、中和病毒。

（二）适应性免疫

适应性免疫是机体免疫系统受到病原体等抗原性异物刺激后产生的，对某一特定病原体具有高度特异性的免疫反应，并将其清除体外的防御功能。当同一病原体再次进入机体刺激免疫系统之后，能够产生快速、更强烈的免疫应答，从而能有效地预防该病原体所致疾病的发生。适应性免疫具有特异性、记忆性、多样性三个主要特征。多样性是产生特异性的基础，参与适应性免疫应答的淋巴细胞抗原受体在结构上显示高度异质性，赋予机体具有识别种类极多的抗原并与之起反应的能力。

执行适应性免疫功能的细胞是 T、B 淋巴细胞（图 1-4），它们表面具有特异性抗原识别受体。这些细胞识别抗原后，在协同刺激分子（costimulatory molecule）的参与下，发生细胞活化、增殖、分化，产生效应细胞、效应分子和记忆细胞，最后由效应细胞和效应分子清除抗原。

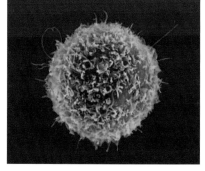

图 1-4　淋巴细胞

第二节　免疫学发展简史

对免疫学的认识是在人类与传染病的长期斗争过程中逐渐发展起来的。免疫学的发展大致可分为以下三个阶段，分别是经验免疫学时期、科学免疫学时期和现代免疫学时期。

一、经验免疫学时期（公元 16 ～ 18 世纪后叶）

天花又名痘疮，曾是世界上传染性最强的疾病之一，因感染痘病毒而引起，无药可治，死亡率极高，严重威胁人类的生存。18 世纪，欧洲蔓延天花，死亡人数曾高达 1 亿 5 千万人（图 1-5）。

据考证，我国早在宋朝（公元 11 世纪）已有吸入天花痂粉预防天花的尝试（图 1-6）。到明朝隆庆年间（公元 16 世纪）已有接种"人痘"预防天花的正式记载。将天花患者康复后的皮肤痂皮磨碎成粉，吹入未患病儿童的鼻腔可预防天花。这种种痘的方法当时不仅在国内盛行，还传到了朝鲜、日本、俄罗斯、东南亚及欧洲等国家。据记载，在天花流行时期，种过痘的人群中死亡率只有不接种人群的 1/10 到 1/5。虽然种痘预防天花存在着一定的危险性，但为后来 Edward Jenner（图 1-6）发明牛痘苗提供了宝贵的经验。

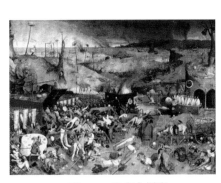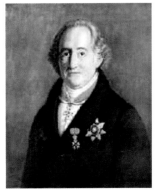

图 1-5　瘟疫大爆发　　　　　图 1-6　Edward Jenner

公元 18 世纪后叶英国乡村医生 Edward Jenner（1749～1823）观察到挤牛奶女工在接触患有牛痘的牛后，手臂部长出类似牛痘的疱疹，这些患过牛痘的女工却不会得天花。他开始意识到人工接种牛痘可能会预防天花，并将牛痘接种于儿童手臂（图 1-7）。两个月后，再接种从天花患者来源的痘液，结果只致局部手臂疱疹，未引起全身天花。这一实验确认了用牛痘可预防天花，且较人痘更为安全、可靠。1798 年 Edward Jenner 发表了题为"Vaccination"的论文（vacca 在拉丁语中是牛的意思，vaccination 意为接种牛痘），开创了人工自动免疫的先河。1980 年 5 月 8 日世界卫生组织（WHO）在第 33 届世界卫生大会宣布，全世界已经消灭了天花病，该事件具有划时代的伟大意义。

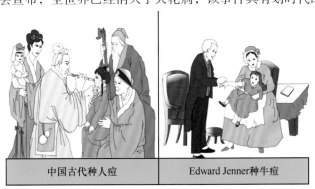

| 中国古代种人痘 | Edward Jenner 种牛痘 |

图 1-7　种痘图

二、科学免疫学时期（19 世纪～20 世纪中叶）

（一）人工主动免疫和被动免疫方法的开创

19 世纪中叶，人们开始认识到瘟疫的实质是病原微生物感染人体引起的传染病。显微镜的问世，使得医学研究者可以观察到细菌的存在，许多病原菌相继被分离成功。1850 年，医学研究者首先在病羊的血液中发现了炭疽杆菌。其后，法国微生物学家 Pasteur 证明实验室内培养的炭疽杆菌能使动物感染致病，并发明了液体培养基以培养细菌。而德国细菌学家 Robert Koch 发明了固体培养基，成功培养分离出结核杆菌，并提出病原菌致病的概念。在此基础上，人们进一步认识到，感染病原体后恢复健康的患者可以获得抵御同样病原体再次感染的抵抗力。因此，Pasteur 采用理化和生物学方法，成功制备了灭活及减毒疫苗，如炭疽杆菌减毒疫苗和狂犬病毒减毒疫苗，将其进行预防接种，并有效地预防了人类的多种传染病，开创了人工主动免疫的方法，极大地促进了疫苗的发展和应用。1888 年，Emile Roux 和 Alexandre Yersin 发现了白喉杆菌产生的白喉外毒素能够导致白喉疾病（儿童咽喉感染白喉杆菌的渗出性炎症）的发生。1890 年，Behring 和 Kitasato 用白喉外毒素免疫动物，在动物血清中发现能中和白喉外毒素的物质，称为抗毒素（antitoxin）；并在1891年正式用白喉抗毒素成功治愈首例白喉病人，开创了人工被动免疫的先河。之后，他们用甲醛处理白喉外毒素和破伤风外毒素，使其减毒成类毒素，进行预防接种。为此，1901年Behring获得了诺贝尔生理学或医学奖。

（二）免疫应答机制的研究

19世纪后叶，对人体免疫应答机制的认识，出现了两种不同的学说，即体液免疫学说和细胞免疫学说。前者是以Ehrlich为首的学者们提出的，认为体液中产生了针对各种病原微生物的相应抗体，而这些抗体是抗感染免疫的重要因素；后者以俄国动物学家Metchnikoff为代表，他们在研究中发现，吞噬细胞具有清除微生物或其他异物的免疫功能，而白细胞在机体的炎症过程中具有防御作用，研究者于1883年提出细胞免疫假说（吞噬细胞理论）。Metchnikoff强调细胞的吞噬功能在机体的免疫机制中起主导作用。体液免疫学派与细胞免疫学派之间的持久争论极大地推动了免疫学发展。在当时为了缓解两大学派间的争论，采取了两项措施：其一，1908年瑞典科学院将诺贝尔生理学或医学奖同时授予细胞免疫学派的创始人Metchnikoff和体液免疫学说的代表Ehrlich；其二，英国Almroth Wrighte爵士和Douglas观察到相应抗体能够增强吞噬细胞对相应细菌的吞噬作用，这种抗体被称之为调理素（opsonin），这一现象称为调理作用（opsonization）。他们试图通过相关调理的研究来解决两种学说的分歧，并声称体液免疫和细胞免疫是同等重要和相互依赖的。即便如此，在19世纪末20世纪初，体液免疫学说仍然压倒细胞免疫学说，占据着免疫学的统治地位。

（三）抗体生成理论的提出

1897年，Ehrlich提出了抗体生成的侧链学说（side chain theory），认为抗体分子是细胞表面的一种受体，抗原进入机体与之发生互补性的特异性结合反应，刺激细胞产生更多的抗体，当受体大量产生并脱落到血液中便成为循环抗体。因此Ehrlich被认为是受体学说的创始人。Tiselius和Kabat于1937年创建了血清蛋白电泳技术，并发现血清中的抗体主要是γ球蛋白。在相当一段时间内，抗体被称为γ球蛋白。事实上，后来发现α和β球蛋白也有抗体活性。20世纪30年代，Breinl、Haurowitz和Mudd提出了抗体生成的模板（template）学说，认为抗原分子作为模板，抗体是直接按抗原分子的模板特点产生的。1940年，Pauling提出可变折叠（variable folding）学说，即抗体是γ球蛋白多肽，按抗原分子特点进行结构互补折叠形成。这两种学说都片面强调了抗原对机体的免疫反应作用，认为抗原决定了抗体的特异结构，忽视了机体免疫系统的识别功能。直到克隆选择学说（clonal selection theory）提出后才使免疫学有了新的进展。

（四）免疫病理概念的形成

早在20世纪初，Richet和Portier用海葵触角的甘油提取液给犬注射进行实验，观察到大剂量的提取液对犬有毒性，而引起犬的死亡，但也有一部分犬只存活，经3～4周后，给存活下来的犬再注射同一提取液时，这些犬却出现反常现象，即使注射剂量很小，也会立即死亡，他们称此现象为过敏反应（anaphylaxis）。随后Pirguet证明，用结核菌素皮肤划痕法可致结核患者局部产生以单核细胞浸润为主的病理改变，并说明这是由免疫应答所致的变态反应（allergy）。后来证明免疫应答的效应是双重的：一般情况下表现为生理性保护作用，异常情况下可引起机体损伤，表现出免疫病理现象，包括超敏反应、自身免疫性疾病和免疫缺陷病，从而开始了对免疫病理的认识过程。

（五）免疫耐受的发现

1945年，Ray Owen发现，在胚胎期共用同一胎盘的异卵双生的小牛体内，存在两种不同血型的红细胞，但互不排斥，这种现象被称为免疫耐受（immunological tolerance）。这一发现证明了天然耐受的存在，同时提示免疫耐受是在胚胎期诱导形成的。1953年，英国学者Medawar通过动物实验发现了对抗原特异性不应答的免疫耐受，并指出动物在胚胎期或新生期接触抗原后，可对之发生免疫耐受，使其到成年期对该抗原不发生免疫应答。然而，当机体在出生后受到胚胎期未曾接触的抗原刺激时，则发生针对该抗原的特异性免疫应答。因此，免疫耐受是指机体对抗原的特异性无应答状态，机体对自身组织成分具有天然免疫耐受性。

（六）克隆选择学说

1957年，澳大利亚免疫学家Frank Macfarlane Burnet（图1-8）提出了著名的抗体生成的克隆选择学说。他以免疫细胞为核心，提出抗体作为天然产物存在于免疫细胞表面，是抗原特异性受体，与抗原选择性地反应结合。他认为，①机体存在有能识别多种抗原的细胞克隆，每一克隆的细胞表面有识别不同抗原的特异性受体；②当抗原进入机体后，细胞表面受体可特异性识别并结合抗原，使细活化、增殖，最后成为免疫效应细胞，产生免疫应答；③某一克隆细胞在胚胎时期接触了相应的抗原（包括自身成分或外来抗原），该克隆就可被破坏、清除，或被抑制而成为禁忌克隆（forbidden clone），从而产生对自身的免疫耐受性；④禁忌克隆一旦失禁，则可对自身抗原产生免疫应答，导致自身免疫损伤，引起自身免疫病。该学说发展了 Ehrlich 的侧链学说，修正了 Jerne 的自然选择理论，是免疫学发展中最为重要的理论，不仅说明了抗体产生机制，而且解释了不少免疫生物学现象，如对抗原的识别、免疫记忆、免疫耐受和自身免疫等，对免疫学的全面发展起了很大的推动作用，奠定了近代免疫生物学研究的理论基础。为此，Burnet 获得了 1960 年诺贝尔生理学或医学奖。

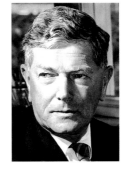

图 1-8　Frank Macfarlane Burnet

（七）抗体结构的阐明

1959 年至 1965 年，美国生物化学家 Gerald Maurice Edelman 和英国生物化学家 Rodney Robert Porter 先后证明了抗体的四肽链结构，即含有两条相同轻链和重链，轻链与重链之间及两条重链之间都有二硫键连接，但是轻链与轻链不相连接。他们进一步研究发现，每条轻链都有两个区，靠近氨基端（N 端）的一段为可变区，靠近羧基端（C 端）的另一段为恒定区，整个轻链有 214 个氨基酸残基，其中可变区占 108 个。他们接下来发现重链也有可变区和恒定区，每条重链含有 446 个氨基酸残基，其中可变区占 115 个。Edelman 认为肽链的构型与抗体结合能力密切相关，而肽链的氨基酸顺序是抗体特异性的根源，抗体的可变区决定识别抗原的特异性，而恒定区不能结合抗原但与抗体的重要生物学功能有关，如激活补体、免疫调理作用等。鉴于 Edelman 和 Porter 在阐明抗体分子结构中的巨大贡献，1972 年他们二人共同获得诺贝尔生理学或医学奖。

（八）主要组织相容性复合体的发现

美国遗传学家 George Davis Snell 是创建移植免疫和免疫遗传学的主要奠基人。1935 年开始，他领导一个小组研究小鼠器官组织移植中的免疫学和遗传学现象。当时伦敦的科学家已发现影响小鼠器官移植存活的基因中的一个位点，并将该基因命名为"组织相容性基因"。随后，Snell 在纯系小鼠的染色体上找到了 11 个位点与组织相容性相关联，其中一个位点为组织相容性 H-2。Snell 进一步研究发现 H-2 不是一个单纯的位点，而是由 3 个密切相连的多形位点所组成，是一个复合体。这种复合体并不为小鼠所特有，在其他动物，包括人及其他哺乳动物的染色体中都有这种复合体。法国免疫学家、医学家 Jean Dausset 是世界上第一个研究组织相容性抗原与疾病关系的科学家。1954 年，Dausset 对白细胞抗原深入研究发现约有 10 种不同的抗原，称之为 Hu-I 系统，后改称为 HLA 系统，即人类白细胞抗原系统。1963 年，美国免疫学家 Baruj Benacerraf 发现染色体内含有免疫应答（Ir）基因，并发现 Ir 基因与 MHC 紧密连锁。为此，Snell、Dausset 和 Benacerraf 分享了 1980 年的诺贝尔生理学或医学奖。

三、现代免疫学时期（20 世纪 70 年代初至今）

1971 年召开第一届国际免疫学会议，将免疫学与微生物学分开，从此免疫学作为一门独立学科得到了长足发展。20 世纪 70 年代后期，分子生物学的迅速兴起，极大地推动了免疫学的发展，不仅大量免疫分子的基因被克隆，新的免疫分子被表达，而且使人们对免疫应答的研究深入到分子水平和基因水平，并取得了一系列重要成就。

（一）免疫系统概念的提出

20 世纪下半叶，人们对免疫系统开始有了全面的认识。1961 年 Miller 和 Good 发现胸腺（thymus）是来自骨髓的未成熟淋巴细胞发育成熟的免疫器官，并将胸腺中发育成熟的淋巴细胞称为 T 淋巴细胞（源于 thymus 第一个字母）。1962 年，Warner 和 Szenberg 发现鸡腔上囊（cloacal bursa）是骨髓未成熟淋巴细胞发育成熟的免疫器官，将腔上囊中发育成熟的淋巴细胞称为 B 淋巴细胞（源于 bursa 第一个字母）。对于人和哺乳动物而言，B 淋巴细胞是在骨髓（bone marrow）中发育成熟。1968 年 Claman 和 Mitchell 等发现了辅助性 T 细胞（Th），并证实抗体产生需要 T/B 淋巴细胞的协同作用。随后，Mitchison 等证明 T/B 细胞必须协作是因为 T、B 细胞识别同一抗原分子上的不同表位，T 细胞可向 B 细胞提供活化信号，刺激 B 细胞活化，使 B 细胞分化为浆细胞产生特异性抗体，而 Feldman 等用半抗原载体效应证明了 T 细胞和 B 细胞在抗体产生中的协同作用。

（二）单克隆抗体技术的研究

1975 年，德国免疫学家 Kohler 和美国著名生物化学家 Cesar Milstein 共同研究开发了一套制备单克隆抗体（monoclonal antibody，mAb）的新技术。该技术是在体外将小鼠骨髓瘤细胞与经抗原免疫后的纯系小鼠脾细胞进行融合，获取能分泌与免疫原起反应的抗体的杂交瘤细胞，该细胞株不仅能分泌大量单克隆抗体分子，而且具有肿瘤细胞无限增殖的特性，能在体外培养基中无限增殖。单克隆抗体具有理化性状高度均一、生物活性单一，与抗原结合的特异性强等诸多特点，广泛应用于生物学和医学研究的各个领域。单克隆抗体技术的应用大大提高了疾病及各类病原体诊断的精确性；可鉴定各种免疫细胞表面的特征性分子，用于区分细胞亚群和细胞的分化阶段。由于单克隆抗体能专一地与靶细胞（如某种癌细胞）结合，故可将化疗药物、细菌毒素、植物毒素或放射性同位素等细胞毒剂与抗肿瘤抗原的单克隆抗体直接交联，利用其导向作用，使细胞毒剂定位于肿瘤细胞组织发挥定向直接杀伤作用。由于 Kohler 和 Milstein 所做的杰出贡献，他们获得了 1984 年的诺贝尔生理学或医学奖。

（三）独特型网络学说

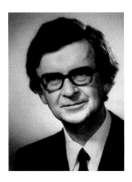

丹麦免疫学家 Niels K. Jerne（图 1-9）被誉为现代免疫学之父。1974 年，他提出独特型网络学说。该学说认为抗体分子不仅是一种可以与抗原特异性结合的受体，同时也是一种抗原，该抗原的抗原表位（epitope）称为独特型抗原表位。即抗原刺激机体产生抗体 Ab1，抗体上的独特型抗原表位又能引起抗独特型抗体 Ab2 的产生，而抗独特型抗体又相继引起抗抗独特型抗体 Ab3 的产生。如此下去，免疫系统的多个组成部分（抗体和淋巴细胞），通过独特型和抗独特型相互识别和相互作用而连接成网络。网络的主要作用是抑制抗体的产生，维持机体的免疫稳定状态。否则，抗体无休止地产生，会使机体患自身免疫性疾病。该学说开创了现代的细胞免疫学，Jerne 因而获得 1984 年诺贝尔生理学或医学奖。

图 1-9　Niels K. Jerne

（四）抗体和抗原识别受体的多样性产生机制

1978 年，日本分子生物学家利根川进（Susumu Tonegawa）克隆出编码免疫球蛋白（immunoglobulin，Ig）可变区（variable region，V 区）和恒定区（constant region，C 区）的基因，同时发现免疫球蛋白编码基因 C、V、J、D 的重排可致抗体的多样性，游离存在的免疫球蛋白即为抗体，免疫球蛋白的膜结合型即为 B 细胞受体（B cell receptor，BCR）。Tonegawa 因此获得 1987 年的诺贝尔生理学或医学奖。1984 年，Davis 和 Mak 进一步发现了 T 细胞受体（T cell receptor，TCR）的基因重排现象。这一系列的研究成果的重要意义在于：为数不多的抗原识别受体基因，经重排后可产生数量巨大且各具特异性的抗原识别受体，从而保证了机体免疫系统对抗原的识别。

（五）主要组织相容性复合体限制性的发现

1974 年，Zinkernagel 和 Doherty 首次报道主要组织相容性复合体（MHC）限制性。他们在研究小鼠淋巴细胞脉络丛脑膜炎病毒（LCMV）感染时发现，LCMV 感染的小鼠 T 细胞只杀伤具有相同等位基因 MHC 的靶细胞。可是，如果病毒感染特异性的细胞毒 T 细胞与病毒感染的靶细胞的 MHC 型别不同时，即它们来自不同品系的小鼠时，则靶细胞通常不能被细胞毒 T 细胞有效杀伤。因此，Zinkernagel 和 Doherty 得出结论，细胞毒 T 细胞发挥作用的前提是必须识别病毒感染细胞上的两种标志：一种来自病毒的抗原，另一种来自细胞表面正常表达的 MHC 分子，即"双识别"。这就是著名的 T 细胞双重识别和 MHC 限制性学说。Zinkernagel 和 Doherty 该发现获得了 1996 年诺贝尔生理学或医学奖。

（六）信号转导途径的研究

免疫细胞通过其膜表面的抗原识别受体（TCR、BCR 等）、细胞因子受体、模式识别受体、黏附分子等，识别来自胞外或胞内的各种配体（ligand）。配体与上述受体结合之后，通过受体介导的信号转导，调节特定基因的表达。免疫细胞的信号转导途径十分复杂，不同免疫膜分子介导的信号途径都不尽相同。而且不同信号转导之间存在着"串流"（cross-talk），在信号转导水平上形成网络。免疫细胞信号转导途径的下游是通过活化特定的转录因子，使其进入胞核，调控基因的表达。不同的信号途径可以激活相同的转录因子，生物体的奇妙之处就在于巧妙地利用有限的基因与分子，完成极其复杂和精细的生物学功能。

四、21 世纪的免疫学

1990 年人类基因组计划启动，2003 年 4 月人类基因组序列图绘制成功。生命科学的研究开始转入后基因组学时代，即蛋白质组、转录组和代谢组研究的新时代，其研究结果将会极大地推动免疫学的发展。

21 世纪免疫学注重以下几个方面的研究：基因表达调控、顺序及其表达产物功能的研究；整体水平免疫机理的研究；疾病防治及诊断方面的研究，特别是肿瘤的免疫治疗研究；免疫系统及功能的生物进化方面的研究。

免疫学已成为生命科学的领头学科之一，由从事免疫学研究获得诺贝尔生理学或医学奖的科学家名单中也可看出免疫学的重要性。但是，免疫学的许多重大问题尚待深入探讨，许多领域的研究尚待开展。

随着免疫学发展，不同时期取得的重要研究成果都已载入史册（表 1-4）。

表 1-4 获诺贝尔生理学或医学奖的免疫学家及其成就

时间	学者	国家	获奖成就
1901	E. A. Behring	德国	发现抗毒素，开创免疫血清疗法
1905	R. Koch	德国	发现结核分枝杆菌，发明诊断结核病的结核菌素
1908	P. Ehrlich	德国	提出体液免疫理论和抗体侧链形成学说
	E. Mechnikov	俄国	发现细胞吞噬作用，提出并证明了细胞免疫理论
1913	C. Richet	法国	发现过敏现象
1919	J. Bordet	比利时	发现补体，建立补体结合实验
1930	K. Landsteiner	奥地利	发现人血型抗原，并发现四种主要血型
1951	M. Theler	南非	发现黄热病疫苗
1957	D. Bovet	意大利	发现抗组胺药物可治疗超敏反应
1960	F. M. Burnet	澳大利亚	提出抗体生成的克隆选择学说
	P. B. Medawar	英国	发现获得性移植免疫耐受
1972	G. M. Edelman	美国	阐明抗体的本质
	R. R. Porter	英国	阐明抗体的化学结构
1977	R.S.Yalow	美国	创立放射免疫测定法
1980	J. Dausset	法国	发现人白细胞抗原
	G. D. Snell	美国	发现小鼠 H-2 系统
	B. Benaceraf	美国	发现免疫应答的遗传控制
1984	N .K. Jerne	丹麦	提出抗体自然选择学说和独特型网络学说
	G. Kohler	德国	建立杂交瘤技术，制备单克隆抗体
	C. Milstein	阿根廷	单克隆抗体技术及免疫球蛋白基因表达的遗传控制
1987	Susumu Tonegawa	日本	阐明抗体多样性的遗传机制
1990	J. Murray	美国	首创人类肾移植术
	E. Thomas	美国	首创人类骨髓移植术
1996	P. Doherty	奥地利	提出 MHC 限制性，即 T 细胞双识别模式
	R. Zinkernagel	美国	
2002	Sydney Brenner	英国	对器官发育和程序性细胞死亡过程中的基因调节作用研究
	H. Robert Horvitz	美国	做出重大贡献
	John E. Sulston	英国	
2008	Haraldzur Hausen	德国	发现人乳头瘤病毒可诱发宫颈癌
	Francoise Barre-Sinoussi/Luc Montagnier	法国	发现艾滋病是由人类免疫缺陷病毒感染所致
2011	Jules Hoffmann	法国	共同发现了识别微生物，激活固有免疫系统的关键受体
	Bruce Beutler	美国	蛋白
	Ralph Steinman	加拿大	发现树突状细胞及其对获得性免疫独特的激活与调节能力
2018	James P. Allison	美国	共同发现负性免疫调节治疗癌症的疗法
	Tasuku Honjo	日本	

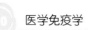

第三节　免疫学的应用

　　免疫学基础理论主要是在研究免疫系统识别"自己"和"非己"及免疫应答的基础上，阐明肿瘤、感染性疾病、移植反应、自身免疫性疾病、超敏反应等疾病的作用机制。免疫学发展的早期阶段，其应用主要侧重于传染病的特异性预防、诊断及治疗。现代免疫学早已不局限于传染病的应用，而是扩展至上述疾病中的预防、诊断和治疗。

（一）免疫预防

　　免疫预防是指将减毒的活病原体或保留抗原特性的经杀死的病原体接种到人体内，使人体内产生抗体并形成记忆细胞以预防传染病的方法。其主要措施是接种疫苗（vaccine），目前用于人工主动免疫接种（artificial active immunization）的疫苗主要包括灭活疫苗和减毒活疫苗。灭活疫苗（inactivated vaccine）是用经理化方法灭活的病原体制成的疫苗。伤寒、百日咳、霍乱、钩端螺旋体病、流感、狂犬病、乙型脑炎的病原体均已被制成了灭活疫苗；减毒活疫苗（live-attenuated vaccine）是将病原体在培养基或是动物细胞中反复传代，使其丧失毒力或毒力明显降低后制成的疫苗。该疫苗的免疫效果良好、持久，但也有减毒活疫苗恢复毒力，在接种后引发相应疾病的报道，故免疫缺陷者和孕妇一般不宜接种该疫苗。卡介苗、麻疹病毒疫苗、脊髓灰质炎病毒活疫苗是常用的减毒活疫苗。此外，还包括类毒素疫苗，如破伤风类毒素和白喉类毒素等；亚单位疫苗，如脑膜炎球菌、肺炎球菌、b 型流感杆菌的多糖疫苗；基因工程疫苗，如乙型肝炎和莱姆病疫苗。

（二）免疫诊断

　　免疫诊断是利用抗原抗体之间的高度特异性结合反应，检测抗原或抗体。免疫学诊断方法主要包括凝集反应和沉淀反应等血清学实验、免疫标记、免疫细胞及免疫分子等检测技术。这些检测方法具有高度特异、灵敏度高、简便、快速等优点，对临床疾病的诊断、治疗均具有重要作用，已广泛应用于感染性疾病、超敏反应、免疫缺陷和肿瘤等免疫相关疾病的诊断、病情监测与疗效评估等。

（三）免疫治疗

　　免疫治疗是指采用生物制剂或药物调节免疫功能，来增强或抑制机体的免疫应答，从而达到治疗疾病的目的。目前用于免疫治疗的生物制剂主要包括抗体、细胞因子、体外扩增的免疫细胞、治疗性抗原疫苗等。目前 DNA 疫苗、基因工程制备重组细胞因子、人源化抗体、小分子功能性抗体片段、免疫细胞治疗等现代免疫类生物技术制剂的研发和应用，给临床对疾病的研究、治疗或控制，开拓了更广阔的研究空间，提升了更高水平的治疗效果，免疫类生物技术制剂的研发必将对各种疾病的防治发挥更重要的作用。

> 案例 1-1 分析讨论：
>
> 　　淋巴结是外周免疫器官，作为免疫应答发生场所，局部淋巴结对经过的细菌进行抗原的识别、细胞活化、扩增，产生大量相应淋巴细胞。因此出现淋巴结肿大，疼痛。发热为机体抗感染的固有免疫反应，由致热原引起。

（宝福凯）

第二章　抗　　原

案例 2-1：

　　患儿，女，11 岁，因化脓性胸膜炎入院。经用苯唑西林 1g 静注，q 8h；林可霉素每日 1g 静滴及胸腔穿刺抽液，10 天后体温降至 37℃～37.5℃。入院后第 15 天体温升至 38℃，面部出现斑疹。3 天后全身遍布麻疹样皮疹，痒甚。第 16 天体温达 39℃，呈弛张热，同时颌下、腋下、腹股沟淋巴结肿大，质软、活动、有压痛。第 17 天出现剧烈腹痛，持续 20 分钟后缓解，且腹痛每于注射苯唑西林后发作。患儿出现上述症状及体征后，胸部 B 超检查未发现积液，肝脏 B 超未见异常，肝功能、脑脊液、肥达 - 外斐氏反应均正常，血沉 40mm/h，尿蛋白（＋），嗜酸性粒细胞计数 0.4×10^9/L。结合治疗经过及实验室检查结果可除外原发病加重及继发其他感染。其发热、皮疹、淋巴结肿大、腹痛、尿改变、血沉加快、嗜酸性粒细胞增高等体征及实验室检查结果，符合血清病反应的诊断依据。即停用苯唑西林，当天体温降至 37℃，未再出现腹痛，经用抗组胺药 3 天患儿皮疹渐退，5 天后淋巴结渐小，压痛消失。本例血清病反应系苯唑西林所致。

问题：

　　1. 苯唑西林具有免疫原性和免疫反应性吗？

　　2. 患者体内是否产生了抗苯唑西林的抗体？

　　3. 为何每次病情发作均在注射苯唑西林之后？

　　抗原（antigen，Ag）是指能够刺激机体产生特异性免疫应答并能与相应抗体或 T 细胞受体发生特异性反应的物质。这些物质对于机体免疫系统来讲是己、"非己"的；对于机体来讲可以来自外界，也可以来自自身。抗原通常是蛋白质、多糖、类脂、核酸以及化合物等。一个抗原可有多个抗原决定簇。若该物质进入机体，能够与 B 淋巴细胞表面 BCR 直接结合，或者经机体免疫系统抗原提呈细胞加工处理后与 MHC 分子形成的复合物再与 T 淋巴细胞表面 TCR 结合，刺激 T、B 淋巴细胞活化、增殖、分化，产生效应性 T 淋巴细胞或抗体（antibody），则该物质具有免疫原性（immunogenicity）。具有免疫原性的物质称为免疫原（immunogen）。若一种物质能与相应的抗体或效应淋巴细胞特异性结合，则该物质具有免疫反应性（immunoreactivity）。同时具有免疫原性和免疫反应性的抗原称为完全抗原（complete antigen）。具有免疫原性的物质总是具有免疫反应性。但具有免疫反应性的物质不一定具有免疫原性。具有免疫反应性而无免疫原性的这类物质则称为半抗原（hapten）。大多数蛋白质抗原属完全抗原。某些小分子化合物、多糖、类脂等抗原虽能与相应抗体结合而具有免疫反应性，但单独作为免疫原时，并不能诱导免疫应答，即无免疫原性，为半抗原。

第一节　决定抗原免疫原性的因素

　　抗原的免疫原性取决于它能否刺激宿主的免疫系统产生免疫应答，而这与宿主的免疫应答能力有关，也与抗原物质本身性质与结构有关。

一、抗原方面因素

（一）异物性

　　正常情况下，宿主免疫系统在胚胎期免疫细胞发育过程中，由于与自身物质成分有过接触而产生特异性免疫耐受，因而对自身物质不发生免疫应答。但在此期间未与宿主淋巴细胞接触过的自身物质以及与宿主自身成分有差异的"非己"物质则具有异物性（foreignness），可诱导免疫应答。一般来讲，在胚胎期，如在妇女妊娠三个月之内、大鼠和小鼠新生期之内，凡机体免疫系统接触过的物质，均被免疫系统视为"自身"物质，未接触过的物质即为"非己"物质，具有异物性。由此可见，是否具有异物性是在胚胎时期决定的。抗原的异物性是决定抗原免疫原性的主要条件，也是抗原特异性的重要基础。某个物质对于某些种类的动物机体而言具有异物性，可产生免疫应答，具有免疫原性，但对于另外动物机体则不能引起免疫应答，无免疫原性。抗原与宿主之间亲缘关系越远，组织成分和结构差异越大，免疫原性越强。例如鸡卵蛋白对鸭是弱抗原，而对哺乳动物家兔则是强抗原；各种病原微生物对人是强抗原。精子和眼晶状体蛋白是自身正常成分，因其未与相应 T、B 淋巴细胞接触过，所以在外伤和感染情况下一旦释放入血接触到免疫细胞，也可诱导机体产生免疫应答。这种可刺激免疫系统产生免疫应答的自身物质称为自身抗原（autoantigen）。

（二）分子量

具有免疫原性的物质一般分子量在 10kDa 以上，分子量越大，免疫原性越强；而分子量小于 4kDa 的物质一般无免疫原性。一般认为，分子量越大，其表面决定抗原特异性的特殊化学基团（亦称表位）种类数量越多，抗原表位越多，利于有效刺激更多的 T 淋巴细胞克隆或 B 淋巴细胞克隆活化。另外，大分子的胶体物质因其化学结构复杂、相对稳定、在体内停留时间长，有利于持续刺激机体免疫系统产生免疫应答。

（三）化学组成和复杂性

大分子物质并非一定具有良好的免疫原性。除分子量必须足够大以外，抗原分子的化学组成也影响其免疫原性。抗原的化学组成包括蛋白质、多糖、核酸等大分子物质。蛋白质是最主要的抗原。蛋白质与糖、脂、核酸等结合，具有很强的免疫原性。核酸一般无免疫原性，但与蛋白结合后具有很强的免疫原性，如病毒颗粒。其次，抗原结构的复杂性也影响其免疫原性大小。分子结构中有侧链的物质比无侧链物质具有更强的免疫原性，例如明胶蛋白，分子量虽高达 100kDa，但由于其主要成分为直链氨基酸，在体内容易被降解，故免疫原性很弱。若在明胶分子中加入少量酪氨酸（2%）就可明显增强其免疫原性。通常含有大量芳香族氨基酸（尤其是酪氨酸）的蛋白质，免疫原性较强。多糖和脂类的分子量很大，但结构简单，通常免疫原性很低。

（四）易接近性

易接近性（accessibility）是指抗原表面的某些特殊化学基团（亦称表位）与淋巴细胞表面抗原受体相互接触的容易程度。如图 2-1 所示，抗原分子因决定抗原特异性的氨基酸所处侧链位置或侧链间距的差异，而表现出不同的免疫原性。这表明基团的易接近性对于淋巴细胞识别免疫原极为重要。

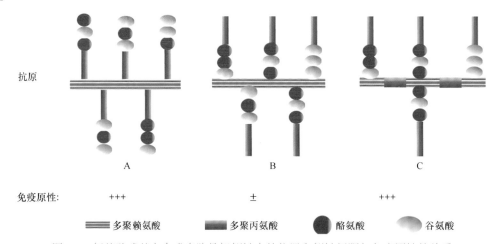

图 2-1　氨基酸残基在合成多肽骨架侧链中的位置和侧链间距与免疫原性的关系

二、宿主方面因素

免疫原性本质上是抗原与宿主免疫系统的相互作用。某种物质对于特定个体是否具有免疫原性，除取决于抗原方面的因素，也必然受到宿主方面，包括遗传、年龄、性别、生理状态等诸多因素的影响。其中最重要的因素是不同个体之间的 MHC 分子不同导致不同的抗原表位被提呈。此外，抗原进入机体的方式和途径也影响其免疫原性的强弱。抗原经非消化道途径进入机体，通常具有较强的免疫原性；若进入消化道，大部分被消化酶水解成氨基酸等小分子物质，则会失去免疫原性。

第二节　抗原特异性与交叉反应

一、抗原特异性

抗原特异性（specificity）是指一种抗原与其受体［T 细胞受体（TCR）和 B 细胞受体（BCR）］和免疫应答产物相互结合的高度专一性。机体每个 B 细胞和 T 细胞克隆表达一种抗原受体。每个机体都可能有 107 个以上表达不同抗原受体的 B 细胞和 T 细胞克隆，称为淋巴细胞库。抗原特异性表现在免疫原性上，即一种抗原表位只能激活表达相应受体的淋巴细胞克隆，使之发生特异的免疫应答，产生特异性抗体和效应淋巴细胞；表现在免疫反应上，指一种抗原表位只能与相应的抗体和效应淋巴细胞特异性结合而发生免疫反应。

决定抗原特异性的分子结构基础在于抗原的化学组成与空间结构。组成抗原的化学基团在组成和空间结构上的细微改变，均会导致免疫系统将其识别为不同的抗原。苯胺、对氨基苯甲酸、对氨基苯磺酸和对氨基苯砷酸 4 种半抗原分子间仅存在一个有机酸基团的差异（图 2-2），它们分别与载体偶联成为完全抗原后，可诱导机体产生 4 种相应抗体，但均只能与对应的半抗原结合。即使组成抗原的化学基团相同，而磺酸基与氨基的相对空间位置不同，机体免疫系统也会视为不同的抗原，产生不同的抗体（图 2-3）。T、B 淋巴细胞如此精细识别不同抗原的能力赋予了免疫应答的高度特异性。

		苯胺	对氨基苯甲酸	对氨基苯磺酸	对氨基苯砷酸
半抗原		NH₂	NH₂ COOH	NH₂ SO₃H	NH₂ ASO₃H₂
免疫血清（抗体）	苯胺抗体	++++	-	-	-
	对氨基苯甲酸抗体	-	++++	-	-
	对氨基苯磺酸抗体	-	-	++++	-
	对氨基苯砷酸抗体	-	-	-	++++

图 2-2　不同化学基团对抗原特异性的影响

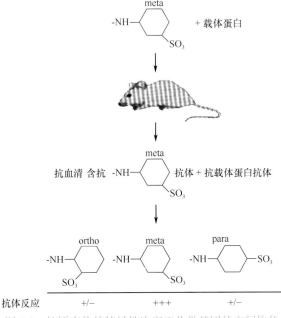

| 抗体反应 | +/- | +++ | +/- |

图 2-3　抗原表位的特异性决定于化学基团的空间构象

二、淋巴细胞识别的抗原表位

（一）表位

T、B 淋巴细胞通过 TCR 和 BCR 识别抗原时，或抗体与抗原相结合时，并非识别整个抗原分子，而只识别抗原分子的局部结构，即抗原的特殊化学基团（图 2-4）。被抗原受体 TCR 和 BCR 特异性识别的抗原部分称为表位（epitope）或抗原决定簇（antigenic determinant），通常由 5 ～ 17 个氨基酸残基或者 5 ～ 7 个多糖残基（或核苷酸）组成。一种抗原分子可含有多个相同的和不同的抗原表位，存在于抗原分子的表面（显性表位）和内部（隐蔽性表位）。表位的化学结构、性质、数量和空间构象决定着抗原的特异性。抗原通过表位与 T、B 淋巴细胞表面相应受体结合，可使之活化产生免疫应答；抗原也可通过表位与相应抗体特异性结合产生免疫反应。表位是 T、B 淋巴细胞识别结合的最小单位，是抗原特异性的物质基础。T、B 淋巴细胞对抗原的特异性识别，实际上是指对抗原分子中相应抗原表位的特异性识别。

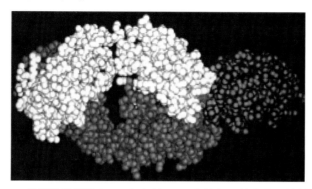

图 2-4　鸡卵清溶菌酶（HEL）与抗 HEL 抗体相互结合的三维结构图
绿色为 HEL，蓝色为抗体重链，黄色为抗体轻链，HEL 的谷氨酰胺残基以红色表示

（二）线性表位与构象表位

根据抗原表位的结构特点，可将其分为连续表位和构象表位（图 2-5）。连续表位（continuous epitope）是由蛋白质一级结构中数个连续的氨基酸组成，又称线性表位（linear epitope）。构象表位（conformation epitope）是由蛋白质一级结构中数个不连续，甚至相隔很远的氨基酸或多糖残基构成，但经肽链折叠后在蛋白质三级结构上相近或相邻的部分，一般位于抗原分子表面。构象表位依赖于蛋白质肽链的折叠，一旦蛋白质变性或水解，其原有构象表位可随之消失或暴露新的抗原表位（图 2-5）。

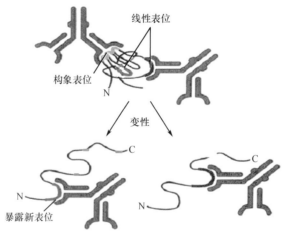

图 2-5　构象表位与线性表位

（三）B 细胞表位与 T 细胞表位

B 细胞表位是指能够被 B 细胞受体（BCR）或抗体识别的表位，包括暴露于分子表面的构象表位和线性表位。T 细胞表位是指能够被 T 细胞受体（TCR）识别的线性表位。B 细胞和 T 细胞识别

抗原的方式完全不同：前者可直接识别天然抗原分子的构象和线性表位，后者只能识别经抗原提呈细胞（antigen presenting cell，APC）加工处理后，由 MHC 分子提呈的抗原裂解片段即线性抗原肽（antigenic peptide）。在同一蛋白质抗原分子中，T 细胞表位和 B 细胞表位通常位于不同的部位。例如用人胰高血糖素（29 肽）免疫小鼠后产生的抗体，能与上述肽链氨基末端（B 细胞表位）结合，而 T 细胞识别的表位则位于上述肽链的羧基末端。B 细胞表位与 T 细胞表位主要异同点见表2-1。

表 2-1　B 细胞表位与 T 细胞表位异同点

	B 细胞表位	T 细胞表位
表位识别受体	BCR	TCR
与 MHC 分子结合	无需	必需
由 APC 加工处理	无需	必需
表位大小	5～15 个氨基酸、5～7 个单糖或 5～7 个核苷酸	8～12 个氨基酸（CD8[+]T 细胞识别） 12～17 个氨基酸（CD4[+]T 细胞识别）
表位类型	构象表位或线性表位	线性表位
表位位置	抗原分子表面	抗原分子表面或内部

（四）抗原结合价

一个抗原分子中能与相应抗体分子结合的抗原决定簇的数量（总数）为抗原结合价（antigenic valence）。大多数天然抗原，如蛋白质，由几十至几百个氨基酸残基组成，分子结构复杂，可含有多个表位，称为多价抗原。而半抗原只有一个表位，为单价抗原。

三、交叉反应和交叉反应抗原

天然抗原通常为多价抗原，其中有些抗原不仅可与其诱导产生的抗体或效应淋巴细胞结合，还能与其他抗原诱导产生的抗体或效应淋巴细胞发生反应，此种现象称为交叉反应（cross reaction）（图 2-6）。研究证实不同抗原之间含有相同或相似的抗原表位，是发生交叉反应的原因所在。免疫学上将含有相同或相似抗原表位，但来源及性质不同的抗原称为交叉反应抗原（cross reacting antigen），又称共同抗原。血清学检测时发生交叉反应可能出现假阳性结果造成误诊，但根据交叉反应原理也可简化临床某些疾病的诊断。

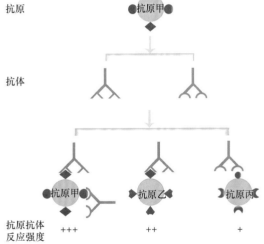

图 2-6　交叉反应和交叉反应抗原示意图

第三节　抗原的分类及其医学意义

一、根据抗原与机体的亲缘关系分类

1. 异种抗原（xenoantigen）　是指来自另一物种的抗原。对人类而言，病原微生物及其代谢产物、植物蛋白、用于预防和治疗目的的动物抗血清及异种器官移植物等均为重要的异种抗原。微生物虽然结构简单，却含有多种抗原表位。例如细菌就具有表面抗原、菌体抗原、鞭毛抗原、菌毛抗原等多种抗原表位。细菌代谢产物也是良好的抗原，如细菌外毒素（exotoxin）具有很强的免疫原性，但对机体某些特定组织细胞有极强的细胞毒作用，因此不能直接用外毒素制备抗毒素。类毒素（toxoid）是外毒素经 0.3%～0.4% 甲醛溶液处理后丧失毒性而保留原有免疫原性的生物制剂。临床常用的类毒素有破伤风类毒素和白喉类毒素等。用类毒素给人接种，可预防由相应外毒素引起的疾病；免疫动物可获得相应抗体即抗毒素（antitoxin）。抗毒素源于动物免疫血清，作为抗体能与相应外毒素特异性结合，具有防治疾病的作用；作为异种抗原有可能诱导机体产生超敏反应。因此，临床应用此类生物制剂前，必须做皮肤过敏试验。

2. 嗜异性抗原（heterophilic antigen） 是指存在于不同种属生物间的共同抗原，它们之间存在广泛的交叉反应性。嗜异性抗原首先由 Forssman 发现，又称 Forssman 抗原。例如 A 群乙型溶血性链球菌的细胞膜成分与人的心肌、心瓣膜或肾小球基底膜之间存在嗜异性抗原。人体感染溶血性链球菌产生的抗体可与含有嗜异性抗原的上述组织结合，从而造成机体的组织损伤，临床表现为心肌炎、风湿热或肾小球肾炎。某些嗜异性抗原在临床上可以协助疾病的诊断。例如人肺炎支原体与链球菌 MG 株之间、EB 病毒与绵羊红细胞之间均有嗜异性抗原，因此可分别用链球菌凝集反应来诊断支原体肺炎或传染性单核细胞增多症 MG 株；或用绵羊红细胞通过异嗜性抗原的交叉凝集反应来诊断支原体肺炎或传染性单核细胞增多症。

3. 同种异型抗原（alloantigen） 是指在同一种属不同个体之间所具有的不同抗原。例如人类的血型抗原、主要组织相容性抗原等均是典型的同种异型抗原，介导同种异体移植排斥反应。此外，同一物种不同个体间由于遗传学差异，其免疫球蛋白分子在免疫原性上也有差异。

4. 自身抗原（autoantigen） 是指自身组织细胞所表达的抗原。一般是指在机体发育过程中与免疫系统相对隔绝，未能与 T、B 淋巴细胞接触的自身物质，或结构发生了改变的自身物质。上述自身物质一旦释放或形成就可刺激机体免疫细胞产生免疫应答，引发自身免疫病。

二、根据抗原诱生抗体过程中是否需要 T 细胞的协助分类

1. 胸腺依赖性抗原（thymus-dependent antigen，TD-Ag） 系指刺激 B 细胞产生抗体需要 Th 细胞协助的抗原，又称 T 细胞依赖性抗原，简称 TD 抗原。绝大多数天然抗原都是 TD 抗原。此类抗原既有 T 细胞表位又有 B 细胞表位，如各种病原体、异种或同种异体细胞和血清蛋白等。

2. 非胸腺依赖性抗原（thymus-independent antigen，TI-Ag） 系指刺激 B 细胞产生抗体无需 Th 细胞协助的抗原，又称 T 细胞非依赖性抗原，简称 TI 抗原。此类抗原具有单一重复 B 细胞表位而无 T 细胞表位，可分为以下两类：①TI-1 抗原，如细菌脂多糖（LPS）为 B 细胞丝裂原，可多克隆激活成熟或未成熟 B 细胞产生免疫应答。②TI-2 抗原，如细菌荚膜多糖和聚合鞭毛素等，主要激活 B1 细胞产生免疫应答。婴儿和新生动物 B1 细胞发育不完善，故对 TI-2 抗原不应答或低应答，成年后 B1 细胞发育成熟，可对此类抗原产生应答。

三、其他分类方法

根据抗原的化学组成不同，可分为蛋白质抗原、多肽抗原和多糖抗原等。根据抗原的性质，可分为完全抗原和半抗原。根据抗原获得方式，可分为天然抗原（native antigen）、人工抗原（artificial antigen）和合成抗原（synthetic antigen）等。

第四节　非特异性免疫刺激剂和免疫佐剂

一、超 抗 原

超抗原（superantigen）是一类只需极低浓度（1～10ng/ml）即可非特异激活多克隆 T 细胞（约占 T 细胞总数的 2%～20%），使之产生大量细胞因子，引发强烈免疫反应的大分子蛋白物质。如热休克蛋白（heat shock protein，HSP）、金黄色葡萄球菌 A 蛋白（staphylococcal protein A，SPA）、人类免疫缺陷病毒（human immunodeficiency virus，HIV）表面糖蛋白 gp120 等。近年还发现了作用于 B 细胞的超抗原。

与普通抗原比较（表 2-2），超抗原有独特的淋巴细胞激活机制。其作用特点如下：①无须抗原加工与提呈，直接与抗原提呈细胞（antigen presenting cell，APC）表面的 MHC Ⅱ 类分子肽结合槽外侧的非多态区保守氨基酸结合，再与 T 细胞表面 TCRVβ 链外侧保守区结合，同时激活多个 T 细胞克隆（图 2-7），而不是像普通抗原表位与 MHC Ⅱ 类分子肽结合槽的多态区结合后被某一个特异 TCR 识别。这种激活作用需要 MHC 分子协助，但不受 MHC 分子限制；②一种 T 细胞超抗原能与 TCRβ 链可变区 25 个亚型中的某一特定型别选择性结合，使具有相应 TCRVβ 亚型的 T 细胞多克隆激活；③超抗原诱导 T 细胞应答，并非清除超抗原自身，而是通过分泌大量细胞因子参与某些病理生理过

程的发生与发展。

表 2-2 超抗原与普通抗原的比较

特点	普通抗原	超抗原
物质属性	蛋白质、多糖	细菌外毒素、逆转录病毒蛋白
抗原提呈	由 APC 处理后被 T 细胞识别	直接刺激 T 细胞
与 TCR 结合部位	α、β 链组成的抗原结合槽内	β 链的外侧
与 MHC 分子结合部位	多态区	非多态区
MHC 限制性	受 MHC 限制	无 MHC 限制
T 细胞反应频率	$1/10^6 \sim 1/10^4$	$1/20 \sim 1/5$

　　超抗原的生物学作用及医学意义在于：①激活多克隆 T 细胞，释放大量细胞因子，引起强烈的免疫效应。如某些细菌感染后，产生大量超抗原，刺激多克隆 T 细胞活化，释放大量的 IL-2、IFN-γ、TNF-β 等细胞因子，引起发热、多器官衰竭、休克甚至死亡。如葡萄球菌肠毒素（staphylococcus enterotoxin，SE），A 族链球菌产生的毒素 SPEA、SPEC、SSA 等；②可使多克隆 T 细胞过度活化，导致 T 细胞凋亡，数量减少；③可激活体内自身反应性 T 细胞导致自身免疫病，如支原体关节炎抗原（mycoplasma arthritis antigen，MAM）等。

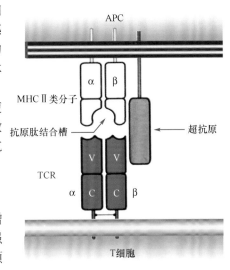

图 2-7　超抗原与 MHC 分子与 TCR 作用图

二、免疫佐剂

　　免疫佐剂又称佐剂（adjuvant），是一种非特异性免疫增强剂，与抗原混合后同时注入或预先单独注入机体，能增强机体对该抗原的免疫应答或改变免疫应答的类型。在疾病预防、治疗和科研中经常使用免疫佐剂以增强某些抗原的免疫原性，特别是对免疫原性弱或免疫原剂量较少时佐剂的使用尤为必要。活菌苗、减毒活疫苗和重组载体疫苗可模拟病原体的体内复制和增殖，具有较强的免疫原性。灭活疫苗、纯化的亚单位疫苗和 DNA 疫苗，不具备上述特性，免疫原性弱，须用佐剂才能有效激发免疫应答，发挥保护作用。

　　佐剂种类很多。一般分为如下几类：①无机佐剂，包括氢氧化铝、明矾等；②有机佐剂，包括微生物及其代谢产物，如卡介苗（BCG）、结核杆菌、百日咳杆菌、短小棒状杆菌（CP）、脂多糖（LPS）、细胞因子（IL-2、IL-4）等；③合成佐剂，包括人工合成的双链多聚核苷酸，如双链多聚肌苷酸：胞苷酸（poly I ：C），双链多聚腺苷酸：尿苷酸（poly A ：U）等；④油性佐剂，包括弗氏佐剂、花生油乳化佐剂、矿物油、植物油等；⑤纳米佐剂。

（一）佐剂的作用机制

　　佐剂增强免疫应答作用机制主要包括：①改变抗原的物理性状，延长抗原体内存留时间，使其缓慢释放，从而持续刺激机体免疫系统；②提供和增强共刺激信号；③增强单核吞噬细胞系统对抗原的吞噬、处理和提呈能力；④促进淋巴细胞的增殖、分化和活化；⑤刺激局部炎症的产生。

（二）常用佐剂及其作用机制

　　1. 铝佐剂　氢氧化铝和磷酸铝被用作疫苗佐剂已超过 90 年，是目前临床常用的疫苗佐剂，在全世界至少 146 种获得许可的疫苗含有铝佐剂，如灭活脊髓灰质炎病毒、甲型肝炎病毒、肺炎链球菌、百日咳白喉破伤风、白喉 - 破伤风、乙型肝炎病毒和人乳头瘤病毒疫苗。铝佐剂吸附抗原后可使抗原在体内停留的时间延长至数周。此外，铝佐剂与抗原形成胶体颗粒，有利于吞噬细胞的吞噬和抗原提呈。铝佐剂能较好地诱导体液免疫，但不能激发强烈的细胞免疫，因此不适用于针对各种慢性感染性疾病和癌症的疫苗。将铝佐剂与其他佐剂混合使用以增强细胞免疫正成为目前研究的热点。

2. 弗氏佐剂　可分为弗氏不完全佐剂（Freund's incomplete adjuvant，FIA）和弗氏完全佐剂（Freund's complete adjuvant，FCA）两种。前者是由矿物油（液状石蜡或花生油）和乳化剂（羊毛脂或吐温80）混合而成，可增强抗原的免疫原性。使用时加入水溶性抗原并充分乳化，使抗原与佐剂形成油包水乳剂，可显著延长抗原的体内存留时间。在不完全佐剂中加入卡介苗（BCG）就成为弗氏完全佐剂。弗氏佐剂是目前动物实验最常用的佐剂，可激发强烈的体液免疫和细胞免疫，但其易在注射部位形成肉芽肿和持久性溃疡，不能用于人体。

3. CpG基序（CpG motif）　是以非甲基化胞嘧啶-鸟嘌呤二核苷酸为核心的核酸片段，其典型序列为嘌呤-嘌呤-CpG-嘧啶-嘧啶六核苷酸。CpG基序可通过促进免疫细胞表面MHC II类分子和共刺激分子的表达，对树突状细胞、B细胞、T细胞、NK细胞和单核巨噬细胞产生强烈活化作用，在动物实验中可强烈诱导细胞免疫，有望成为一种新的分子佐剂。

4. MF59佐剂　由可代谢的油性鲨烯和两种表面活性剂吐温80和山梨糖醇三油酸酯（Span 85）组成，是一种水包油乳剂。MF59佐剂于1997年在欧洲获得认证，已被广泛用于人艾滋病毒、麻疹和疱疹病毒、不同亚型的（H1N1、H5N1等）流感疫苗、丙型和乙型肝炎、结核杆菌以及多瘤病毒。该佐剂刺激机体产生体液免疫反应与细胞免疫反应，但主要以Th2型免疫应答为主。该佐剂稳定性较差，抗原吸附能力较弱，仍需进一步改进。

5. AS系列佐剂　另一类欧盟批准的新型佐剂，包括AS01、AS02、AS03、AS04、AS15等。AS01组成为脂质体、皂苷和单磷酸酯。AS02组成为单磷酸酯、皂苷和乳化剂，已被用于疟疾疫苗研制。AS03已批准用于人流感疫苗佐剂，也用于H7N9流感病毒疫苗和H5N1流感病毒疫苗的临床试验。AS04组成为铝盐凝胶和单磷酸酯，被用于葛兰素史克（GSK）的乙型肝炎疫苗（Fendrix）和宫颈癌疫苗（Cervarix）等上市产品和呼吸道合胞病毒、流感病毒、炭疽杆菌、天花病毒、艾滋病毒的临床试验。AS15是由AS01各组分和CpG等免疫刺激分子组成，形成了一种成分多样、优势互补的新型佐剂及载药系统，既能起到疫苗缓释和抗原提呈作用，又可刺激体液免疫和细胞免疫。目前已被用于抗黑色素瘤和非小细胞肺癌疫苗的临床试验中。

6. 纳米佐剂　由表面活性剂和助表面活性剂、油相、水相组成，是一个各向同性的、粒度大小为1～100nm的高度热力学稳定的胶体分散系统。纳米佐剂的特点：①可改善难溶性药物的口服吸收；②可靶向和定位释药；③作为生物大分子的特殊载体，提高疫苗尤其是蛋白疫苗的稳定性；④易于制备、运输与保存。纳米乳佐剂可采用低能乳化法中的相变温度法、高能乳化法中高压均质法或微射流法制备。目前各类纳米佐剂均处于临床试验阶段。

目前在动物实验中还有多种有效的新型佐剂，如多聚肌苷酸：胞苷酸（poly I：C）、多聚腺苷酸：尿苷酸（poly A：U）、源于分枝杆菌的胞壁酰二肽、革兰阴性菌的内毒素（脂多糖LPS）、补体C3d和细胞因子（如GM-CSF）等。目前还需进一步研制高效且能安全用于人体的免疫佐剂。

三、丝裂原

丝裂原（mitogen）亦称有丝分裂原，是一类可使T、B淋巴细胞发生非特异性多克隆活化、增殖的物质。淋巴细胞表面具有多种有丝分裂原的受体，在有丝分裂原的刺激下，静息状态的淋巴细胞体积增大、胞质增多、DNA合成增加，出现淋巴母细胞化即淋巴细胞转化（lymphocyte transformation）和有丝分裂。据此建立的淋巴细胞转化试验，已广泛用于机体免疫功能的检测。普通蛋白质或多糖抗原仅特异性激活表达相应抗原受体的淋巴细胞，而丝裂原可激活某一类淋巴细胞的全部克隆，属非特异性多克隆激活剂。常用的丝裂原及其作用特点见表2-3。

表2-3　作用于人和小鼠T、B淋巴细胞的重要丝裂原

	人T细胞	人B细胞	小鼠T细胞	小鼠B细胞
伴刀豆凝集素A（ConA）	+	-	+	-
植物凝集素（PHA）	+	-	+	-
美洲商陆丝裂原（PWM）	+	+	+	+
脂多糖（LPS）	-	+	-	+

案例 2-1 分析讨论：

19 世纪末，德国科学家 Behring 以白喉毒素注射动物，待动物体内产生针对白喉的抗体后，再将动物免疫血清被动转移至人体，用于白喉紧急预防和治疗，由此发明血清疗法，并荣获 1901 年第 1 届诺贝尔生理学或医学奖。

免疫血清中的抗体可以中和病原菌和毒素，在许多疾病得到成功应用，但动物免疫血清对于人体属于异种抗原，具有很强的免疫原性，可刺激人体产生抗动物血清的抗体，导致免疫复合物的形成与沉积，继而产生各种症状和体征，称为血清病（serum disease）。

随着抗生素的发明，抗血清的临床应用已大为减少。仅破伤风、狂犬病、毒蛇咬伤等疾病需应用血清制剂。但药物引起的血清病却时有报道，如本病例中的苯唑西林等。

化学药物通常为小分子，本身不具有免疫原性，属半抗原，仅在进入体内与血清蛋白结合，形成完全抗原后，才可刺激机体产生相应的抗体。广义的血清病泛指异种血清、蛋白质或药物半抗原等进入机体后，由免疫复合物沉积引起的免疫性疾病。也有学者将药物引起的疾病称为血清病样反应。

注射动物血清时，医生通常会主动意识到发生血清病的危险。一旦患者出现血清病的早期症状，容易发现。药物引发的血清病多为医源性，出现症状不易联想到血清病，因而容易漏诊，应引起高度重视。

（邹 强）

第三章 免疫器官

    免疫系统（immune system）是机体执行免疫功能的组织系统，是机体对抗原刺激产生应答、发挥免疫效应的物质基础。免疫系统由免疫器官（和组织）、免疫细胞及免疫分子（及相关的编码基因）组成。本章重点介绍免疫器官和组织的结构与功能，免疫细胞及免疫分子相关内容将在后续的章节中分别介绍。

    免疫器官按其发生和功能不同可分为中枢免疫器官（central immune organ）和外周免疫器官（peripheral immune organ），二者通过血液循环和淋巴循环相互联系。免疫组织又称为淋巴组织（lymphoid tissue），是指广泛分布于人体的胃肠道、呼吸道、泌尿生殖道等黏膜下的大量弥散淋巴组织和淋巴小结，在黏膜抗感染免疫中发挥重要作用。

第一节 中枢免疫器官

    中枢免疫器官也称为初级淋巴器官（primary lymphoid organ），是免疫细胞分化、发育、成熟的场所，并对外周免疫器官的发育起主导作用。人和其他哺乳动物的中枢免疫器官包括胸腺和骨髓，腔上囊是禽类特有的中枢免疫器官。

一、骨髓

    骨髓（bone marrow）是绝大多数血细胞和免疫细胞发生、分化和成熟的场所。在胚胎发育过程中，所有血细胞的发生称为造血（hematopoiesis）。从胚胎后期至出生后及终身，骨髓是主要的造血器官，主要产生红细胞系、粒细胞系、单核细胞系、巨核细胞系和淋巴系的血细胞；同时骨髓也是B细胞发育成熟的场所。

（一）骨髓的结构

    骨髓位于骨髓腔中，约占体重的4%～6%，分为红骨髓和黄骨髓。红骨髓由造血组织（包括基质细胞和造血细胞）和血窦等组成，具有活跃的造血功能。胎儿和婴幼儿时期的骨髓都是红骨髓，大约从5岁开始，长骨干的骨髓腔出现脂肪组织，并随年龄的增长而增多，即为黄骨髓。成人的红骨髓和黄骨髓各占一半。红骨髓主要分布在扁骨、不规则骨和长骨骺端的松质骨中，造血功能活跃。黄骨髓内仅有少量幼稚血细胞，故仍保持造血潜能，当机体需要时可转变为红骨髓。

（二）骨髓造血诱导微环境

    骨髓造血诱导微环境（hemopoietic inductive microenvironment，HIM）由骨髓基质细胞（包括网状细胞、成纤维细胞、血管内皮细胞及巨噬细胞等）及其分泌的细胞因子（包括IL-3、IL-4、IL-6、

IL-7、GM-CSF 等）和细胞外基质（extracellular matrix，ECM）组成。HIM 的作用主要是通过细胞因子调节造血细胞的增殖与分化，通过细胞表面黏附分子使造血细胞与基质细胞相互接触，有利于造血细胞的定位和成熟细胞的迁出。

（三）骨髓的功能

1. 各类血细胞和免疫细胞发生的部位　血细胞的发生是造血干细胞（hematopoietic stem cell，HSC）经过增殖、分化直至成为各种成熟血细胞的过程。HSC 是生成各种血细胞的原始细胞，又称多能干细胞（pleuripotent stem cell）。骨髓造血干细胞的主要表面标志为 CD34 和 c-kit（CD117），不表达谱系（lineage）特异性标志。HSC 在骨髓微环境中，最初分化为定向干细胞，包括髓样干细胞（myeloid stem cell）和淋巴样干细胞（lymphoid stem cell）。髓样干细胞又可分化为巨核 / 成红祖细胞和粒 - 单核祖细胞，前者进一步分化最终形成红细胞和血小板释放入血；后者进一步分化最终形成嗜碱性粒细胞、嗜酸性粒细胞、中性粒细胞、肥大细胞、单核巨噬细胞和树突状细胞，单核细胞也可分化形成树突状细胞。淋巴样干细胞首先分化为祖 T 细胞（pro-T）、祖 B 细胞（pro-B）、NK 细胞前体和固有样淋巴细胞（innate lymphoid cell，ILC）前体，其中的祖 B 细胞、NK 细胞前体和 ILC 前体在骨髓中进一步分化最终形成 B 细胞、NK 细胞和 ILC 释放入血，祖 T 细胞则通过血液循环进入胸腺，在胸腺微环境的作用下发育为成熟 T 细胞；淋巴样干细胞也可发育分化为树突状细胞（图3-1）。

2. B 细胞和 NK 细胞分化成熟的场所　祖 B 细胞在骨髓微环境的作用下，经历前 B 细胞（pre-B）、未成熟 B 细胞，分化为成熟 B 细胞。B 细胞在骨髓中发育与 T 细胞在胸腺中的发育过程类似，B 细胞在骨髓中也经历选择性发育，并发生表型改变（如 B 细胞受体等表面标志的改变）。分化成熟的 B 细胞随血液循环迁移并定居于外周免疫器官。有关 B 细胞在骨髓中分化、发育的具体过程详见第九章。部分淋巴样干细胞在骨髓中经历 NK 细胞前体细胞，最终分化为成熟 NK 细胞。

3. 再次免疫应答产生抗体的主要部位　成人骨髓不仅是 B 细胞分化成熟的场所，也是再次体液免疫产生抗体的主要部位。初次应答中产生的记忆性 B 细胞定居于外周免疫器官，当再次被相同抗原刺激后活化，经淋巴循环和血液循环进入骨髓，分化成熟为浆细胞，并产生大量抗体（主要为 IgG 类抗体）释放至血液循环，并在较长时间内持续产生抗体，是血清抗体的主要来源。从这个意义上，骨髓既是中枢免疫器官，又是外周免疫器官。

由于大剂量放射线照射等原因引起的骨髓功能抑制或丧失，不仅会严重损害机体的造血功能，而且会导致细胞免疫和体液免疫功能缺陷。

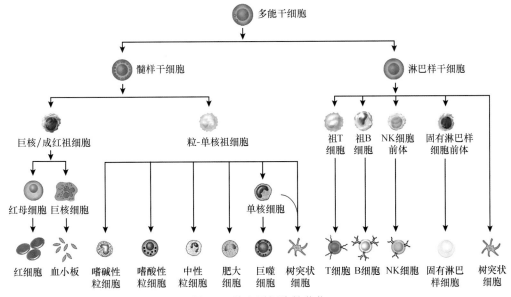

图 3-1　造血干细胞的分化

二、胸　　腺

胸腺（thymus）是 T 细胞分化、发育和成熟的场所，是发生最早的免疫器官，出现于胚胎第 9 周，至第 20 周发育成熟，具有正常胸腺结构。出生时胸腺重量约为 10 ~ 20g，青春期达顶峰，约 30 ~ 40g；青春期后胸腺开始缓慢退化，进入老年期胸腺组织大部分被脂肪组织所取代明显萎缩，其功能下降，导致机体免疫功能下降。

（一）胸腺的结构和细胞组成

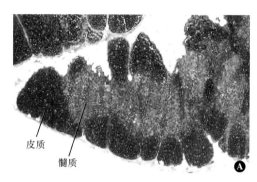

胸腺位于纵隔前、胸骨后，分左右两叶。其表面覆盖结缔组织被膜，被膜伸入胸腺实质形成小叶间隔，将胸腺分成若干不完全分隔的胸腺小叶，胸腺小叶是胸腺的基本结构单位，由外层的皮质（cortex）和内层的髓质（medulla）组成（图 3-2）。胸腺小叶内含胸腺细胞、胸腺上皮细胞、树突状细胞、巨噬细胞以及成纤维细胞等。胸腺上皮细胞呈星状，凭借其突起相互连接形成网状结构，其间含有胸腺细胞和少量的巨噬细胞。

1. 皮质　皮质分为深皮质区和浅皮质区。皮质区的细胞主要为胸腺细胞，即未成熟的 T 细胞（占胸腺皮质细胞的 85% ~ 90%），还有胸腺上皮细胞、巨噬细胞和树突状细胞等。胸腺浅皮质区内包绕胸腺细胞的上皮细胞称为抚育细胞（nurse cell），它们通过分泌激素和细胞因子促进胸腺细胞的分化发育。深皮质区主要为大量体积较小的皮质胸腺细胞。

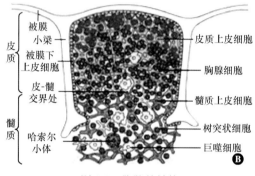

2. 髓质　髓质中含大量上皮细胞和散在分布的较成熟的胸腺细胞、巨噬细胞和树突状细胞。髓质内还可见多层扁平上皮细胞呈同心圆状排列成的直径约 25 ~ 50μm 的哈索尔小体（Hassall's corpuscle），又称胸腺小体（thymic corpuscle）。胸腺小体是胸腺结构的重要特征，当胸腺炎或肿瘤发生时，胸腺小体消失，故常将其作为判断胸腺是否正常的一个标志。

图 3-2　胸腺的结构
A. 光镜下胸腺结构；B. 胸腺组织结构模式图

（二）胸腺微环境

胸腺实质主要由胸腺细胞和胸腺基质细胞构成。胸腺细胞绝大多数为处于不同分化阶段的未成熟 T 细胞。胸腺基质细胞包括胸腺上皮细胞、巨噬细胞、胸腺树突状细胞（thymic dendritic cell）和成纤维细胞等。胸腺微环境（thymic microenvironment）由胸腺基质细胞、细胞外基质和多种活性物质组成。胸腺基质细胞通常以两种方式影响胸腺内 T 细胞的分化。

1. 细胞间相互作用　胸腺基质细胞通过表面自身抗原肽 -MHC 分子复合物与胸腺细胞表面 T 细胞受体（T cell receptor，TCR）相互作用，可使 T 细胞获得 MHC 限制性和区分"自己"与"非己"的功能。胸腺基质细胞上表达的许多黏附分子（如 LFA-3、ICAM-1）与胸腺细胞表面相应配体（如 LFA-2、LFA-1）相互作用，在促进胸腺细胞（T 细胞）的分化发育中也起重要作用。细胞外基质是胸腺微环境的另一重要组成部分，由多种胶原蛋白、网状纤维、葡萄糖胺聚糖等组成。这些细胞外基质成分围绕在胸腺细胞和胸腺基质细胞周围，可介导两种细胞间的相互接触和促进胸腺细胞（T 细胞）在胸腺分化成熟过程中的移行。

2. 分泌细胞因子和胸腺激素　胸腺基质细胞可分泌多种细胞因子如 IL-1、IL-2、IL-3、IL-6、IL-7、GM-CSF 等和胸腺肽类分子如胸腺素（thymosin）、胸腺生成素（thymopoietin，TP）、胸腺体液因子（thymic humoral factor，THF）等，这些可溶性物质是构成胸腺微环境的主要因素，对胸腺细胞（T 细胞）的分化发育起着重要的调节作用。

（三）胸腺的功能

20 世纪 60 年代初，Miller 和 Good 分别用切除新生小鼠和家兔胸腺的方法证明了胸腺的免疫功能。

1. T 细胞分化、发育和成熟的场所　胸腺是 T 细胞分化、发育的主要场所。来源于骨髓的前 T 细胞进入胸腺后成为胸腺细胞。胸腺细胞从皮质区逐渐向髓质区迁移，在迁移的过程中受胸腺微环境的影响，经历了复杂的阳性选择与阴性选择过程，由 CD4$^-$ CD8$^-$ 双阴性（double negative，DN）细胞分化为 CD4$^+$ CD8$^+$ 双阳性（double positive，DP）细胞，并发生 TCR 基因重排。其中约 95% 的胸腺细胞以细胞凋亡方式被淘汰，只有少数胸腺细胞继续迁移至髓质，分化发育成熟为 CD4$^+$ T 细胞或 CD8$^+$ T 细胞，并获得 MHC 限制性识别抗原能力和自身免疫耐受性。发育成熟的 T 细胞迁出胸腺，进入血液循环，定居于外周免疫器官。有关 T 细胞在胸腺中分化、发育的具体过程详见第九章。如果胸腺发育不全或缺失，则导致 T 细胞缺乏或细胞免疫功能缺陷（如 DiGeorge 综合征）。

2. 免疫调节功能 胸腺基质细胞分泌多种细胞因子和肽类激素，不仅促进 T 细胞的分化成熟，对外周免疫器官和免疫细胞也具有调节作用。

3. 屏障作用 胸腺皮质的毛细血管内皮细胞连接紧密，具有屏障作用，可阻止血液中大分子抗原物质进入胸腺，此为血 - 胸腺屏障（blood-thymus barrier）。

第二节 外周免疫器官

外周免疫器官又叫次级淋巴器官（secondary lymphoid organ），是成熟 T 细胞和 B 细胞定居和增殖的场所，也是发生免疫应答的部位。外周免疫器官包括淋巴结、脾、皮肤免疫系统（cutaneous immune system）和黏膜免疫系统（mucosal immune system）等。

一、淋 巴 结

人体全身约有 500 ～ 600 个淋巴结（lymph node），广泛分布于全身各处非黏膜部位的淋巴通道汇集处，如位于身体浅表部位的颈部、腋下、腹股沟和位于内脏器官门附近的肺门淋巴结等处。组织或器官的淋巴液引流到局部淋巴结，局部淋巴结肿大或疼痛提示引流区域内的器官或组织有炎症或其他病变发生。

（一）淋巴结的结构

淋巴结外包有结缔组织被膜，被膜结缔组织深入实质，形成小梁（trabecula）。被膜外侧有数条输入淋巴管（afferent lymphatic vessel）穿越被膜进入被膜下淋巴窦。在淋巴结的门部，有较多的结缔组织伸入，血管、神经及输出淋巴管（efferent lymphatic vessel）由此进出。淋巴结的实质分为皮质和髓质两部分（图 3-3）。

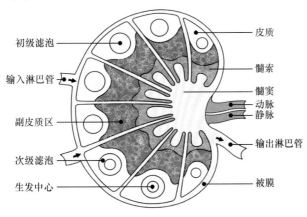

图 3-3 淋巴结的结构

1. 皮质 皮质位于被膜下方，由浅皮质（peripheral cortex）和副皮质区（paracortical area）等构成。浅皮质区含有淋巴小结，也称初级淋巴滤泡（primary lymphoid follicle），主要由 B 细胞聚集而成，又称非胸腺依赖区（thymus-independent area）或 B 细胞区（B cell zone）。接受抗原刺激后，淋巴小结内 B 细胞增殖分化形成生发中心（germinal center），称为次级淋巴滤泡（secondary follicle）。在生发中心中的 B 细胞向内迁移到髓质的髓索，最终部分 B 细胞分化为浆细胞并产生抗体；部分 B 细胞形成记忆性 B 细胞参与淋巴细胞再循环，并在接受相同抗原再次刺激后迁移至骨髓，增殖分化为浆细胞，持续产生抗体介导再次体液免疫应答。

位于皮质深层与滤泡之间的副皮质区是 T 细胞定居的场所，又称为胸腺依赖区（thymus-dependent area）或 T 细胞区（T cell zone）。此区内还有大量树突状细胞，具有处理和提呈抗原的作用。副皮质区有许多由内皮细胞构成的毛细血管后微静脉，又称为高内皮细胞小静脉（high endothelial venule, HEV），来自血液的淋巴细胞可穿过 HEV 进入淋巴结实质，最终汇入髓窦，经输出淋巴管进入淋巴循环系统，再经胸导管返回血液，实现淋巴细胞再循环。

2. 髓质 由髓索和髓窦组成，髓索内含有 B 细胞、浆细胞、部分 T 细胞和巨噬细胞。髓窦中富含巨噬细胞，有较强的过滤作用。

（二）淋巴结的功能

1. T 细胞和 B 细胞定居的场所 在胸腺和骨髓中发育成熟的 T 细胞和 B 细胞均定居于淋巴结。其中，T 细胞占淋巴结内淋巴细胞总数的 75%，主要分布于副皮质区；B 细胞占 25%，主要分布于浅皮质区。

2. 免疫应答发生的场所 树突状细胞等抗原提呈细胞在周围组织摄取抗原后可迁移到淋巴结，并将加工、处理的抗原肽提呈给 T 细胞，使其活化、增殖、分化为效应 T 细胞。B 细胞可识别和结合游离的或被滤泡树突状细胞捕获的抗原，并在 T 细胞的辅助下增殖分化为浆细胞，合成并分泌特异性抗体。效应 T 细胞、浆细胞及其分泌的抗体可经输出淋巴管、胸导管进入血液，随血液分布到全身，发挥免疫应答效应。

3. 参与淋巴细胞再循环 淋巴细胞穿过副皮质区的 HEV，离开血液循环进入淋巴结，向髓质移动，最终汇入髓窦中的 T、B 细胞通过输出淋巴管引流到胸导管，最终经锁骨下静脉返回到血液循环。

4. 过滤作用 病原微生物及其毒素或其他有害物质从组织经毛细淋巴管汇入淋巴管，进入局部淋巴结，可被髓窦中的巨噬细胞、树突状细胞吞噬或通过其他机制被清除，从而达到净化淋巴液、防止病原体扩散的目的。

二、脾　脏

脾（spleen）是人体最大的外周免疫器官，是血源性抗原最主要的免疫应答场所，亦是胚胎时期的造血器官。

（一）脾的结构

脾为实质性器官，外有结缔组织被膜，被膜向内伸展形成脾小梁，将脾分成若干小叶。脾主要由白髓（white pulp）、红髓（red pulp）以及二者交界处的边缘区（marginal zone）三部分组成（图 3-4）。

1. 白髓 白髓由密集的淋巴细胞构成，包括动脉周围淋巴鞘（periarterial lymphatic sheath, PALS）和淋巴滤泡（也称脾小结）两部分。脾不与淋巴管相连，但有脾动脉入脾，入脾动脉穿过被膜，逐级分为小的分支，其分支延脾小梁延伸成小梁动脉，小梁动脉继续分支进入脾实质称为中央动脉。包绕在中央动脉周围的厚层淋巴组织称为动脉周围淋巴鞘，主要由 T 细胞构成，也含有少量的树突状细胞及巨噬细胞，为脾的胸腺依赖区。淋巴滤泡含大量 B 细胞和少量巨噬细胞，为脾的非胸腺依赖区。初级淋巴滤泡受抗原刺激后形成次级淋巴滤泡，次级淋巴滤泡内有生发中心。当被血液来源的抗原刺激后，T、B 淋巴细胞经克隆扩增，数量明显增加，导致脾胸腺依赖区和非胸腺依赖区扩大，脾体积亦相应地扩大。

2. 红髓 分布在白髓的周围，由脾索和脾血窦组成。脾索主要是 B 细胞聚集区，也含有树突状细胞和巨噬细胞等。脾索之间为脾窦（血窦），窦内为循环的血液。侵入血液中的病原体等异物可被密布在脾索和脾血窦中的巨噬细胞和树突状细胞捕捉、吞噬和清除。

3. 边缘区 位于红髓和白髓交界处，含有 T、B 细胞及巨噬细胞。中央动脉侧枝末端在此处膨大形成的边缘窦（marginal sinus）是淋巴细胞由血液进入脾的重要通道。T 细胞经边缘窦迁入 PALS，B 细胞则迁入淋巴滤泡和脾索。白髓中的 T 细胞和 B 细胞也可经边缘窦，参与淋巴细胞再循环。

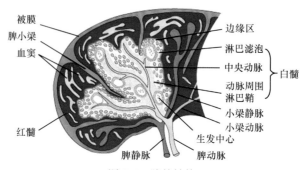

图 3-4　脾的结构

（二）脾的功能

1. T 细胞和 B 细胞定居的场所 脾是各种成熟淋巴细胞定居的场所。其中，B 细胞约占脾淋巴细胞总数的 60%，T 细胞约占 40%。

2. 免疫应答发生的场所 血源性抗原进入脾，可刺激 T、B 细胞活化、增殖、分化，产生效应 T 细胞和浆细胞，并分泌抗体，发挥免疫效应。脾是机体对血源性抗原产生应答的主要场所。

3. 滤过作用 脾中的巨噬细胞和树突状细胞对血液中的病原微生物、衰老死亡的自身细胞、其他抗原颗粒及免疫复合物具有吞噬清除作用。从而发挥过滤作用，使机体 90% 的循环血液得到净化。

4. 生物合成作用 脾能合成某些重要的生物活性物质，如补体、干扰素等。

三、皮肤免疫系统

皮肤被覆于全身外表面，由表皮和真皮组成，其内有淋巴细胞和抗原提呈细胞组成的特异性皮肤免疫系统（图 3-5）。皮肤是机体重要的防御病原微生物和外界环境不利因素的物理屏障。皮肤免疫系统不仅是机体针对经皮肤入侵抗原的免疫应答激发部位，也是免疫效应的发生部位，如细胞免疫介导的迟发型超敏反应常发生在皮肤组织中。

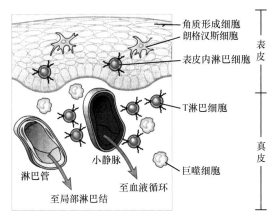

图 3-5 皮肤免疫系统

表皮中存在角质形成细胞（keratinocyte）、朗格汉斯细胞和表皮内淋巴细胞（intraepidermal lymphocyte）等。其中角质形成细胞可分泌细胞因子，对非特异性免疫应答和皮肤炎症反应起到一定作用；朗格汉斯细胞是皮肤免疫系统中的未成熟树突状细胞，能够有效地摄取侵入皮肤的外源性抗原，然后迁移至真皮，继而经淋巴管归巢至淋巴结分化为成熟的树突状细胞，后者提呈抗原给 T 细胞启动免疫应答。真皮中包括 $CD4^+$ T 细胞、$CD8^+$ T 细胞和散在的巨噬细胞。其中 T 细胞通常表达活化 T 细胞和记忆 T 细胞的特异性表型。此外，许多表皮内 T 细胞还表达皮肤淋巴细胞相关抗原（cutaneous lymphocyte-associated antigen，CLA），该分子参与 T 细胞向皮肤炎症部位的归巢。

四、黏膜免疫系统

黏膜免疫系统也称黏膜相关淋巴组织（mucosal-associated lymphoid tissue，MALT），主要指呼吸道、消化道及泌尿生殖道黏膜固有层和上皮细胞下散在的无被膜淋巴组织和某些带有生发中心的淋巴组织，如扁桃体、小肠的派尔集合淋巴结（Peyer patches）、阑尾等。它们与皮肤、黏膜上皮一样，也是位于机体内外环境间的屏障结构，其内定居着淋巴细胞和抗原提呈细胞，可以对侵入的抗原产生免疫应答，在局部免疫应答中发挥重要作用。人体黏膜表面积约为 $400m^2$，机体近 50% 的淋巴组织分布于黏膜系统，故 MALT 又被视为执行局部特异性免疫功能的主要部位。

（一）MALT 的组成

MALT 主要包括肠相关淋巴组织、鼻相关淋巴组织、支气管相关淋巴组织等。

1. 肠相关淋巴组织 肠相关淋巴组织（gut-associated lymphoid tissue，GALT）是位于肠黏膜下的淋巴组织，包括派尔集合淋巴结、阑尾、孤立淋巴滤泡、上皮内淋巴细胞和固有层弥散的淋巴细胞等，是抵御肠道微生物入侵的主要屏障。

（1）派尔集合淋巴结：派尔集合淋巴结是肠黏膜免疫应答发生的重要部位，内含有大量的 B 细胞、T 细胞以及少量的巨噬细胞和树突状细胞。在派尔集合淋巴结处，有一层滤泡相关上皮将其与肠腔隔离，滤泡相关上皮主要由肠上皮细胞和少量的微皱褶细胞（microfold cell，MC）构成。MC 又称特化的抗原转运细胞，无微绒毛，不分泌消化酶和黏液。MC 的细胞核位于基底部，顶部胞质较薄，基底部凹陷形成穹隆状的凹腔。凹腔中含有 B 细胞、T 细胞、树突状细胞和巨噬细胞等。MC 可通过胞吞、胞饮和吸附等方式摄入抗原，并以囊泡形式将抗原转运至凹腔中，腔内的巨噬细胞或树突状细胞捕获抗原后进入派尔集合淋巴结，进而激活 T、B 淋巴细胞，启动肠道黏膜免疫应答（图 3-6）。

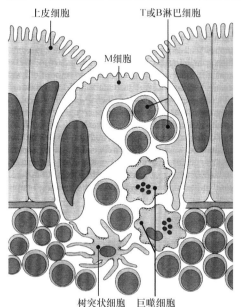

图 3-6　微皱褶细胞功能示意图

（2）上皮内淋巴细胞：上皮内淋巴细胞（intraepithelial lymphocyte，IEL）是存在于小肠黏膜上皮内的一类独特的细胞群，其中约 40% 的 IEL 为 αβ⁺ T 细胞；约有 60% 的 IEL 为 γδ⁺ T 细胞。γδ⁺ T 细胞属于固有免疫细胞，能分泌多种细胞因子，具有较强的细胞毒作用。IEL 在免疫监视和细胞介导的黏膜免疫中具有重要意义。

2. 鼻相关淋巴组织（nasal-associated lymphoid tissue，NALT）　NALT 由淋巴小结及弥散淋巴组织组成，主要包括咽扁桃体、腭扁桃体、舌扁桃体及鼻喉部其他淋巴组织，其主要功能是抵御经空气传播的病原微生物的感染。

3. 支气管相关淋巴组织（bronchial-associated lymphoid tissue，BALT）　主要分布于各肺叶间的支气管上皮下，与派尔集合淋巴结具有相似的结构，滤泡中的淋巴细胞受抗原刺激后，增殖形成生发中心，其中主要为 B 细胞。

（二）MALT 的功能

1. 参与局部免疫应答　分布于肠道、呼吸道及泌尿生殖道黏膜的 MALT 构成了一道免疫屏障，是产生局部免疫应答的主要场所，在消化道、呼吸道及泌尿生殖道局部黏膜免疫防御中发挥重要作用。

2. 产生 sIgA　定居于派尔集合淋巴结或迁移至肠黏膜固有层的浆细胞可分泌大量 sIgA。此外，派尔集合淋巴结中含有更多的可产生 IL-5 的 Th2 细胞，而 IL-5 可促进 B 细胞分化产生 IgA。sIgA 经黏膜上皮细胞分泌至黏膜表面，在抵御消化道、呼吸道及泌尿生殖道等病原体侵袭中发挥关键作用。

第三节　淋巴细胞归巢和再循环

成熟淋巴细胞离开中枢免疫器官后，经血液循环趋向性迁移并定居于外周免疫器官或组织特定区域的现象，称为淋巴细胞归巢（lymphocyte homing）。淋巴细胞在血液、淋巴液、淋巴器官和组织间周而复始循环的过程称为淋巴细胞再循环（lymphocyte recirculation）。

一、淋巴细胞归巢

淋巴细胞归巢现象是淋巴细胞与血管内皮细胞表达的黏附分子之间相互作用的结果。介导淋巴细胞归巢的黏附分子称为淋巴细胞归巢受体（lymphocyte homing receptor，LHR），其相应配体（ligand）为血管地址素，主要表达于血管内皮细胞表面（特别是 HEV）。随血液循环运行到外周淋巴结的淋巴细胞，通过其表面归巢受体与血管内皮细胞表面相应配体结合，使淋巴细胞黏附于血管内皮细胞表面，从而迁移至淋巴结的特定区域定居。如 T 细胞定居于淋巴结的副皮质区，B 细胞则定居于浅皮质区。

二、淋巴细胞再循环

（一）淋巴细胞再循环途径

淋巴细胞再循环有多条途径。血液中的淋巴细胞经淋巴结副皮质区的 HEV 进入淋巴结，经输出淋巴管、胸导管进入左锁骨下静脉，返回血液；淋巴细胞在血流中运行到脾，经脾动脉、小梁动脉、中央动脉侧枝末端边缘窦，进入白髓相应区域，然后淋巴细胞返回边缘区，经脾索进入血窦，再经红髓微静脉、小梁静脉、脾静脉返回心脏；淋巴细胞在毛细血管后微静脉处，穿过高壁内皮细胞进入黏膜组织，经过引流淋巴管进入相应的淋巴结，然后经输出淋巴管、胸导管返回血液循环，从而使淋巴循环和血液循环互相沟通，使得淋巴细胞得以畅流全身（图 3-7）。

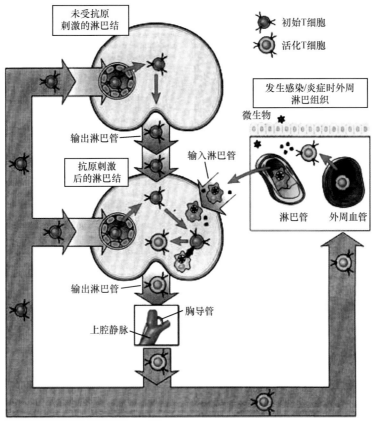

图 3-7　淋巴细胞再循环示意图

（二）淋巴细胞再循环的机制

表达于淋巴细胞表面的归巢受体（homing receptor）、血管内皮细胞上的黏附分子 - 血管地址素（vascular addressin）以及内皮细胞和组织中产生的趋化因子（chemokine）是参与淋巴细胞再循环的重要分子。其机制为：循环至外周免疫器官或组织中的淋巴细胞，通过其归巢受体与 HEV 表面相应的血管地址素相互作用，促使淋巴细胞黏附于 HEV，进而迁移至血管外。

（三）淋巴细胞再循环的意义

淋巴细胞再循环有利于抗原特异性淋巴细胞与抗原和抗原提呈细胞的接触，引发特异性免疫应答；使淋巴细胞在组织和外周免疫器官中分布更为合理，有助于增强整个机体的免疫功能；有利于动员效应淋巴细胞迁移至炎症或肿瘤靶细胞所在部位发挥免疫作用；可使淋巴组织和器官从包括记忆淋巴细胞在内的循环"淋巴细胞库"中不断补充新的淋巴细胞，增强机体的免疫功能。因此，淋巴细胞再循环是维持机体正常免疫应答并发挥免疫功能的必要前提。

案例 3-1 分析讨论：

DiGeorge 综合征是一种先天性胸腺不发育或发育不良而造成的 T 细胞缺陷性疾病。该综合征起因于 22 号染色体某区域缺失，致使 6 ～ 8 周胎儿的第Ⅲ和第Ⅳ对咽囊管的分化发育障碍，致使胸腺、甲状旁腺、主动脉弓、唇和耳等发育不良。由于胸腺是 T 细胞分化发育的主要场所，从骨髓来源的前 T 细胞在胸腺微环境的作用下，经过复杂的选择性发育过程，成为具有免疫功能的 CD4$^+$ 或 CD8$^+$ 的成熟 T 细胞。如果胸腺发育不全或缺失，则导致机体功能性 T 细胞缺乏和细胞免疫功能缺陷。本例患者胸部 CT 检查结果显示胸腺缺如，缺乏 T 细胞。因此对传染性疾病有较强的易感性，感染后极易发生败血症，导致多器官功能衰竭死亡。

（栾希英）

第四章　免疫球蛋白

案例 4-1：　　　　　　　　　　　　　　X- 连锁低丙种球蛋白血症

患儿，男，5 岁，因左膝关节肿痛半年，近日病情加重入院（主诉由其母亲代述）。

患儿为足月顺产出生，3 岁以前很少患病，近 1 年反复发生中耳炎、扁桃体炎、肺炎等疾病，近日左膝关节肿痛加重，活动明显不便，遂入院。

体格检查：T 37℃，R 24 次/分，P 100 次/分，体重 21kg；发育正常，营养中等，跛行，颈部、腋窝、腹股沟等浅表淋巴结无肿大，咽部充血，扁桃体无肿大，心、肺、腹无阳性体征。左膝关节肿胀，皮肤温度正常，有触痛。经检查：左膝关节 X 线片可见关节面毛糙，关节软组织肿胀；血常规、骨髓检查正常，血清蛋白电泳：血清白蛋白正常，a1、a2 和 β 球蛋白正常，γ 球蛋白 5.8%；IgG 1.00g/L，IgA 0.03g/L，IgM 0.25g/L，IgE 未测出。血中 CD19+ B 细胞（阳性）测定值为 0，CD3+ T 细胞（阳性）及 CD4+ T 细胞、CD8+ T 细胞亚群正常。

根据患儿男性，且其母述其同胞兄弟中有一位因化脓感染死亡。此患儿 4 岁起病，有反复感染史，主要表现为大关节炎，检测各种 Ig 均降低，血中 B 细胞未测出，故诊断为 X- 连锁低丙种球蛋白血症。经给予丙种球蛋白静脉注射 ［400mg/（kg·月），每周 1 次］治疗，1 个月后减为 ［200mg/（kg·月），每周 1 次］，以后再根据患儿情况逐渐减量，寻找最小有效量维持，患儿需长期随访，终身治疗。

问题：

1. 该患儿为什么会常患各种感染性疾病？请说明免疫球蛋白（Ig）对维持机体生存的重要意义。

2. 查阅相关资料，总结低丙种球蛋白血症免疫学特征。

19 世纪后期，Behring 和 Kitasato 在研究病原菌的过程中，发现动物经白喉类毒素免疫后，血清中可含有能中和外毒素毒性的物质，称之为抗毒素（antitoxin），后来引入抗体这一概念。抗体（antibody，Ab）是 B 淋巴细胞接受抗原刺激后，活化、增殖、分化为浆细胞所合成、分泌的，具有与相应抗原发生特异性结合的球蛋白。抗体主要存在于血清等体液中，是介导体液免疫应答的重要效应分子。20 世纪 30 年代，Tiselius 和 Kabat 用血清电泳方法证明，具有抗体活性的物质主要存在于 γ 球蛋白区。故在以后相当长的时间内，抗体也被称作 γ 球蛋白或丙种球蛋白。20 世纪 50 年代，美国学者 Edelman 发现，多发性骨髓瘤患者血清中含有大量均一的、结构与抗体相似的球蛋白，但未证实其抗体活性。在 1968 年和 1972 年世界卫生组织和国际免疫学会联合会的专门委员会先后决定，把具有抗体活性或化学结构与抗体相似的球蛋白统称为免疫球蛋白（immunoglobulin，Ig）。由此可见，抗体是从功能角度设定的概念；免疫球蛋白是从化学结构角度设定的概念，因此包括抗体以及病理状况下（如多发性骨髓瘤、巨球蛋白血症等）出现的异常球蛋白。免疫球蛋白有两型：分泌型免疫球蛋白（secretory immunoglobulin，sIg），即血清和体液中的抗体；膜免疫球蛋白（membrane immunoglobulin，mIg），即存在于 B 细胞膜上的抗原受体。

第一节　免疫球蛋白的结构

一、免疫球蛋白的基本结构

X 射线晶体衍射结构分析揭示，免疫球蛋白的基本结构是由两对四条对称的多肽链构成，包括两条相同的重链和两条相同的轻链。四条肽链的氨基端（N 端）在同一侧，羧基端（C 端）在另一侧。两条重链由二硫键连接，形成对称的"Y"字形结构，两条轻链由二硫键连接在重链 N 端的两侧，整个四肽链结构组成免疫球蛋白的单体，如图 4-1 所示。

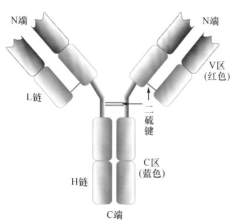

图 4-1　免疫球蛋白基本结构示意图

（一）重链和轻链

Ig 分子中分子量较大的一对肽链称为重链（heavy chain，H 链），由 450～550 个氨基酸残基组成，分子量约为 55～75kDa。根据 H 链恒定区氨基酸组成和排列顺序的不同（抗原性差异），可将 H 链分为五类（class），即 μ 链、γ 链、α 链、δ 链和 ε 链。据此，免疫球蛋白也分为五类，即 IgM、IgG、IgA、IgD 和 IgE。各类免疫球蛋白之间结构特征不同，主要是链内、链间二硫键的数目与位置，连接寡糖的数目，结构域的数目以及铰链区的长度等不完全相同。同类免疫球蛋白分子之间，同样存在微小差异，称之为亚类。如 IgG 可分为 IgG1、IgG2、IgG3、IgG4 四个亚类；IgA 可分为 IgA1、IgA2 两个亚类。Ig 的各类及各亚类具有不同的特性和效应功能（详见本章第四节）。

Ig 分子中分子量较小的一对肽链称为轻链（light chain，L 链），由 214 个氨基酸残基组成，分子量约 25kDa。根据 L 链抗原性的差异，可将其分为两型：κ（kappa）链和 λ（lamda）链。据此，免疫球蛋白也分为两型，即 κ 型和 λ 型。对于一个天然 Ig 分子的两条 L 链型别总是相同的，但同一个体内可同时存在 κ 和 λ 两种型别的抗体分子，如 IgG 有 κ 型 IgG，同时也存在 λ 型 IgG。正常人血清免疫球蛋白中，κ 和 λ 之比约为 2∶1。而在小鼠则为 20∶1。人五种 Ig 的肽链组成请参见表 4-1。

表 4-1　人五类免疫球蛋白肽链组成

类型	H 链	亚类	L 链	分子式	
IgG	γ（gama）	γ1、γ2、γ3、γ4	κ or λ	$\gamma 2\kappa 2$ or $\gamma 2\lambda 2$	
IgM	μ（mu）	none	κ or λ	$(\mu 2\kappa 2)n$ or $(\mu 2\lambda 2)n$	n=1 or 5
IgA	α（alpha）	α1、α2	κ or λ	$(\alpha 2\kappa 2)n$ or $(\alpha 2\lambda 2)n$	n=1, 2, 3 or 4
IgD	δ（delta）	none	κ or λ	$\delta 2\kappa 2$ or $\delta 2\lambda 2$	
IgE	ε（epsilon）	none	κ or λ	$\epsilon 2\kappa 2$ or $\epsilon 2\lambda 2$	

（二）可变区和恒定区

通过分析不同免疫球蛋白 H 链和 L 链的氨基酸序列发现，近 N 端约 110 个氨基酸的顺序及种类变化很大，称为可变区（variable region，V 区），其他部分则相对恒定，称为恒定区（constant region，C 区）。

1. 可变区　可变区位于近 N 端 L 链的 1/2 和 H 链的 1/4（γ、α、δ）或 1/5（μ、ε）。L 链与 H 链的 V 区分别以 V_L 和 V_H 表示。在 V_L 和 V_H 内，氨基酸的变化频率仍不相同，各自有 3 个区域氨基酸组成和顺序变化更为明显，称为超变区（hypervariable region，HVR）。此区域直接与抗原表位结合，其空间构象与抗原表位互补，故又称为互补决定区（complementarity determining region，CDR）。自 N 端起分别称为 CDR1、CDR2 和 CDR3（图 4-2），其中 CDR3 变异程度最大，是决定该抗体与抗原特异性结合的最重要区域。V 区中超变区以外的区域，其氨基酸组成与排列相对稳定，称为框架区（framework region，FR）。V_H 和 V_L 各有 4 个框架区，分别用 FR1、FR2、FR3 和 FR4 表示。框架区对维持 CDR 的空间构型起着重要的作用。V_L 和 V_H 的 3 个 CDR 及其 4 个 FR 的氨基酸位置及其编码的基因见表 4-2。

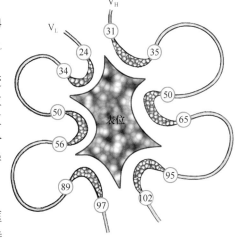

图 4-2　免疫球蛋白超变区与抗原表位结合示意图

表 4-2　CDR 及 FR 的氨基酸位置及其编码的基因

肽链		FR1	CDR1	FR2	CDR2	FR3	CDR3	FR4
H 链	氨基酸	1-30	31-35	36-49	50-65	66-94	95-102	103-113
	基因	V	V	V	V	V	V-D-J	J
L 链	氨基酸	1-23	24-34	35-49	50-56	57-88	89-97	98-108
	基因	V	V	V	V	V	V-J	J

注：V：variable，可变基因；D：diversity，多样性基因；J：joining，连接基因

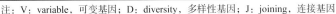

2. 恒定区 恒定区位于近 C 端 L 链的 1/2 和 H 链的 3/4（γ、α、δ）或 4/5（μ、ε）。L 链和 H 链的 C 区分别用 C_L 和 C_H 表示。同一种属内所有个体的同一类别 Ig 的 C 区具有相同的抗原特异性，称之为 Ig 同种型抗原。在同一种属内，所产生的针对不同抗原的 IgG 类抗体其 V 区不同，但 C 区相同；针对同一抗原的不同类别抗体，其 V 区相同或相似，但 C 区各异，表现为类、亚类或型、亚型的差别。

（三）铰链区

铰链区（hinge region，HR）位于 C_H1 和 C_H2 之间，约为 30 个氨基酸残基。此区含有大量的脯氨酸，富有弹性和伸展性，有利于与不同距离的抗原表位结合。当抗体与抗原结合时，抗体分子的构型从"T"字形转变为"Y"字形，从而使补体结合点得以暴露，为激活补体提供条件。此外，由于铰链区对蛋白水解酶敏感，易被木瓜蛋白酶、胃蛋白酶等水解（详见水解片段部分）。不同类或亚类的 Ig 分子的铰链区长度不同，例如 IgG1、IgG2、IgG4 和 IgA 的铰链区较短；IgG3、IgD 的铰链区较长；IgM 和 IgE 不存在铰链区。

（四）连接链和分泌片

1. 连接链 连接链（joining chain，J 链）由浆细胞合成，是富含半胱氨酸的多肽链，分子量约 15kDa，主要功能是将免疫球蛋白 Ig 单体连接成二聚体或多聚体。2 个 IgA 单体由 J 链连接形成二聚体，5 个 IgM 单体由 J 链连接形成五聚体（图 4-3）。

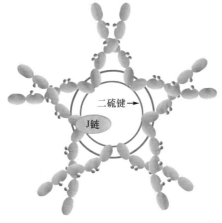

二硫键→
J链

图 4-3　IgM 分子结构示意图

2. 分泌片 分泌片（secretory piece，SP）又称分泌成分（secretory component，SC），为黏膜上皮细胞合成和分泌的一种含糖肽链，分子量约 75kDa，是分泌型 IgA（secretory IgA，sIgA）的重要成分（图 4-4）。当二聚体 IgA 由浆细胞合成并分泌后，可结合黏膜上皮细胞基底膜上的多聚免疫球蛋白链受体（poly-Ig receptor，pIgR）IgA-pIgR 复合物随即被内吞进入黏膜上皮细胞，再并转运至黏膜上皮细胞的游离面，经蛋白酶和胞吐作用进入外分泌液中。pIgR 受体分子的胞外段结构域成为 sIgA 中的 SP（图 4-7）。SP 具有保护 sIgA 的铰链区免受外分泌液中蛋白水解酶降解的作用，并介导 sIgA 二聚体从黏膜下通过黏膜上皮细胞向黏膜表面的转运过程。

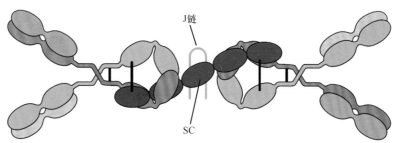

J链

SC

图 4-4　分泌型 IgA 分子结构示意图

二、免疫球蛋白的功能区

免疫球蛋白的功能区（functional region），又称之为结构域（domain），为肽链反复折叠形成的立体结构，即蛋白质四级结构。每个结构域约由 110 个氨基酸组成，在机体内发挥不同的生物学功能。L 链有两个功能区（V_L 和 C_L），IgG、IgD、IgA 的 H 链有 4 个功能区（V_H、C_H1、C_H2 和 C_H3），IgM 和 IgE 的 H 链有 5 个功能区（V_H、C_H1、C_H2、C_H3 和 C_H4），如图 4-5 所示。

免疫球蛋白功能区的功能包括：① V_H 和 V_L：特异性识别和结合抗原的部位；② C_H1 和 C_L：遗传标志所在部位，同种异体间的免疫球蛋白在该区存在着个别氨基酸排列的差异；③ IgG 的 C_H2 区和 IgM 的 C_H3 区：含有补体结合位点，可启动补体活化的经典途径；IgG 的 C_H2 区也与穿过胎盘屏障相关；④ IgG 的 C_H3 区和 IgE 的 C_H4 区：具有亲细胞性，能与多种细胞表面的 Fc 受体结合，发挥不同的免疫效应。

笔记栏

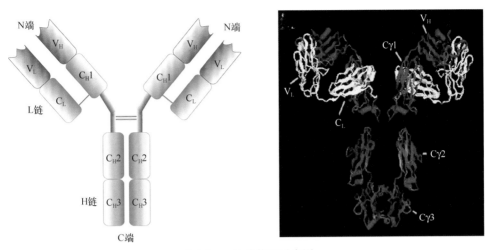

图 4-5 IgG 功能区示意图

三、免疫球蛋白的水解片段

为研究免疫球蛋白的结构和功能，需将免疫球蛋白用蛋白酶水解。常用的蛋白酶有木瓜蛋白酶（papain）和胃蛋白酶（pepsin），可将 Ig 水解为不同的多肽片段。

1. **木瓜蛋白酶水解片段** 木瓜蛋白酶在铰链区的近 N 端将 IgG 水解为 2 个完全相同的抗原结合片段（fragment of antigen binding，Fab）和 1 个可结晶片段（Fc fragment）（图 4-6A）。Fab 由一条完整的 L 链（V_H、V_L）和一条 H 链近 N 端的 1/2 部分（V_H、C_H1）组成，只能结合单个抗原表位（为单价），保留结合抗原的能力但不形成凝集或沉淀反应。Fc 由一对 H 链近 C 端的 1/2 部分（C_H2、C_H3）组成，在低温下易于结晶而得名。Fc 无抗原结合活性，是 Ig 分子与免疫效应分子（如补体）以及多种细胞表面 Fc 受体结合的部位。

2. **胃蛋白酶水解片段** 胃蛋白酶在铰链区的近 C 端将 IgG 水解，形成一个大分子片段 $F(ab')_2$ 和若干个小分子碎片 pFc′（图 4-6B）。$F(ab')_2$ 由两个 Fab 和铰链区组成，为双价，可同时与两个抗原表位结合。$F(ab')_2$ 可形成凝集或沉淀反应。另外，用胃蛋白酶水解抗毒素，产生的 $F(ab')_2$ 仍具有中和外毒素毒性的活性，但免疫原性大幅度降低，可有效防止注射异种抗毒素引起的超敏反应发生。pFc′ 为 Fc 片段的水解碎片，不再具有任何生物学活性。

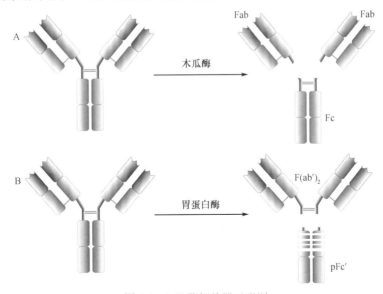

图 4-6 IgG 酶解片段示意图

第二节 免疫球蛋白的免疫原性

免疫球蛋白分子的化学本质为蛋白质分子，具有免疫原性。免疫球蛋白的免疫原性同样表现为氨基酸组成及空间结构的异质性。免疫球蛋白作为抗原，同样包含不同的抗原表位，呈现不同的免疫原性，并刺激机体产生特异性抗体（抗抗体）与之识别，称之为免疫球蛋白的血清型。免疫球蛋白的血清型包括：同种型、同种异型和独特型。

一、同　种　型

同种型（isotype）指同一种属内所有正常个体均具有的免疫球蛋白的抗原表位。同种型抗原特异性因种属而异，其抗原表位主要存在于免疫球蛋白的 C 区，可刺激异种动物个体产生相应抗体。同种型可表现为类、亚类的不同，也可表现为型、亚型的不同。如用同一种抗原免疫家兔和小鼠，它们各自产生的抗体其可变区的特异性相同，但恒定区不同，即免疫球蛋白类或亚类和型或亚型不同。

二、同　种　异　型

同种异型（allotype）是指同一种属内不同个体之间免疫球蛋白分子所具有的抗原表位。主要反映在免疫球蛋白分子的 C_H 和 C_L 区域一个或数个氨基酸残基的差异，它是由不同个体的遗传基因所决定的，故又称之为遗传标志。目前只在 γ1～3 链、α2 链及 κ 链发现有不同的遗传标志，分别用 Gm、Am 和 Km 表示。已发现的 Gm 有 30 个（Gm1～30），Am 有 2 个（A2m1、A2m2），Km 有 3 个（Km1、Km2、Km3）。

三、独　特　型

独特型（idiotype）是指同一个体内不同 B 细胞克隆所产生的免疫球蛋白分子所具有的抗原特异性。独特型抗原表位，又称独特位，是由免疫球蛋白 V 区所特有的氨基酸序列和构型所决定的，在异种、同种异体以及同一个体体内可诱导产生针对其独特位的抗体，称之为抗独特型抗体（anti-idiotype antibody，AId 或 Ab2）。独特位不仅存在于免疫球蛋白分子中，BCR、TCR 的可变区同样存在独特表位。独特型抗原、抗独特型抗体参与独特型网络的形成，并在免疫调节中发挥重要作用。

第三节　抗体的生物学活性

抗体是体液免疫应答的产物，也是体液免疫应答的效应分子。抗体具有多种生物学活性，具体表现在以下几个方面。

一、特异性结合抗原

抗体最主要的生物学功能是识别并与相应抗原特异性结合，形成抗原 - 抗体复合物（Ag-Ab）。在一定条件下，抗体与相应抗原之间发生特异性结合反应，并表现出一定生物学效应。如抗毒素与外毒素结合，可中和外毒素的毒性；抗 A 抗体与 A 型红细胞结合，可出现凝集现象。免疫球蛋白有单体、二聚体和五聚体，因此结合抗原表位的数目也不相同。单体可结合 2 个抗原表位，结合价为 2 价；分泌型 IgA 为二聚体，结合价为 4 价；IgM 为五聚体分子，理论上为 10 价，但由于立体构型的空间位阻，仅表现为 5 价。体外进行的抗原抗体反应称为血清学反应。血清学反应是一种重要的实验室诊断方法，可用于抗原或抗体的检测，协助临床疾病的诊断。

二、激　活　补　体

抗原 - 抗体复合物可激活补体系统。当 IgG（IgG1、IgG2、IgG3）和 IgM 类抗体与相应抗原结合后，其构型发生改变，使 IgG C_H2 区或 IgM C_H3 区的补体结合位点暴露出来。补体 C1q 与之结合，进而通过经典途径激活补体系统，产生多种生物学效应。其中 IgM、IgG1、IgG3 激活补体的能力较强，IgG2 能力较弱。IgA、IgG4 和 IgE 不能通过经典途径激活补体，但它们的聚集物可通过旁路途径激活补体系统。

三、调　理　作　用

调理作用（opsonization）指抗体（IgG）的 Fab 与细菌等颗粒性抗原特异性结合后，再通过其 Fc 片段与单核细胞、巨噬细胞及中性粒细胞表面的 IgG Fc 受体（FcγR）结合，通过 IgG 的桥联作用，增强吞噬细胞对细菌等的吞噬功能。

四、依赖抗体的细胞毒性

IgG 抗体的 Fab 与靶细胞的相应抗原结合后，其 Fc 片段可与杀伤细胞（NK 细胞、巨噬细胞等）表面的 FcγR 结合，介导杀伤细胞对靶细胞的杀伤作用，称为依赖抗体的细胞毒性（antibody-dependent cellular cytotoxicity，ADCC）。NK 细胞是介导 ADCC 作用的主要细胞。抗体与靶细胞表面抗原分子的结合是特异性的，但 Fc 片段与效应细胞的结合是非特异的。

五、介导 I 型超敏反应

I 型超敏反应主要由 IgE 抗体介导。IgE 抗体具有较强的亲细胞性，通过 Fc 片段与肥大细胞和嗜碱性粒细胞上 IgE Fc 受体（FcεR）结合，使机体致敏。若相同抗原再次进入体内，会与肥大细胞或嗜碱性粒细胞表面的 IgE 分子结合，促使细胞合成、分泌生物活性介质，引起 I 型超敏反应。

六、穿过胎盘和黏膜

在人类，母亲与胎儿之间存在胎盘屏障，可防止母亲体内的有毒物质及大分子物质进入胎儿体内。但 IgG 可通过胎盘进入胎儿体内。胎盘母体一侧的滋养层细胞表达一种 IgG 输送蛋白，称为新生 Fc 片段受体（neonatal FcR，FcRn）。IgG 选择性与 FcRn 结合，转移至滋养层细胞内，主动进入胎儿血液循环中。IgG 穿过胎盘是一种重要的自然被动免疫机制，对于新生儿的抗感染具有重要意义。另外，分泌型的 IgA 可被转运到呼吸道和消化道黏膜表面（图 4-7），在黏膜局部免疫中发挥重要作用。

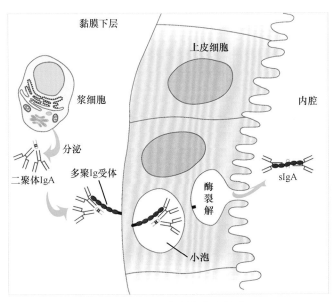

图 4-7　sIgA 通过黏膜示意图

第四节　各类免疫球蛋白的特性

五类免疫球蛋白分子在体内含量、分子结构、主要功能等方面均不相同，显示出各自特征。

一、IgG

IgG 是血清中含量最高的免疫球蛋白，约占免疫球蛋白总量的 75% ～ 80%。婴儿出生后 3 个月开始合成 IgG，3 ～ 5 岁接近成人水平。IgG 主要由脾和淋巴结中的浆细胞合成，以单体形式存在于血液及其他体液中。IgG 半衰期最长，约 20 ～ 23 天。IgG 分为 4 个亚类，分别为 IgG1、IgG2、IgG3 和 IgG4。IgG 是机体抗感染的主要抗体，在抗感染过程中发挥主力作用，同时也是机体再次免疫应答的主要抗体。IgG 与外毒素结合，能中和其毒性；IgG1、IgG2 和 IgG3 与抗原形成免疫复合物，通过经典途径激活补体，发挥溶菌、溶细胞等作用；通过 Fc 片段可与中性粒细胞、单核细胞、巨噬细胞、NK 细胞等表面的 Fc 受体结合，发挥调理吞噬及 ADCC 作用。IgG 是唯一能通过胎盘的免疫球蛋白，形成新生儿的天然被动免疫，介导新生儿的抗感染免疫作用。此外，许多自身抗体和引起Ⅱ、Ⅲ型超敏反应的抗体属于IgG，参与了自身免疫性疾病以及超敏反应性疾病等的病理损伤过程。

二、IgM

IgM约占血清免疫球蛋白总量的5%～10%。血清IgM为五聚体结构，由5个IgM单体通过一个J链连接而成，分子量最大，沉降系数19S，有巨球蛋白之称。因分子量较大，IgM一般不易透出血管，主要分布在血液中。IgM具有较多的抗原结合价，其结合抗原的能力最强，激活补体和免疫调理及凝集作用也明显高于IgG。单体IgM存在于B细胞膜表面，是B细胞受体（BCR），为B细胞发育早期出现的表面标志。IgM是个体发育中合成与分泌最早的免疫球蛋白，在胚胎发育晚期即能产生。若新生儿脐带血中病原体特异性IgM含量升高，则提示胎儿可能发生了宫内感染。在免疫应答过程中，IgM也是最先产生的免疫球蛋白，在感染早期发挥重要作用。血清中检出抗某种病原体特异性IgM类抗体，提示近期发生感染，可用于感染的早期诊断。此外，人体天然血型抗体为IgM，是造成血型不符输血反应的重要因素。IgM也参与某些自身免疫病及Ⅱ、Ⅲ型超敏反应的病理损伤过程。

三、IgA

IgA分为血清型和分泌型两种类型，前者存在于血清中，后者存在于外分泌液中。

1. 血清型IgA　血清型IgA含量占血清免疫球蛋白总量的10%～15%。血清型IgA为单体结构，分为IgA1和IgA2两个亚类。血清型IgA具有中和毒素、调理吞噬等多种生物学效应。

2. 分泌型IgA　分泌型IgA（sIgA）主要由黏膜相关淋巴组织中的浆细胞合成。sIgA为二聚体，两个IgA单体由J链连接，包含一个SP。sIgA广泛分布于呼吸道、消化道、泌尿生殖道黏膜表面，以及唾液、泪液、初乳等外分泌液中，它能阻止病原微生物对黏膜上皮细胞的黏附，具有抗菌、抗病毒和中和毒素等多种作用，是机体黏膜防御感染的重要因素。产妇初乳中sIgA含量很高，新生儿可通过母乳喂养，获得母体sIgA，形成天然被动免疫。

四、IgD

正常人血清中IgD含量很低，仅占血清Ig总量的0.2%，为单体结构。IgD的铰链区较长，对蛋白酶敏感，易被降解，故半衰期短，仅3天左右。血清中IgD的功能尚不明确。IgD也可表达于成熟B细胞膜表面（mIgD），是B细胞识别抗原的特异性受体。成熟B细胞可同时表达mIgM和mIgD，mIgD可作为B细胞成熟的重要标志。

五、IgE

IgE是正常人血清中含量最少的免疫球蛋白，仅占血清Ig总量的0.002%。IgE主要由呼吸道和胃肠道等处黏膜固有层中的浆细胞合成，为单体结构。IgE为亲细胞性抗体，可与肥大细胞和嗜碱性粒细胞上的高亲和力受体结合介导Ⅰ型超敏反应。因此，在过敏体质个体血清中IgE的含量显著增高。

第五节　人工制备的抗体

抗体是重要的免疫分子，广泛应用于临床诊断、治疗和预防中。人工制备抗体是获得大量抗体的有效途径。长期以来，人们建立了3项制备抗体的技术：①纯化抗原免疫动物收获动物血清，即多克隆抗体；②杂交瘤技术体外制备单一特异性抗体，即单克隆抗体；③分子生物学技术制备基因工程抗体。近年来，分子生物学技术的发展，人们已经能够通过基因工程技术，制备人源化抗体，克服鼠源性的问题，极大促进抗体在临床治疗方面的应用。

一、多克隆抗体

由于天然抗原分子中常含有多个不同的抗原表位，以该抗原物质刺激机体免疫系统，可活化体内多种B细胞克隆，诱导多种抗体的产生。这种由含有多种抗原表位刺激产生的，针对多种抗原表位特异性的混合抗体，称之为多克隆抗体（polyclonal antibody，pAb）。动物免疫血清是一种多克隆抗体，其制备方法是将制备好的免疫原，按照一定的免疫程序（免疫途径、次数、间隔时间、剂量）接种给所选择的动物。待动物体内产生抗体后，采集动物血液并分离血清。此外，人体在感染病原菌后或接种疫苗后的血清也属于多克隆抗体。多克隆抗体的优势是：具有较强的结合力；作用全面，能发挥中和抗原、免疫调理等作用；技术简单，制备容易。缺点是：特异性不高，有时可发生交叉反应；抗体批次间差异较大；用于治疗时易发生超敏反应。

二、单克隆抗体

单克隆抗体（monoclone antibody，mAb）是指由单个杂交瘤细胞克隆产生的，针对单一抗原表位的、结构均一的特异性抗体。1975 年，Kohler 和 Milstein 将小鼠的骨髓瘤细胞与抗原致敏的小鼠脾细胞融合，形成杂交瘤细胞。此杂交瘤细胞具有亲代双方的遗传特性：既能分泌特异性抗体，又具有瘤细胞大量扩增和永生的特征。杂交瘤细胞经过筛选和克隆化，形成单一细胞株。每个杂交瘤细胞株合成并分泌单一特异性的抗体，该抗体仅识别一种抗原表位，即单克隆抗体。杂交瘤技术的基本流程如图 4-8 所示。

单克隆抗体的优点是：结构均一、纯度高、特异性强，只与一种抗原表位发生反应，用于血清学诊断很少发生交叉反应。缺点是：单克隆抗体多由小鼠 B 细胞分泌，具有鼠免疫球蛋白的抗原性。经反复人体使用后可诱导产生人抗鼠 Ig 抗体，可削弱抗体作用，也可引起超敏反应，导致组织细胞损伤。

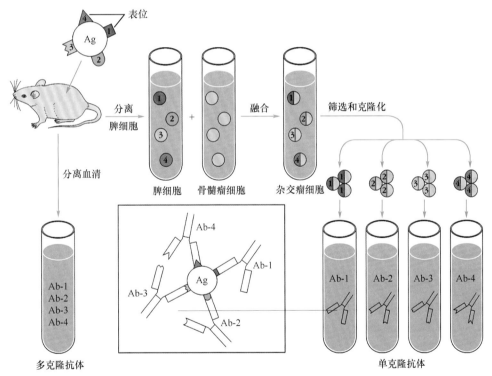

图 4-8　杂交瘤技术的基本流程

三、基因工程抗体

20 世纪 80 年代，随着分子生物学技术的进展和抗体基因结构的阐明，DNA 重组技术开始应用于制备抗体，随之出现了各种各样的基因工程抗体（genetic engineering antibody）。基因工程抗体是指应用基因工程技术制备的抗体，其制备的基本思路是：将部分或全部人源抗体的编码基因克隆到真原核表达系统中，体外表达人 - 鼠嵌合抗体或人源化抗体。同样，采用转基因技术培育表达人免疫球蛋白的转基因小鼠，经免疫抗原后，制备人源化的抗体。基因工程抗体主要包括：①人 - 鼠嵌合抗体：鼠源性 V 区基因与人源性 C 区连接后表达的抗体；②改型抗体：鼠源性 CDR 区与人源性 FR 区及 C 区连接后表达的抗体；③小分子抗体：包括 Fab、单链抗体（ScFv，即 V_H 与 V_L 由一条短肽链连接而成）、单域抗体（single domain antibody，由两个 V_H 连接而成）、双特异性抗体（bispecific

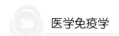

antibody），此抗体的两个 V_H 具有两种特异性，能同时与肿瘤细胞和效应细胞结合）。基因工程抗体有效地克服了鼠源性单克隆抗体的不足，均一性强，可工业化生产。小分子抗体具有抗原性弱、穿透力强等优点。

案例 4-1 分析讨论：

1. 患儿血清中各种 Ig 均降低；血中 B 淋巴细胞缺失，而 T 淋巴细胞正常；血清中其他成分及其他脏器均正常，这是抗体缺陷的特征。抗体及 B 淋巴细胞缺陷是导致患儿发生多种感染性疾病的原因。

2. X- 连锁无丙种球蛋白血症免疫学特征：①血清中各种 Ig 均降低，血和淋巴组织中 B 淋巴细胞减少或缺失；②T 淋巴细胞数量及功能正常；③多见于男性婴幼儿，有明显家族病史；④临床表现为反复发生的化脓性感染，以呼吸道感染和中耳炎为主；⑤某些患者还伴有自身免疫病，如关节炎等。

（裴春颖）

第五章 补体系统

案例 5-1: 遗传性血管水肿

患者，男，11 岁。主诉：（患者母亲代述）小儿长期身体欠佳，5 年以来反复出现浮肿，近 4 天浮肿加重入院。患者于 5 年前无明显诱因出现水肿，多发生于手、足和颜面部，伴有声音变粗、呼吸困难，偶伴有腹痛。该症状反复发作 6～7 次/年，每次发作持续 2～3 天。入院前 4 天，患者无明显诱因再次出现上述症状，自行用药后病情无缓解。病来无发热、皮肤无瘙痒、溃疡或色素沉着，颜色无改变，饮食正常，睡眠尚可。患者无传染病接触史及食物和药物过敏史。患者母亲及哥哥有类似症状反复发作病史，且其哥哥 8 岁时死于该病引起的呼吸窒迫，其父亲体健。

体格检查：T 37℃，P 110 次/分，R 28 次/分，BP 100/60mmHg；发育正常，营养良好，神志清，精神可。皮肤黏膜无黄疸、发绀或苍白。浅表静脉无怒张，浅表淋巴结未触及肿大。眼睑、口唇和手背轻度水肿，压之无凹陷。间接喉镜检查示喉头水肿，累及会厌壁和声带。听诊双肺呼吸音清，心率 110 次/分，心律齐，未闻及杂音。腹软，无压痛、反跳痛及肌紧张，肝脾未触及。脊柱及四肢活动正常，无畸形。生理反射对称存在，病理反射未引出。

实验室检查：血细胞计数、尿液分析、肝肾功能均正常。血浆 C4 值减至 0.68μmol/L（参考值 0.97～2.43μmol/L）。C1 INH 为 29%（合成基质法，参考值 70%～130%）。临床诊断：遗传性血管水肿。

问题：

1. 补体的哪些成分可以引起血管舒张进而导致局限性、非凹陷性水肿？
2. 为什么 C1 INH 降低会引起 C4 值减少？
3. 补体调节蛋白 C1 INH 减少影响哪个补体激活途径？

第一节 补体系统的组成和理化性质

一、补体系统的组成

补体系统包含 50 余种组分，依照不同的生物学作用可分为以下三组。

1. **固有成分** 存在于体液中，参与补体激活过程的补体成分，包括经典途径的 C1（含三个亚单位，C1q、C1r 和 C1s）、C2、C4；旁路途径的 B 因子、D 因子和 P 因子；甘露糖结合凝集素（mannan binding lectin，MBL）途径的 MBL 以及甘露糖结合凝集素相关丝氨酸蛋白酶（MBL-associated serine protease，MASP）；参与共同终末途径的 C3、C5、C6、C7、C8、C9。

2. **调节蛋白** 主要以可溶性和膜结合蛋白两种形式存在，调节补体活化和效应。前者包括 C1 抑制物、P 因子、I 因子、H 因子、C4 结合蛋白、S 蛋白等；后者包括促衰变因子、膜辅因子蛋白、同源限制因子和膜反应溶解抑制因子等。

3. **补体受体（complement receptor，CR）** 补体受体可与相应的补体活性片段或调节蛋白结合，介导补体生物学效应。包括 CR1～CR5、C3aR、C5aR、C1qR 等。

各种补体成分按其被发现的先后分别命名为 C1～C9。旁路途径的成分以大写英文字母表示，如 B 因子、D 因子、P 因子（表 5-1）。补体调节蛋白则根据其功能命名，如 C1 抑制物、C4 结合蛋白（C4bp）、衰变加速因子（DAF）、膜辅因子蛋白、同源限制因子等。补体活化后的裂解片段则附加小写英文字母表示，如 C3a 和 C3b、C5a 和 C5b 等。灭活的补体片段则在其符号前加英文字母 i 表示，如 iC3b。

表 5-1 国际补体协会（ICS）对部分补体成分的命名（2014）

统一名称	释义或曾用名
B 因子（FB）	C3 激活剂前体，热稳定因子等
D 因子（FD）	C3 激活剂前体转化酶，CBGase
P 因子（P）	备解素（properdin）
H 因子（FH）	C3bINA 促进因子，β1H
I 因子（FI）	C3b、C4b 灭活因子，KAF 等

二、补体系统的理化性质

补体成分均为糖蛋白。正常情况下，血清中补体含量相对稳定，血清补体总量约为 41～90 溶血单位（hemolytic units）。其中 C3 含量最高，约 88～201mg/dl；C4 含量约 15～45mg/dl。人类胚胎发育早期即可合成补体各成分，出生后 3～6 个月达到成人水平。某些疾病时总补体含量或单一成分含量可发生变化，因而对体液中补体水平的测定，或组织内补体定位观察，对一些疾病的诊断具有辅助意义。补体成分性质极不稳定，56℃加热 30min 即可灭活，在室温下也会很快被灭活，故补体应保存在 –20℃以下，冷冻干燥后能较长时间保存。许多理化因素如机械振荡、紫外线照射、强酸强碱、乙醇及蛋白酶等均可使补体灭活。体内多种组织细胞均能合成补体成分，其中肝细胞和巨噬细胞是产生补体的主要细胞（表 5-2）。

表 5-2　补体系统各成分产生部位

补体成分	产生部位
C1	小肠上皮细胞、脾、巨噬细胞
C2	巨噬细胞
C3	巨噬细胞、肝
C4	巨噬细胞、肝
C5	巨噬细胞
C6	肝
C7	肝
C8	肝
C9	肝
B 因子	巨噬细胞、肝
D 因子	巨噬细胞、血小板
P 因子	巨噬细胞
I 因子	巨噬细胞、肝
H 因子	巨噬细胞、血小板

第二节　补体系统的激活

在生理情况下，补体系统各成分通常以非活性状态存在于血清之中。在某些物质作用下，或在特定的固相表面上，补体各成分可按一定顺序依次被激活。在这一过程中，被激活的前一组分，即具备了裂解下一组分的活性，由此形成一系列放大的补体级联反应（complement cascades），在此过程中形成的活化产物具有调理吞噬、溶解细胞、介导炎症、调节免疫应答和清除免疫复合物等一系列生物学效应。

补体激活过程分为两个阶段，即前端反应和末端通路，从级联反应启动至 C5 转化酶形成前端反应；从 C5 活化到攻膜复合体形成终末途径（terminal pathway）。按激活物及激活顺序不同，前端反应可分为三条途径，即经典途径（classical pathway）、旁路途径和 MBL 途径。三条途径具有共同的终末途径（图 5-1）。

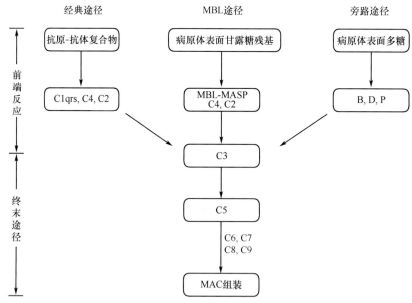

图 5-1　补体激活的前端反应和末端通路

在进化和发挥抗感染作用的过程中，最先出现或发挥作用的是旁路途径和 MBL 途径，然后才是经典途径。所谓"经典"只是人们早年在研究补体激活的机制时，首先发现的由抗原 - 抗体复合物激活补体的激活途径，之后才发现了旁路途径和 MBL 途径。

一、补体激活的经典途径

经典途径是以抗原-抗体复合物为主要激活物质,由C1启动激活的途径。它是抗体介导的体液免疫应答的主要效应方式之一。

(一)激活物与激活条件

抗原-抗体形成的免疫复合物(immune complex,IC)是经典途径的主要激活物。C1与IC中抗体分子的Fc片段结合是经典途径的始动环节,触发C1活化的条件为:①C1只能与IgM的C_H3区或某些IgG亚类(IgG1、IgG2、IgG3)的C_H2区结合才能活化;②每一个C1分子必须同时与两个以上IgG的Fc片段结合。由于IgG分子为单体,与抗原结合时需要两个相邻的IgG分子共同与C1桥联,才能使C1活化;而IgM为五聚体,理论上可同时提供5个Fc片段的补体结合位点,故一个IgM分子与抗原结合即可有效启动经典途径;③游离或可溶性抗体不能激活补体(图5-2)。

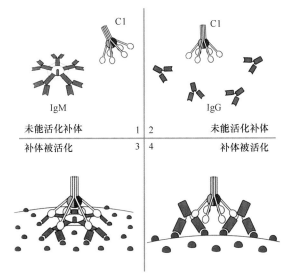

图5-2 游离或可溶性Ab不能激活补体

(二)激活过程

参与经典途径前端反应的补体固有成分包括C1~C4,按其在激活过程中的作用分为两组,包括识别单位(C1q、C1r、C1s)和活化单位(C4、C2、C3)。整个激活过程可分为两个阶段,即识别阶段和活化阶段。

1. 识别阶段 即C1识别IC而活化形成C1酯酶的阶段。C1是由1个C1q分子、2个C1r分子和2个C1s分子借Ca^{2+}连接而成的大分子复合物(图5-3)。C1的3个亚单位各司其职:C1q起识别作用;C1r和C1s发挥催化作用。C1q分子的头部由6个相同的花蕾状亚单位组成,其羧基端为球形结构,呈辐射状排列,是C1q与IgFc段结合的部位。IgG1~IgG3和IgM与抗原结合,可导致抗体分子的构型改变,使Fc片段上的补体结合部位暴露出来。C1q分子识别并与抗体结合后,发生构象改

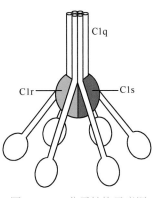

图5-3 C1分子结构示意图

变,使C1r活化并裂解,所形成的小片段具有酶的活性(C1r),C1r进而裂解C1s成为两个片段,其中小片段(C1s)具有蛋白酶活性,可依次裂解C4和C2。

2. 活化阶段 即C3转化酶和C5转化酶形成阶段。在Mg^{2+}存在的条件下,C1s可裂解C4,产生C4a和C4b两个片段。C4a游离于液相,C4b可与邻近细胞表面或IC结合,形成固相C4b,而未能与膜结合的C4b在液相中则很快被灭活。C2对固相C4b有较高亲和力,能与之结合,继而被C1s裂解为C2a和C2b。C2a游离于液相,C2a则与固相C4b结合,形成稳定的C4b2a复合物,此即经典途径的C3转化酶。在C3转化酶作用下,C3被裂解为两个片段:C3a游离于液相;10%左右的C3b与细胞膜表面的C4b2a结合,形成C4b2a3b三分子复合物,即C5转化酶。识别与活化阶段的全过程见图5-4。

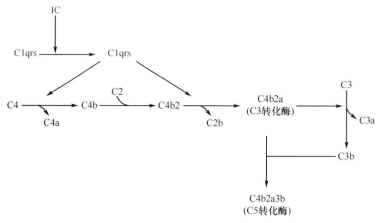

图 5-4　经典途径的识别与活化阶段

二、终末途径

终末途径为三条补体激活途径所共有，此阶段形成攻膜复合物（membrane attack complex，MAC），最终导致靶细胞溶解，故也称攻膜阶段。C5 转化酶可裂解 C5，这是补体级联反应中最后一个酶促步骤。此后的过程只涉及完整蛋白成分的结合与聚合。C5 与 C5 转化酶中的 C3b 结合，并被裂解成 C5a 和 C5b。C5a 游离于液相，C5b 仍结合在细胞表面，可依次与 C6、C7 结合形成 C5b67 三分子复合物，该复合物插入靶细胞膜脂质双层中，可与 C8 高亲和力结合，形成 C5b678 复合物，牢固附着于细胞表面。C5b678 可与 12 ~ 16 个 C9 分子结合成 C5b6789n 大分子攻膜复合物，即 MAC。电镜下可见，MAC 为中空的 C9 聚合体，其插入靶细胞的脂质双层中，形成一个内径为 10nm 的跨膜通道。该孔道允许可溶性小分子和离子等从胞内逸出，而蛋白质类的大分子则难以从胞内逸出，导致胞内渗透压发生改变，致使大量水分子内流，最终细胞肿胀并破裂。此外，MAC 嵌入靶细胞膜可使致死量钙离子向胞内被动弥散，从而导致不依赖渗透作用的细胞死亡。

补体活化三条途径共同的终末途径见图 5-5。

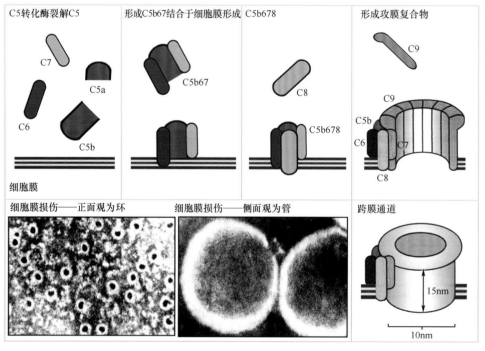

图 5-5　补体激活的共同终末途径

三、补体激活的旁路途径

旁路途径（alternative pathway）是由病原微生物等提供接触表面，直接从 C3 活化开始激活过程，也称备解素途径或替代途径。旁路途径与经典途径不同之处在于，补体激活是直接激活 C3，随后进入终末途径的级联反应。另外，旁路途径的激活需要 B、D、P、H 等因子参与。在细菌性感染早期，尚未产生特异性抗体时，旁路途径即可发挥重要的抗感染作用。

（一）激活物与激活条件

某些细菌、革兰氏阴性菌的内毒素、酵母多糖、葡聚糖、凝聚 IgA 和 IgG4 等为旁路途径的主要"激活物"。这些所谓"激活物"为旁路途径的激活提供了保护性微环境和接触表面。

（二）激活过程

旁路途径激活过程可分为生理情况下的准备阶段和病理情况下的激活阶段。

1. 准备阶段 C3 是启动旁路途径的关键分子。在生理条件下，血清中 C3 可受蛋白酶等作用，缓慢而持久地自发降解，产生低水平的 C3b。在 Mg^{2+} 离子存在下，C3b 可与 B 因子结合形成 C3bB 复合体，血清中活性的 D 因子可将结合状态的 B 因子裂解为 Ba 和 Bb。Ba 释放入液相；Bb 仍黏附于 C3b，形成 C3bBb，即旁路途径的 C3 转化酶，具有裂解 C3 的作用。C3bBb 极不稳定，可被迅速降解。体液中存在的 H 因子可置换 C3bBb 中 Bb，使 C3b 与 Bb 解离，游离的 C3b 立即被 I 因子灭活（图 5-6）。因此，在生理情况下，I 因子和 H 因子调控着液相中 C3bBb 使之保持在很低的水平，避免 C3 大量裂解及后续补体成分的激活。这种 C3 的低速裂解和低浓度 C3bBb 的形成，对旁路途径的激活具有重要意义，可比喻为"箭在弦上，一触即发"的状态。血清中备解素 P 因子可与 C3bBb 结合成 C3bBb，此为稳定状态的 C3 转化酶。

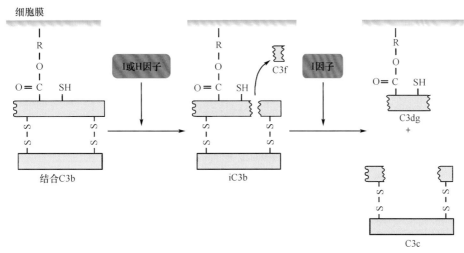

图 5-6 C3b 的灭活

2. 激活阶段 若存在激活物质，可为 C3b 或 C3bBb 提供不易被 I 因子、H 因子灭活的保护性微环境，使旁路途径从缓慢进行的准备阶段过渡至激活阶段。结合于激活物表面的 C3bBb 或 C3bBbP，即固相 C3 转化酶，可使 C3 大量裂解，产生更多 C3b。C3b 与 C3bBb 结合为 C3bBb3b（或 C3bnBb），此即旁路途径 C5 转化酶。C5 转化酶一旦形成即进入共同的终末途径，最终形成 MAC，导致靶细胞溶解。同时，激活过程中产生的大量 C3b 还可再与 B 因子结合，形成更多 C3 转化酶，从而构成旁路途径的反馈性放大机制。旁路途径的激活过程见图 5-7。

旁路途径的激活与调节具有以下两个重要特点：

（1）识别自己与非己：正常情况下，体内不断产生低水平 C3b，少数 C3b 可以随机方式与颗粒表面形成共价键。若沉积在自身细胞表面，由于膜结合型调节分子的存在（详见本章第三节），C3b 可被 I 因子和 H 因子迅速灭活，并终止级联反应。反之，若与缺乏调节蛋白的微生物表面结合，则 C3b 可与 B 因子结合，形成稳定的 C3bB，进而形成 C3bBb。

（2）放大机制：稳定的 C3bBb 可催化产生更多 C3b，后者形成更多的 C3bBb，即构成旁路途径的反馈放大机制（图 5-8）。

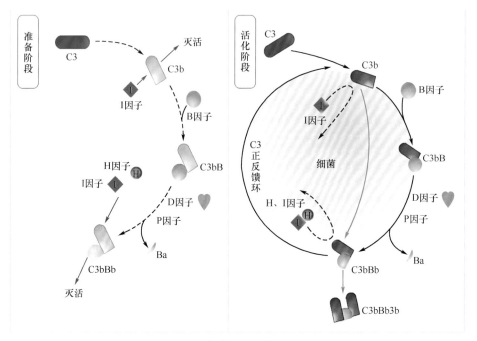

图 5-7　旁路途径的激活过程

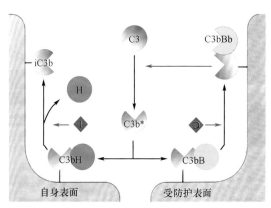

图 5-8　旁路途径的自我识别与放大

四、补体激活的 MBL 途径

　　MBL 途径是由 MBL（甘露糖结合凝集素）与细菌表面的糖类结构结合后，激活与之相连的 MASP（MBL-associated serine protease）所启动的补体激活途径，也称凝集素途径（lectin pathway）。其激活过程与经典途径基本类似，但其激活起始于炎症期产生的蛋白与病原体结合，而非依赖于抗原 - 抗体复合物。其激活过程为：MBL 直接识别多种病原微生物表面的糖结构，进而依次活化 MASP、C4、C2、C3，形成和经典途径相同的 C3 转化酶与 C5 转化酶，从而进入共同的终末途径（图 5-9）。

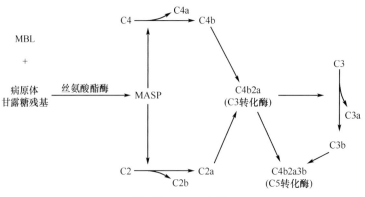

图 5-9　MBL 途径

（一）主要激活物

正常血清中 MBL 水平极低，在急性期应答时其水平明显升高。在病原微生物感染早期，体内巨噬细胞和中性粒细胞可产生 TNF-α、IL-1 和 IL-6 等炎症性细胞因子，导致机体发生急性期应答（acute phase response），其中参与补体激活的有 MBL 和 C 反应蛋白。MBL 是一种钙依赖性糖结合蛋白，属于凝集素家族，结构与 C1q 类似，由 3 条相同的多肽链组成一个亚单位，每条多肽链从 N 端到 C 端依次为信号肽区、胶原样区、颈区和糖识别区（carbohydrate recognition domain，CRD），2～6 个亚单位相连形成多聚体，血清中 MBL 即以多聚体形式存在。多聚体中各亚单位间以胶原样区相连，形成束状结构。而糖识别区形成的球状结构则参与识别和结合糖结构（图 5-10）。MBL 可直接识别和结合多种病原微生物表面的糖结构（如甘露糖、岩藻糖及 N- 乙酰葡糖胺等），从而启动 MBL 途径。脊椎动物细胞表面的此类糖结构被其他成分所覆盖，故不能启动 MBL 途径。借此，MBL 途径得以识别"自身细胞"和"非己病原微生物"。

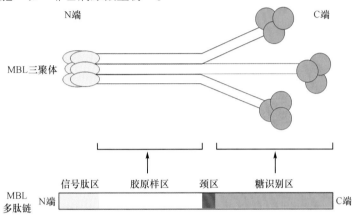

图 5-10 MBL 的结构示意图

（二）激活过程

MBL 首先与细菌的甘露糖等残基结合，随后即发生构象改变，活化与之相连的 MBL 相关的 MASP。MASP 共分 4 类（MASP1、MASP2、MASP3 和 sMASP），与经典途径的 C1s 同属 MASP 家族。其中，仅 MASP1 和 MASP2 具蛋白酶活性。活化的 MASP2 能以类似 C1s 的方式依次裂解 C4 和 C2，形成与经典途径相同的 C3 转化酶（C4b2a），进而激活后续的补体成分。MASP1 则可直接裂解 C3，形成旁路途径 C3 转化酶（C3bBb），参与并加强旁路途径正反馈环。因此，MBL 途径对经典途径和旁路途径有交叉促进作用。

补体三条激活途径及它们共同的终末途径全过程见图 5-11。

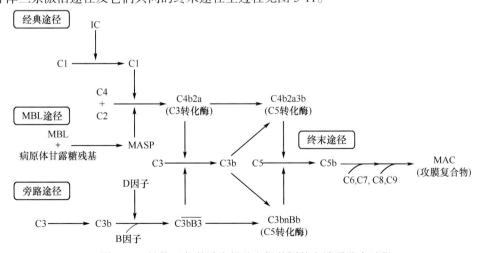

图 5-11 补体三条激活途径及它们共同的末端通路全过程

五、三条激活途径的比较

首先，在激活过程中，三条激活途径既有共同之处，又有各自特点。在补体激活的前端反应三条途径的起始物及激活顺序有所不同，一旦形成 C5 转化酶后，三条途径即步入共同的终末途径。其次，从抗感染的角度，三条途径也各有千秋。旁路途径和 MBL 途径在初次感染或感染早期发挥作用，对机体自身稳定和防御原发性感染有着重要意义；经典途径则通常在疾病恢复或感染持续过程中发挥作用（表 5-3）。最后，MBL 途径对经典途径和旁路途径有交叉促进作用。

表 5-3　补体三条激活途径的比较

	经典途径	旁路途径	MBL 途径
激活物质	抗原 - 抗体（IgM、IgG1、IgG2、IgG3）复合物	脂多糖、肽聚糖、酵母多糖、凝聚的 IgA、IgG4	MBL、甘露糖
起始分子	C1q	C3	C4
参与的补体成分	C1、C4、C2、C3、Ca^{2+}	C3、B、D、P 因子	C4、C2、C3、MASP
所需离子	Mg^{2+}	Mg^{2+}	Ca^{2+}
C3 转化酶	C4b2a	C3bBb	C4b2a
C5 转化酶	C4b2a3b	C3bnBb	C4b2a3b
生物学作用	参与特异性免疫的效应阶段，感染后期发挥作用	参与非特异性免疫的效应阶段，感染早期发挥作用	参与非特异性免疫的效应阶段，感染早期发挥作用

第三节　补体激活调控、补体受体及其功能

补体系统的激活在体内受一系列调节机制的严格控制，使之反应适度，以防止补体成分过度消耗和对自身组织产生损伤。补体系统激活的调控主要通过补体成分自身衰变，以及体液中、细胞膜上存在的各种调节因子的作用而实现。

一、自身衰变的调节

补体激活过程中产生的大量生物活性物质极不稳定，易发生自行衰变，成为补体激活过程中的自限因素。例如：C2a、C4b 自行衰变，从而影响 C4b2a 形成；C5b 也易衰变，影响 C5b67 的形成。

二、体液中补体调节成分的作用

血清中含有多种补体成分的抑制物或灭活因子，分别灭活特定的补体成分。

1. C1 抑制物（C1 inhibitor，C1 INH）　C1 INH 能与活化的 C1r 和 C1s 结合，使之失去裂解正常底物的能力，即不能裂解 C4 和 C2，不能形成 C3 转化酶，从而阻断后续补体成分的活化。遗传性 C1 INH 缺陷的患者，其 C1s 未被抑制，导致 C4、C2 无控制活化，产生的 C2a 使血管通透性增加，患者在外伤，手术或严重应激状态下，发生以急性暂时性水肿为特征的遗传性神经血管性水肿（图 5-12）。另外，C1 INH 还可有效地将与 IC 结合的 C1 分子解聚，并可明显缩短 C1 的半寿期；C1 INH 还可与 MBL-MASP 形成复合物，抑制 MASP 活性。

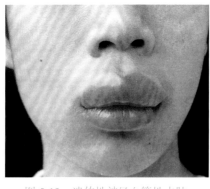

图 5-12　遗传性神经血管性水肿

2. C4 结合蛋白（C4-binding protein，C4bp）　C4bp 能与 C4 结合，辅助 I 因子裂解液相中 C4b，从而竞争性抑制 C2 与 C4b 结合，阻止经典途径 C3 转化酶（C4b2a）形成。C4bp 还可从 C4b2a 中解离并置换 C2a，从而加速经典途径 C3 转化酶的衰变失活。

3. H 因子　能与 C3b 结合，辅助 I 因子裂解液相中 C3b，竞争性抑制 B 因子与 C3b 结合，阻止旁路途径 C3 转化酶形成。H 因子还可从 C3bBb 中解离并置换 Bb，促进旁路途径 C3 转化酶衰变失活。

4. I 因子　又称 C3b 灭活因子（C3b inactivator，C3b INA），其具有丝氨酸酯酶活性，在 C4bp、H 因子和膜辅因子蛋白等调节成分协同下，能使 C4b 和 C3b 裂解失活，从而抑制经典和旁路

途径 C3 转化酶的形成。当遗传性 I 因子缺陷时，C3b 不被灭活而在血中持续存在，可对旁路途径呈正反馈作用，陆续使 C3 裂解并产生更多的 C3b。因此，血中 C3 及 B 因子的含量因消耗而降低。当发生细菌性感染时，因补体系统主要成分 C3 和 B 因子严重缺乏，削弱了抗感染作用，可因条件致病菌感染产生严重，甚至致命性后果。

5. S 蛋白 又称攻膜复合物抑制因子，能干扰 C5b67 复合物与细胞膜结合，从而阻止攻膜复合物（C5b6789n）形成，保护细胞不受损伤。

6. 过敏毒素灭活因子 该因子即血清羧肽酶 B，可通过去除 C3a、C4a 和 C5a 分子羧基末端的精氨酸残基而使之失活。

另外，备解素 P 因子，即是一种稳定因子。天然 P 因子与 C3bBb 结合后发生构象改变，可延缓后者衰变，使半衰期延长 10 倍，从而加强 C3 转化酶裂解 C3 的作用。

三、膜结合型调节分子的调节

体内有多种膜结合型补体调节分子，以特定方式与补体成分相互作用，使补体的激活处于精细的平衡状态，从而既能有效杀灭外来微生物，又能防止对自身组织造成损害。

1. 膜辅因子蛋白（membrane cofactor protein，MCP） MCP 广泛分布于白细胞、上皮细胞和成纤维细胞表面，能与结合于这些细胞表面的 C4b/C3b 作用，协助 I 因子将自身组织细胞表面结合的 C4b/C3b 裂解失活，从而保护正常自身组织细胞，避免补体激活介导的损伤。

2. 衰变加速因子（decay accelerating factor，DAF） DAF（CD55）分布于所有外周血细胞、内皮细胞和上皮细胞表面。该因子主要生物学作用为，①竞争性抑制 B 因子与 C3b 结合，阻止旁路途径 C3 转化酶形成；②能从 C4b2a 和 C3bBb 复合物中快速解离 C2a 和 Bb，使瞬间形成的 C3 转化酶自发衰变，保护正常组织细胞不致因补体激活而被溶解破坏。

3. 同源限制因子（homologous restriction factor，HRF） 又称 C8 结合蛋白（C8-binding protein，C8bp）。由于 C8bp 与 C8 的结合有严格种属限制性，故此得名。可表达于不同类型细胞表面，能与 C8 结合，进而抑制 C9 分子与 C8 结合、聚合，阻止 MAC 形成。以保证补体激活时，周围正常自身组织细胞不被无辜溶解破坏。

4. 膜反应性溶解抑制物（membrane inhibitor of reactive lysis，MIRL） 也称 CD59，其可阻碍 C7、C8 与 C5b6 复合物结合，从而抑制 MAC 形成。

HRF 和 CD59 可能是保护正常细胞免遭补体所介导溶细胞反应的最重要因子。

四、补体受体及其免疫学功能

补体成分激活后产生的裂解片段，能与免疫细胞表面的特异性受体结合。这对于补体发挥其生物学活性具有重要意义。补体受体（CR）按其发现先后依次命名为 CR1、CR2、CR3、CR4、CR5 等。其主要特征见表 5-4。

表 5-4 补体受体及其主要功能

受体	配体	分布	主要功能
CR1	C3b、C4b	红细胞、吞噬细胞	清除循环 IC
	iC3b、MBL	T、B 细胞等	调理作用等
CR2	iC3b、C3dg	B 细胞	B 细胞激活
	C3d、EBV	肾小球上皮细胞等	捕获 IC、介导 EBV 感染
CR3	iC3b	吞噬细胞	趋化及调理作用
CR4	iC3b	嗜酸性粒细胞等	增强调理作用
CR5	C3dg、C3d	中性粒细胞、血小板	清除带有 iC3b 的 IC
C3aR	C3a、C4a	肥大细胞、嗜碱性粒细胞、平滑肌细胞	脱颗粒释放炎症介质收缩平滑肌
C5aR	C5a	肥大细胞、嗜碱性粒细胞、内皮细胞、吞噬细胞	增强血管通透性、增强趋化作用
C1qR	C1q、MBL	B 细胞、吞噬细胞	促进 Ig 产生，促进吞噬

注：EBV：EB 病毒，Epstein-Barr virus

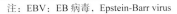

第四节 补体系统的生物学功能

补体系统的生物学功能依赖于补体系统激活过程中产生的多种活性物质。

一、溶菌、溶细胞作用

补体系统被激活后形成 MAC，插于靶细胞膜内，使细胞膜表面形成许多小孔，最终导致靶细胞溶解，这是机体抵抗微生物感染的重要防御机制。补体激活的三条途径均可介导溶菌作用。在感染早期尚未产生特异性抗体时，某些微生物可激活旁路途径和 MBL 途径而被溶解，不依赖抗体而发挥非特异性抗感染作用。而在经典途径中，补体被特异性抗体与细菌结合形成的 IC 所激活，协助特异性体液免疫使细菌发生溶解破坏。研究表明，补体对革兰氏阴性菌的溶解作用较强，而对革兰阳性菌的溶解作用较弱，其原因可能是革兰氏阳性菌胞壁结构较复杂或胞壁表面缺乏补体作用的底物。

除溶菌作用外，补体还能溶解多种靶细胞，如红细胞、粒细胞、血小板、病毒感染的靶细胞和肿瘤细胞等。溶细胞作用的强弱与靶细胞种类有关，例如：补体对红细胞等自身组织细胞具有强大溶解作用，故参与某些超敏反应和自身免疫病的发生，并可能导致严重的后果。但补体对肿瘤细胞的溶解作用十分微弱，因此在抗肿瘤免疫中不起主导作用。

另外，补体系统被激活后还具有中和及溶解病毒作用。在病毒与相应抗体形成的复合物中加入补体，则明显增强抗体对病毒的中和作用，阻止病毒对宿主细胞的吸附和穿入。此外，不依赖特异性抗体，补体也可直接溶解某些病毒，例如 RNA 肿瘤病毒及 C 型 RNA 病毒均可被灵长类动物的补体所溶解。据认为这是由于此类病毒包膜上的 C1qR 结合 C1q 之后所造成的。

二、调理作用

血清中调理素（opsonin，如 IgG 和 C3b）与细菌或其他颗粒性抗原物质结合，可促进吞噬细胞的吞噬作用，称为调理作用（opsonization）（图 5-13）。补体激活过程中产生的 C3b、C4b 和 iC3b 等均属重要的调理素，它们可与中性粒细胞或巨噬细胞表面 CR1 结合。例如 C3b 分子，其氨基端与靶细胞结合，羧基端则与吞噬细胞上的 CR1 结合，促进了吞噬作用。这种依赖 C3b 的吞噬作用是机体抵抗全身性细菌感染或真菌感染的主要防御机制。IgG 类抗体借助吞噬细胞表面的 IgG-Fc 受体也能起到调理作用，为区别于补体的调理作用而称其为免疫（抗体）调理作用。

在生理情况下，体内经常产生大量的凋亡细胞，若不及时清除，有可能引发自身免疫病。调理作用也有助于清除体内凋亡细胞，维持内环境稳定（图 5-14）。

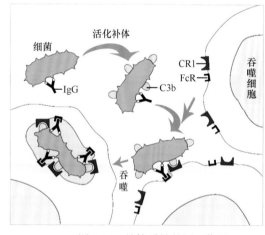

图 5-13 补体系统的调理作用

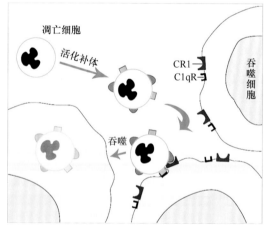

图 5-14 补体参与清除凋亡细胞

三、清除免疫复合物

体内形成中等大小循环 IC 可沉积于血管壁，从而激活补体，造成周围组织损伤。补体存在有助于减少 IC 产生，并使已形成的 IC 解离或溶解，避免 IC 过度生成和沉积所致的组织损伤。其机制为：①补体与 Ig 结合，可在空间上干扰 Fc 片段之间的相互作用，从而抑制新的 IC 形成，或使已经形成的 IC 发生解离；②循环 IC 可激活补体，IC 借助 C3b 与表达 CR1 的红细胞结合，并通过血流运送到肝脏而被清除，称为免疫黏附作用（immune adherent reaction，图 5-15）。由于红细胞数量多且表面 CR1 丰富，故成为清除 IC 的主要参与者。

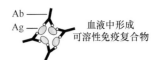

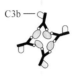

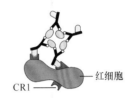

四、引起炎症反应

补体激活过程中可产生多种具有炎症介质作用的活性片段，包括 C3a、C4a 和 C5a 等，故补体系统过度激活可导致强烈的炎症反应。

1. 过敏毒素样作用 C3a、C4a、C5a 均具有过敏毒素作用，可使肥大细胞和嗜碱性粒细胞脱颗粒，释放组胺等生物活性介质，引起毛细血管扩张、血管通透性增加、平滑肌痉挛等。三种过敏毒素中，以 C5a 的作用最强。

2. 趋化作用 C3a、C5a 有趋化作用，故又称为趋化因子。它们能吸引中性粒细胞和单核巨噬细胞等向炎症部位聚集，发挥吞噬作用，增强炎症反应。

五、免疫调节作用

补体成分可与多种免疫细胞相互作用，调节细胞的增殖和分化。例如，C3b 与 B 细胞表面 CR1 结合，可促进 B 细胞增殖分化为浆细胞。

总之，补体系统作为固有性免疫的重要组分，不仅在机体早期抗感染免疫机制中发挥重要作用，而且协助抗体，增强适应性体液免疫应答的效应；补体系统还参与适应性免疫应答的启动、效应和维持。因此，补体系统是连接固有性免疫和适应性免疫的桥梁。另外，补体系统与凝血、纤溶、激肽系统间存在着十分密切的关系，其相互作用是介导炎症、超敏反应、休克、DIC 等病理过程发生发展的重要机制之一。补体系统的生物学功能见表 5-5。

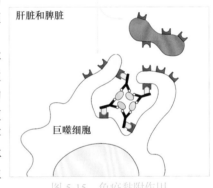

图 5-15 免疫黏附作用

表 5-5 补体系统的生物学功能

补体成分	生物活性	作用机制
C5～C9	细胞毒作用	嵌入细胞膜磷脂双层结构中，使细胞膜穿孔、细胞内容物渗漏
C3b	调理作用	与细菌或细胞结合，使之易被吞噬
C3b	免疫黏附作用	与 IC 结合后，黏附于红细胞或血小板，使 IC 易被吞噬
C1、C4	中和病毒作用	增强抗体的中和作用，或直接中和某些 RNA 肿瘤病毒
C3a、C5a	过敏毒素	促进肥大细胞或嗜碱性粒细胞释放组胺等，使毛细血管扩张
C3a、C5a	趋化因子	借其梯度浓度吸引中性粒细胞及单核细胞

第五节 补体与疾病

人血清补体含量相对稳定，在遗传缺陷或某些疾病状态下，血清补体总量或各成分含量可能出现异常。补体系统异常通常包括补体遗传缺陷、含量异常增高和降低三种情况。

一、补体的遗传缺陷

（一）补体组分缺损或异常

补体组分的遗传缺陷可影响机体防御功能，易受感染或发生免疫性疾病。例如 C1、C2、C4 缺损者易发生红斑狼疮等疾病；C5～C9 缺损者易发生奈瑟菌属感染等。

（二）补体调节分子的遗传性缺陷

1. C1 INH 缺陷　C1 INH 缺陷可引起遗传性神经血管性水肿。该病为常染色体显性遗传病，临床特征为反复发作的局限性皮肤和黏膜水肿，常波及胃肠道和咽喉等处。

2. I 因子缺陷　I 因子缺陷可引起严重的反复细菌感染。这主要是由于旁路途径形成正反馈放大回路，使 C3 转化酶生成失控所致。血清中 C3 大量裂解，以致过度消耗，使体内 C3 含量极度减少。此外，C3 缺乏也可影响循环免疫复合物的清除，故患者常可伴发肾小球肾炎。

3. 膜结合补体调节蛋白缺乏　此类调节蛋白缺乏可导致阵发性夜间血红蛋白尿，该病患者的红细胞和其他细胞不能表达膜结合调节蛋白（CD55、HRF 和 CD59 等），以致自身细胞表面 C3 转化酶及 MAC 形成失控，导致细胞溶解加剧。该病患者易出现反复发作的血管内溶血。

二、补体含量增高

组织损伤急性期或炎症状态下，局部单核吞噬细胞可合成大量补体，血清补体含量升高，故补体亦属急性期蛋白。传染病患者一般可见补体代偿性增高，但是在急性或病情危重时，补体总活性往往下降。另外，恶性肿瘤时 C3 和 C4 含量可增高。

三、补体含量降低

血清补体总量低于正常值者，称为低补体血症。低补体血症可见于以下几种情况：①补体消耗增多，常见于血清病、肾小球肾炎，系统性红斑狼疮以及类风湿性关节炎；②补体大量丧失，多见于肾病综合征及大面积烧伤等情况；③补体合成不足，主要见于各种肝病患者，如肝硬化、慢性活动性肝炎及急性肝炎的重症病例。

> **案例 5-1 分析讨论：**
>
> 补体是抗微生物感染的重要成分，存在于血浆中的无活性的补体成分可因形成的抗原-抗体复合物而激活，进而发挥作用，但这一过程的适可而止也是极其重要的，否则会造成自身组织的损伤，因此血浆中也存在着一些专司限制补体活化的补体调控蛋白。它们的缺陷可产生相应的临床症状。
>
> 其中 C1 抑制物（C1 INH）缺陷可导致遗传性血管神经性水肿。85% 的病人 C1 INH 浓度降低至正常的 5%～30%（I 型）；另有 15% 的病人血浆中存在正常或增高水平的 C1 INH 免疫交叉反应蛋白，但无功能（II 型）。两种类型都是常染色体显性遗传，临床表现无法鉴别。I 型病例源于 C1 INH mRNA 转录被抑制，致使 C1 INH 浓度下降；II 型为 C1 INH 关键反应区的精氨酸发生突变，血浆中 C1 INH 水平正常或增高，但无功能。C1 INH 浓度降低和 C1 INH 功能缺陷使 C1 激活导致无控制的 C1s、C4 和 C2 活化，释放血管活性肽和激肽、缓激肽也随之增加，由于激肽对毛细血管后小静脉的血管舒张效应而致发作性、局限性、典型的非凹陷性水肿发生。水肿发生在皮下组织、胃肠道及上呼吸道，严重者可发生致命的喉水肿。
>
> 本症为血浆补体调控成分缺陷最常见的病症，所占比例在 50% 以上。实验室检查表现为 C4 和 C2 减少（被 C1 酯酶大量降解），血清补体滴度明显降低。C1 INH 可检测到，但 15% 患者是阴性。大龄儿童或青春期严重，40 岁后可逐渐缓解。
>
> 已知一些免疫缺陷病的发生与胚胎期发育不良密切相关，特别是在孕早期，受到放射线照射、接受某些化学药物的治疗或发生病毒感染可使包括免疫系统在内的多系统受累，故加强孕妇保健，特别是孕早期保健十分重要。对于有抗体或补体缺陷病患者的直系家属应检查抗体和补体水平以确定家族患病方式。全面的产前诊断是防止某些免疫缺陷病的不可或缺的手段，严重缺陷者可以终止妊娠。对于遗传性血管神经性水肿的患者，早期准确诊断、及早给予特异性治疗是防治的主要措施。

（任　欢）

第六章　细胞因子

案例 6-1: 集落刺激因子治疗肺癌化疗后的血细胞减少症

　　患者，男，51 岁，因"右下肺肺癌"行右下肺叶切除术及纵隔淋巴结清扫，术后病理示：右下支气管中低度分化鳞癌，肺门及纵隔淋巴结 1/4（＋）。术后第 21 日起给予化疗。化疗第 10 日，患者恶心、呕吐、心悸、腹胀。查体：神萎，巩膜无黄染，口腔见少许霉斑生长，舌苔厚腻，胸部检查无异常，腹软，无压痛，肠鸣稍活跃，对症处理后消化道症状稍缓解。查血常规：白细胞 $0.8×10^9$/L，其中中性粒细胞 0.3，淋巴细胞 0.42，单核细胞 0.25，血红蛋白 130g/L，血小板 $101×10^9$/L；C 反应蛋白正常。医生考虑该患者出现了化疗后粒细胞减少症，予重组 G-CSF 200μg 皮下注射。

问题：

　　1. 什么叫 CSF？ CSF 有哪几种？
　　2. G-CSF 的主要作用是什么？

　　细胞因子（cytokine）是由免疫细胞及组织细胞分泌的一类小分子蛋白质，通过结合相应受体在细胞间发挥相互调控作用。多数细胞因子以可溶形式分布于体液和细胞间质中，也有些细胞因子以跨膜分子形式存在于细胞表面。细胞因子是免疫细胞之间传递信息的重要介质之一，调控细胞生长分化和发挥效应，参与免疫应答，参与炎症反应等生理和病理过程。

第一节　细胞因子的共同特点

　　细胞因子通常由抗原、丝裂原或其他刺激物活化细胞产生并分泌到细胞外的小分子可溶性蛋白质（相对分子量约 8 ～ 80kDa），一般为糖蛋白。细胞因子的产生具有自限性且半衰期短，当细胞受到刺激后 3 ～ 8h 便可检测到细胞因子，24 ～ 72h 其含量达到高峰。细胞因子基因的激活、转录通常是暂时的，且细胞因子容易失活，故半衰期相对较短。细胞因子活性强，在较低浓度下（pmol/L）即可发挥生物学作用。

一、细胞因子的作用方式

　　细胞因子通过与靶细胞表面特异性受体结合而发挥作用（图 6-1A），其作用方式主要有自分泌（autocrine）、旁分泌（paracrine）和内分泌（endocrine）三种（图 6-1B）。自分泌是指细胞因子作用于产生这些细胞因子的细胞本身；旁分泌是指细胞因子产生后作用于邻近细胞；内分泌则是指细胞因子产生后通过循环系统对远距离的靶细胞发挥作用，可导致全身反应。

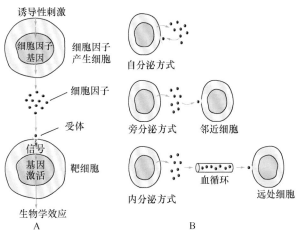

图 6-1　细胞因子的作用方式

A. 细胞因子通过与细胞因子受体的结合发挥作用；B. 细胞因子的自分泌、旁分泌和内分泌三种作用方式

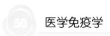

二、细胞因子的效应特点

在免疫应答过程中，免疫细胞之间通过具有不同生物学效应的细胞因子相互影响，彼此约束，形成复杂而有序的细胞因子网络，对免疫应答进行调节，维持免疫系统的稳态平衡。细胞因子在发挥效应时具有以下特点：

1. 多效性（pleiotropy） 一种细胞因子可同时作用于多种靶细胞，产生多种生物学效应，此为多效性。如 IL-4 既可作用 B 细胞使其增殖分化，又可作用于胸腺细胞和肥大细胞，促进其增殖（图6-2A）。

2. 多重性（redundancy） 不同的细胞因子可作用于同一种靶细胞，产生相同或相似的生物学效应，显示出细胞因子作用的多重性。如 IL-2、IL-4 和 IL-5 均可促进 B 细胞的增殖与分化（图 6-2B）。

3. 协同作用（synergism） 一种细胞因子对另一种细胞因子的生物学功能有促进作用，称协同作用。如 IL-5 可增强 IL-4 诱导 B 细胞分泌的抗体类别向 IgE 转换（图 6-2C）。

4. 拮抗作用（antagonism） 一种细胞因子对另一种细胞因子的生物学功能有抑制作用即为拮抗作用。如 IFN-γ 可阻断 IL-4 诱导 B 细胞分泌的抗体类别向 IgE 转换（图 6-2D）。

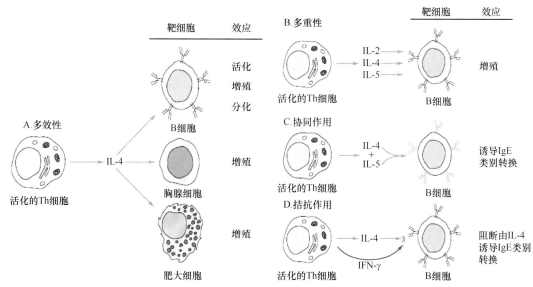

图 6-2 细胞因子的生物学效应特点

第二节　细胞因子的分类

细胞因子种类繁多，命名方法也不尽相同。根据其产生的细胞不同有不同的名称，如由淋巴细胞产生的称为淋巴因子（lymphokine），由单核巨噬细胞产生的称为单核因子（monokine）。

根据细胞因子的结构和功能可分为六大类，即白细胞介素、干扰素、肿瘤坏死因子、集落刺激因子、趋化因子和生长因子。

一、白细胞介素

白细胞介素（interleukin，IL）主要来源于白细胞并参与白细胞之间或白细胞与其他细胞之间的相互作用，因最初发现来源于白细胞而得名。按照其发现顺序命名为 IL-1，IL-2 等，目前发现的 IL 已达 30 余种。常见的 IL 的名称、来源及主要功能见表 6-1。

表 6-1　常见的白细胞介素

名称	主要来源细胞	主要生物学作用
IL-1	单核巨噬细胞、内皮细胞	炎症介质、激活 T 细胞和巨噬细胞
IL-2	活化 T 细胞	T 细胞增殖（美国 FDA 批准用于转移肾细胞癌和转移性黑色素瘤治疗）
IL-3	活化 T 细胞	刺激造血
IL-4	活化 T 细胞、肥大细胞	活化 B 细胞、抑制 Th1 细胞、IgE 类别转换

续表

名称	主要来源细胞	主要生物学作用
IL-5	活化 T 细胞、肥大细胞	嗜酸性粒细胞增殖分化
IL-6	单核巨噬细胞、T 细胞及内皮细胞	T、B 细胞增殖分化；炎症介质
IL-7	骨髓基质细胞	T、B 细胞前体的增殖分化
IL-8	单核巨噬细胞、内皮细胞、上皮细胞及成纤维细胞	趋化单核巨噬细胞和 T 细胞
IL-9	T 细胞	刺激 Th2 细胞和肥大细胞
IL-10	活化 T 细胞、巨噬细胞	抑制巨噬细胞
IL-11	骨髓基质细胞	刺激造血
IL-12	B 细胞、单核巨噬细胞	活化 NK 细胞；诱导 Th1 分化
IL-13	活化 T 细胞	B 细胞增殖分化及 IgE 产生
IL-14	T 细胞	促进 B 细胞增殖与分化
IL-15	单核巨噬细胞	抑制 Th1 细胞；激活 T 和 NK 细胞
IL-16	活化 T 细胞、肥大细胞及嗜酸性粒细胞	趋化单核细胞、T 细胞和嗜酸性粒细胞
IL-17	CD4$^+$Tm 细胞	诱导内皮、上皮及成纤维细胞分泌 IL-6、IL-8 及 G-CSF 等
IL-18	激活的单核巨噬细胞	诱导 T 细胞和 NK 细胞产生 IFN-γ
IL-19	单核巨噬细胞、活化 T 细胞	诱导 Th2 细胞因子生成
IL-20	T 细胞、NK 细胞、单核细胞及角质形成细胞	调节角质形成细胞增殖分化
IL-21	Th2 细胞	刺激 CTL 和 NK 细胞增殖；抑制 IFN-γ 诱导 Th1 细胞分化
IL-22	Th1 细胞	诱生急性期反应蛋白
IL-23	树突状细胞、吞噬细胞	Th17 亚群存活与扩增；促进抗原提呈细胞提呈抗原
IL-24	黑色素瘤、巨噬细胞及 Th2 细胞	促进肿瘤细胞凋亡
IL-25	Th2 细胞	诱生 IL-4、IL-5 和 IL-13
IL-26	T 细胞、NK 细胞	参与黏膜免疫和炎症反应
IL-27	树突状细胞、吞噬细胞	促进初始 CD4$^+$T 细胞及 NK 细胞产生 IFN-γ，协同诱导 Th1 细胞分化
IL-28	T 细胞	抗病毒
IL-29	树突状细胞	抗微生物
IL-30	巨噬细胞	调节 T、B 细胞活性
IL-31	活化的 Th2 细胞	促进造血干细胞存活，参与皮肤炎症
IL-32	T 细胞、NK 细胞及上皮细胞	刺激单核巨噬细胞产生 TNF-α、IL-8 等
IL-33	多种细胞	诱导 Th2 应答，刺激肥大细胞
IL-34	神经细胞、角质形成细胞、成骨细胞等	刺激单核细胞存活（受体为 CSF-1R）
IL-35	调节性 T 细胞（Treg）	抑制 Th17，促进 Treg 分化

二、干 扰 素

干扰素（interferon，IFN）是由病毒或干扰素诱生剂刺激人或动物细胞产生的糖蛋白，因具有干扰病毒复制的功能而得名，具有抗病毒、抗肿瘤及免疫调节等多种功能。根据干扰素的来源、性质和生物学活性，分 I 型、II 型和 III 型。I 型 IFN 包括 IFN-α 和 IFN-β，来源于单核巨噬细胞、成纤维细胞等，其功能以抗病毒为主；II 型 IFN 即 IFN-γ，由活化的 T 细胞和 NK 细胞产生，其功能以免疫调节为主；III 型 IFN 包括 IFN-λ_1（IL-29）、IFN-λ_2（IL-28A）和 IFN-λ_3（IL-28B），主要由树突状细胞产生，主要功能是抗病毒和抗肿瘤。各型 IFN 的比较见表 6-2。

表 6-2　三种型别 IFN 的比较

名称	主要来源	主要生物学作用
IFN-α（Ⅰ型）	单核巨噬细胞	抗病毒，促进 MHC-I 和Ⅱ类分子表达
IFN-β（Ⅰ型）	成纤维细胞	抗病毒，促进 MHC-I 和Ⅱ类分子表达
IFN-γ（Ⅱ型）	活化 T 细胞、NK 细胞	免疫调节，促进 MHC-I 和Ⅱ类分子表达；激活巨噬细胞、NK 细胞；促进 Th1 细胞分化；抑制 Th2 细胞；抗病毒
IFN-$\lambda_{1\sim3}$（Ⅲ型）	单核细胞、某些肿瘤细胞等	抗病毒、抗肿瘤；促进 $CD4^+$、$CD25^+$ Treg 增殖，诱导免疫耐受

三、肿瘤坏死因子

肿瘤坏死因子（tumour necrosis factor，TNF）可杀伤肿瘤细胞，使其出血坏死，主要成员为 TNF-α 和 TNF-β。TNF-α 主要来源于活化的单核巨噬细胞，而 TNF-β 则主要来源于活化的 T 细胞，又称为淋巴毒素（lymphotoxin，LT）。此外，TNF 家族成员还包括肿瘤坏死因子相关凋亡诱导配体（TNF related apoptosis-inducing ligand，TRAIL）、FasL、CD40L 等 30 余种细胞因子。TNF 家族在调节免疫应答和造血、介导炎症反应和致热作用、杀伤靶细胞和诱导细胞凋亡等过程中发挥重要作用。

四、集落刺激因子

集落刺激因子（colony stimulating factor，CSF）可刺激多能造血干细胞和不同发育分化的造血祖细胞发生增殖和分化，刺激造血。因可刺激造血细胞在半固体培养基中形成细胞集落而得名。CSF 主要包括：粒细胞集落刺激因子（granulocyte colony stimulating factor，G-CSF）、巨噬细胞集落刺激因子（macrophage colony stimulating factor，M-CSF）、粒细胞/巨噬细胞集落刺激因子（GM-CSF）、干细胞因子（stem cell factor，SCF）、红细胞生成素（erythropoietin，EPO）、血小板生成素（thrombopoietin，TPO）和 IL-3 等（表 6-3）。IL-3 又称 multi-CSF，能刺激骨髓中多谱系细胞集落形成。

表 6-3　主要集落刺激因子的来源与功能

名称	主要来源细胞	主要生物学功能
G-CSF	单核巨噬细胞、成纤维细胞	诱导骨髓前体粒细胞成熟分化
M-CSF	单核巨噬细胞、成纤维细胞、内皮细胞、上皮细胞	诱导骨髓前体单核细胞成熟分化
GM-CSF	单核巨噬细胞、T 细胞	诱导骨髓造血干细胞成熟分化为粒细胞和单核细胞
SCF	成纤维细胞、肝细胞、间质细胞	诱导各类造血干细胞增殖与分化
EPO	肾细胞、肝细胞	诱导前体红细胞增殖与分化
TPO	平滑肌细胞	诱导骨髓巨核细胞增殖与分化
IL-3	激活的 T 细胞、NK 细胞、肥大细胞及胸腺细胞	诱导多能干髓样前体细胞增殖与分化

五、趋化因子

趋化因子（chemokine）是一类控制多种细胞定向迁移、活化，具有趋化效应的细胞因子家族，现已发现有 50 多个家族成员。该家族成员根据其分子 N 端半胱氨酸残基（C）的数目及间隔分为 4 个亚家族：①C 趋化因子亚家族：N 端仅有 1 个半胱氨酸，已发现的有 XCL1～2；②CC 趋化因子亚家族：N 端有 2 个相邻的半胱氨酸（半胱氨酸-半胱氨酸），已发现的有 CCL1～28；③CXC 趋化因子亚家族：N 端虽含 2 个半胱氨酸，但中间插入一个任一氨基酸（半胱氨酸-任一氨基酸-半胱氨酸），已发现的有 CXCL1～16；④CX_3C 趋化因子亚家族：N 端有 2 个半胱氨酸，第 1 个半胱氨酸后接 3 个任一氨基酸，再连接 1 个半胱氨酸（半胱氨酸-3 个任一氨基酸-半胱氨酸），已发现的有 CX_3CL1。

常见代表性趋化因子主要来源及功能见表 6-4。

表 6-4 主要代表性趋化因子

亚类	名称	主要来源细胞	主要生物学功能
C	lymphotactin	T 细胞	趋化 T、B 细胞和 NK 细胞
CC	MCP-1	单核细胞、巨噬细胞、成纤维细胞、角化细胞	趋化单核细胞、T 细胞和 NK 细胞；激活巨噬细胞等
CXC	IL-8	单核细胞、巨噬细胞	趋化激活中性粒细胞、嗜碱性粒细胞和 T 细胞，刺激血管生成
CX₃C	fractalkine	单核细胞、内皮细胞	趋化单核细胞、T 细胞和 NK 细胞

<h2 style="text-align:center">六、生 长 因 子</h2>

生长因子（growth factor，GF）是一群以刺激细胞生长为主要功能的细胞因子，主要包括：转化生长因子 -β（transforming growth factor-β，TGF-β）、血管内皮细胞生长因子（vascular endothelial cell growth factor，VEGF）、表皮生长因子（epidermal growth factor，EGF）、成纤维细胞生长因子（fibroblast growth factor，FGF）、血小板源性生长因子（platelet-derived growth factor，PDGF）和神经生长因子（nerve growth factor，NGF）。其主要来源和生物学功能见表 6-5。

表 6-5 主要生长因子的来源与功能

名称	主要来源细胞	主要生物学功能
TGF-β	肝细胞、肾细胞等多种组织细胞	促进基质分泌和伤口愈合；抑制淋巴细胞增殖，抑制巨噬细胞激活
EGF	多种细胞产生	促进上皮、内皮细胞及成纤维细胞增殖；促进血管形成及伤口愈合；促进肿瘤生长
VEGF	多种细胞产生	增强血管通透性、促进血管生成
FGF	神经细胞、垂体及肾上腺皮质等	刺激多种细胞增殖分化；促进肉芽肿形成等
PDGF	多种细胞产生	促进多种细胞增殖；趋化细胞运动；加速伤口愈合等
NGF	效应神经元支配的靶细胞合成	维持感觉、交感神经元存活；促进受损神经纤维修复等

<h1 style="text-align:center">第三节 细胞因子受体</h1>

细胞因子主要通过与细胞表面的细胞因子受体（cytokine receptor，CKR）结合发挥其生物学效应。CKR 的命名通常是在细胞因子名称后面加 R（receptor）表示，如 IL-2R、IL-5R 等。

<h2 style="text-align:center">一、细胞因子受体结构特征</h2>

CKR 存在于不同细胞表面，是一些跨膜蛋白，由胞外区、跨膜区和胞内区组成。大部分 CKR 由 2 条或 3 条多肽链组成，包括结合亚单位和信号转导亚单位。细胞因子结合亚单位由 1 条或 2 条多肽链组成，为 CKR 所特有，称专有链。信号转导亚单位由 1 条多肽链组成，可共用，称为共有链。现已发现的细胞因子共有链包括共有 γ 链、共有 β 链和 gp130。如：IL-2R、IL-4R、IL-7R、IL-9R、IL-15R、IL-21R 中有共有 γ 链；IL-3R、IL-5R、GM-CSF R 中有共有 β 链；IL-6R、IL-11R、IL-27R 中有相同的 gp130。

当细胞因子与其相应受体结合后可激活细胞内一些信号转导途径，致使某些核转录因子进入细胞核中，启动相应靶基因的转录与表达，引起细胞生物学行为的变化。

<h2 style="text-align:center">二、细胞因子受体的分类</h2>

根据 CKR 结构特点可分为以下六个家族。

（一）Ⅰ型细胞因子受体家族

Ⅰ型细胞因子受体家族（type Ⅰ cytokine receptor family）又称血细胞生成素受体家族。该家族受体胞外区具有同源性，N 端有 4 个保守的半胱氨酸（CCCC）和 C 端的 1 个色氨酸（Trp）- 丝氨酸（Ser）- 任一氨基酸（X）- 色氨酸（Trp）- 丝氨酸（Ser）组成的 WSXWS 结构域。大多数 IL 和 CSF 受体都属于这一类，如 IL-2R、IL-3R、IL-4R、IL-5R、IL-6R、IL-7R、IL-9R、IL-11R、IL-12R、IL-

13R、IL-15R、IL-21R、GM-CSF R、G-CSF R 等。

（二）Ⅱ型细胞因子受体家族

Ⅱ型细胞因子受体家族（type Ⅱ cytokine receptor family）也称干扰素受体家族。此类受体的胞外区有保守的半胱氨酸，但无 WSXWS 基序，胞外区含 2～4 个Ⅲ型纤连蛋白（FN Ⅲ）结构域，包括 IFN-αR、IFN-βR、IFN-γR、IL-10R 等。

（三）肿瘤坏死因子受体家族

肿瘤坏死因子受体家族（tumor necrosis factor receptor family）胞外区含有数个富含半胱氨酸的结构域，组成同源三聚体，包括 TNF-αR、TNF-βR、NGF-R、CD40、Fas 分子等。

（四）免疫球蛋白超家族受体

免疫球蛋白超家族受体（Ig superfamily receptor，IgSFR）也称 IL-1R 家族（IL-1 receptor family），其结构特点是胞外区含有与 Ig 相似的 V 区或 C 区，具有数个 IgSF 结构域，成员主要包括 IL-1R、IL-18R、IL-33R、M-CSF R、SCF R 等。

（五）趋化因子受体家族

趋化因子受体家族也称 7 次跨膜受体家族，属于 G 蛋白偶联受体超家族。该受体家族结构特点是含 7 个跨膜 α 螺旋结构域，与相应趋化因子结合后，可通过偶联 GTP 结合蛋白发挥生物学效应（图 6-3）。趋化因子受体命名原则是趋化因子亚家族名称加后缀 R（receptor），再按受体被发现的顺序加阿拉伯数字表示，如 CXCLR1～CXCLR6，CCR1～CCR11 等。

（六）IL-17 受体家族

IL-17 受体家族以同源或异源二聚体形式存在，由 IL-17RA、B、C、D 和 E 链以不同形式组合而成，至少包含一条 IL-17RA 链。已知 IL-17RA/RC 结合 IL-17A、IL-17F，主要通过 TRAF-NF-κB 通路转导信号。

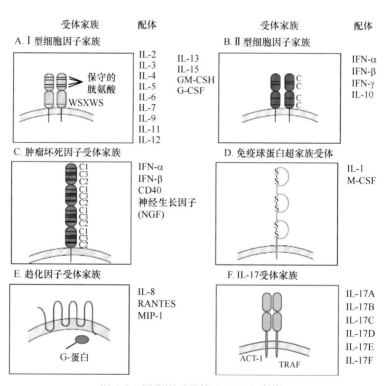

图 6-3　细胞因子受体（CKR）家族

三、细胞因子受体调节相关分子

（一）可溶性细胞因子受体

除了膜型受体外，大多数细胞因子受体（CKR）还存在着可溶形式，即可溶性细胞因子受体（soluble cytokine receptor，sCKR）。sCKR 可通过受体的 mRNA 剪接或阅读框架后移，使其翻译后直接分泌到细胞外；也可因受到强免疫原刺激等原因从膜表面脱落成为 sCKR。sCKR 仍能与细胞因子结合，与膜型 CKR 竞争结合细胞因子而抑制细胞因子的功能。临床上，检测某些 sCKR 含量可用于相关疾病的辅助诊断、判断病情和监测预后等，也可用于治疗疾病。

（二）细胞因子诱饵受体

细胞因子诱饵受体（cytokine decoy receptor）也能与相应细胞因子结合，但因其胞质段缺乏信号结构域，不能启动细胞生物学效应，反而使细胞因子失活，或介导细胞因子内化后被降解，从而负向调控细胞因子功能。如 TNF 诱饵受体可与 TNF 结合但却不发挥 TNF 功能。

（三）细胞因子受体拮抗剂

某些 CKR 存在天然的拮抗剂，例如，IL-1 受体拮抗剂（IL-1Ra）与 IL-1 有一定同源性多肽，能竞争性地与 IL-1R 结合，从而阻止 IL-1 与 IL-1R 结合而发挥作用。有些病毒可产生细胞因子结合蛋白，通过与细胞因子结合而抑制细胞因子与其相应受体的结合，从而干扰机体的免疫功能。人工制备的细胞因子受体拮抗剂或细胞因子结合物可用于治疗某些因细胞因子分泌过高引起的疾病。

第四节 细胞因子的生物学功能

细胞因子种类多，与多种细胞表面的相应受体结合，介导不同的功能。细胞因子在免疫细胞的发育分化，炎症反应的发生发展，免疫应答及其调节中发挥重要功能。

一、调控免疫细胞的发育与分化

（一）中枢免疫器官内的免疫细胞

骨髓造血干细胞之所以能分化发育为各种不同的血细胞，细胞因子起了非常重要的作用。中枢免疫器官（骨髓和胸腺）局部微环境是调控免疫细胞发育、分化的关键因素，而各种细胞因子又是局部微环境的重要组分。例如，SCF 和 IL-3 主要作用于多能造血干细胞及多种定向的祖细胞；IL-7 和 IL-11 能使淋巴样干细胞分化为 B 细胞系；IL-7 和 IL-3 可促进淋巴样干细胞分化为 T 细胞系；IL-15 刺激 NK 细胞生成与增殖；G-CSF 主要诱导中性粒细胞生成；M-CSF 能诱导单核巨噬细胞的活化与分化。

（二）外周免疫器官内的免疫细胞

在外周免疫器官（淋巴结和脾等），免疫细胞继续发育、分化、活化和发挥功能也需要细胞因子的参与。例如，IL-2、IL-12、IFN-γ 等可诱导 CD4$^+$ T 细胞分化为 Th1 细胞；IL-4、IL-5、IL-6、IL-10 和 IL-13 等可促进 CD4$^+$ T 细胞分化为 Th2 细胞，并促进 B 细胞的活化、增殖和分化；IL-6 和 TGF-β 诱导 CD4$^+$ T 细胞分化为 Th17 细胞；TGF-β 能诱导调节性 T 细胞（Treg）的生成；IL-2、IL-6 和 IFN-γ 明显促进 CD8$^+$ CTL 的分化并增强其杀伤功能；多种细胞因子调控 B 细胞分泌 Ig 的类别转换，如 IL-4 可诱导 IgG1 和 IgE 的产生，TGF-β 和 IL-5 可诱导 IgA 的产生；IL-5 刺激嗜酸性粒细胞分化为杀伤蠕虫的效应细胞。

二、调控免疫细胞，参与免疫应答及效应

细胞因子作用于免疫细胞，调控机体的免疫应答，直接或间接参与多种免疫效应的发挥。

（一）抗感染作用

对于细菌的感染：IL-1 可激活血管内皮细胞，促进免疫细胞进入感染部位；IL-8 可趋化中性粒细胞和 T 细胞进入感染区域；IL-1、IL-6 和 TNF-α 等能够引起机体的发热反应。对于病毒感染：IFN-α、IFN-β 能激活 NK 细胞杀伤病毒感染的靶细胞；IFN-γ 则能促进 CTL 和 NK 细胞杀伤病毒感染的靶细胞。

（二）杀伤肿瘤细胞

TNF-α 能直接杀伤肿瘤细胞；IL-4、IFN 可抑制多种肿瘤细胞的生长；IL-2、IL-12 和 IFN 能促进 CTL、NK 等细胞的杀伤活性；IFN 可诱导肿瘤细胞表达 MHC I 类分子，增强机体抗肿瘤免疫应答。

（三）诱发炎症反应

IL-1、IL-6、TNF-α 和一些趋化因子是启动抗菌炎症反应的关键性细胞因子，又称为促炎症细胞因子。在炎症反应早期，IL-1、IL-6 和 TNF-α 可诱导肝细胞分泌急性期蛋白，抵御病原体的入侵。TNF-α 可激活中性粒细胞杀灭致病微生物，同时还能促进胞内菌感染灶肉芽肿的形成，限制细菌的

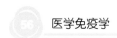

扩散。急性炎症反应时，炎症局部产生 IL-1β、IL-8 和 TNF-α 等可诱导血管内皮细胞表达黏附分子，促进中性粒细胞到炎症所在部位发挥效应。

（四）调节免疫应答

细胞因子作用于免疫细胞，调控各类免疫细胞的功能。如：IFN-γ 能上调树突状细胞、单核巨噬细胞表面的 MHC Ⅰ 类和 MHC Ⅱ 类分子的表达，促进其抗原提呈作用。IL-10 则可减少其表面的 MHC Ⅱ 类分子和 B7（CD80/86）等分子的表达，抑制其抗原提呈功能。此外，IL-2、M-CSF 和 GM-CSF 均可活化巨噬细胞。

（五）促进创伤修复

TGF-β 可诱导成纤维细胞和成骨细胞分泌基质等促进创伤组织的修复。VEGF 能促进血管和淋巴管生成。EGF 能诱导内皮细胞、上皮细胞和成纤维细胞的增殖，促进皮肤伤口的愈合。

（六）诱导细胞凋亡

例如，TNF-α 可诱导肿瘤细胞或病毒感染细胞发生凋亡；活化的 T 细胞表面表达的 FasL 可结合靶细胞表面的 Fas，诱导靶细胞凋亡。

（七）刺激造血

红细胞生成素（EPO）能促进红细胞前体细胞分化成熟；血小板生成素（TPO）和 IL-1 能刺激骨髓巨核细胞分化、成熟和血小板的生成。

第五节　细胞因子与临床

细胞因子参与机体诸多生理病理过程，临床一些疾病的发病机制与细胞因子密切相关。目前，临床上已有很多重组的细胞因子或细胞因子拮抗剂用于治疗相关疾病。

一、细胞因子与疾病发生

1. 细胞因子风暴　细胞因子风暴（cytokine storm）也称高细胞因子血症，指机体短期内大量分泌细胞因子（如 IL-1、IL-6、IL-12、IFN-α、IFN-β、IFN-γ、TNF-α 等）而引发的全身炎症反应综合征，严重者可导致多器官功能障碍。细胞因子风暴可发生于脓毒血症、流感、移植排斥反应等。临床上用细胞因子单抗来拮抗炎性介质，控制炎症反应，避免组织过度损伤。

2. 致热作用与炎症损伤　细胞因子，如 IL-1、IL-6、TNF-α 等为内源性致热原，可作用于下丘脑体温调节中枢引起发热反应。细胞因子，如 IL-1、TNF-α 等可刺激白细胞和内皮细胞释放炎性介质，导致组织损伤，与感染性休克的发生有关。应用重组的 IL-1R 拮抗剂可阻断 IL-1 与其受体的结合，降低内毒素性休克的病死率。

3. 免疫相关疾病　一些免疫性疾病，如超敏反应、自身免疫病、免疫缺陷病等与细胞因子密切相关。例如，IL-4、IL-5、IL-6 可促进 IgE 产生，诱发 Ⅰ 型超敏反应；类风湿性关节炎患者体内能检测到过高水平的 TNF-α、IL-1，临床上用 TNF-α 单抗或 IL-1 受体拮抗剂治疗类风湿性关节炎已取得较好疗效。

4. 肿瘤发生与免疫逃逸　细胞因子及其受体的异常表达与肿瘤的发生、发展密切相关。如骨髓瘤细胞表面高表达 IL-6R 并可大量分泌 IL-6，应用 IL-6 抗体可抑制体外培养的骨髓瘤细胞生长。此外，一些肿瘤细胞通过分泌细胞因子（如 TGF-β、IL-10 等）抑制机体的免疫功能，逃避免疫系统的监视与攻击。

5. 糖尿病　TNF-α 可直接杀伤胰岛细胞，干扰胰岛素受体信号转导，降低外周组织对胰岛素的敏感性，诱发糖尿病。

二、细胞因子与疾病治疗

临床上已有多种细胞因子、细胞因子抗体及拮抗剂用于疾病治疗并批准上市。我国已批准上市的部分细胞因子相关制剂见表 6-6。

1. 感染性疾病　多用 IFN 制剂治疗一些病毒性角膜炎。

2. 肿瘤　常用 IL-2、IFN 和 TNF-α 制剂治疗某些实体瘤和白血病。

3. 血细胞减少症　通常用 EPO 治疗红细胞减少性贫血；用 CSF 治疗白细胞减少症。

4. 自身免疫性疾病　已有人用 IL-10 和抗 TNF-α 的抗体治疗一些自身免疫性疾病，如类风湿性关节炎。

表 6-6　我国已批准上市的部分细胞因子相关制剂（举例）

细胞因子	主要适应证
重组人 IFN-α（注射用）	急慢性肝炎、尖锐湿疣、带状疱疹等、多发性骨髓瘤、慢性髓细胞白血病等
重组人 IFN-α（栓剂）	病毒感染引起宫颈炎、阴道炎等
重组人 IFN-β（注射用）	多发性硬化
重组人 IFN-γ（注射用）	疱疹、呼吸道合胞病毒所致毛细支气管炎
重组人 IL-2（注射用）	肾癌、黑色素瘤、恶性淋巴瘤、肝癌及病毒性肝炎等
重组人 IL-11（注射用）	实体瘤、血小板减少症
重组 G-CSF（注射用）	肿瘤化疗后的中性粒细胞减少症，自体骨髓移植
重组 GM-CSF（注射用）	肿瘤化疗后的白细胞减少症，自体骨髓移植
重组人 EPO（注射用）	贫血性疾病（肿瘤化疗后贫血、慢性肾衰竭导致的贫血等）
重组人 EGF（外用）	烧伤创面，急、慢性创面
可溶性 IL-1R（注射用）	急性髓样白血病
可溶性 IL-1R（干粉吸入剂）	哮喘
可溶性 IL-4R	哮喘
IL-1R 拮抗剂	类风湿性关节炎
TNFR Ⅱ-Fc 融合蛋白	类风湿性关节炎、慢性心力衰竭
IL-4 单抗	哮喘
IL-15 单抗	类风湿性关节炎
IL-6R 单抗	类风湿性关节炎
TNF-α 单抗	克罗恩病（Crohn's disease）、类风湿性关节炎

案例 6-1 分析讨论：

肺癌患者，男性，医生手术切除肿瘤后予化疗处理，化疗第 10 日出现了化疗反应，实验室检查发现白细胞减少，以粒细胞减少较为显著。医嘱给患者注射粒细胞集落刺激因子，其主要目的是升高患者的粒细胞水平。

1. CSF 是一类能刺激多能造血干细胞和不同发育分化阶段的造血祖细胞发生增殖和分化，刺激造血功能的细胞因子。CSF 主要包括 G-CSF、M-CSF、GM-CSF、SCF、EPO、TPO 等，分别刺激不同谱系的造血细胞增殖、分化。

2. G-CSF，即粒细胞集落刺激因子，它的作用是诱导粒细胞分化、成熟，促进成熟粒细胞向外周血释放并促进其功能。临床主要用于预防和治疗因放疗或化疗引起的白细胞减少症，治疗骨髓造血机能障碍，预防白细胞减少可能潜在的感染并发症等。

（马碧书　姜雨薇）

第七章　白细胞分化抗原和黏附分子

案例7-1：　　　　　　　　　白细胞黏附缺陷症

患儿，女，1岁3月，主因"间断发热1月半"入院。患儿既往脐带脱落延迟（出生1月后脱落）、反复皮肤感染且不易愈合，感染后血常规白细胞总数可高达（40～50）×10⁹/L；患儿父母非近亲结婚；家族中无类似疾病史。入院查体温38.1℃，并伴有口腔溃疡、牙龈红肿、肛周皮肤感染。查外周血淋巴细胞、单核细胞、粒细胞CD18表达水平均低于1%（正常值应为100%），最终临床诊断为白细胞黏附缺陷Ⅰ型（LAD-1）。入院后予厄他培南联合万古霉素抗感染，患儿体温渐恢复正常，皮肤、黏膜炎症明显减轻。

问题：

1. LAD分为几型？每个型别的发生机制有何不同？

2. CD18缺陷影响哪些黏附分子的表达？为什么白细胞CD18表达缺陷会导致患者对病原体的易感性增高？

免疫应答过程是依靠多种免疫细胞间相互作用完成的，包括免疫细胞间的直接接触和相互识别，以及通过分泌细胞因子等免疫分子介导的作用。免疫细胞间相互识别和作用的物质基础是细胞膜分子，通常也称为细胞表面标志（cell surface marker），包括膜抗原、膜受体和黏附分子等。

第一节　人白细胞分化抗原

人白细胞分化抗原（human leukocyte differentiation antigen，HLDA）主要是指造血干细胞在分化为不同谱系、各个细胞谱系分化不同阶段以及成熟细胞活化过程中，细胞表面出现或消失的细胞表面标志。由于早期研究主要集中在淋巴细胞和髓样细胞等白细胞的表面分子上，"白细胞分化抗原（leukocyte differentiation antigen，LDA）"因此而得名，但实际上白细胞分化抗原种类繁多，除在白细胞上表达之外，还广泛分布于红系、巨核细胞/血小板谱系和非造血细胞如血管内皮细胞、成纤维细胞、上皮细胞、神经内分泌细胞等细胞上，大多是跨膜蛋白或糖蛋白，含膜外区、跨膜区、胞质区三个部分。人白细胞分化抗原按其功能划分为受体和黏附分子，其中受体包括了特异性识别抗原的受体及其共受体、细胞因子受体、补体受体、模式识别受体等。

早期对白细胞分化抗原的研究，大多是各实验室应用自制的特异性抗体进行分析和鉴定，因而对同一分化抗原的命名不一。1982年以来，通过先后召开的人类白细胞分化抗原的国际协作组会议，国际专门命名机构以单克隆抗体鉴定为主要方法，将来自不同实验室的单克隆抗体所识别的同一分化抗原归为同一个分化群（cluster of differentiation，CD），CD后的序号代表一个（或一类）分化抗原分子，人CD的序号已从CD1命名至CD363。

CD分子具有多种功能，在免疫应答的识别、活化和效应阶段均发挥重要的作用，本章仅介绍参与T、B细胞识别和信号转导、提供免疫细胞活化所需共刺激分子以及参与免疫效应的CD分子。

一、参与T、B细胞识别与信号转导的CD分子

参与T、B细胞识别与信号转导的CD分子主要有CD2、CD3、CD4、CD8、CD79a（Igα）/CD79b（Igβ）和CD19/CD21/CD81复合物等，这类CD分子的结构与功能参见表7-1、图7-1及图7-2。

表7-1　参与T、B细胞识别与信号转导的CD分子及其功能

名称	功能
CD2	又称为淋巴细胞功能相关抗原2（LFA-2）或绵羊红细胞受体（SRBC-R），能与LFA-3（CD58）结合，参与T细胞黏附与活化；与绵羊红细胞结合，形成E花环
CD3	与TCR结合形成TCR-CD3复合物，其胞质区含免疫受体酪氨酸激活横体（ITAM），主要功能是转导TCR识别抗原所产生的活化信号

续表

名称	功能
CD4	主要表达于辅助T（Th）细胞，是Th细胞TCR识别抗原的共受体，与MHCⅡ类分子的非多态区结合，参与Th细胞TCR识别抗原的信号转导；CD4也是HIV的受体
CD8	主要表达于细胞毒T（CTL/Tc）细胞，是CTL细胞识别抗原的共受体，与MHCⅠ类分子结合，参与CTL细胞TCR识别抗原的信号转导
CD79a/CD79b（Igα/Igβ）	为B细胞特征性标志，与BCR（mIg）结合形成BCR复合物，其功能与CD3类似，属于信号转导分子
CD19/CD21/CD81复合物	是B细胞活化的共受体，能加强B细胞跨膜信号的转导，促进B细胞活化。CD21（CR2）为EB病毒的受体；CD81是HCV的受体

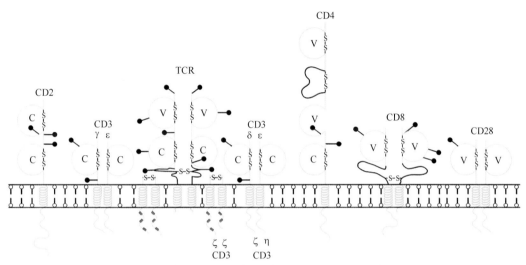

图7-1 与T细胞识别、黏附和活化相关的CD分子

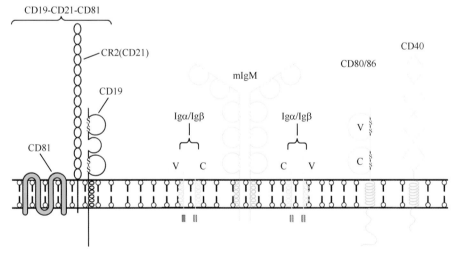

图7-2 与B细胞识别、黏附和活化相关的CD分子

二、提供T、B细胞活化共刺激信号的CD分子

参与T、B细胞活化共刺激信号的CD分子主要有CD28、CD152（CTLA-4）、CD80（B7-1）、CD86（B7-2）、ICOS、CD40、CD154等，此类CD分子的结构与功能参见表7-2、图7-1及图7-2。

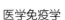

表 7-2　提供 T、B 细胞活化共刺激信号的 CD 分子及其功能

名称	功能
CD28	与 CD80（B7-1）/CD86（B7-2）结合，提供 T 细胞活化所必需的共刺激信号，即第二信号
CD152	又称为细胞毒 T 细胞抗原 4（CTLA-4），主要表达于活化 T 细胞，与 B7-1/B7-2 结合，能抑制活化 T 细胞扩增，属于抑制性受体
ICOS	即诱导性共刺激分子，主要表达于活化 Th（Th2）细胞，与配体 B7-H2 结合，调节活化 T 细胞产生 IL-10 等细胞因子，参与诱导 B 细胞分化为记忆性 B 细胞和浆细胞
CD40	主要分布于 B 细胞、树突状细胞（DC）和单核吞噬细胞表面，与活化 Th 细胞的 CD40L 结合，能提供 B 细胞活化所必需的共刺激信号和激活单核吞噬细胞
CD154	即 CD40 配体（CD40L），主要表达于活化 T 细胞，其主要功能是提供 B 细胞所需的共刺激信号，与生发中心的形成和抗体类别转换有关；调节 Th1 细胞的生成和作用

三、参与免疫效应的 CD 分子

参与免疫效应的 CD 分子主要包括构成免疫球蛋白 Fc 受体的 CD 分子和细胞凋亡相关的 CD 分子，此类 CD 分子的主要功能见表 7-3。

表 7-3　参与免疫效应的 CD 分子及其功能

CD 类别	功能
构成 Ig FcR 的 CD	
CD64	即 FcγR Ⅰ，为高亲和力 IgG FcR，主要表达于单核吞噬细胞和 DC，介导 ADCC、促进吞噬细胞的吞噬和释放 IL-1 等炎症介质、促进 Mac 活化
CD32	即 FcγR Ⅱ 为低亲和力 IgG FcR，能促进吞噬、介导 ADCC、介导母体 IgG 通过胎盘，FcγR Ⅱ B 是 B 细胞活化的抑制性受体
CD16	即 FcγR Ⅲ 是低亲和力 IgG FcR，可促进吞噬、介导 ADCC 和 NK 细胞活化
CD89	即 FcαR，为中亲和力 IgA FcR，可介导 ADCC、促进吞噬细胞的吞噬和释放炎症介质
Fcε：R-Ⅰ	为高亲和力 IgE FcR，主要分布于肥大细胞和嗜碱性粒细胞表面，介导 Ⅰ 型超敏反应
CD23	即 FcεR Ⅱ，为低亲和力 IgE FcR，膜 CD23 与 IgE 或 IgE 复合物结合，可抑制 B 细胞合成 IgE；可溶性 CD23（sCD23）与 B 细胞的 CD21 结合、细胞凋亡相关的 CD
CD95（Fas）	又称 APO-1，为重要的死亡受体，分布广泛，与 FasL 结合，诱导靶细胞凋亡
CD178	即 Fas 配体（FasL），主要分布于活化 T 细胞表面，可诱导 Fas 阳性细胞凋亡，调节淋巴细胞分化、发育、增殖及细胞毒效应

第二节　黏附分子

细胞黏附分子（cell adhesion molecule，CAM）是一类介导细胞与细胞间或细胞与细胞外基质（extracellular matrix，ECM）间相互接触和结合的细胞表面分子，大多为跨膜糖蛋白。作为膜分子，几乎各类细胞均可表达黏附分子，在某些情况下，黏附分子也可以从细胞表面脱落或分泌至体液中，成为可溶性黏附分子。黏附分子以受体 - 配体相结合的形式发挥作用，参与细胞的识别、信号转导以及细胞的活化、增殖、分化与移动等，是免疫应答、炎症反应、凝血、创伤愈合以及肿瘤转移等一系列重要生理与病理过程的分子基础。

一、黏附分子的分类

黏附分子属于白细胞分化抗原，大部分黏附分子已有相应的 CD 编号。黏附分子是以黏附功能进行归类，其配体包括膜分子、ECM、血清和体液中的某些可溶性因子和补体 C3 片段等。黏附分子按结构特点可分为免疫球蛋白超家族、整合素家族、选择素家族、钙黏蛋白家族和黏蛋白样家族，此外，还有一些尚未归类的黏附分子。

（一）免疫球蛋白超家族

有许多参与细胞间相互识别、相互作用的黏附分子具有与免疫球蛋白相似的 V 区样和 C 区样结构域，其氨基酸组成也有一定的同源性，属于免疫球蛋白超家族（immunoglobulin superfamily, IgSF）的成员。IgSF 黏附分子在免疫细胞膜分子中最为庞大，其种类繁多、分布广泛、功能多样且重要，主要参与淋巴细胞的抗原识别，免疫细胞间相互作用，并参与细胞的信号转导。IgSF 成员识别的配体多为 IgSF 分子或整合素分子，相互识别的一对 IgSF 分子之间或 IgSF 分子与整合素分子之间互为配受体关系。IgSF 黏附分子及其识别的配体举例如表 7-4。

表 7-4　IgSF 黏附分子的种类、分布和识别配体（举例）

IgSF 黏附分子	分布	配体
LFA-2（CD2）	T 细胞、胸腺细胞、NK 细胞	LFA-3（IgSF）
LFA-3（CD58）	白细胞、红细胞、内皮细胞、上皮细胞、成纤维细胞	LFA-2（IgSF）
ICAM-1（CD54）	内皮细胞、上皮细胞、活化 T 细胞、B 细胞、树突状细胞、单核细胞、成纤维细胞	LFA-1（整合素家族）
ICAM-2（CD102）	内皮细胞、T 细胞、B 细胞、髓样细胞	LFA-1（整合素家族）
ICAM-3（CD50）	白细胞	LFA-1（整合素家族）
CD4	辅助性 T 细胞亚群	MHC Ⅱ（IgSF）
CD8	细胞毒性 T 细胞亚群	MHC Ⅰ（IgSF）
MHC Ⅰ	所有有核细胞、血小板	CD8（IgSF）
MHC Ⅱ	活化内皮细胞、活化 T 细胞、B 细胞、树突状细胞、巨噬细胞	CD4（IgSF）
CD28	T 细胞、活化 B 细胞	B7-1（IgSF）
B7-1（CD80）	活化 B 细胞、活化单核细胞	CD28（IgSF）
NCAM-1（CD56）	NK 细胞、神经元	VAL-4（整合素家族）
VCAM（CD106）	内皮细胞、树突状细胞、巨噬细胞	PECA M-1（IgSF）
PECAM-1（CD31）	白细胞、血小板、内皮细胞	PECA M-1（IgSF）

注：NCAM-1（neural cell adhesion molecule-1）：神经细胞黏附分子 -1；PECAM-1（platelet endothelial cell adhesion molecule-1）：血小板内皮细胞黏附分子 -1

（二）整合素家族

整合素家族（integrin family）是因其主要介导细胞与细胞外基质（ECM）的黏附，使细胞附着以形成整体（integration）而得名。整合素参与细胞活化、增殖、分化和介导吞噬与炎症形成等多种功能。

1. 整合素的分子结构　整合素家族成员均是由 α、β 两条多肽链（或亚单位）经非共价键组成的异源二聚体，α、β 链膜外区氨基末端球形部相连，共同构成整合素分子识别配体的结合点。

2. 整合素家族的组成和分布　目前已知整合素家族中至少有 18 种 α 链和 8 种 β 链，一种 β 链可与不同 α 链组合，而大多数 α 链只能与一种 β 链结合，按 β 亚单位可将整合素家族分为 β1～β8 共 8 个组。同一个组不同成员中，β 链均相同，α 链不同。一种整合素可分布于不同的组织细胞表面，同一种细胞也可表达多种不同的整合素。少数整合素分子的分布有明显的细胞类型特异性，如 β2 组主要分布于白细胞表面，gp Ⅱ b/ Ⅲ a 则表达于巨核细胞和血小板。整合素分子的表达水平可随细胞分化和生长状况不同而改变。

3. 整合素分子的配体　整合素家族的配体主要是 ECM 蛋白，如纤连蛋白、血纤蛋白原、玻连蛋白等，是介导细胞与 ECM 相互黏附的物质；有些整合素的配体是细胞表面分子，可介导细胞间的相互作用（图 7-3）。整合素分子与配体结合时，所识别的只是配体分子中由数个氨基酸组成的短肽序列，同一种短肽序列可存在于不同配体中，不同整合素分子也可识别相同的短肽序列。例如，β1 组的 VLA-5、VNR-β1 和 β3 组的 gp Ⅱ b/ Ⅲ a、VNR-β3 等均可识别配体中的 RGD（精氨酸、甘氨酸、天冬氨酸）序列，这种 RGD 序列是许多 ECM 分子的构成成分。应用 RGD 序列的人工合成肽可抑制上述整合素分子与配体结合，从而封闭整合素的生物学作用。

整合素 β1、β2、β3 组的成员及其相应配体见表 7-5。

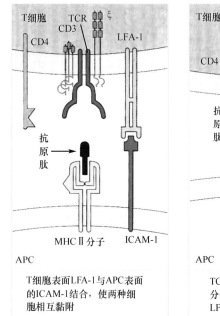

T细胞表面LFA-1与APC表面的ICAM-1结合，使两种细胞相互黏附

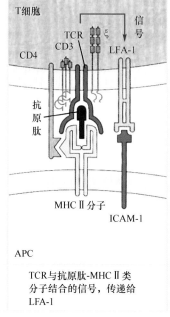

TCR与抗原肽-MHC Ⅱ类分子结合的信号，传递给LFA-1

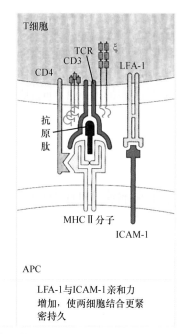

LFA-1与ICAM-1亲和力增加，使两细胞结合更紧密持久

图 7-3　LFA-1 在 T 细胞与 APC 相互黏附中的作用

表 7-5　整合素家族 β1、β2、β3 组的成员及其相应配体

分组	成员	α/β 亚单位分子量 （kDa）	亚单位 结构	分布	配体
VLA组（β1组）	VLA-1	210/130 （CD49α/CD29）	α1β1	M, Ta, NK, 神经细胞	CO, LN
	VLA-2 （gp Ⅰ α～Ⅱ α）	155-165/130 （CD49b/CD29）	α2β1	L, M, Pt, Fb, En	CO, LN
	VLA-3	130+25/130 （CD49c/CD29）	α3β1	M, T, B	FN, LN, CO, EP
	VLA-4	150/130 （CD49d/CD29）	α4β1	L, Thy, M, Eos	FN, VCAM-1, MAd-CAM-1
	VLA-5（FNR）	135+25/130 （CD49e/CD29）	α5β1	Thy, T, M, Pt, Ba	FN
	VLA-6（LMR）	120+30/130 （CD49f/CD29）	α6β1	Thy, T, M, Pt, Ep	LN
	α7β1	100+30/130 （CD49g/CD29）	α7β1	黑色素瘤, 肌细胞	LN
	VNR-β1	125+24/130 （CD51/CD29）	αvβ1	Pt, En, Meg	FN
白细胞黏附受 体组（β2组）	LFA-1	180/95 （CD11a/CD18）	αLβ2	L, My	ICAM-1, 2, 3
	Mac-1（CR3）	170/95 （CD11b/CD18）	αMβ2	NK, My	iC3b, Fg, ICAM-1
	P150，95（CR4）	150/95 （CD11c/CD18）	αXβ2	Mac, Pt	iC3b, ICAM-1, Fg
	aD32	150/95 （CD11d/CD18）	αDβ2	Leu, Mac	ICAM-3

续表

分组	成员	α/β 亚单位分子量（kDa）	亚单位结构	分布	配体
血小板糖蛋白质组（β3组）	VNR-β3	125+21/105（CD51/CD61）	αvβ3	Pt, En, Meg, Mac, M	VN, Fg, vWF TSP, FN, LN osteoponin, CD31
	gpⅡb/Ⅲa	125+22/105（CD41/CD61）	αⅡbβ3	Pt, M	Fg, FN, vWF TSP

注：B：B 细胞；Ba：活化 B 细胞；En：内皮细胞；Eos：嗜酸性粒细胞；Ep：上皮细胞；Fb：成纤维细胞；L：淋巴细胞；Leu：白细胞；M：单核细胞；Mac：巨噬细胞；Meg：巨核细胞；My：髓样细胞；NK：自然杀伤细胞；Pt：血小板；Ta：活化 T 细胞；Thy：胸腺细胞；FN（fibronectin）：纤连蛋白；LN（laminin）：层粘连蛋白；TSP（thrombpspodin）：血小板反应蛋白；VLA（very late antigen）：迟现抗原；VLA-3，130+25/130：指 α 亚基由分子量为 130kDa 及 25kDa 双链组成，β 亚基为 130kDa；CO（collagen）：胶原；VN（vitronectin）：玻连蛋白；Fg（fibrinogen）：血纤蛋白原；vWF（vonWillebrand factor）：威勒布兰德因子；osteopontin：骨桥蛋白；EP（epiligrin）：表皮整联配体蛋白；LFA-1（lymphocyte function associated antigen）：淋巴细胞功能相关抗原 1；ICAM-1（2，3）[intercellular adhesion molecule-1（2，3）]：细胞间黏附分子 -1（2，3）；VCAM-1（vascular cell adhesion molecule-1）：血管细胞黏附分子 -1；MAd-CAM（mucosal addressin cell adhesion molecule）：黏膜地址素细胞黏附分子

（三）选择素家族

1. 选择素家族的基本结构和组成 选择素（selectin）为跨膜分子，家族各成员包膜外区结构相似，均由 C 型凝集素样（CL）结构域、表皮生长因子（EGF）样结构域和补体调控蛋白（CCP）结构域组成。其中，CL 结构域是选择素分子结合配体的部位（图 7-4）。选择素家族包括 L- 选择素（CD62L）、P- 选择素（CD62P）和 E- 选择素（CD62E）三个成员，L、P、E 分别代表最初发现此三种选择素的白细胞、血小板和血管内皮细胞。

2. 选择素分子的配体（ligand） 选择素分子识别或结合的配体是一些寡糖基因，主要是唾液酸化的路易斯寡糖（sialyl-Lewis，sLeˣ 或 CD15s）或类似结构的分子，此类配体主要分布于白细胞、血管内皮细胞及某些肿瘤细胞表面。

三种选择素分子的结构、分布、配体和主要功能见图 7-4 和表 7-6。

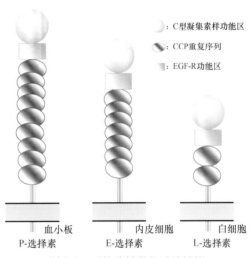

C 型凝集素样功能区
CCP重复序列
EGF-R功能区

血小板 内皮细胞 白细胞
P-选择素 E-选择素 L-选择素

图 7-4 三种选择素分子的结构

表 7-6 三种选择素的分布、配体和主要功能

选择素	分布	配体	功能
L- 选择素（CD62L）	PMN、单核细胞、淋巴细胞	CD15s（sLeˣ）、外周淋巴结 HEV 上 PNAd、PSGL-1	白细胞与内皮细胞黏附，参与炎症、淋巴细胞归巢到外周淋巴结
P- 选择素（CD62P）	血小板、巨核细胞活化的血管内皮细胞	CD15s（sLeˣ）、CD15、PSGL-1	白细胞与内皮细胞和血小板黏附
E- 选择素（CD62E）	活化内皮细胞	中性粒细胞 CD15s（sLeˣ）、淋巴细胞上 CLA、白细胞 PSGL-1、骨髓样细胞 ESL-1	白细胞与内皮细胞黏附向炎症部位游走，肿瘤细胞转移

注：CLA：皮肤淋巴细胞相关抗原；ESL-1：E 选择配体 -1 蛋白；PMN：多形核中性粒细胞；PNAd：外周淋巴结地址素；PSGL-1：P 选择素糖蛋白配体 -1；sLeˣ：唾液酸化的路易斯寡糖 x

（四）钙黏蛋白家族

钙黏着蛋白或钙黏素（cadherin）家族是一类同亲型结合（两个相同分子相互结合）、Ca²⁺ 依赖的黏附分子家族，主要介导同型细胞间黏附。钙黏蛋白家族成员在体内有各自独特组织分布，并且可随细胞生长、发育状态不同而改变。钙黏蛋白分子以其独特的方式相互作用，其配体是与自身相同的钙黏蛋白分子。

钙黏蛋白家族的基本结构钙黏蛋白分子为单链糖蛋白，大多数钙黏蛋白的膜外区结构相似，含有 Ca²⁺ 结合位点和结合配体的部位，能介导相同分子的黏附，称同型黏附作用。

钙黏蛋白家族组成钙黏蛋白成员至少有 20 多种，其中与免疫学关系密切的主要是 E- 钙黏蛋白、N- 钙黏蛋白和 P- 钙黏蛋白三种，E、N、P 分别表示上皮、神经和胎盘。钙黏蛋白在调节胚胎形态发育和实体组织的形成与维持中具有重要的作用。E- 钙黏蛋白还与上皮内淋巴细胞表面的整合素 αEβ7 黏附，介导 T 细胞归巢。此外，肿瘤细胞钙黏蛋白表达的改变与肿瘤细胞浸润和转移有关。

（五）黏蛋白样家族

黏蛋白样家族（mucin-like family）系一组富含丝氨酸和苏氨酸的糖蛋白，为新归类的一类黏附分子。

该家族包括 CD34、糖酰化依赖的细胞黏附分子 -1（glycosylation-dependent cell adhesion molecule-1，GlyCAM-1）和 P 选择素糖蛋白配体（P-selectin glyco-protein ligand-1，PSGL-1）三个成员，这类黏附分子的膜外区均可为选择素提供唾液酸化的糖基配位，故可与选择素结合。

CD34 是 L- 选择素的配体，主要分布于造血祖细胞和某些淋巴结的血管内皮细胞表面，参与早期造血的调控和淋巴细胞归巢；此外，部分急性非淋巴细胞性白血病、急性 B 细胞性白血病的细胞表面以及血管来源的肿瘤细胞也表达 CD34。GlyCAM-1 存在于某些淋巴结的内皮细胞表面，其配体与 CD34 相同；PSGL-1 主要表达于中性粒细胞，是 E- 选择素和 P- 选择素的配体，能介导中性粒细胞向炎症部位迁移。

除上述五类黏附分子家族外，还有一些尚未归类的黏附分子，如外周淋巴结地址素（PNAd）、皮肤淋巴细胞相关抗原（CLA）、CD36 和 CD44 等，这些黏附分子具有介导炎症发生和淋巴细胞归巢等多种功能。

二、黏附分子的生物学作用

黏附分子的生物学作用广泛，参与机体多种重要的生理功能和病理过程。

（一）参与炎症反应

炎症过程的重要特征之一就是白细胞黏附、穿越血管内皮细胞，向炎症部位渗出。这一过程的重要分子基础是白细胞与血管内皮细胞黏附分子的相互作用，不同的白细胞的渗出过程或渗出不同阶段所涉及的黏附分子不尽相同。例如，在炎症发生初期，中性粒细胞表面的 CD15s（sLeˣ）可与血管内皮细胞表面的 E- 选择素结合而黏附于管壁，随后，已黏附的中性粒细胞在血管内皮细胞表达的膜结合 IL-8 等细胞因子诱导下，中性粒细胞 LFA-1 和 Mac-1 等整合素分子表达上调，同内皮细胞上由促炎因子诱生的 ICAM-1 相互结合，对中性粒细胞与内皮细胞紧密黏附和穿越血管壁到炎症部位发挥关键作用（图 7-5）。淋巴细胞黏附、渗出过程与中性粒细胞相似，但参与的黏附分子有所不同。

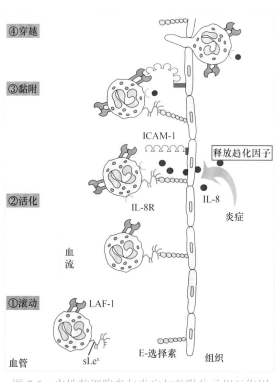

图 7-5 中性粒细胞参与炎症与黏附分子相互作用的关系

（二）参与免疫细胞的识别、活化与效应

黏附分子参与免疫应答过程。在免疫应答的诱导阶段，T 细胞的活化不仅取决于其 TCR 对 APC 表面的抗原肽，MHC 分子复合物的特异性识别，还需黏附分子作为其识别抗原的辅助受体以及提供 T 细胞活化必需的协同刺激信号（即共刺激信号）。例如，CD28/B7、LFA-1/ICAM-1、CD2/LFA-3、CD4/MHC Ⅱ类分子或 CD8/MHC Ⅰ类分子等黏附分子对的相互作用，可提高 T 细胞对抗原刺激的敏感性，并提供协同刺激信号，促进 T 细胞活化。活化 T 细胞也可借助 LFA-1/ICAM-1、CD40/CD40L、CD2/LFA-3 等黏附分子对与 B 细胞紧密结合，并向 B 细胞传递活化信号。

在免疫应答的效应阶段，CD8/MHC Ⅰ类分子、LFA-1/ICAM-1、CD2/LFA-3 等黏附分子对可参与 CTL 对靶细胞的杀伤作用。此外，LFA-1、ICAM-1 和某些 VLA 也参与巨噬细胞、NK 细胞等对靶细胞的非特异性杀伤作用。

（三）参与淋巴细胞归巢

淋巴细胞可借助黏附分子从血液回归到淋巴组织，称为淋巴细胞归巢（lymphocyte homing）。介导淋巴细胞归巢的黏附分子则称为淋巴细胞归巢受体（lymphocyte homing receptor，LHR），包括 L- 选择素、LFA-1、VLA-4、CD44 等。LHR 的配体称为地址素（addressin），主要是表达在血管内皮细胞上的黏附分子，如淋巴结高内皮细胞小静脉（HEV）的内皮细胞表达的外周淋巴结地址素（PNAd）、黏膜地址素细胞黏附分子（MAdCAM-1）、ICAM-1，2 等。通过 L- 选择素 /PNAd、CD44/MAdCAM-1、LFA-1/ICAM-1 等相互作用，使淋巴细胞黏附、穿越 HEV 管壁回归到淋巴结中（图 7-6），继而再经淋巴管、胸导管进入血液，进行淋巴细胞再循环。

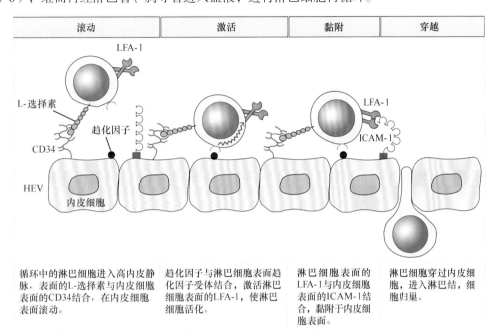

滚动	激活	黏附	穿越
循环中的淋巴细胞进入高内皮静脉，表面的L-选择素与内皮细胞表面的CD34结合，在内皮细胞表面滚动。	趋化因子与淋巴细胞表面趋化因子受体结合，激活淋巴细胞表面的LFA-1，使淋巴细胞活化。	淋巴细胞表面的LFA-1与内皮细胞表面的ICAM-1结合，黏附于内皮细胞表面。	淋巴细胞穿过内皮细胞，进入淋巴结，细胞归巢。

图 7-6　淋巴细胞进入淋巴结与黏附分子相互作用的关系

（四）黏附分子的其他作用

黏附分子除上述作用外，还具有其他多种生物学功能。例如，IgSF 等黏附分子参与诱导胸腺细胞的分化与成熟；gp Ⅱ b/ Ⅲ a、VNR-β3 等整合素分子参与凝血及伤口修复过程；在胚胎发育过程中，Cadherin 等黏附分子支配细胞的黏附与有序组合，对胚胎细胞发育形成组织和器官至关重要。此外，黏附分子与细胞的移动和细胞凋亡的调节等功能有关。

三、黏附分子与临床

（一）黏附分子与免疫缺陷病

黏附分子的表达缺陷与某些免疫缺陷病的发生有关。例如，白细胞黏附缺陷症（leukocyte adhesion deficiency，LAD）是一种罕见的常染色体隐性遗传病，其临床特征是反复发生难以治愈的感染。LAD 可分为 LAD-1、LAD-2 和 LAD-3 三型。LAD-1 型患者是由于 β2 链编码基因突变而使白细胞 CD11/CD18 表达缺陷，因此，白细胞不能与血管内皮细胞表面的 ICAM-1 结合，故不能穿越血管壁渗出到炎症部位。LAD-2 型患者的白细胞不能表达 sLe^x、CD15s 等，因而不能与血管内皮细胞上的 E- 选择素结合，同样也不能向炎症部位渗出。LAD-3 型是整合素由内到外的信号通路缺陷。Glantzman 病（又称血小板功能不全症）是由于血小板表达 gp Ⅱ b/ Ⅲ a 缺陷所致，患者血小板不能活化而发生凝集，因此出血时间延长，容易引起出血。

CD4 分子是 HIV 的受体，HIV 感染后导致 CD4^+ T 细胞病变，其特征之一是发生细胞融合而形成多核巨细胞（合胞体），继而导致细胞死亡。在合胞体形成过程中，LFA-1（CD11a/CD18）参与了 HIV 感染和细胞融合的早期阶段，有助于病毒在细胞间传播，抗 CD11a 或抗 CD18 单抗可干扰 HIV 感染和 HIV 诱发的细胞融合。

（二）黏附分子与自身免疫病

黏附分子参与某些自身免疫病的组织损伤。例如，在类风湿关节炎的发病过程中，患者 T 细胞

LFA-1、VLA 等黏附分子表达明显上调，炎症部位的淋巴细胞、单核细胞、粒细胞可表达 CD44、L-选择素等归巢受体，并产生大量细胞因子作用于内皮细胞，促使其 ICAM-1、CD31 等表达增高，从而增强白细胞与内皮细胞黏附及穿越血管壁，促进淋巴细胞、单核吞噬细胞、粒细胞向关节滑囊浸润，最终导致局部关节炎症病变加重、组织增生、血管翳形成和功能损害。此外，患者关节滑膜液中还有多种可溶性黏附分子水平升高。

（三）黏附分子与移植排斥

在器官移植中，整合素、选择素、黏蛋白样家族和 IgSF 成员参与移植排斥的发生。这些黏附分子的主要作用是介导白细胞向移植部位浸润，提供 T 细胞激活的协同刺激信号，诱导效应 T 细胞形成以及介导效应细胞溶解移植物靶细胞等，联合应用抗 LFA-1（CD11a/CD18）单抗和免疫抑制剂，可延长骨髓移植患者存活期；抗 ICAM-1 单抗与环孢素（CsA）联合使用，可使猴同种异体肾移植的存活期延长。此外，检测患者血中可溶性 ICAM-1（sICAM-1）和可溶性 VCAM-1（sVCAM-1）水平的变化，可作为移植排斥反应的监测指标。

（四）黏附分子与肿瘤

黏附分子在肿瘤的发展和转移以及调节效应细胞对肿瘤细胞的杀伤中具有重要作用。目前已知，肿瘤的浸润与转移与其黏附分子表达的改变有关。一方面肿瘤细胞某些黏附分子表达减少可使细胞间的附着减弱，肿瘤细胞得以从原发肿瘤分离，这是肿瘤浸润和转移的第一步。例如，肿瘤细胞表面的 E-cadherin 分布改变，及其表达明显减少或缺失与肿瘤细胞的转移和肿瘤的恶性程度有关。另一方面，肿瘤细胞表达的某些黏附分子使已进入血流的肿瘤细胞得以黏附血管内皮细胞，造成血行转移。例如，人结肠癌细胞高表达 CD15，与血管内皮细胞表达的 E- 选择素结合，参与癌细胞血道转移；黑色素瘤细胞表达的 CD44 可促进癌细胞在肺部形成转移灶，用相应黏附分子的单抗或可溶性配体则可减少黑色素瘤肺部转移的数目。在肿瘤转移过程中，肿瘤细胞表面的黏附分子可发生变化。如在肿瘤发生早期，整合素表达降低，有利于瘤细胞在局部生长与扩散；在瘤细胞进入血循环后，其整合素表达上调，能促进瘤细胞黏附血管内皮细胞，继而发生转移。

黏附分子能介导 CTL、NK 细胞、巨噬细胞等效应细胞与肿瘤细胞的黏附。例如，参与 CTL 杀伤肿瘤细胞的黏附分子有 ICAM-1、LFA-1、CD2、LFA-3、CD8 及 MHC Ⅰ类分子等。某些肿瘤细胞的黏附分子表达缺失或下降，则可逃避效应细胞的杀伤。此外，肿瘤患者体液中可溶性 ICAM-1 等黏附分子水平往往升高，可能抑制 NK 等效应细胞的杀伤作用，这些均与肿瘤能逃避免疫攻击，得以生长、发育有关。肿瘤细胞表面的程序性细胞死亡配体 -1（programmed cell death 1 ligand 1，PD-L1）和 T 细胞表面属于免疫球蛋白超家族的程序性死亡受体 -1（programmed death 1，PD-1）结合，会诱导 T 细胞凋亡瓦解、抑制 T 细胞的增殖，使肿瘤细胞实现免疫逃逸。

> **案例 7-1 分析讨论：**
>
> 白细胞黏附缺陷 (LAD) 是罕见的原发性免疫缺陷病，是常染色体隐性遗传病，分为 LAD-1 型、LAD-2 型和 LAD-3 型。其中，LAD-2 型是由于岩藻糖代谢异常，导致了白细胞表面选择素配体岩藻糖化抗原 sLe^x（CD15s）等表达缺陷，使白细胞不能与血管内皮细胞上的 E- 选择素或 P- 选择素结合，引起白细胞滚动功能异常，不能穿透血管壁进入炎症区域所致；而 LAD-3 型是整合素由内到外的信号通路缺陷。
>
> 该案例中，患者所患的 LAD-1 型是由于 ITGB2 基因突变导致 β2 整合素（CD18）表达降低，白细胞不能有效地与血管内皮细胞表面黏附分子 ICAM-1 结合，从而引起白细胞移行功能障碍，使白细胞不能穿过血管内皮细胞向炎症部位移行所致。

（姜雨薇　马碧书）

第八章　主要组织相容性复合体

案例 8-1:　　　　　　　　　　　　　　MHC 基因型与疾病

　　俄罗斯人 Sergei 和 Natasha 育有 5 个孩子，其中大女儿 Tatiana 和儿子 Alexander 从出生起就反复发生严重慢性呼吸系统感染，如鼻窦炎、中耳炎和肺炎。由于呼吸道反复感染，他们患有严重的支气管扩张，常出现持续性咳嗽和黄绿色痰等症，并可从痰中分离得到流感嗜血杆菌、肺炎链球菌。而家庭中的其他 3 个孩子都很健康，对感染性疾病也没有易感性。

　　Tatiana 和 Alexander 常规检查结果显示：① IgG 水平升高，超过 1500mg/dl［正常水平（600 ～ 1400）mg/dl］。② 白细胞计数分别为 $7 \times 10^9/L$ 和 $6.6 \times 10^9/L$，其中淋巴细胞占 0.25（分别为 1750/μl 和 1650/μl）。$CD4^+$ T 细胞占 90% 以上，$CD8^+$ T 细胞约占 10%，这表示 $CD8^+$ 细胞有严重缺陷，但是他们的兄弟姐妹和父母经检测显示 $CD8^+$ T 细胞没有缺乏。③ 中性粒细胞功能和补体效价均正常。④ 对结核菌素和念珠菌作为抗原的迟发型超敏反应性皮肤试验显示细胞免疫功能正常。

　　为进一步探寻病因，按标准分型程序对所有家族成员的白细胞进行 HLA 抗原分型检查，结果显示：① Tatiana 和 Alexander 的细胞上未发现 MHC Ⅰ类分子。用更加灵敏的 FACS 分析技术检测他们的血细胞，发现 MHC Ⅰ类分子表达量非常低，不到他们父亲细胞表达量的 1%。② Tatiana 和 Alexander 的 MHC Ⅱ类分子表达正常。③ 母亲和父亲共享一个 MHC 单体型（HLA-A3, -B63, HLA-DR4, -DQ3），Tatiana 和 Alexander 从他们的父母那里继承了这个共享的单体型。因此，它们在 MHC 区域是纯合的，而其他孩子是杂合的。因此得出结论，Tatiana 和 Alexander 对呼吸道感染的易感性与 MHC 基因型别有关，因为只有他们是纯合子。

问题：

　　1. 为什么 Tatiana 和 Alexander 的 $CD8^+$ T 细胞数量减少，而 $CD4^+$ T 细胞水平正常？

　　2. Tatiana 和 Alexander 对结核菌素和念珠菌均有正常的迟发型超敏反应。考虑到他们的 $CD8^+$ T 细胞的缺陷，这是否令人惊讶？

　　3. 为什么 Tatiana 和 Alexander 有高水平的血清 IgG？

　　4. Sergei 和 Natasha 是否可能近亲结婚？

　　主要组织相容性复合体（major histocompatibility complex，MHC）是动物特定染色体上一组紧密连锁的基因群，其编码的产物在细胞间相互识别和"自己"与"非己"间的识别中发挥作用。MHC 编码的产物称为 MHC 分子或 MHC 抗原，可分布于不同类型的细胞表面，又因这些抗原在器官移植中代表供受者双方的组织相容程度，亦称为组织相容性抗原（histocompatibility antigen）或移植抗原（transplantation antigen）。组织相容性抗原包括多种复杂的抗原系统，其中引起强烈而迅速的排斥反应的抗原被称为主要组织相容性抗原（major histocompatibility antigen）。引起缓慢且较弱排斥反应的抗原被称为次要组织相容性抗原（minor histocompatibility antigen）。各种动物特别是哺乳动物都有 MHC，其编码的主要组织相容性抗原系统有不同的命名（表 8-1），如小鼠的 MHC 抗原是 H-2 系统（histocompatibility-2 system），猪的 MHC 抗原是 SLA（swine leukocyte antigen），人的 MHC 抗原被法国 Dausset 于 1958 年首先在人外周血白细胞表面发现，故称为人类白细胞抗原（human leucocyte antigen，HLA）。

表 8-1　人和不同种属动物的 MHC 名称

种属	人	小鼠	大鼠	狗	猪	兔	牛	恒河猴	大猩猩
名称	HLA	H-2	RT1	DLA	SLA	RLA	BOLA	RhLA	ChLA

　　MHC 是目前已知多态性最为丰富的一个基因系统，拥有极大数量的等位基因，赋予种群巨大潜力以适应多变的内外环境。MHC 分子不但决定着宿主组织的相容性，而且具有抗原提呈功能，从而参与调控免疫应答，与疾病的易感性和自身免疫病的发生密切相关，其意义远远超出了移植免疫的

范畴。

本章主要介绍人类 MHC 即 HLA 复合体（HLA complex）及其编码产物 HLA 分子。

第一节 人类 MHC 及其遗传特征

1999 年已完成经典 HLA 区域的全部序列分析及基因定位。人类 MHC 即 HLA 复合体，HLA 复合体定位于人第 6 号染色体短臂 6p21.31 内，全长 3.6 Mb，共确认了 224 个基因座位，其中 128 个为功能性基因，有蛋白质分子表达。2003 年完成了整个第 6 号染色体短臂的序列分析后提出了扩展的主要组织相容性复合体（xMHC）的新概念，以此替代了 1999 年确定的 HLA3.6 Mb 的序列。xMHC 染色体区域长度从 HLA Ⅰ类区域最远端的 HCP5Pl 5 起始，直至 HLA Ⅱ类区域的接近着丝粒处的 KIFCI，共 7.6Mb，包括 5 个亚区，421 个基因座位。

按 HLA 复合体在染色体上的排列，经典的 HLA 基因复合体包括 HLA Ⅰ类、Ⅱ类和Ⅲ类 3 个基因区：Ⅰ类基因区位于 HLA 复合体远离着丝点一端；Ⅱ类基因区位于 HLA 复合体近着丝点一端；Ⅲ类基因区位于二者之间（图 8-1）。本章主要讨论经典 HLA 基因。

MHC 基因分为两种类型，一是经典的 Ⅰ类基因和经典的 Ⅱ类基因，它们编码的产物显示极为丰富的多态性，具备抗原提呈功能，直接参与 T 细胞的激活和分化，决定个体组织相容性，参与调控适应性免疫应答。此类基因是本章介绍的重点。二是免疫功能相关基因，包括传统的Ⅲ类基因，以及新近确认的多种基因，它们主要参与调控固有免疫应答，不显示或仅显示有限的多态性。

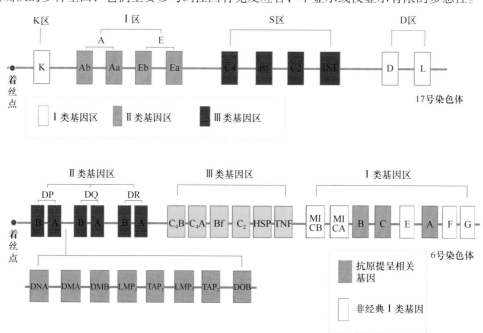

图 8-1　H-2 复合体和 HLA 复合体结构示意图

一、经典 HLA Ⅰ类及Ⅱ类基因

经典 HLA 基因，包括经典的 Ⅰ类和Ⅱ类基因，均表现为多基因性和多态性。

1. 经典的 HLA Ⅰ类基因　又称 HLA Ⅰa 基因，位于 Ⅰ类基因区，包括 B、C、A 三个座位（图 8-1）。每个等位基因均可分别编码 HLA Ⅰ类分子异二聚体的重链（α 链，45kDa）。其轻链为 β2 微球蛋白（β_2 microglobulin，β_2m，12kDa），由人第 15 号染色体上的基因编码。

2. 经典的 HLA Ⅱ类基因　位于Ⅱ类基因区，其编码产物为 HLA Ⅱ类分子。经典的 HLA Ⅱ类基因主要包括 DP、DQ、DR 三个亚区，分别编码分子量相近的 α 链和 β 链，形成 α/β 异二聚体蛋白（DPα/DPβ、DQα/DQβ 和 DRα/DRβ）。

二、免疫功能相关基因

每个 MHC 基因均含有多个外显子，分别编码 MHC 分子的胞外区、跨膜区和胞质区。

免疫功能相关基因分布于 HLA 复合体的 Ⅰ类、Ⅱ类和Ⅲ类区（图 8-1），通常不显示或仅显示有限的多态性，其结构、分布和功能相差甚远，主要参与抗原处理和调控固有基因性免疫应答。此类基因主要包括以下四类：①非经典Ⅰ类基因（位于Ⅰ类基因区域）；②抗原加工提呈相关基因（位于Ⅱ类基因区域）；③传统的Ⅲ类基因；④炎症相关基因（位于Ⅲ类基因区域）。

1. 非经典 HLA Ⅰ类基因 又称 HLA-Ib 基因，包括 HLA-E、F、G 和 MIC-A、B 等。因其等位基因数的有限性、编码产物分布的局限性以及功能独特，而有别于经典 HLA-A、HLA-B、HLA-C 基因。其中研究比较多的是以下三类基因。

（1）HLA-E 基因：其产物低水平表达于全身细胞，但高表达在羊膜和滋养层细胞表面。HLA-E 分子可提呈抗原，是 NK 细胞表面 C 型凝集素受体家族（CD94/NKG2）的专一性配体，由于其与杀伤细胞抑制性受体结合的亲和力明显高于与杀伤细胞活化性受体结合的亲和力，因此具有抑制 NK 细胞对自身细胞杀伤的作用，可能在维持母胎耐受中发挥作用。

（2）HLA-G 基因：其编码的重链和 $\beta_2 m$ 组成功能分子。其产物主要分布于母胎组织接触界面的滋养细胞，可与杀伤细胞的抑制性受体结合，发挥抑制效应，在母胎耐受中发挥功能。

（3）MHC Ⅰ类链相关基因（MHC class I chain-related gene，MIC gene）：具有高度的多态性，其中仅 MIC-A 和 B 可编码功能性产物，MIC-C、D、E 均为假基因。MIC-A 和 MIC-B 的编码产物与经典 HLA Ⅰ类分子具有 18% ~ 30% 同源性，主要表达于肠黏膜上皮细胞，不与 $\beta_2 m$ 和 CD8 分子结合，也不结合抗原肽。其相应受体为表达于 NK 细胞和 CD8$^+$ T 细胞表面的激活性受体 NKG2D。目前认为，MIC 分子参与细胞毒作用。

2. 抗原加工提呈相关基因 位于 HLA Ⅱ类基因区域，编码相应异二聚体分子。包括以下几种：

（1）蛋白酶体 β 亚单位（proteasome subunit beta type，PSMB）基因：又称低分子量多肽（low molecular weight peptide，LMP）基因、蛋白酶体相关基因（proteasome related gene），包括 PSMB8 和 PSMB9（即 LMP2/LMP7）两个基因座位，编码产物参与内源性抗原的处理。

（2）抗原加工相关转运体（transporter associated with antigen processing，TAP）基因：由 TAP1，TAP2 两个基因座位组成，编码的蛋白与内源性抗原肽的转运、提呈有关。

（3）HLA-DM 基因：包括 DMA 和 DMB 基因座位，编码产物参与外源性抗原加工处理，帮助溶酶体中的抗原肽进入 MHC Ⅱ类分子的抗原结合槽。

（4）HLA-DO 基因：包括 DOA 和 DOB 基因座位，编码产物共同组成 HLA-DO 分子的 α 链和 β 链。DO 分子能与 DM 稳定结合，参与对 DM 功能的负调节。

（5）TAP 相关蛋白基因：该基因编码的产物称 TAP 相关蛋白（TAP-associated protein，又称 tapasin），参与内源性抗原的加工提呈，主要对 HLA Ⅰ类分子在内质网中的装配发挥作用。

3. 血清补体成分编码基因 位于 HLA Ⅲ类基因区域，所编码的产物包括 C4、C2 与 Bf 等补体成分。

4. 炎症相关基因 在 HLA Ⅲ类基因区靠近Ⅰ类基因一侧，Ⅲ类基因是人类基因组中密度最大的区域。

（1）肿瘤坏死因子基因家族：包括 TNF-α 和 TNF-β 基因。其产物参与炎症、抗病毒和抗肿瘤等。

（2）转录调节基因或类转录基因家族：包括 IκBL 基因，产物参与调节 DNA 结合蛋白 NF-κβ 的活性。

（3）热休克蛋白基因家族：其产物热休克蛋白 70（heat shock protein 70，HSP70）参与炎症和应激反应，辅助内源性抗原的加工提呈。

三、MHC 的遗传特征

（一）多基因性

多基因性（polygeny）指复合体由多个位置相邻的基因座位所组成。如 HLA 复合体含多个不同 HLA Ⅰ类和Ⅱ类基因，其编码产物具有相似的结构和功能（例如 HLA-A、B 和 C 基因均编码Ⅰ类分子）。其含义为：每一个体的细胞表面均表达一组 HLA 分子，各具不同的抗原结合特性。

（二）高度多态性

多态性（polymorphism）是指随机婚配的群体中单个基因座位存在两个以上不同等位基因的现象。HLA 复合体中有很多基因座位的 DNA 序列在人群中存在许多变异体，称为等位基因（allele）。

截至 2020 年 1 月已确定的 HLA 等位基因总数已达 26,000 个，其中，等位基因数最多的座位是 HLA-B（7,126 个），即一个基因座位在群体中的变异体在 7000 以上（表 8-2）。HLA 复合体具有如此庞大的等位基因，表明 HLA 复合体属人类多态性最为丰富的基因系统，而另一方面，揭示了人群中两个无亲缘关系个体间 HLA 等位基因相同的概率非常低，为器官移植供者选择带来难题。

表 8-2 已鉴定的经典 HLA 基因的等位基因数和蛋白表型

基因型别	A	B	C	DRA	DRB	DQA1	DQB1	DPA1	DPB1
等位基因	5907	7126	5709	29	3331	229	1795	168	1537
蛋白表型	3720	4604	3470	2	2357	98	1194	65	1006

自 20 世纪 90 年代初起，HLA 分型从传统的鉴定 HLA 抗原特异性发展为直接检测各等位基因，从而极大促进了 HLA 的研究和应用。2010 年 4 月对 HLA 基因和等位基因采用了新的命名法（http://hla.alleles.org/nomenclature/naming.html）：每个 HLA 等位基因都有一个唯一的命名，对应最多四组用冒号分隔的字段。星号前为 HLA 基因座位的名称，星号后为代表等位基因的四组字段。字段 1 代表该等位基因的主型，并对应该基因产物相应的血清学分型。字段 2 代表该等位基因的亚型，可通过已确定的 DNA 序列顺序来分配亚型编号。字段 3 用来区分在编码区域内仅通过同义核苷酸替换（也称为沉默或非编码替换）的等位基因。字段 4 用来区别该等位基因非编码区域的差异。此外，等位基因的表达状态可后缀 "N"、"L"、"S"、"C"、"A" 或 "Q" 表示。"N"（null）代表不能表达，即表示其为无效等位基因；"L"（low）代表细胞表面低表达；"C"（cytoplasm）代表表达产物存在于细胞质；"S"（Soluble）代表表达产物是可溶性分子；"A"（aberrant）代表异常表达；"Q"（questionable）代表表达 "可疑"。如：HLA-A*02：101：01：02N 代表 HLA-A 基因座位 * 第 02 主型：第 101 亚型：编码区域内显示同义突变：非编码区域存在差异，且为无效等位基因。

HLA 多态性的遗传学基础：①复等位基因（multiple allele），位于同源染色体上对应位置的一对基因称为等位基因。由于群体中出现的突变，同一座位所可能出现的基因系列称为复等位基因。HLA 复合体的每一座位均存在为数众多的复等位基因，这是 HLA 高度多态性的最主要原因。②共显性（codominance），一对等位基因同为显性表达，此为共显性，即在杂合状态下，同源染色体上的等位基因均表达相应产物，从而极大增加了人群中 HLA 表型的多样性。

HLA 多态性的生物学意义：①体现了种群潜在的应答能力，保证了物种的延续及稳定性。特定 HLA 等位基因产物对提呈抗原具有一定的选择性，即不同 MHC 等位基因产物可以提呈结构不同的抗原肽，并诱发出特异性和强度不同的免疫应答。②作为良好的群体标志，对研究人类起源、迁移、混杂及某些疾病的高发有很高的价值。因为 HLA 的等位基因频率在种群内的不同人种、不同民族、不同地域存在差异。如东方人中常见的 HLA-B46、HLA-DR9 在白人中却很罕见。③对器官移植选择合适的供体造成很大的免疫遗传学障碍。

（三）单体型遗传

HLA 复合体是紧密连锁的，这些连锁在一条染色体上的等位基因很少发生同源染色体间的交换，从而构成一个单元型 HLA 表型、基因型与单体型的概念：某一个体 HLA 抗原特异性型别称为表型（phenotype）；HLA 基因在体细胞两条染色体上的组合称为基因型（genotype）；同一条染色体上紧密连锁的 HLA 各位点等位基因的组合称为单体型（haplotype）（表 8-3）。在遗传过程中，HLA 单体型作为一个完整的遗传单位由亲代传给子代。因此，子女的 HLA 基因型中，一个单体型与父亲相同，另一个单体型与母亲相同。例如父亲的 HLA 单体型为 a 和 b，母亲的是 c 和 d，则其子女可出现 ac、bc、ad 和 bd 4 种基因型（图 8-2）。这样，亲代与子代之间有一个单体型是相同的。同胞之间，HLA 基因型完全相同的概率为

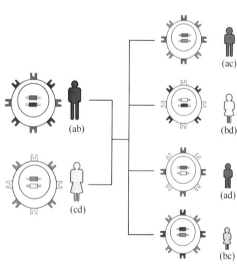

图 8-2　HLA 单体型遗传特点示意图

25%，完全不相同的概率亦为 25%，一个单体型相同的概率为 50%。这就是为什么在进行器官移植时首先从直系亲属中选择供体及 HLA 分型应用于亲子鉴定的原因。

表 8-3　HLA 的表型、基因型与单体型

个体	甲		乙		丙	
	A1 | | A2		A1 | | A1		A1 | | A1	
	B8 | | B12		B8 | | B12		B8 | | B8	
表型	HLA-A1、2：B8、12		HLA-A1：B8、12		HLA-A1、B8	
基因型	HLA-A1、A2		HLA-A1、A1		HLA-A1、A1	
单体型	HLA-B8、B12		HLA-B8、B12		HLA-B8、B8	
	HLA-A1、B8/A2、B12		HLA-A1、B8/A1、B12		HLA-A1、B8/A1、B8	

（四）连锁不平衡

连锁不平衡（linkage disequilibrium）是指分属两个或两个以上基因座位的各等位基因可同时出现在一条染色体上的概率高于随机出现的频率。在某一群体中，不同座位上某两个等位基因出现在同一条单体型上的频率与预期值之间有明显的差异。例如，在白人中 HLA-A1 和 HLA-B8 基因频率分别为 0.275 和 0.157。A1 和 B8 在同一条单体型上的预期频率应为 0.043（0.275×0.157），但在群体中 A1 和 B8 在同一条单体型上的实际频率是 0.098。

连锁不平衡这一现象的意义在于：①在一定程度上减少了群体中 HLA 单体型的多样性，给器官移植寻找 HLA 相匹配的供体提供了有利机会。②增加了 HLA 与疾病关联研究中寻找原发性关联成分的难度。③可作为人种种群基因结构的一个特征。

第二节　MHC 分子的分布与结构

人类 MHC 基因编码的产物中，经典 HLA Ⅰ类分子和 HLA Ⅱ类分子以糖蛋白形式表达在细胞膜表面，它们在组织分布、结构和功能上各有特点（表 8-4）。HLA Ⅲ类分子则以可溶性形式存在于血浆中。

表 8-4　HLA Ⅰ类和Ⅱ类抗原的结构、组织分布和功能特点

HLA 类别	分子结构	抗原槽肽链组成	组织分布	功能		
				识别提呈 Ag	结合辅助受体	识别限制
Ⅰ类 A，B，C	α 链 +β_2m	α1+α2	所有有核细胞表面	内源性 Ag	CD8	CTL
Ⅱ类 DP，DQ，DR	α 链 +β 链	α1+β1	APC、活化的 T 细胞等	外源性 Ag	CD4	Th

一、MHC 分子的分布

1. HLA Ⅰ类分子的分布　MHC Ⅰ类分子广泛分布在体内多种有核细胞表面，包括血小板和网织红细胞。成熟的红细胞一般不表达 MHC Ⅰ类抗原，但某些特殊血型的红细胞也能检出Ⅰ类抗原。不同组织和不同细胞类型表达Ⅰ类抗原的密度各异：外周血白细胞、淋巴结和脾淋巴细胞Ⅰ类抗原表达水平最高；其次为肝、肾、皮肤、主动脉和肌肉细胞；神经细胞、成熟的滋养层细胞和某些分化阶段的精细胞不表达Ⅰ类抗原。MHC Ⅰ类分子参与对内源性抗原肽的加工、处理和提呈，故其广泛分布具有重要生物学意义。

2. HLA Ⅱ类分子的分布　MHC Ⅱ类分子分布不如Ⅰ类分子广泛，局限在特定的细胞群，主要表达于 APC（如 B 细胞、单核巨噬细胞、树突状细胞）、激活的 T 细胞等表面。另外，内皮细胞和某些组织的上皮细胞也可诱导性表达 MHC Ⅱ类抗原。由于 MHC Ⅱ类分子主要参与对外源性抗原的加工、处理和提呈，而此功能主要由 APC 承担，其他体细胞并不参与，故 MHC Ⅱ类分子主要表达于 APC。

此外，分布在细胞表面的 MHC Ⅰ、Ⅱ类分子，也可以可溶性形式出现在血清、尿液、唾液、精液及乳汁中。

二、MHC 分子的结构

1. MHC Ⅰ类分子的结构　Ⅰ类分子由重链（α链）和轻链（β链）经非共价键连接而成异二聚体。

α链由胞外区（α1、α2 和 α3）、跨膜区和胞内区组成（图 8-3）。α1、α2 和 α3 结构域分别包含约 90 个氨基酸，α3 结构域属于免疫球蛋白超家族结构域，α3 结构域为 T 细胞 CD8 分子的识别部位。远膜端的 α1、α2 结构域构成肽结合槽（peptide-binding cleft），肽结合槽为 HLA Ⅰ类分子与抗原肽结合的部位，同时也是Ⅰ类分子被 CTL 的 TCR 识别的部位。肽结合槽由 2 个 α 螺旋组成凹槽的壁和 8 条 β 片层构成凹槽的底，凹槽的两头封闭（图 8-4）。接纳的内源性抗原肽长度有限，约容纳 8～10 个氨基酸残基。Ⅰ类分子的多态性（即不同 HLA 分子的结构差异）主要位于该区域，并因此决定不同 HLA Ⅰ类分子所能结合并提呈的抗原肽（及亲和力）存在差异。跨膜区排列成 α 螺旋，跨越脂质双分子层，将肽链固定于胞膜。胞内区的氨基酸被磷酸化后有利于细胞外信息向胞内传递。

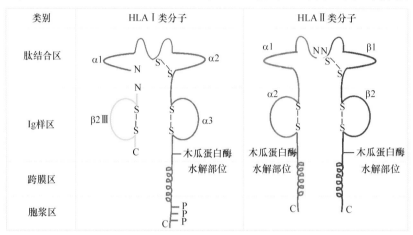

图 8-3　HLA Ⅰ类（左）、HLA Ⅱ类（右）分子结构示意图

轻链为 12kDa 的 $\beta_2 m$，为可溶性蛋白，不通过细胞膜，氨基酸系列高度保守，在不同物种之间差别极小。$\beta_2 m$ 与 α3 功能区以非共价键连接，两者均属于 IgSF 结构域，又被称为免疫球蛋白样区。$\beta_2 m$ 的作用主要是稳定Ⅰ类分子并使其能有效地表达于细胞表面。

2. MHC Ⅱ类分子的结构　Ⅱ类分子是 α 链（35kDa）和 β 链（28kDa）经非共价键连接而成异源二聚体。α 链和 β 链均为跨膜肽链，由胞外区、跨膜区和胞内区组成。α 链和 β 链各自均有两个胞外结构域（α1、α2 和 β1、β2）、跨膜序列和胞内段。远膜端 α1 和 β1 结构域构成肽结合槽（图 8-3），凹槽形状与Ⅰ类分子凹槽极相似，但两端是开放的，进入槽内的抗原肽长度变化大，约容纳 13～17 个氨基酸残基（图 8-4）。Ⅱ类分子的多态性残基主要集中于 α1 和 β1，HLA Ⅱ类基因的多态性决定其肽结合槽的生化特点，也决定了 HLA Ⅱ类分子与抗原肽结合以及被 T 细胞识别的选择性和亲和力。α2 及 β2 结构域与Ⅰ类分子的 α3 结构域相似，具有 Ig 样结构，β2 结构域为 T 细胞 CD4 分子的识别部位。跨膜区将肽链固定于胞膜。胞内区可能参与信息传递。

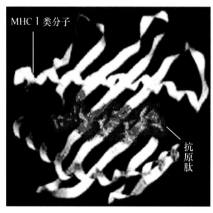 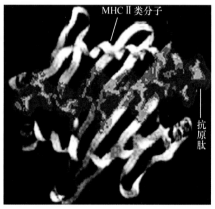

图 8-4　MHC Ⅰ类分子和 MHC Ⅱ类分子肽结合槽示意图

三、MHC 分子和抗原肽相互作用

（一）MHC 和抗原肽相互作用的分子基础

MHC 分子结合并提呈抗原肽供 TCR 识别。抗原肽都带有两个或两个以上与 MHC 抗原肽结合槽相结合的特定部位，称为锚定位或锚着位（anchor position）。在该位置抗原肽与 MHC 分子结合的氨基酸残基被称为锚定残基或锚着残基（anchor residue）（图 8-5）。如：小鼠 MHC Ⅰ类分子接纳 8 肽抗原的锚定位在 P5（锚着残基 Y 或 F）和 P8（锚着残基 L）；接纳 9 肽的锚定位在 P2（锚着残基 Y）和 P9（锚着残基 V、I 或 L）。因此，小鼠 MHC Ⅰ类分子接纳抗原肽时，所接纳的抗原肽各自有特定的共用基序（consensus motif），分别为 x-x-x-x-x-Y/F-x-x-L 和 x-Y-x-x-x-x-x-x-V/I/L（Y/F、L、Y 和 V/I/L 为锚定残基，x 代表任意氨基酸残基）。如图 8-6 所示，进入Ⅱ类分子抗原结合槽的抗原肽较长（13～17 个氨基酸残基），但其中都有对应于Ⅰ类分子的 9 肽结构（核心基序）。各种抗原肽均借助特定的锚定位和锚定残基与不同的 MHC 等位基因分子结合。而相对于Ⅰ类分子来说，Ⅱ类分子格局较为复杂，一是锚定位的数量较多，二是组成锚定残基的氨基酸种类变化很大。

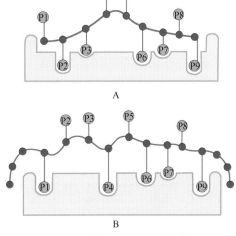

图 8-5　抗原肽与 MHC 的Ⅰ类分子（A）和Ⅱ类分子（B）的结合及相应的锚定位

等位基因	抗原肽氨基酸残基组成	残基数	抗原肽来源
HLA-A*0201（Ⅰ类分子）	1 2 3 4 5 6 7 8 9		
	S L L P A I V E L	9	蛋白磷酸酶389-397
	T L W V D P Y E L	9	BCTI蛋白103-111
	L L L D V P I A A V	10	IP-30信号肽27-35
	Y M N G T M S Q L	9	酪氨酸激酶369-377
	M L L A L L Y C L	9	酪氨酸激酶1-9
	A L W L F F G V L	9	黑色素瘤抗原
HLA-DRB1*0405（Ⅱ类分子）	K E L K I D I I P N P Q F R	14	热休克蛋白68-81
	A P N T P K T I D S W R D	13	Ras相关蛋白86-98
	Y L L T T T E F T P T E K D	14	β₂微球蛋白83-96
	D P I L Y R P V A V A L D T K G P	17	PKM2 101-117
	K K V V Y S L K L D T A Y D	15	组织蛋白酶C62-76

● 核心序列残基(锚着位)　　□ 核心序列残基(非锚着位)　　▨ 非核心序列残基

图 8-6　各种天然抗原肽借助特定锚定残基与不同的 HLA 等位基因分子结合

（二）抗原肽与 MHC 分子相互作用的特点

1. 具有相对选择性　与不同型别 MHC 分子结合的抗原肽其共用基序各异，在这个意义上讲，两者的结合具有一定的专一性。换言之，不同的 MHC 分子选择性与某些抗原肽结合，故不同 MHC 等位基因产物有可能提呈同一抗原的不同表位，造成不同个体对同一抗原应答强度的差异。特定的 MHC 分子选择性地结合具有某共用基序的抗原肽，因此结合显示一定的专一性。这实际上是 MHC 以其多态性参与和调控免疫应答的一种重要机制。

2. 具有包容性　MHC 分子与抗原肽的结合无严格的专一性，即不是一对一的关系，而是一种 MHC 分子可结合一群带有特定共用基序的肽段，此为包容性。同一家族成员（为不同等位基因编码产物）可结合拥有相似共用基序的抗原肽。换言之，能够被某一 HLA Ⅰ类分子提呈的抗原肽，也可被同一家族的其他等位基因产物所识别和提呈。这一点对设计并应用多肽疫苗或 T 细胞疫苗进行免疫学防治提供了重要理论基础，也为拓宽器官移植供者的选择范围提供了重要线索。

第三节　MHC 分子的功能

MHC 抗原（分子）最初是作为同种抗原诱发移植排斥反应而被发现的，但很快就认识到它在调节免疫应答和某些疾病的易感性中起重要作用。

一、参与适应性免疫应答

（一）进行抗原提呈

MHC 最主要的功能之一是作为抗原提呈分子，参与适应性免疫应答。已知两类 MHC 分子所提

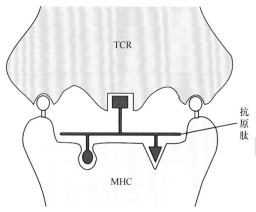

图 8-7　TCR 识别抗原肽 -MHC 复合物

呈的抗原有不同的特点。外源性抗原由 MHC Ⅱ类分子结合成抗原肽 -MHC Ⅱ类分子复合物运送到细胞表面供 CD4$^+$T 细胞识别。内源性抗原与新合成的 MHC Ⅰ类分子结合成抗原肽 -MHC Ⅰ类分子复合物，经高尔基体转运到细胞表面，供 CD8$^+$T 细胞识别（详见第十二章），从而实现 T 细胞的 TCR 对抗原肽和 MHC 分子的双识别（图 8-7，详见第十四章）。

（二）控制免疫细胞之间的相互作用

T 细胞通常不能识别天然抗原，而是识别由 APC 提呈的抗原肽 -MHC（peptide-MHC，pMHC）复合物，其识别抗原具有 MHC 限制性（MHC restriction），指 T 细胞以其 TCR 对抗原肽和自身 MHC 分子进行双重识别，即 T 细胞只能识别自身 MHC 分子提呈的抗原肽。CD4$^+$Th 细胞识别Ⅱ类分子提呈的外源性抗原肽，CD8$^+$CTL 识别Ⅰ类分子提呈的内源性抗原肽（见表 8-4）。

（三）参与免疫应答的遗传控制

机体对某种抗原物质是否产生应答以及应答的强弱是受遗传控制的。目前认为，不同个体所具有的高度多态性的 MHC，可能控制着对特异性抗原应答的能力。如某个体的 MHC 分子与抗原表位的结合具有高度亲和力，则该个体对此抗原的免疫刺激呈高应答；相反，则呈低应答。这种现象的群体效应是赋予物种极大的适应能力，推动生命的进化。

（四）参与 T 细胞在胸腺中的选择和分化

T 细胞在胸腺发育中，高亲和力结合自身抗原肽 -MHC 分子复合物的 T 细胞克隆发生凋亡，从而清除自身反应性 T 细胞，建立了 T 细胞的中枢免疫耐受（详见第九章）。

（五）决定疾病易感性的个体差异

某些特定的 MHC 等位基因（或与之紧密链锁的疾病易感基因）的高频出现与某些疾病发病密切相关。

（六）参与移植排斥反应

作为主要移植抗原，在同种异体移植中可引起移植排斥反应。

二、参与固有免疫应答

MHC 中的部分免疫功能相关基因参与非特异性免疫应答的调控。主要表现在以下三方面：①经典的Ⅲ类基因编码补体成分，参与炎症反应和对病原体的杀伤，与免疫性疾病的发生有关；②非经典的Ⅰ类基因和 MIC 基因产物可作为配体，以不同的亲和力结合 NK 细胞抑制性和激活性受体，从而参与调节 NK 细胞活性；③炎症相关基因编码的多种分子如 TNF-α 等参与启动和调控炎症反应，并在应激反应中发挥作用。

第四节　HLA 与临床

一、HLA 与器官移植

器官移植物存活率的高低主要取决于供、受者间的组织相容性，其中 HLA 等位基因的匹配程度起关键作用，涉及移植前须对供、受者进行 HLA 分型及交叉配型（cross-typing）。在肾脏移植中，各 HLA 座位配合的重要性依次为 HLA-DR、HLA-B、HLA-A。在骨髓移植中，为预防移植物抗宿

病，一般选择 HLA 全相同者作为供者。

由于 HLA 具有高度多态性，在无关人群中寻找 HLA 匹配的供者十分困难。PCR 基因分型技术的普及、计算机网络的应用、无亲缘关系个体骨髓库和脐血库的建立，有助于提高 HLA 相匹配供受者选择的准确性和配型效率。

二、HLA 分子的异常表达和临床疾病

某些传染性疾病、免疫性疾病、造血系统疾病和肿瘤等均可影响细胞表面 HLA 抗原表达。例如：某些人体肿瘤或肿瘤细胞系其 HLA Ⅰ 类分子表达缺失或减少，导致肿瘤细胞不能被 CTL 所识别和攻击，造成肿瘤的免疫逃逸（immune escape）。AIDS 患者单核细胞 HLA Ⅱ 类抗原表达明显减少；某些自身免疫病的靶器官可异常表达 HLA Ⅱ 类抗原，这可能和它们促进免疫细胞的过度活化有关。

三、HLA 和疾病关联

连锁（linkage）与关联（association）研究是 HLA 与疾病关联研究最常用的两种方法。连锁分析可依据家系资料对疾病基因进行定位，关联分析则家系及群体资料均可用。关联是指两个遗传学性状在群体中同时呈现非随机分布。关联程度可采用相对危险率（relative risk，RR）进行评估，表示携带某种 HLA 抗原型别的个体与无此种抗原的个体患某种疾病危险性的比值。若 RR ＞ 1，认为此病与某种 HLA 抗原型别有关联；RR 值越大，表示携带此抗原者患某病的危险性越大；若 RR ＜ 1，表示携带某抗原者对某病有抵抗性。最典型的例子是，北美白人强直性脊柱炎（AS）患者有 91% 以上携带 HLA-B27 抗原，而在健康人群中仅为 1% ～ 8%，由此认为带有 B27 等位基因的个体易患 AS。

与 HLA 关联的疾病达 500 余种，以自身免疫病为主，也包括一些肿瘤和传染性疾病（表 8-5）。对 HLA 关联疾病的认识有助于阐明 HLA 在免疫应答中的作用和疾病发生机制，而且可能有助于某些疾病的辅助诊断、疾病的预测、分类以及预后判断。

表 8-5　与 HLA 关联的疾病

疾病	HLA 抗原型别	相对危险率（RR）
与 HLA Ⅰ 类抗原关联的疾病		
强直性脊柱炎	B27	＞ 100
急性虹膜睫状体炎	B27	10.0
Reiter 综合征	B27	30 ～ 50
银屑病关节炎	B17	6
	Cw6	9
Behcet 综合征	B51	10 ～ 15
与 HLA Ⅱ 类抗原关联的疾病		
胰岛素依赖型糖尿病	DR3/DR4	25
寻常型天疱疮	DR4	24
发作性睡病	DR2	20
系统性红斑狼疮	DR3	5.8
多发性硬化症	DR2	4.8
类风湿关节炎	DR4	4.2

四、HLA 与亲子鉴定和法医学

由于 HLA 复合体的高度多态性和多基因性，意味着在无亲缘关系的个体之间，HLA 的基因型和表现型完全相同的机会几乎等于零，每个个体的 HLA 复合体可被视为个体特异性的终生遗传标记，并且亲代与子代间 HLA 以单体型方式遗传，因此，HLA 基因型和（或）表现型的检测，可在法医学的个体识别和亲子鉴定中发挥重要作用。另外，不同的人种或民族具有不同的 HLA 特征，对研究人

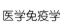

类学提供了重要的依据。

案例 8-1 分析讨论：

CD8⁺T 细胞在胸腺内的成熟取决于 MHC Ⅰ类分子在胸腺上皮细胞上的表达，相反，CD4⁺T 细胞的成熟需要与胸腺上皮上的 MHC Ⅱ类分子相互作用。由于 Tatiana 和 Alexander 缺乏 MHC Ⅰ类分子，所以 CD8⁺T 细胞发育异常，但并不缺乏 MHC Ⅱ类分子，他们的 CD4⁺T 细胞能正常发育，因此，CD4⁺T 细胞水平是正常的。

迟发型超敏反应皮肤试验是主要由抗原特异性 CD4⁺T 细胞引起的，由于他们的 CD4⁺T 细胞是正常的，所以相应的皮肤试验均显示阳性。

辅助 B 细胞成熟和分泌免疫球蛋白主要是活化的 CD4⁺T 细胞。在 Tatiana 和 Alexander 体内，首先，CD4⁺T 细胞功能正常，且比例偏多（CD4⁺T 细胞占 90% 以上，而正常人约为 60% ～ 70%），其次，由于缺乏 MHC Ⅰ类分子，抗原提呈主要以 MHC Ⅱ类分子途径为主，激活大量的 CD4⁺T 细胞，因此，血清中有较高水平的抗体。而有 CD4⁺T 细胞的缺陷者，通常血清免疫球蛋白水平非常低。

Sergei 和 Natasha 有可能是近亲结构。他们共享一个单体型，按照单体型遗传规律，其父母存在亲缘关系。

（李冰雪）

第九章　免疫细胞的分化与发育

案例 9-1:　　　　　　　　　　造血干细胞移植

　　患者，男，40岁，肾癌晚期双肺广泛、弥散性转移，自感胸闷，气短，呼吸困难，发展到不能平卧，晚上常常被憋醒。到医院肿瘤科求治。X片显示，患者双肺多处广泛、弥散性转移，最大病灶达7cm。经过化疗、生物治疗等均没有效果，且病灶进行性增大。专家会诊认为属晚期肾癌转移，最多有2个月的生存时间。经过检查，其妹妹的主要组织相容性抗原同患者相吻合，可做供体。在充分预处理的基础上，将其妹妹的造血干细胞植入李某的体内。16天后检验结果显示，患者白细胞已上升到 $5.4×10^9/L$，骨髓象增生活跃，血液中的淋巴细胞染色体已由XY变为XX，表明其妹妹的造血干细胞已经植入并替代了患者的造血细胞。在此基础上分两次将供体淋巴细胞输入患者体内，激发移植物抗肿瘤效应，杀灭患者体内的肿瘤细胞。经过3个月的精心治疗，闯过了出血、感染、移植物抗宿主病等道道难关，患者临床症状逐步缓解，肺部转移病灶消失或明显缩小，原未坐着喘气都非常困难，现在上下4层楼行走自如，生活质量明显提高。

问题:
　　1. 选择供体时，为何要检测组织相容性抗原？
　　2. 输入的供体淋巴细胞杀灭患者体内的肿瘤细胞的可能机制是什么？

　　免疫细胞是免疫系统中具体执行免疫功能的细胞，主要包括淋巴细胞、抗原提呈细胞、粒细胞及其他参与免疫应答的细胞。所有免疫细胞均来源于骨髓中的造血干细胞。

第一节　造血干细胞的分化与发育

　　造血干细胞是指具有高度自我更新能力和多能分化潜能的造血前体细胞。造血干细胞存在于造血组织及血液中，体内所有血细胞均由其分化而来。

一、造血干细胞的起源和分布

　　造血干细胞在人胚胎第2周时可出现于卵黄囊，第4周开始转移至胚肝，妊娠5个月后，骨髓开始造血，出生后骨髓成为造血干细胞的主要来源。成年人造血干细胞主要分布于红骨髓、脾及淋巴结，其中以红骨髓最重要，外周血和脐带血中也含有一定数量的造血干细胞。

二、造血干细胞的分化与发育

　　造血干细胞在骨髓中分化为淋巴样祖细胞和髓样祖细胞，淋巴样祖细胞分化为祖T细胞(pro-T)、祖B(pro-B)细胞和NK前体细胞，祖B细胞继续在骨髓中分化发育为成熟的B细胞。祖T细胞进入胸腺中分化发育为成熟的T细胞；髓样祖细胞进一步分化成熟为粒细胞、单核细胞、红细胞、血小板。树突状细胞可能由淋巴样祖细胞和髓样祖细胞分化而来（图9-1）。

　　骨髓中的基质细胞和毛细血管网络组成海绵状介质，多能造血干细胞分布于其中。骨髓基质细胞表达并分泌干细胞增殖、分化所必需的生长因子。

三、造血干细胞的表面标志

　　造血干细胞的主要表面标志为CD34和CD117(C-Kit)。CD34是原始造血干细胞的特征性表面标志，为高度糖基化的膜蛋白，属唾液黏蛋白家族。$CD34^+$ 细胞占骨髓细胞的 1% ～ 4%。随着造血干细胞的分化成熟，其表面CD34表达水平逐渐下降，成熟血细胞不表达CD34；CD117即干细胞因子受体（ stem cell factor receptor，SCFR ），属含酪氨酸激酶结构的生长因子受体。$CD117^+$ 细胞占骨髓细胞的 1% ～ 4%。干细胞因子（ stem cell factor，SCF ）与CD117结合促进造血干细胞增殖分化。早期造血干细胞CD117表达水平较低，随着造血干细胞分化发育，CD117表达水平逐渐升高，至造血祖细胞阶段CD117水平表达最高，而随着向终末成熟血细胞分化，CD117表达水平又逐渐降低。

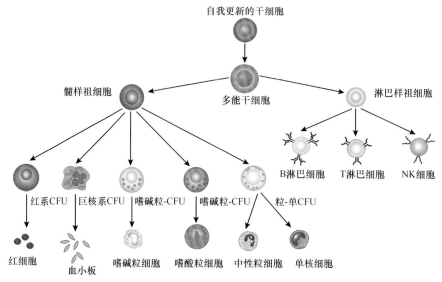

图 9-1　造血干细胞的分化

第二节　T 细胞的分化与发育

祖 T 细胞（pro-T cell）进入胸腺，在胸腺中逐渐分化为成熟 T 细胞（mature T cell）。本节主要介绍 TCR-αβT 细胞在胸腺中的分化发育过程（图 9-2）。

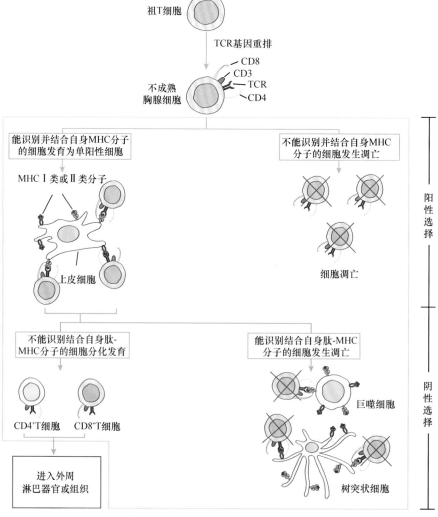

图 9-2　T 细胞在胸腺中的分化发育

一、T 细胞发育的阳性选择

在胸腺中的未成熟 T 细胞统称为胸腺细胞（thymocyte）。早期胸腺细胞位于胸腺皮质，其表型为 $CD2^+$、$CD5^+$、$CD4^-$、$CD8^-$，又称为双阴性细胞（double negative cell，DN）。随着胸腺细胞逐渐向皮质深层迁移，双阴性细胞先后发生 TCR-β 基因和 TCR-α 基因重排，并逐渐表达功能性 TCR。与此同时，双阴性细胞逐渐转变为 $CD4^+CD8^+$ 双阳性细胞（double positive cell，DP）。

DP 细胞继而经历阳性选择（positive selection，PS）过程。若 DP 细胞能与胸腺皮质上皮细胞表面 MHC Ⅱ 类或 MHC Ⅰ 类分子以适当亲和力结合，即继续分化为 $CD4^+$ 或 $CD8^+$ 单阳性细胞（single positive cell，SP）：与 MHC Ⅰ 类分子结合的 DP 细胞 CD8 表达水平增高，不再表达 CD4；与 MHC Ⅱ 类分子结合的 DP 细胞其 CD4 表达水平增高，不再表达 CD8。若 DP 细不能与 MHC 分子结合或亲和力过高，则发生凋亡。仅约 5% DP 细胞经历阳性选择而存活。该选择过程赋予成熟的 $CD4^- CD8^+$ T 细胞和 $CD4^+ CD8^-$ T 细胞分别具有识别自身 MHC Ⅰ 类和 MHC Ⅱ 类分子的能力，此乃 T 细胞获得 MHC 限制性的分子基础。

二、T 细胞发育的阴性选择

经历阳性选择的 T 细胞还须通过阴性选择（negative selection，NS），才能发育为成熟 T 细胞。位于胸腺皮质与髓质交界处的树突状细胞和巨噬细胞均高表达自身肽 /MHC Ⅰ 或自身肽 /MHC Ⅱ 类分子复合物。经历阳性选择后的 T 细胞若能与此自身肽/MHC 分子复合物高亲和力结合，即被诱导凋亡；而不能识别该复合物的 T 细胞则能继续发育。由此，T 细胞通过阴性选择而获得自身耐受性。

通过阳性选择和阴性选择，T 细胞才分化为成熟的单阳性细胞，进而离开胸腺进入血液并迁移至外周免疫器官。胸腺基质细胞和胸腺基质细胞所分泌的胸腺激素和细胞因子是 T 细胞分化发育的必要条件。

第三节　B 细胞的分化与发育

B 细胞的分化发育过程分为抗原非依赖期和抗原依赖期两个阶段（图 9-3）。

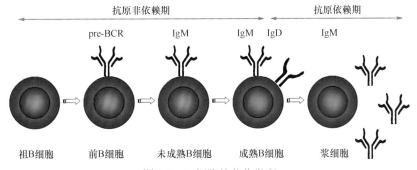

图 9-3　B 细胞的分化发育

一、抗原非依赖期

祖 B 细胞在骨髓中的分化发育无需抗原刺激，历经祖 B 细胞（pro-B cell）、前 B 细胞（pre-B cell）、未成熟 B 细胞（immature B cell）和成熟 B 细胞（mature B cell）阶段，表现为功能性 BCR 表达和自身耐受的形成。在祖 B 细胞阶段，发生 IgH 链可变区 D-J 基因和 V-D-J 基因重排，开始表达 Igα/Igβ；在前 B 细胞阶段，发生 Ig L 链可变区 VJ 基因重排，开始合成膜型 Igμ 链。随后，前 B 细胞表达由 Igμ 与 Igα/Igβ 共同组成的 pre-BCR，并表达 CD19、CD20 和 MHC Ⅱ 类分子；在未成熟 B 细胞阶段，未成熟 B 细胞表达由 sIgM 和 Igα/Igβ 共同组成的 BCR。Bruton's 酪氨酸激酶（Btk）参与 B 细胞内活化信号转导，Btk 基因突变可使 B 细胞发育停滞于前 B 细胞阶段。在此阶段发生 B 细胞的阴性选择，其机制为：与自身抗原高亲和力结合的 B 细胞发生凋亡，不能与自身抗原结合的 B 细胞将继续发育为成熟 B 细胞；成熟 B 细胞表面同时表达 mIgM 和 mIgD，且均与 Igα/Igβ 结合。成熟 B 细胞也表达 CD19、CD21 和 CD81 组成的 BCR 辅助受体，并表达补体受体、丝裂原受体和细胞因子受体等。成熟 B 细胞进入血液并迁移至外周免疫器官。未受抗原刺激的成熟 B 细胞称为初始 B 细胞（naive B cell）。

骨髓基质细胞和骨髓基质细胞所分泌的各种可溶性因子是 B 细胞分化发育的必要条件。祖 B 细胞与骨髓基质细胞表面结合，在干细胞因子的诱导下开始表达 IL-7R。骨髓基质细胞通过其所分泌的 IL-7 刺激祖 B 细胞继续分化成熟。

二、抗原依赖期

在外周免疫器官中，若接受外来抗原刺激，在 T 细胞辅助下，B 细胞活化增殖形成生发中心，经历 Ig 可变区体细胞高频突变、亲和成熟、抗原受体编辑等复杂事件，大部分 B 细胞分化为浆细胞并产生特异性抗体；少数 B 细胞分化为长寿记忆性细胞。在外周免疫器官中，通过阳性选择保留对抗原具有高亲和力的 B 细胞，通过阴性选择清除自身反应性 B 细胞或非功能性免疫球蛋白基因重排的 B 细胞。

第四节　淋巴细胞抗原识别受体的多样性

一、BCR 多样性

（一）BCR 基因结构及重排

1. BCR 基因结构　BCR 即 B 细胞膜免疫球蛋白（mIg），由两条相同的重链和两条相同轻链构成。编码人 Ig 轻链和重链的基因定位于不同染色体上，其 V 区和 C 区分别由多个不连续基因片段所编码（表 9-1）。

人 IgH 链基因位于第 14 号染色体上，由可变区（variable，V_H）基因、多样性（diversity，D_H）基因、连接（joining，J_H）基因和恒定区（constant，C_H）基因片段组成。V_H、D_H、J_H、C_H 基因片段数分别为 45、23、6、9 个（表 9-2，图 9-4）。

表 9-1　人 Ig 基因的染色体定位及基因片段

肽链	所在染色体	基因片段及排列
H	14q32.3	Vn—Dn—Jn—Cn
κ	2 p11.12	Vn—Jn—C
λ	22q11.2	Vn—（J—C）n

表 9-2　人 Ig 基因片段

肽链	V 片段数	D 片段数	J 片段数	C 片段数
H	45	23	6	9
κ	40	0	5	1
λ	30	0	4	4

图 9-4　免疫球蛋白 H 链基因及重排

　　人 Ig L 链基因分为 κ 链和 λ 链基因。κ 链基因由 Vκ、Jκ 和 Cκ 基因片段组成。Vκ、Jκ、Cκ 基因片段数分别为 40、5、1 个（表 9-2，图 9-5）；λ 链基因由 V_λ、J_λ 和 C_λ 基因片段组成。V_λ、J_λ 和 C_λ 基因片段数分别为 30、4、4 个（表 9-2，图 9-6）。

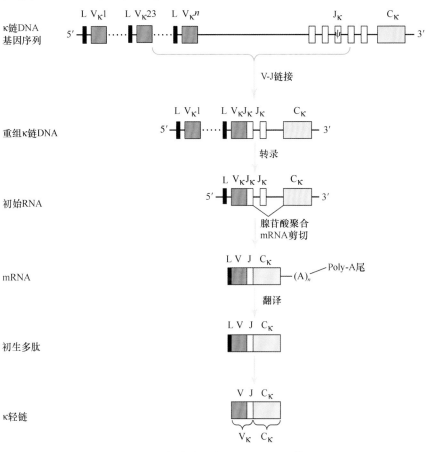

图 9-5　免疫球蛋白 κ 链基因及重排

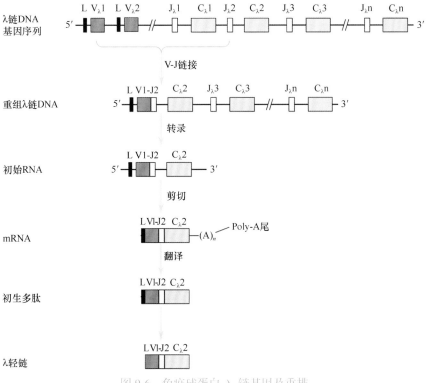

图 9-6　免疫球蛋白 λ 链基因及重排

2. BCR 基因重排 Ig 基因片段以成簇形式存在，因此首先进行基因重排才能编码完整的功能性 mIg 肽链。仅胚系 B 细胞可进行基因重排：首先进行编码 H 链的 V-D-J-C 基因重排，而后进行编码 L 链的 V-J-C 基因重排。H 链基因重排中，首先是一个 D 和一个 J 片段连接形成 DJ 片段，随后一个 V 片段与 DJ 片段连接形成 VDJ 外显子（图 9-4、图 9-5、图 9-6）。

（二）BCR 多样性的产生机制

BCR 多样性涉及的主要机制如下：

1. 组合多样性 组合多样性（combinatorial diversity）是指 BCR（Ig）基因产生于众多的 V、D、J、C 基因片段排列组合。

2. 连接多样性 连接多样性（junctional diversity）是指 BCR 基因在 V-D-J 连接过程中可出现不同的连接点，以及同一连接点上可发生核苷酸缺失（deletion）、插入（insertion）和倒转（inversion）现象。

3. 体细胞高频突变 组合多样性和连接多样性都是在 B 细胞在发生重排时产生的，是作用在种系基因片段上的。而体细胞高频突变（somatic hypermutation）是指发育后期和经抗原刺激后，滤泡生发中心内成熟的 B 细胞的 BCR 重链和轻链 V 区基因的体细胞突变率比其他体细胞突变率高 1000 万倍，即每次细胞分裂均有 50% BCR 基因发生突变，形成极为多样性的 B 细胞克隆。

基于上述机制，据推算：V 区基因组合数达 1.9×10^6，连接多样性达 3×10^7，多样性总计达 5×10^{13}（表 9-3）。

表 9-3　人 Ig 多样性产生的机制

多样性机制	IgH	Igλ	IgK
组合多样性	$40 \times 25 \times 6$（6×10^3）	30×4（1.2×10^2）	40×5（2×10^2）
N，P- 核苷酸插入	2	50% 连接部位	
V 区多样性	1.2×10^{24}	1.6×10^2	
V 区总多样性	1.9×10^6		
连接多样性	3×10^7		
总多样性	5×10^{13}		

二、TCR 多样性

（一）TCR 基因结构及重排

1. TCR 基因结构 TCR 包括 TCR-αβ 和 TCR-γδ 两类，分别由 α、β 和 γ、δ 链组成。编码人 α、β 和 γ、δ 链的基因定位于不同染色体，分别由多个不连续基因片段编码（表 9-4）。

人 TCR-α 链基因和 δ 链基因位于第 14 号染色体上，两组基因片段交叉分布。人 TCR-α 链基因由 Vα、Jα 和 Cα 基因片段组成，其基因片段数分别为 70、61、1 个。人 TCR-δ 链基因由 Vδ、Dδ、Jδ 和 Cδ 基因片段组成，其基因片段数分别为 4、3、3、1 个；人 TCR-β 链基因位于第 7 号染色体，由 Vβ、Dβ、Jβ 和 Cβ 基因片段组成，其基因片段数分别为 52、2、13、2 个；人 TCR-γ 链基因位于第 7 号染色体，由 Vγ、Jγ 和 Cγ 基因片段组成，其基因片段数分别为 8、2、2 个（表 9-5，图 9-7）。

2. TCR 基因的重排 TCR 基因的重排在胸腺中完成。T 细胞中 TCR 基因的重排顺序与 B 细胞中免疫球蛋白基因重排顺序相似。首先进行 TCR-β 链 VDJ 基因重排，然后进行 TCR-α 链 VJ 基因重排，再各自与 C 片段连接形成功能性 TCR-β 链和 TCR-α 链。TCR-γ 链和 TCR-δ 链基因重排过程与此类似。

表 9-4　人 TCR 基因的染色体定位及基因片段

肽链	染色体定位	基因片段及排列
α	14q11.12	Vn—Jn—Cn
β	7q32	Vn—（D—J—C）n
γ	7p15	Vn—（Jn—C）n
δ	14q11.2	Vn—Dn—Jn—Cn

表 9-5　人 TCR 基因片段

肽链	V 片段数	D 片段数	J 片段数	C 片段数
α	70	0	61	1
β	52	2	13	2
γ	8	0	2	2
δ	4	3	3	1

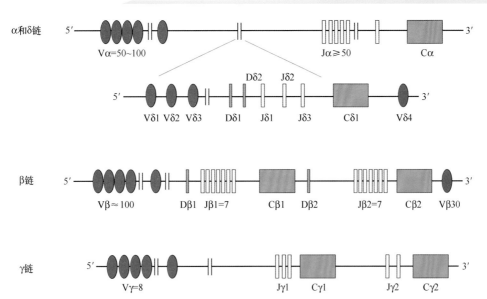

图 9-7 TCR 基因结构示意图

（二）TCR 多样性的产生机制

与 BCR 类似，TCR 多样性的机制也涉及组合多样性、连接多样性，但缺乏体细胞高频突变。基于上述机制，据推算：TCR-α、β 链 V 区总多样性达 1.1×10^{17}，连接多样性达 2×10^{11}，多样性总计达 2×10^{18}（表 9-6）。

表 9-6　人 TCR 多样性产生机制

多样性机制	α	β
组合多样性	（70×61）4.3×10^3	（$52 \times 2 \times 13$）1.4×10^3
N-\p- 核苷酸插入	1	2
V 区多样性	4.3×10^3	2.7×10^3
V 区总多样性	1.1×10^7	
连接多样性	2×10^{11}	
总多样性	2×10^{18}	

案例 9-1 分析讨论：

检测组织相容性抗原的目的是通过组织配型选择合适的供者，以减少排斥反应的发生。

输入供体淋巴细胞杀灭患者体内肿瘤细胞的可能机制：①T 细胞的抗肿瘤作用：CD8$^+$T 细胞特异性杀伤，介导肿瘤细胞坏死或凋亡；CD4$^+$Th1 细胞分泌细胞因子，参与 B 细胞、Mϕ、NK 细胞、CTL 的活化和抗肿瘤。②NK 细胞的抗肿瘤作用：释放穿孔素和颗粒酶，引起肿瘤细胞溶解和凋亡；通过 Fas/FasL 途径介导肿瘤细胞凋亡；释放细胞毒性细胞因子杀伤肿瘤细胞；通过 ADCC 杀伤肿瘤细胞。③B 细胞的抗肿瘤作用：B 细胞活化后产生抗体通过激活补体、ADCC、调理作用、封闭肿瘤细胞表面受体、干扰肿瘤细胞黏附等参与抗肿瘤效应。

（曾常茜）

第十章　T 淋巴细胞

案例 10-1:

　　患者，男，26 岁，因发热、呼吸困难前来就诊。查体：急性病面容，体温 38.4℃，脉搏 96 次 /min。巩膜及全身皮肤无黄染、无皮疹及出血点，浅表淋巴结未触及肿大，胸廓对称无畸形，双肺听诊呼吸音增粗，可闻及明显湿啰音。心律齐，各瓣膜未闻及病理性杂音。胸部 X 光片显示肺部双侧片状阴影。后经实验室检查：白细胞 9.08×10^9/L，中性粒细胞 7.54×10^9/L，淋巴细胞 0.41×10^9/L，嗜酸性粒细胞 0.03×10^9/L。血沉 60mm/h，HIV-1 抗体（＋）；$CD4^+$ T 细胞计数 200/mm³，HIV 病毒载量 > 100 000 拷贝/ml。

问题:

　　1. 该患者 $CD4^+$ T 淋巴细胞数量减少的原因是什么？

　　2. 根据 T 淋巴细胞表达的 CD 分子可将 T 细胞分为哪些亚群？根据其功能分为哪些亚群？各亚群细胞的功能是什么？

　　T 淋巴细胞（T lymphocyte）来源于骨髓中的淋巴样祖细胞（lymphoid progenitor），在胸腺中分化发育成熟而得名为胸腺依赖性淋巴细胞（thymus-dependent lymphocyte），简称 T 细胞（T cell），主要介导细胞免疫应答，同时对 TD-Ag 激发的体液免疫应答发挥重要的辅助和调节功能。因此 T 细胞在机体免疫应答中是一类功能极为重要的细胞群体，与其他免疫细胞相互协作，高度特异性地清除体内出现的抗原，共同维持机体自身内环境的平衡和稳定。

第一节　T 淋巴细胞表面标志

　　机体免疫应答是众多免疫细胞相互协作又相互调节的复杂生物事件，细胞间相互作用的物质基础是其表面表达的多种多样的膜分子。T 细胞表面的膜分子参与其对抗原的特异识别、本身的活化、增殖、分化和其效应功能的执行，其中某些分子可作为 T 细胞分离鉴定的重要标志（表 10-1）。

表 10-1　T 细胞表面主要标志及其功能

类别	名称	主要分布细胞	配体	主要功能
抗原受体	TCR-CD3	胸腺细胞，T 细胞	抗原肽 -MHC 分子复合物	识别特异抗原获得活化信号
共受体	CD4	胸腺细胞，Th 细胞	MHC Ⅱ类分子	辅助识别抗原并参与活化信号转导
	CD8	胸腺细胞，CTL 细胞	MHC Ⅰ类分子	辅助识别抗原并参与活化信号转导
	CD28	胸腺细胞，$CD4^+$ T 细胞，$CD8^+$ T 细胞	B7（CD80/86）	促进 T 细胞活化增殖
	CTLA-4	活化的 T 细胞	B7（CD80/86）	抑制 T 细胞活化
协同刺激分子	CD2	胸腺细胞，所有成熟 T 细胞，NK 细胞	LFA-3（CD58）	促进 T 细胞与 APC 或靶细胞之间的黏附活化及旁路活化
	LFA-1	淋巴细胞，髓样细胞	ICAM-1	介导 T 细胞之间及 T 细胞与其他细胞间的黏附活化
	CD45	白细胞	CD2，CD4，CD8 等多种表面分子	调节白细胞的信号转导
	CD40L	活化的 T 细胞	CD40	促进 B 细胞活化增殖

一、TCR-CD3 复合物

　　TCR-CD3 复合物是由 T 细胞受体（T cell receptor，TCR）和 CD3 分子以非共价键结合形成的复合物（图 10-1），表达于所有成熟 T 细胞表面和部分胸腺细胞表面，是 T 细胞的特征性标志，又是 T 细胞特异识别抗原和转导活化信号的物质基础。

（一）TCR 的结构与功能

多数成熟 T 细胞的 TCR 由 α 链和 β 链，少数由 γ 链和 δ 链通过链间二硫键共价连接而成异二聚体。TCR 由胞外区、跨膜区和胞质区组成。胞外区的结构与 Ig 相似，分为可变区（V 区）和恒定区（C 区），V 区含有 3 个互补决定区（CDR1、CDR2 和 CDR3），是 TCR 识别抗原肽 -MHC 分子复合物的功能区。跨膜区带正电荷的氨基酸残基通过盐桥与 CD3 分子连接而形成复合物。胞质区很短，不能转导活化信号，TCR 的 V 区识别抗原所得活化信号由 CD3 转导至胞质内（图 10-1）。

TCR 的功能是识别抗原。TCR 识别抗原与 BCR 不同的是其不能直接识别天然抗原表位，只能识别由 APC 或靶细胞提呈的抗原肽 -MHC 分子复合物，在识别抗原的同时还需要识别与抗原肽结合的自身 MHC 分子，因此构成双识别并形成 MHC 限制性（图 10-2）。近年研究证实，TCR 也可以非 MHC 限制性识别 pMHC 分子复合物。每个克隆的 T 细胞 TCR 分子 V 区完全相同，识别同一种抗原肽 -MHC 分子复合物。不同克隆 T 细胞表达不同的 TCR 分子，具有不同的抗原特异性。体内所有 T 细胞表达的 TCR 共同组成一个拥有高度多样性的 T 细胞受体库（T lymphocyte receptor repertoire），从而可特异识别环境中各种各样的抗原。据估算，人 αβ TCR 的多样性至少在 5×10^9 以上，γδ TCR 总数在 9×10^5 以上。

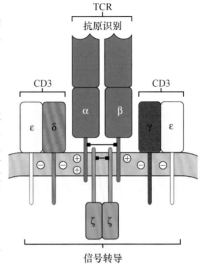

图 10-1　TCR-CD3 复合物

（二）CD3 分子的结构与功能

CD3 分子是由 γ、δ、ε、ζ 和 η 五种肽链组成的跨膜蛋白，跨膜区含有带负电荷的氨基酸残基，与 TCR 带正电荷的氨基酸残基结合（图 10-1）。五种肽链的胞质区均含免疫受体酪氨酸激活模体（immunoreceptor tyrosine-based activation motif，ITAM）。TCR 接受抗原刺激后，通过 ITAM 所含的酪氨酸磷酸化，招募 ZAP-70 等信号分子并与其分子中的 SH2 结构域结合，活化相关激酶，从而将 TCR 识别抗原的活化信号转入 T 细胞内。CD3 是参与 TCR 信号转导的关键分子，CD3 分子的缺陷或缺失，将导致 T 细胞活化缺陷。

CD3 分子不具有多样性，表达于所有成熟 T 细胞和部分胸腺细胞表面。其功能主要是与 TCR 形成 TCR-CD3 复合物，稳定 TCR 表达和结构，并转导 TCR 识别特异性抗原肽所产生的活化信号，TCR-CD3 复合物是 T 细胞活化第一信号的分子基础（参阅第 14 章）。

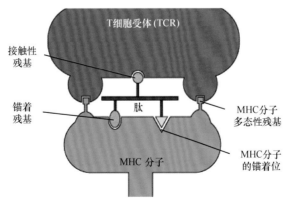

图 10-2　TCR 识别抗原肽 -MHC 分子复合物

二、共受体分子

成熟 T 细胞为 CD4 或 CD8 单阳性 T 细胞，分别表达 CD4 或 CD8 分子。CD4 和 CD8 分子被称为 TCR 识别抗原的共受体（co-receptor），其主要功能是辅助 TCR 识别抗原并参与 T 细胞活化信号的转导。

CD4 分子属 Ig 超家族，为胞膜表面单链糖蛋白，胞外区可与 APC 表面的 MHC Ⅱ 类分子的 α2 和 β2 结构域结合；CD8 分子属 Ig 超家族，为胞膜表面双链糖蛋白，胞外区可与 APC 表面的 MHC Ⅰ

类分子的 α3 结构域结合（图 10-3）。

CD4 和 CD8 分子分别与 MHC Ⅱ 类和 MHC Ⅰ 类分子结合，可增强 T 细胞与 APC 之间的相互作用并辅助 TCR 识别抗原。CD4 或 CD8 分子胞质区结合蛋白酪氨酸激酶（PTK）Src 家族的 Lck（p56^{lck}），p56^{lck} 被活化后，可使 CD3 分子胞质区的 ITAM 基序中的酪氨酸磷酸化，从而启动活化级联反应，使 T 细胞活化。CD4 和 CD8 分子还参与了 T 细胞在胸腺发育的选择作用。CD4 分子亦是人类免疫缺陷病毒（HIV）的受体，HIV 膜蛋白 gp120 通过结合 CD4 分子感染 CD4$^+$ 细胞（主要是 T 细胞和巨噬细胞等）。

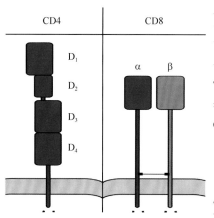

图 10-3　CD4 和 CD8 分子结构示意图

三、共刺激分子

共刺激分子（costimulatory molecule）是为 T 细胞或 B 细胞完全活化提供共刺激信号的细胞膜分子及其相应配体分子。根据功能将其分为正性共刺激分子和负性共刺激分子，共同参与对 T 细胞或 B 细胞活性的调控作用（图 10-4）。

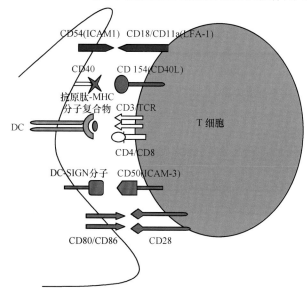

图 10-4　参与 T 细胞活化的共刺激分子

（一）T 细胞表面的正性共刺激分子

T 细胞表面的正性共刺激分子主要有：CD28、ICOS、CD2、ICAM、CD40L 和 LFA-1 等。

1. CD28　CD28 分子表达于约 90% CD4$^+$T 细胞和约 50%CD8$^+$T 细胞。属于 IgSF 成员。配体为 B7 家族的成员，包括 B7-1（CD80）、B7-2（CD86）。参与 T 细胞活化第二信号的跨膜转导，已知与 CD80/86 结合是 T 细胞活化中最重要的共刺激信号（参阅第十四章）。此外，能诱导 T 细胞表达抗凋亡蛋白（Bcl-XL 等），防止 T 细胞凋亡；刺激 T 细胞合成 IL-2 等细胞因子，促进 T 细胞增殖和分化。

2. ICOS　诱导性共刺激分子（inducible costimulator，ICOS），主要表达活化的 T 细胞，配体 ICOS-L。能促进活化的 T 细胞产生多种细胞因子并促进其增殖。

3. CD2　又称淋巴细胞功能相关抗原 2（lymphocyte function associated antigen 2，LFA-2），配体 CD58（LFA-3），属于 IgSF 成员。CD2 分子表达于成熟 T 细胞、部分胸腺细胞和 NK 细胞。可增强 T 细胞与 APC 或靶细胞间的黏附，促进 T 细胞对抗原的识别，参与 T 细胞活化的第二信号和 T 细胞激活的旁路途径。

4. CD40L　即 CD154 分子，属于肿瘤坏死因子超家族（tumor necrosis factor superfamily，TNFSF）成员。主要表达于活化的 CD4$^+$T 细胞，也表达于部分 CD8$^+$T 细胞和 γδ T 细胞。CD40L 与 B 细胞表面 CD40 分子结合，为 B 细胞活化提供第二信号，刺激 B 细胞增殖及 Ig 类别转换，诱导记忆 B 细胞形成。

5. LFA-1 和 ICAM-1　淋巴细胞功能相关抗原 1（lymphocyte function associated antigen 1，LFA-1），即 CD11a/CD18，配体为细胞间黏附分子（intercellular adhesion molecule，ICAM-1）。ICAM-1

广泛分布于体内多种细胞表面，LFA-1 与 ICAM-1 之间的相互结合，可促进 T 细胞相互之间、T 细胞与 APC 及各种靶细胞之间的黏附，参与 Th 细胞的活化增殖、CTL 和 NK 细胞的杀伤效应、ADCC 作用，参与白细胞定向迁移以及淋巴细胞归巢。

（二）T 细胞表面的负性共刺激分子

1. CTLA-4　细胞毒性 T 淋巴细胞抗原 -4（cytotoxic T lymphocyte antigen 4，CTLA-4），即 CD152，是 T 细胞活化中重要的共抑制分子（coinhibitory molecule），同属于 CD28 家族成员，主要在活化的 CD4[+]T 和 CD8[+]T 细胞诱导性表达，静止 T 细胞不表达。配体也是 B7 家族成员，与 B7 的亲和力远远超出 CD28 与 B7 的亲和力。其胞质区带有免疫受体酪氨酸抑制模体（immnuoreceptor tyrosine-based inhibitor motif，ITIM），通过和蛋白酪氨酸磷酸酶结合，转导抑制信号，对 T 细胞活化起负反馈调节作用（参阅第十四章）。

2. PD-1　程序性死亡蛋白 1（programmed death-1，PD-1），即 CD279，胞质区有 ITIM。表达于活化的 T 细胞，其配体为 PD-L1（CD274）或 PD-L2（CD273）。PD-1 与相应配体结合后，胞质区 ITIM 中酪氨酸磷酸化，募集 SHP-2，可抑制 T 细胞增殖和分泌 IL-10、IFN-γ 等细胞因子，并对 B 细胞增殖、分化、Ig 分泌及 Ig 类别转换有抑制作用。PD-1 还参与外周免疫耐受的形成。

四、丝裂原受体及其他表面分子

T 细胞表面表达有多种丝裂原（mitogen）受体，与相应的丝裂原结合后，直接诱导静止 T 细胞非特异性多克隆活化、增殖、分化。丝裂原多来自植物蛋白或细菌产物，可作用于人或小鼠的不同细胞亚群（参阅第二章）。T 细胞表面的丝裂原受体有伴刀豆凝集素 A（ConA）受体、植物凝集素（PHA）受体和美洲商陆丝裂原（PWM）受体。

T 细胞活化后又可表达多种与其功能相关的膜分子，如多种细胞因子受体（IL-1R、IL-2R、IL-4R、IFN-γR 和趋化因子受体等）、细胞凋亡相关分子（FasL）等以及抗体（FcR）和补体的受体（CR）。

第二节　T 淋巴细胞亚群及其功能

T 细胞是高度不均一的细胞群体，根据不同分类方法，可以分为不同的 T 细胞亚群，各亚群的 T 细胞既相互依赖又相互调节。

一、初始 T 细胞、效应 T 细胞和记忆 T 细胞

根据所处状态不同可将 T 细胞分为初始 T 细胞、效应 T 细胞和记忆 T 细胞。

（一）初始 T 细胞

初始 T 细胞（naive T cell）是指经胸腺发育成熟后，迁移定居到外周免疫器官，尚未受特异性抗原分子刺激的 T 细胞，处于细胞周期的 G_0 期。表达 CD45RA 和 L- 选择素，可与淋巴结中高内皮细胞小静脉（high endothelial venule，HEV）上 L- 选择素的配体 CD34 和 GlyCAM-1 结合，参与淋巴细胞再循环，主要功能是识别抗原。初始 T 细胞接受 DC 提呈的 pMHC 分子复合物刺激而活化、增殖、分化为效应 T 细胞（effector T cell）或记忆 T 细胞（memory T cell）（图 10-5）。

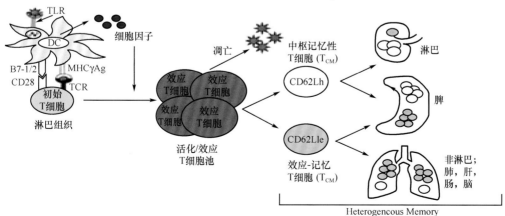

图 10-5　初始 T 细胞的活化及效应 T 细胞、记忆 T 细胞的生成

（二）效应 T 细胞

效应 T 细胞（effector T cell，Teff）由初始 T 细胞接受抗原刺激而形成，是细胞免疫应答的主要执行者，表达 CD45RO 分子和高亲和力 IL-2 受体，能迅速增殖、分化，不再参加淋巴细胞再循环，而是向局部炎症组织迁移，如发生感染的部位，发挥其免疫学效应。绝大部分效应 T 细胞的寿命较短。

（三）记忆 T 细胞

记忆 T 细胞（memory T cell，Tm）由效应 T 细胞或初始 T 细胞受抗原刺激后分化而成，表达 CD45RO 和黏附分子（整合素和 CD44），存活期长达数年甚至数十年。再次免疫应答中，记忆 T 细胞可被较低浓度的相同抗原、细胞因子以及低水平的正性共刺激分子激活，迅速分化为效应 T 细胞。记忆 T 细胞参与淋巴细胞再循环。

二、αβT 细胞和 γδT 细胞

根据组成 TCR 的肽链不同，可将 T 细胞分为 αβT 细胞和 γδT 细胞。二者的主要特征及功能比较见表 10-2。

表 10-2　αβT 细胞和 γδT 细胞的区别

特征	αβT 细胞	γδT 细胞
TCR 多样性	多	少
占外周血 CD3⁺ T 细胞比例	90% ～ 95%	5% ～ 10%
组织分布	外周淋巴器官	皮肤和黏膜
表型特征		
CD2⁺CD3⁺	100%	100%
CD4⁺CD8⁻	60% ～ 65%	< 1%
CD4⁻CD8⁺	30% ～ 35%	20% ～ 50%
CD4⁺CD8⁺	< 1%	< 1%
CD4⁻CD8⁻	< 5%	≥ 50%
识别抗原	8 ～ 17 个氨基酸组成的抗原肽	简单多肽、多糖、脂类、HSP
提呈抗原	经典 MHC 分子	MHC 类似分子
MHC 限制	有	无
辅助细胞	Th	无
杀伤细胞	CTL	γδT
功能	介导特异性细胞免疫应答，辅助体液免疫应答	参与黏膜免疫、抗感染免疫和抗肿瘤免疫

（一）αβT 细胞

αβT 细胞占脾、淋巴结和外周血循环 T 细胞的 90% ～ 95%。细胞免疫应答中一般的 T 细胞都是此类细胞。表达 CD4 或 CD8 分子，为 CD4⁺/CD8⁺ 单阳性细胞，TCR 具有高度多样性，识别由 MHC 分子提呈的抗原肽，具有 MHC 限制性。

（二）γδT 细胞

γδT 细胞仅占外周血成熟 T 细胞的 5% ～ 10%，主要分布于皮肤黏膜组织，多为 CD4 和 CD8 双阴性 T 细胞（CD4⁻CD8⁻），少数为 CD8⁺ 细胞。识别抗原无 MHC 限制性，主要识别由 CD1 分子提呈的多种病原体的共同抗原，如糖脂、病毒糖蛋白等。γδT 细胞在抗肿瘤、抗胞内感染中具有重要作用，能分泌多种细胞因子发挥免疫调节作用和介导炎症反应。

三、CD4⁺ T 细胞和 CD8⁺ T 细胞

外周免疫器官和组织中定居的 T 细胞为单阳性细胞，即表达 CD4 或 CD8 分子，根据 T 细胞表达 CD4/CD8 分子，将其分为 CD4⁺ T 细胞和 CD8⁺ T 细胞两个亚群（图 10-6）。

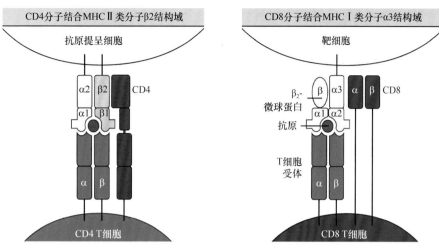

图 10-6　CD4 和 CD8 分别与 MHC Ⅱ类分子和 MHC Ⅰ类分子结合

（一）CD4⁺T 细胞

CD4 分子表达于 60% ～ 65% 的 T 细胞和部分 NKT 细胞，在巨噬细胞、树突状细胞和小胶质细胞也有低水平的表达。CD4 分子可与 MHC Ⅱ类分子结合，因此 CD4⁺T 细胞主要识别由 MHC Ⅱ类分子提呈的由 13 ～ 17 个氨基酸组成的抗原肽，受 MHC Ⅱ类分子限制，活化后主要分化为 Th 细胞，通过分泌细胞因子发挥辅助作用，少数表现细胞毒效应。

（二）CD8⁺ T 细胞

CD8 分子表达于 30% ～ 35% 的 T 细胞。CD8 分子可与 MHC Ⅰ类分子结合，因此 CD8⁺ T 细胞主要识别由 MHC Ⅰ类分子提呈的由 8 ～ 10 个氨基酸组成的抗原肽，受 MHC Ⅰ类分子限制，活化后主要分化为细胞毒性 T 细胞（CTL），对靶细胞发挥特异性杀伤作用。

四、辅助性 T 细胞、细胞毒性 T 细胞和调节性 T 细胞

根据 T 细胞的效应功能不同，可将 T 细胞分为辅助性 T 细胞、细胞毒性 T 细胞和调节性 T 细胞。

（一）辅助性 T 细胞

辅助性 T 细胞（helper T cell，Th），特征性表达 CD4 分子，故为 CD4⁺ 细胞，初始细胞为 Th0 细胞，受不同抗原刺激以及局部细胞因子调控分化为不同的 Th 细胞，如胞内病原体和肿瘤抗原刺激以及 IFN-γ 和 IL-12 诱导 Th0 细胞向 Th1 分化，胞外菌和可溶性抗原以及 IL-4 诱导 Th0 细胞向 Th2 分化。辅助性 T 细胞通过分泌细胞因子以及细胞间直接接触的方式辅助 B 细胞活化，增强巨噬细胞等效应细胞的杀伤活性。根据分泌细胞因子的不同，Th 细胞进一步分为 Th1 和 Th2 等多个细胞亚群，Th1 细胞与 Th2 细胞的特性与功能见表 10-3。

1. Th1 细胞　主要分泌 Th1 型细胞因子，如 IFN-γ、TNF-α 和 IL-2 等。这些因子促进 Th1 细胞进一步增殖并发挥细胞免疫效应，同时趋化大量巨噬细胞浸润聚集，并增强其杀伤能力，还能促进炎症反应，故有炎症性 T 细胞之称。在迟发型超敏反应中，Th1 细胞也是重要的效应细胞，又被称为迟发型超敏反应性 T 淋巴细胞（delayed type hypersensitive T lymphocyte，TDTH）。Th1 细胞还参与了多种自身免疫病的病理损伤，还有抑制 Th2 细胞增殖的作用。

2. Th2 细胞　主要分泌 Th2 型细胞因子，包括 IL-4、IL-5、IL-6、IL-10 和 IL-13 等。促进 Th2 细胞增殖，进而辅助 B 细胞活化、促进 B 细胞增殖分化和抗体生成以发挥体

表 10-3　Th1 细胞及 Th2 细胞的特性与功能

特性	Th1 细胞	Th2 细胞
主要功能		
辅助抗体产生	+	++
增强巨噬细胞活性	+++	-
辅助 CTL 活化	+++	-
介导迟发型超敏反应	+++	
分泌的细胞因子		
IL-2	++	-
IFN-γ	++	-
TNF-β	++	-
IL-3	++	++
GM-CSF	+	++
TNF-α	+	++
IL-4	-	++
IL-5	-	++
IL-6	-	++
IL-10	-	++
表面标志		
CD30	+	+++
CCR	CCR5	CCR3
Tim-3	++	-

液免疫效应（参阅第十五章），抑制 Th1 增殖（图 10-7）。Th2 细胞在超敏反应和抗寄生虫感染中也发挥重要作用，如 IL-4 和 IL-5 诱导 IgE 生成和嗜酸性粒细胞活化等。

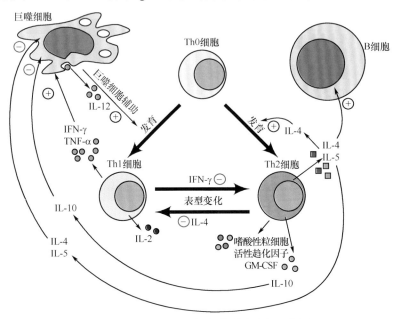

图 10-7　Th1 和 Th2 细胞的形成及相互作用

3. Th9 细胞　Th9 细胞主要产生 IL-9 和 IL-10，在超敏反应性疾病、抗寄生虫感染和自身免疫病中发挥重要作用，主要由 Th0 细胞在 TGF-β 和 IL-4 共同作用下分化而来，也可由 TGF-β 单独诱导 Th2 细胞分化而成。

4. Th17 细胞　主要分泌 IL-17、IL-21、IL-22、IL-26 和 TNF-α 等细胞因子，参与固有免疫和某些炎症反应，在病理性免疫损伤，尤其是自身免疫病的发生和发展中发挥作用。

5. Th22 细胞　主要分泌 IL-22、IL-13 和 TNF-α 等细胞因子，能够表达趋化因子受体，参与皮肤免疫损伤作用，如特应性皮炎。

6. Tfh 细胞　为滤泡辅助性 T 细胞（follicular helper T cell，Tfh），存在于外周免疫器官淋巴滤泡，表达 CD4 分子和趋化因子受体 CXCR5，分泌 IL-21，主要辅助 B 细胞分化及产生抗体。IL-6 和 IL-21 是诱导 Tfh 发育的关键细胞因子。

（二）细胞毒性 T 细胞

细胞毒性 T 细胞（cytotoxic T lymphocyte，CTL 或 cytotoxic T cell，Tc），特征性表达 CD8 分子，主要功能是特异识别 MHC Ⅰ 类分子提呈的抗原肽（受 MHC Ⅰ 类分子限制），进而对其攻击杀伤，如肿瘤细胞和病毒感染的细胞。主要杀伤机制：①分泌穿孔素（perforin）直接溶解靶细胞；②表达 FasL，与靶细胞的 Fas 结合诱导靶细胞凋亡；③释放颗粒酶（granzyme），介导靶细胞凋亡；④分泌 TNF-β，直接杀伤靶细胞。在杀伤靶细胞过程中 CTL 自身不受伤害，因此可以连续杀伤多个靶细胞。需要指出的是，CTL 可以破坏病毒感染的细胞，但不能直接杀死寄居其中的病毒。清除从细胞中释放出来的病毒仍需补体和抗体等其他机制。

除 CTL 外，体内 γδT 细胞和 NKT 细胞也有细胞毒作用，但是二者并不属于 CTL。

（三）调节性 T 细胞

调节性 T 细胞（regulatory T cell，Treg）往往是指具有免疫抑制功能的 T 细胞，根据细胞表面标志、产生的细胞因子及来源不同可以分为多种亚型。一般指高表达 IL-2 受体 α 链（CD25）和转录因子 Foxp3 的 CD4$^+$T 细胞即 CD4$^+$CD25$^+$Foxp3$^+$ 的 Treg 细胞，约占外周血中 CD4$^+$T 细胞的 5% ~ 10%，具有负向调节免疫应答、诱导自身免疫耐受等功能。因为是直接从胸腺分化而来故称为自然调节性 T 细胞（natural Treg，nTreg）。除了 Foxp3$^+$Tregs，还有 Foxp3-Treg 细胞，如 Tr1（分泌 IL-10 的 1 型调节性 T 细胞）和 Th3（TGF-β 分泌型 T 辅助细胞 -3）等，这个群体也被称为诱导性或适应性 Treg（inducible Treg，iTreg），由初始 CD4$^+$T 细胞在外周经抗原或其他因素诱导形成。Treg 主要通过直接接触抑制靶细胞和分泌 TGF-β 与 IL-10 等细胞因子两种方式调控免疫应答。在免疫耐受、感染性疾病、自身免疫病、器官移植及肿瘤等多种疾病中发挥重要作用。自然调节性 T 细胞和诱导性调节性 T 细胞的比较见表 10-4。此外，在 CD8$^+$T 细胞中也有一部分对自身反应性 CD4$^+$T 细胞有抑制功能的调节性 T 细胞（CD8$^+$Treg），Th1、Th2、Th17、NK、NKT 以及 γδ T 等细胞也都具有免疫调节功能。

表 10-4　自然调节性 T 细胞和诱导性调节性 T 细胞的比较

特点	自然调节性 T 细胞	诱导性调节性 T 细胞
诱导部位	胸腺	外周
CD25 表达	+++	–/+
转录因子 Foxp3	+++	+
抗原特异性	自身抗原（胸腺）	组织特异性抗原和外来抗原
作用机制	细胞直接接触、细胞因子调控	细胞直接接触、细胞因子调控
功能	抑制自身反应性 T 细胞介导的免疫应答	抑制炎症性自身免疫和移植排斥

案例 10-1 分析讨论：

　　HIV 主要侵犯 CD4$^+$细胞。人体内 CD4 分子主要表达在 T 淋巴细胞表面，此外还表达于单核巨噬细胞和 NK 细胞。CD4 分子是 HIV 的受体，通过 CD4 分子的第一个 V 样结构域与 HIVgp120 相结合，介导 HIV 颗粒吸附于 CD4$^+$细胞表面，进而在其他分子协助下穿透细胞膜进入细胞。然后通过直接和间接途径损伤免疫细胞。CD4$^+$T 淋巴细胞是 HIV 的主要靶细胞，伴随疾病进展，AIDS 患者表现 CD4$^+$T 淋巴细胞数量减少、功能下降。

　　根据 T 淋巴细胞表达的 CD 分子可将 T 细胞分为 CD4$^+$和 CD8$^+$两个亚群。CD4$^+$T 细胞主要是发挥辅助功能，CD8$^+$T 细胞主要介导细胞毒作用，对抗原靶细胞进行攻击杀伤。

　　根据其功能可将 T 细胞分为辅助性 T 细胞（Th 细胞）、细胞毒性 T 细胞（CTL）和调节性 T 细胞。辅助性 T 细胞主要功能是参与细胞免疫应答（Th1 细胞）和辅助体液免疫应答（Th2 细胞），细胞毒性 T 细胞作为细胞免疫应答的主要效应细胞攻击杀伤抗原特异性靶细胞，调节性 T 细胞主要发挥免疫调节作用。

（王桂琴）

第十一章 B 淋巴细胞

案例 11-1： 弥漫性大 B 细胞淋巴瘤

　　患者，男，73 岁，以"腹股沟包块进行性肿大半年，肋骨疼痛 2 个月"为主诉入院。查体：神志清楚，贫血貌，皮肤苍白，无出血点及皮疹，腹股沟可触及多个肿大淋巴结，最大 4.5cm×3cm，无触痛，活动度可。结膜苍白，巩膜无黄染。实验室检查：血红蛋白 60g/L（参考值 110～150g/L），总蛋白 69.7g/L（参考值 60～85g/L），白蛋白 23.2g/L（参考值 35～55g/L），白球比 0.5（参考值 1.5～2.5），IgM 38.60g/L（参考值 0.4～1.5g/L），IgG 4.71g/L（参考值 6.95～15.15g/L），IgA 0.29g/L（参考值 0.97～3.2g/L）。尿常规：尿蛋白 +++（正常为阴性）。骨髓涂片检查：淋巴样浆细胞占 16.40%（正常值 < 1%），胞体大小不等，呈圆形或椭圆形，胞质量丰富，呈蓝紫色或灰蓝色，嗜碱，部分边缘不整，可见伪足，胞核多偏位，核质较致密或凝集，核仁 1～2 个，清晰可见。骨髓免疫分型：异常 B 淋巴细胞占 30.34%，FSC 小到中等，表达 CD45、CD19、CD20、CD22、CD38、CD138、Bcl-2、CD79b、sIgM、κ 轻链，部分细胞表达 CD200、FMC7，但 CD4、CD8、CD3、CD5、CD23、CD25、CD10、CD43、CD56、CD103、CD11c、ZAP-70、Ki-67 及 λ 轻链阴性。右腹股沟淋巴结活检：符合非生发中心来源的弥漫大 B 细胞淋巴瘤。患者诊断为弥漫大 B 细胞淋巴瘤。

问题：
　　1. 试述 B 淋巴细胞的发育过程、分布、主要表面标志和免疫学功能。
　　2. 简述弥漫大 B 细胞淋巴瘤的临床表现。

　　B 淋巴细胞（B lymphocyte）是骨髓内多能干细胞在骨髓微环境直接诱导下分化发育而成的具有体液免疫功能的细胞，表面有免疫球蛋白、Fc 受体和 C3 受体等，在骨髓、脾、淋巴结中比例较高。

　　B 淋巴细胞来源于骨髓的多能干细胞，在哺乳类是在类囊结构的骨髓等组织中发育的，又称骨髓依赖淋巴细胞。禽类 B 淋巴细胞在腔上囊内发育生成，又称囊依赖淋巴细胞（bursa dependent lymphocyte）。从骨髓来的干细胞或前 B 细胞，在迁入腔上囊或类囊器官后，逐步分化为有免疫潜能的 B 细胞。成熟的 B 细胞经外周血迁出，进入脾、淋巴结，主要分布于脾小结、脾索及淋巴小结、淋巴索及消化道黏膜下的淋巴小结中，受抗原刺激后，分化增殖为浆细胞，合成并分泌可溶性抗体，介导体液免疫（humoral immunity）应答，参与抗感染免疫与免疫病理应答。

　　B 细胞膜表达有许多特征性的蛋白分子，主要是表面抗原及表面受体，如膜表面免疫球蛋白、Fc 受体和 C3 受体等。B1 细胞为 T 细胞非依赖性细胞。B2 为 T 细胞依赖性细胞。B 细胞在体内存活的时间较短，仅数天至数周，但记忆 B 细胞在体内可长期存在。

第一节　B 淋巴细胞表面分子及其作用

　　B 细胞表面有多种膜表面分子，某些为 B 细胞所特有，某些为 B 细胞与其他细胞所共有。借以识别抗原，与免疫细胞和免疫分子相互作用有关，也是分离和鉴别 B 细胞的重要依据。B 细胞表面分子主要有白细胞分化抗原、MHC 分子以及多种膜表面受体。

一、B 细胞抗原受体复合物

　　B 细胞表面最主要的分子是 B 细胞受体（B cell receptor，BCR）复合物。

　　BCR 复合物由识别和结合抗原的膜免疫球蛋白（mIg）和传递抗原刺激信号的 Igα（CD79a）/Igβ（CD79b）异源二聚体组成。1 分子 mIg 与 2 分子 Igα/Igβ 异源二聚体组成一个 BCR 复合物（图 11-1）。

　　1. mIg　mIg 为单体，以四肽链结构存在，包含通过二硫键共价相连的二条重链（IgH）和二条轻链（IgL）。抗原结合位点位于 mIg 的 V_H 和 V_L 的高变区内，可结合特异性抗原。mIgH 的胞内部分均很短，决定了 mIg 不能传递抗原刺激产生的信号，而需要其他辅助分子的参与。

2. Igα/Igβ Igα 和 Igβ 是 Ig 基因超家族的成员，有胞外区、跨膜区和相对较长的胞质区。Igα/Igβ 的功能主要是作为信号转导分子转导抗原与 BCR 结合所产生的信号，还可参与 Ig 从胞内向胞膜的转运。

3. B 细胞抗原受体复合物 由 BCR 和 Igα（CD79a）/Igβ（CD79b）非共价结合而成。类似于 T 细胞的 TCR-CD3 复合物。BCR 识别和结合抗原后，产生的抗原刺激信号由 Igα（CD79a）/Igβ（CD79b）异源二聚体传入胞内，启动 B 细胞活化。B 细胞在骨髓中发育成熟后，表达 smIgM 和 smIgD。成熟 B 细胞迁入到外周组织，接受抗原刺激，分化为浆细胞，不再表达 smIg。Igα 和 Igβ 胞内区较长，含免疫受体酪氨酸激活模体，可将 BCR 接受抗原刺激产生的信号转导至胞内。

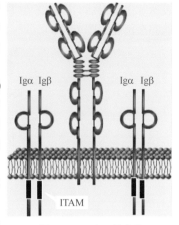

图 11-1 BCR 复合体

与 T 细胞的 TCR 不同，B 细胞的 BCR 可直接识别具有天然构象的抗原分子，可溶性抗原、微生物或其他细胞表面的抗原均可直接与 BCR 结合，无需抗原提呈细胞加工处理成抗原肽，也无 MHC 限制性。

二、辅助受体

1. CD19/CD21/CD81 B 细胞表面的 CD19 与 CD21 及 CD81 以非共价相连，形成一个 B 细胞特异的多分子活化辅助受体，作用是增强 B 细胞对抗原刺激的敏感性（图 11-2）。CD21 即 CR2，可与 C3d 结合。CD21 也是 EB 病毒受体。

2. CD72 CD72 是 C 型凝集素超家族成员。CD72 组成性表达于除浆细胞外的所有各分化阶段 B 细胞。CD72 的胞内区有 2 个 ITIM 基序，通过募集蛋白酪氨酸磷酸酶 SHP1 并磷酸化 ITIM，可抑制 B 细胞活化。CD72 的配体是 CD100，表达于包括 B 细胞和 T 细胞的大部分造血细胞。CD100 与 CD72 相互作用，能消除经由 CD72 的抑制作用，起增强第一信号的作用，故 CD72 对 B 细胞激活的调节是双向的。

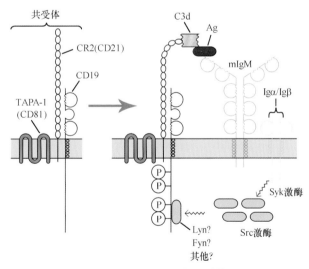

图 11-2 B 细胞的辅助受体

三、协同刺激分子

抗原与 B 细胞的 BCR 结合，产生的信号经由 CD79α/CD79β 转导至细胞内，是 B 细胞活化的第一信号。而 B 细胞完全活化还需要 Th 细胞给予的协同刺激信号（第二信号）。第二信号主要由 Th 细胞和 B 细胞表面的协同刺激分子间的相互作用产生。另外，活化的 B 细胞是专职抗原提呈细胞，它提呈抗原给 T 细胞，激活 T 细胞，也需要协同刺激分子间的相互作用。

1. CD40 CD40 组成性表达于成熟 B 细胞，属于肿瘤坏死因子受体超家族（TNFRSF）。CD40 的配体（CD40L，CD154）表达于活化的 T 细胞。CD40 与 CD40L 的结合在 B 细胞分化成熟中起十分重要的作用。B 细胞表达 CD40，但静息 T 细胞不表达 CD40L，只有当 T 细胞活化后，CD40L 的表达才迅速增加。因此，在 TD 抗原诱导的初次体液免疫应答中，首先须有 Th 细胞活化，B 细胞才能完全活化（图 11-3）。

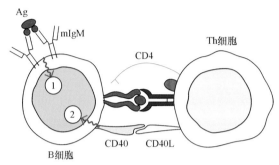

图 11-3　B 细胞活化过程中 Th 细胞的辅助作用

2. CD27　为 TNFRSF 成员。B 细胞受抗原刺激后表达 CD27，与组成性表达于 T 细胞表面的 CD70 相互作用。CD154$^+$ CD70$^+$ T 细胞经由 CD70-CD27 途径在 B 细胞分化成浆细胞中起作用。

3. CD80 和 CD86　活化的 B 细胞是抗原提呈细胞。T 细胞对抗原的识别只获得第一信号。T 细胞是否能完全激活，还取决于抗原提呈细胞能否向 T 细胞提供协同刺激信号（第二信号）。CD80 和 CD86 在静息 B 细胞不表达或低表达，在活化 B 细胞表达增强。

四、主要组织相容性复合体分子（MHC 分子）

B 细胞不仅表达 MHC Ⅰ 类分子，而且表达较高水平的 MHC Ⅱ 类分子。除了浆细胞外，从前 B 细胞至活化 B 细胞均表达 MHC Ⅱ 类抗原。B 细胞表面的 MHC Ⅱ 类分子在 B 细胞与 T 细胞相互协作时起重要作用。此外，还参与 B 细胞的抗原提呈作用。

五、补体受体（complement receptor，CR）

B 细胞膜表面具有 CR1 和 CR2。CR1（CD35）可与补体 C3b 和 C4b 结合，从而促进 B 细胞的活化。CR2（CD21）的配体是 C3d，C3d 与 B 细胞表面 CR2 结合可调节 B 细胞的生长和分化。

六、有丝分裂原受体

脂多糖（lipopolysaccharide，LPS）是对小鼠常用的致有丝分裂原。葡萄球菌 A 蛋白（staphylococcal protein A，SPA）可通过与 smIg 结合刺激人 B 细胞增殖。美洲商陆丝裂原（pokeweed mitogen，PWM）对 T 细胞和 B 细胞均有致有丝分裂作用。

七、其他表面分子

1. CD20　表达于除浆细胞外的发育分化各阶段的 B 细胞。CD20 分子可能通过调节跨膜钙离子流动直接对 B 细胞起作用，在 B 细胞增殖和分化中起重要的调节作用。

2. CD22　CD22 特异表达于 B 细胞。B 细胞发育成熟以及活化过程中，其表面 CD22 分子的表达增加，但浆细胞不表达 CD22。

3. CD32　有 a、b 两个亚型，其中 CD32b 即 FcγR Ⅱ b，能负反馈调节 B 细胞活化及抗体的分泌。

4. EB 病毒受体　CR2（CD21）是 EB 病毒受体，EB 病毒可选择性感染 B 细胞。在体外可用 EB 病毒感染 B 细胞，可建成 B 细胞永生化（immortalization）细胞株，在人单克隆抗体等技术中有重要价值。EB 病毒体内感染与传染性单核细胞增多症、Burkitt 淋巴瘤以及鼻咽癌等的发病有关。

八、其他黏附分子

Th 细胞对 B 细胞的辅助以及活化 B 细胞向 T 细胞提呈抗原，均需要细胞 - 细胞的接触，黏附分子在此过程中起很大的作用。表达于 B 细胞的黏附分子有 ICAM-1（CD54）、LFA-1（CD11a/CD18）等。

B 细胞主要的膜表面分子见图 11-4。

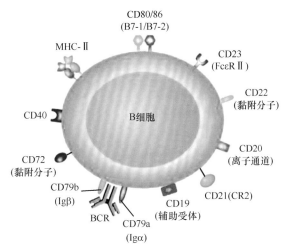

图 11-4　B 细胞的膜表面分子

第二节　B 细胞的亚群

外周免疫器官的 B 细胞具有异质性。可分为 B-1 细胞和 B-2 细胞两个亚群。B-1 细胞表面表达 CD5，称为 $CD5^+$ B 细胞，主要存在于腹膜腔、胸膜腔和肠道固有层。B-2 细胞即为在骨髓中发育成熟、分布全身的 B 细胞，不表达 CD5，为 $CD5^-$ B 细胞。B-1 和 B-2 细胞分别主要参与固有免疫和适应性免疫。

一、B-1 细胞

B1 细胞发生于个体发育的早期，肠道黏膜固有层中的 B 细胞多数属于 B1 细胞。其产生的抗体与抗原的结合表现为多反应性（polyreactivity），即其产生的抗体以相对低的亲和力与多种不同的抗原表位结合。B1 细胞在蛋白质抗原诱导机体产生的免疫应答中作用不明显，但可对碳水化合物刺激产生较强的应答，主要产生低亲和力 IgM 类抗体。B1 细胞在受到自身抗原刺激时也能产生如类风湿因子和抗 ssDNA 的 IgM 类自身抗体。

B1 细胞的功能主要为：①产生抗细菌抗体而抗微生物感染；②产生多反应性自身抗体而清除变性的自身抗原；③产生自身抗体而诱导自身免疫病。B1 细胞与 B2 细胞的特点见表 11-1。

二、B-2 细胞

B2 细胞是分泌抗体参与体液免疫的主要细胞。B2 细胞在个体发育中出现相对较晚，定位于外周淋巴器官的滤泡区，也称滤泡 B 细胞。在抗原刺激和 Th 细胞的辅助下，B2 细胞最终分化浆细胞，产生抗体，行使体液免疫功能。初次免疫应答后保留下来的部分高亲和力细胞分化成记忆 B 细胞（memory B cell），当再次感染时记忆 B 细胞可以快速分化为浆细胞，介导迅速的再次免疫应答。

表 11-1　B1 细胞与 B2 细胞的特点

性质	B1 细胞	B2 细胞
初次产生的时间	胎儿期	出生后
更新的方式	自我更新	由骨髓产生
自发性 Ig 的产生	高	低
特异性	多反应性	单特异性，尤在免疫后
分泌的 Ig 的同种型	IgM > IgG	IgG > IgM
体细胞高频突变	低 / 无	高
对碳水化合物抗原的应答	是	可能
对蛋白质抗原的应答	可能	是

第三节　B 淋巴细胞的功能

B 淋巴细胞的功能主要表现为产生抗体、提呈抗原及参与免疫调节。

一、产生抗体

抗体以四种主要方式参与免疫反应：①中和作用：病毒必须感染细胞才能复制及增殖，并在细胞间传播，这类病原体借与靶细胞表面的特异分子（受体）结合而感染细胞。能与病毒吸附有关的结构（配体）结合的抗体，可阻断病毒与靶细胞的结合。抗体在中和细菌外毒素中也发挥重要作用。这些具有中和作用的抗体称为中和抗体，属于保护性抗体。②调理作用：抗体可促进吞噬细胞对病原体的吞噬，抗体的 Fab 片段与病原体表面结合，Fc 片段与吞噬细胞表面的 Fc 受体结合，将病原体带至吞噬细胞表面，使之易被吞噬，即抗体的调理作用。③介导 ADCC：抗体可 Fab 片段与肿瘤或病毒感染的靶细胞结合后，其 Fc 片段可与 NK 细胞、吞噬细胞表面相应的抗体 Fc 受体结合，增强 NK 细胞和吞噬细胞对靶细胞的杀伤，发挥抗体依赖细胞介导的细胞毒作用（ADCC）。④激活补体：抗体与病原体表面的抗原表位结合形成循环免疫复合物 IC，激活补体经典途径或旁路途径。补体活化后产生的片段（如 C3b 等）与吞噬细胞表面的相应补体受体结合，使病原体易被吞噬。而且，补体活化最终产物能在病原体膜上形成攻膜复合体，导致病原体的裂解，称为补体依赖的细胞毒作用（CDC）。

二、提呈抗原

B 细胞活化后才能表达协同刺激分子 CD80、CD86 等，所以只有活化 B 细胞才有抗原提呈作用。巨噬细胞或树突状细胞都不能有效地摄取可溶性抗原，而 B 细胞则可借其表面的 BCR 结合昆虫毒素、吸血昆虫吸血时注入机体的抗凝剂、蛇毒等可溶性抗原，通过内化和加工后，以抗原肽-MHC 分子复合物形式提呈给 T 细胞。

三、免疫调节

B 细胞通过产生细胞因子和与其他细胞的接触参与免疫调节、炎症反应等。静息 B 细胞不产生细胞因子。细胞因子作用于自身 B 细胞或其他 B 细胞，可刺激或抑制 B 细胞增殖、分化；调节 B 细胞凋亡等，从而调节免疫。

近年来，B 细胞表观遗传学调控网络、调节性 B 细胞（Breg）的发育和功能研究、B 细胞在肿瘤和自身免疫病中的功能调控机制和靶向治疗已成为基础免疫和临床免疫的研究热点。随着表观遗传学、基因组学和蛋白质组学的发展，B 细胞的理论和临床研究将会更加有效地服务于疾病的诊断、预防和治疗。

> **案例 11-1 分析讨论：**
>
> B 淋巴细胞来源于骨髓的淋巴样干细胞。在哺乳类动物的胚胎早期，B 细胞分化最先是在卵黄囊，随后在脾和骨髓，出生后则在骨髓内分化成熟。B 细胞分化过程可分为两个阶段，即抗原非依赖期和抗原依赖期。在抗原非依赖期，B 细胞的分化与抗原刺激无关，主要在中枢免疫器官进行。而抗原依赖期是指成熟 B 细胞受抗原刺激后，可继续分化为合成和分泌抗体的浆细胞阶段，主要在外周免疫器官进行。成熟的 B 细胞经外周血迁出，进入脾、淋巴结，主要分布于脾小结、脾索及淋巴小结、淋巴索及消化道黏膜下的淋巴小结中。
>
> B 细胞膜表达有许多特征性的蛋白分子，主要是表面抗原及表面受体，如 B 细胞抗原识别受体（BCR）、膜表面免疫球蛋白（smIg）、Fc 受体和 C3 受体等。B 细胞的功能主要表现为产生抗体、提呈抗原及参与免疫调节。
>
> 弥漫性大 B 细胞淋巴瘤是非霍奇金淋巴瘤中最常见的类型，在欧美地区占成人非霍奇金淋巴瘤的 30%～40%，我国约占 35%～50%。老年男性患者略多，平均发病年龄 60 岁。临床表现多样，依据原发部位和病变严重程度而不同，初起时多表现为无痛性淋巴结肿大，但淋巴结外的病变比例可达 40%～60%，可以原发于任何淋巴结外组织器官。临床病程呈侵袭性，表现为迅速增大的肿物。一般采用强化治疗，约 60%～80% 的患者可完全缓解，约 50% 的患者可达临床治愈。

（杨　光　郝健磊）

第十二章　抗原提呈细胞与抗原提呈

案例 12-1：　　　　　　　　　　MHC Ⅱ 分子缺陷病病例

　　患儿，男，8 岁 9 个月，是父母第二个孩子，其姐姐在 1 岁 10 个月时因接种水痘疫苗而死亡。患儿 4 岁起病，有鼻窦炎及化脓性中耳炎病史，6 岁被诊断为真菌性肺炎，予抗感染治疗后好转，先后口服伏立康唑、伊曲康唑抗真菌治疗 1 年，仍有反复肺部感染（1～2 次／年），病情迁延不愈。患儿除水痘疫苗外，其余正常接种。

　　该患儿进行实验室检查结果显示 CD4$^+$ T 细胞数量及比例显著减少，CD4$^+$/CD8$^+$ 比例倒置；CD4$^+$ 10.66%（参考值 29%～36%）；CD8$^+$ 57.36%（参考值 24%～34%）；CD4$^+$/CD8$^+$ 为 0.19（参考值＞1）。EB 病毒（EBV）-DNA 阳性；胸部 CT 提示肺炎。腹部 B 超显示双肾增大伴损害，肝肿大；腹腔少量积液。

　　入院后先后予头孢哌酮钠舒巴坦钠、伏立康唑、米卡芬净钠、磺胺甲恶唑等多种广谱抗生素及抗真菌药物积极进行抗感染治疗，并拟行造血干细胞移植（HSCT）。然而，治疗 5d 后患儿感染进一步加重，存在严重脓毒血症、急性呼吸窘迫综合征，给予血液净化治疗及对症支持治疗，患儿自主循环不能恢复，无自主呼吸、心跳，宣告临床死亡。

　　对患儿及其父母 DNA 进行二代测序，结果显示患儿为 CⅡTA 基因复合杂合突变，致 MHC Ⅱ 分子缺陷病。其中第 7 位外显子 c.531C＞A 来源于父亲，第 177 位氨基酸由丝氨酸突变为精氨酸，第 11 个外显子 c.2408C＞A 来源于母亲，导致第 803 位氨基酸由丙氨酸突变为缬氨酸。经流式细胞术检测患儿活化 T 细胞表面人类白细胞 DR 抗原（HLA-DR）表达，发现其表达较正常参考值明显减少，呈部分表达。结果提示，该患儿是由于 CⅡTA 基因突变引起的 MHC Ⅱ 分子表达缺陷而导致的一类原发性免疫缺陷病。

问题：
　　1. 试分析 CⅡTA 基因突变导致 MHC Ⅱ 分子缺陷症的机制。
　　2. 为什么患儿 CD4$^+$ T 细胞计数减少？
　　3. 此类免疫缺陷病的治疗手段有哪些？

　　早期研究发现，绝大多数抗原（即胸腺依赖性的抗原）在诱导 B 淋巴细胞产生抗体的过程中，不仅需要 T、B 淋巴细胞的协同作用，还需要另一类辅助细胞（accessory cell）的协助。辅助细胞在机体的免疫识别、免疫应答与免疫调节中起重要作用。

　　辅助细胞在免疫应答过程中，能摄取、加工、处理抗原，并将抗原信息提呈给 T 淋巴细胞，因而又将这类辅助细胞称抗原提呈细胞（antigen presenting cell，APC）。APC 摄取抗原并将其加工处理成抗原肽，以抗原肽 -MHC 分子复合物的形式提呈给 T 细胞；同时 APC 表达共刺激分子，与 T 细胞表面相应配体结合，激活抗原特异性 T 细胞，启动适应性免疫应答。APC 还可通过分泌细胞因子等物质，参与免疫调节，在免疫应答中发挥重要作用。

第一节　抗原提呈细胞

抗原提呈细胞根据其表面膜分子表达和功能的差异，主要分为两大类：
（一）以抗原肽 -MHC Ⅱ 类分子复合物形式提呈外源性抗原的 APC
这类 APC 即为通常所称的抗原提呈细胞，能摄取、加工、处理外源性抗原（exogenous antigen），并以抗原肽 -MHC Ⅱ 类分子复合物形式将抗原肽提呈给 CD4$^+$ T 细胞。这类 APC 又分为两类：

　　1. 专职性抗原提呈细胞（professional APC）　包括树突状细胞、巨噬细胞、B 淋巴细胞（图 12-1），这类细胞组成性表达 MHC Ⅱ 类分子、共刺激分子和黏附分子，具有直接摄取、加工和提呈抗原的功能。

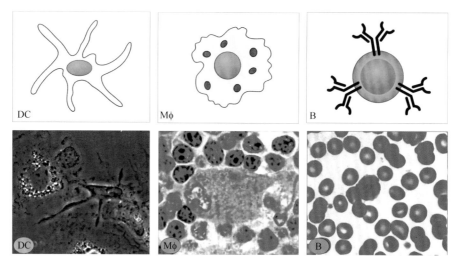

图 12-1　三种专职性 APC（DC、Mφ、B 细胞）的形态

2. 非专职性抗原提呈细胞（non-professional APC）　包括内皮细胞，成纤维细胞，上皮细胞及活化的 T 细胞等多种细胞，在炎症过程中或某些细胞因子作用下，可被诱导表达 MHC Ⅱ类分子、共刺激分子和黏附分子，但这些细胞摄取、加工和提呈抗原的能力较弱，可参与炎症反应和某些自身免疫病的发生。

（二）以抗原肽 -MHC Ⅱ类分子复合物形式提呈内源性抗原的 APC

机体的有核细胞均表达 MHC Ⅱ类分子，它们可将细胞内的抗原（内源性抗原，endogenous antigen）如肿瘤抗原、病毒抗原加工处理成抗原肽，以抗原肽 -MHC Ⅱ类分子复合物的形式表达于细胞表面，并提呈给 CD8+ 的细胞毒性 T 细胞（cytotoxic T cell，CTL），成为 CTL 的靶细胞，自身被识别杀伤，因而一般将该类有核细胞称为靶细胞，广义上也属于 APC。

本章着重介绍三类专职性抗原提呈细胞——树突状细胞，巨噬细胞和 B 淋巴细胞。

一、树突状细胞

1973 年，Steinman 和 Cohn 通过处理小鼠的脾组织获得了一群特殊的细胞，因其成熟细胞的细胞膜具有树枝状突起（图 12-2）的独特形态而被命名为树突状细胞。DC 是目前所知人体内抗原提呈功能最强，是唯一能刺激初始 T 细胞活化和增殖的 APC。DC 不但参与固有免疫应答，还是连接固有免疫应答和适应性免疫的"桥梁"，是机体适应性免疫应答的始动者。而 Mφ、B 细胞等通常仅能刺激已活化的效应 T 细胞或记忆 T 细胞。

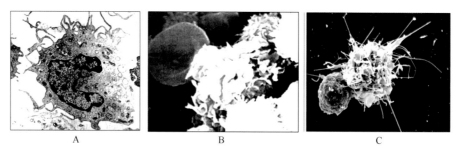

图 12-2　树突状细胞的透射电镜图（A）与扫描电镜图（B、C）

树突状细胞在人类胚胎发育过程中出现得比较早，受精卵开始分裂后的 4 ～ 6 周，即可在卵黄囊和胎盘中检测到表达 MHC Ⅱ 的 DC 样细胞；11 ～ 14 周能在胸腺髓质和腹腔淋巴结的周围皮质区检测到；12 周时出现在除大脑外的非淋巴组织；14 ～ 17 周，16 周，23 周时分别可在骨髓、脾的 T 细胞区，胎儿的皮肤和扁桃腺检测到。

（一）树突状细胞的种类

DC 约占人体外周血单核细胞（monocyte，M）的 1%，虽然含量少，但却广泛分布于机体内各个组织和器官，而且在 DC 的发育、分化、迁移过程中表现出不同的特性。按照不同的分类依据可以

对 DC 进行以下分类:

1. 按来源及分化途径分类　人体内 DC 通过淋巴 - 骨髓造血通路产生 (图 12-3), 在谱系特异性转录因子, 如干扰素调节因子 (interferon regulatory factor, IRF) -8 和 IRF-4, 锌指 E 盒同源结合蛋白 -1 (zinc finger E-box binding homeologous protein-1, ZEB-1)、和重组人碱性亮氨酸拉链转录因子 ATF 样蛋白 3 (basic leucine zipper transcription factor ATF-like 3protein, BATF3) 等蛋白共同作用影响下分化为两个主要的亚群: 髓样 / 常规 DC (myeloid/conventional DC, cDC) 和浆细胞样 DC (plasmacytoid DC, pDC)。其中 cDC 根据表面表达的分子和功能的不同, 又被分为 cDC1 和 cDC2 两个亚群。

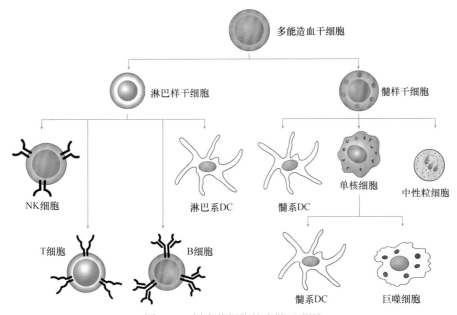

图 12-3　树突状细胞的来源示意图

cDC 和 pDC 的起源都是骨髓中的多能造血干细胞。多能造血干细胞在骨髓中会分化为两大类细胞: 共同髓样前体细胞 (common myeloid precursor, CMP) 和共同淋巴样前体细胞 (common lymphoid precursor, CLP)。最新研究表明, 这两类前体细胞都具备分化成 pDC 和 cDC 的能力。

cDC 的主要功能是诱导针对入侵抗原的特异性免疫应答, 并维持自身耐受, 通常所说的树突状细胞指的就是这一类细胞。cDC1 和 cDC2 主要区别在于细胞表面高表达 CD141 (cDC1) 或是 CD1C (cDC2)。cDC2 是人血液、组织和淋巴器官中最主要的 DC, 与 cDC1 相比, 具有更强的合成 IL-12 的能力, 分泌 IL-23、IL-1、肿瘤坏死因子、IL-8、IL-10, 能够通过 MHC I 和 II 类分子提呈抗原, 具备广泛的免疫反应能力。

pDC 有别于 cDC, 它不表达髓系抗原 CD11c、CD33、CD11b、CD13, 但保留了粒细胞 - 巨噬细胞 DC 祖细胞 (granulocyte-macrophage DC progenitor, GMDP) 的表面标志 CD123 和 CD45RA。pDC 具有某些浆细胞的形态特征, 但并不产生免疫球蛋白, 也不表达大部分浆细胞的表面标志, 主要通过分泌 I 型干扰素发挥生物学功能。pDC 不足以活化初始 T 细胞, 抗原提呈能力较弱。pDC 的主要功能则是针对微生物, 特别是病毒感染产生大量的 I 型干扰素并激发相应的 T 细胞。

2. 按发育阶段分类　根据 DC 分化成熟的 4 个阶段, 可将 DC 分为 4 类: 前体期 DC (precursor DC, pre-DC)、未成熟期 DC (immature DC, imDC)、迁移期 DC (Migrating DC) 和成熟期 DC (mature DC, mDC)。

(1) 前体期 DC: 指在稳态下, 尚无 DC 表型或功能的细胞, 如外周血单核细胞是髓样 DC 的前提。pre-DC 经血循环或淋巴循环进入多种实体器官及非淋巴细胞的上皮部位, 推测作用可能是维持非淋巴组织内 DC 的数量保持一定水平。单核细胞被认为是 DC 的前体, 在体外能在某些细胞因子 (如 GM-CSF、IL-4、TNF-a) 刺激下直接发育为 DC, 在体内它们有可能在微生物感染, 炎症刺激等情况下分化发育为未成熟 DC。

（2）未成熟期 DC：稳态条件下，体内绝大多数 DC 处于未成熟状态，主要存在于各组织器官，其特点是：①高表达 Fc 受体、补体受体等吞噬有关受体，摄取抗原能力强；②具有强的抗原加工处理能力；③低表达 MHC Ⅰ类分子，CD40 等共刺激分子和 ICAM 等黏附分子，提呈抗原和激发免疫应答的能力较弱，可参与诱导免疫耐受。imDC 主要包括分布于皮肤的朗格汉斯细胞（Langerhans cell，LC）和分布于多种非免疫器官组织间质 DC（interstital DC，iDC）。

（3）迁移期 DC：未成熟期 DC 一旦接触摄取抗原或受炎症因子等影响，即开始从组织局部（获取抗原信号）向外周淋巴器官迁移。在输入淋巴管和淋巴液中迁移的 DC 称为隐蔽细胞（veiled cell），而外周血 DC（peripheral blood DC）则包括迁移形式的 DC 和来自骨髓的前体期 DC。迁移过程中，DC 逐渐成熟，抗原摄取能力逐渐下降，提呈并刺激初始 T 细胞活化的能力则逐渐增强。

（4）成熟期 DC：迁移到外周免疫器官的 DC 已是成熟期 DC，其特点是：①细胞形态上发生变化，表面有许多树突样突起；②低表达模式识别受体，识别和摄取抗原的能力减弱；③加工处理抗原的能力弱；④高表达 MHC Ⅰ/Ⅱ类分子，B7，D40 等共刺激分子和 ICAM 等黏附分子，其中 CD1a 和 CD83 是成熟 DC 细胞表面的标志，能有效提呈抗原和激活初始 T 细胞，启动适应性免疫应答。外周免疫器官 T 细胞区的并指状 DC（interdigitating DC，IDC）即属于成熟期 DC。

以上是经典 DC 的成熟过程。然而，人体免疫系统是复杂而精巧的，在外周免疫器官也存在未成熟期 DC，识别并摄取提呈进入淋巴结或脾的抗原，启动适应性免疫应答。在各组织器官中也有成熟 DC：如胸腺 DC 可摄取自身抗原并提呈给未成熟 T 细胞，诱导 T 细胞的中枢免疫耐受；黏膜中的 DC 在局部摄取抗原并发育成熟提呈抗原，诱导黏膜局部免疫应答。

3. 按分布部位分类 主要可分为 2 类：

（1）淋巴样组织 DC：①滤泡 DC（follicle DC，FDC），主要存在于外周免疫器官淋巴滤泡区。FDC 不表达 MCH Ⅱ类分子而高表达 FcR、CD35（CR1）、CD21（CR2），可与抗原 - 抗体复合物和（或）抗原 - 抗体 - 补体复合物结合，但不发生内吞，使抗原长期（数周甚至数年）滞留于细胞表面，从而参与记忆性 B 细胞的产生和维持；②并指状 DC，主要分布于淋巴组织胸腺依赖区和次级淋巴组织。IDC 是参与初次免疫应答的重要 APC，由皮肤中的朗格汉斯细胞移至淋巴结衍生而来。多数 IDC 寿命短，少量 IDC 为长寿 APC；③胸腺 DC（thymus DC，TDC），主要分布于胸腺皮质 / 髓质交界处和髓质部分。TDC 在胸腺细胞阴性、诱导中枢耐受选择中发挥重要作用。TDC 生命周期很短，仅 2 ～ 3 周。

（2）非淋巴样组织 DC：①朗格汉斯细胞主要位于表皮中、上部棘细胞之间，也可见于口腔黏膜、食管和胃肠道的上皮，除了发挥皮肤 APC 功能外，在迟发性超敏反应和免疫监视中均发挥作用；②间质 DC 主要分布于心、肝、肾及肺等实质性器官间质毛细管附近的未成熟期 DC。iDC 高表达 MHC Ⅱ类分子；分布于消化道、呼吸道和泌尿生殖道黏膜的 iDC（黏膜 DC），是一群特殊的 DC，也称为哨兵细胞，其表型和形态随环境不同而各异；③循环 DC：包括血液 DC 和淋巴 DC。血液 DC 也称外周血 DC，主要包括进入血液后的 pre-DC，和经血循环迁移、携带抗原的 LC 及 iDC。淋巴 DC 也称为隐蔽细胞，是 DC 的淋巴循环形式，分布于全身的淋巴管中，其来源广泛，标志和形态各异，具有较强的抗原摄取能力，可激活未致敏 T 细胞以及启动初级免疫应答。

4. 按在免疫应答中的作用分类 依据 DC 在免疫系统中作用不同，分为免疫应答和免疫耐受两类。

（1）免疫应答功能主要包括抗原提呈（主要由未成熟期 DC 执行）和免疫激活（主要是成熟期 DC 发挥作用），大部分 DC 均为此类。

（2）发挥免疫耐受功能的 DC，我们称之为耐受性 DC（tolerogenic DC 或 DCreg），其可表达吲哚胺 2,3- 双加氧酶（indoleamine 2,3-dioxygenase，IDO）、免疫球蛋白样转录物 4（immunoglobulin-like transcript 4，ILT4）等，通过不同的机制抑制 T 细胞增殖、抑制抗原特异性 T 细胞活化、介导 T 细胞凋亡、诱导调节性 T 细胞等方式，负向调控免疫应答。

（二）树突状细胞的生物学特征及功能

1. 树突状细胞的生物学特征 成熟 DC 表面有很多树突状突起，胞质内无溶酶体和内体，胞核形态不规则，其他细胞器也少见。DC 表面能表达抗原提呈分子（MHC Ⅰ、MHC Ⅱ、CD1）、黏附分子（CD86、CD80 等）、细胞因子受体（GM-CSFR、IL-1R 等）、吞噬相关受体（FcγR、补体受体等）。

2. 树突状细胞的生物学功能

（1）识别、摄取和加工抗原，参与固有免疫应答：DC 可通过三种途径捕获抗原：①受体介导的内吞作用（receptor-mediated endocytosis）：借助 DC 表面不同受体可捕获低浓度抗原，如借助甘露糖受体捕获甘露糖化抗原，借助 Fc 受体捕获免疫复合物性抗原；②胞饮作用（pinocytosis）：DC 具有强大的液相吞饮功能，抗原浓度极低（如 10^{-10} mol/L）时依然能有效摄取抗原。未成熟期 DC 吞饮量大，速度快。胞饮作用所形成的小囊泡直径一般小于 150nm；③吞噬作用（phagocytosis）：某些部位或未成熟期 DC 可通过吞噬作用摄取大颗粒或微生物（＞0.5μm）。FDC 还可长期储存捕获的抗原，从而维持记忆性 B 细胞克隆和血清抗体水平。

DC 摄取抗原并处理，从而行使固有免疫应答，而抗原肽部分则被加工以便提呈。pDC 活化后可快速产生大量 I 型干扰素，参与抗病毒固有免疫应答。

（2）抗原提呈与免疫激活：此为 DC 最重要的功能。① DC 摄入的外源性抗原，多数在富含 MHC II 分子的 MHC II 小室（M II C）中被降解为多肽，并与 MHC II 分子结合成复合物表达于 DC 表面，提呈给 CD4$^+$T 细胞，提供初始 T 细胞活化的启动信号（或第一信号）；②少数抗原通过胞质的抗原肽转运蛋白体（transporter of antigenic peptide，TAP）依赖途径或非 TAP 依赖途径，由 MHC I 类分子途径提呈给 CD8$^+$T 细胞并激活这些细胞；③外源性脂质或糖脂类抗原主要通过 CD1 途径被加工和提呈；④ mDC 还高表达 CD80、CD86、CD40 等共刺激分子，为 T 细胞充分活化提供了第二信号。DC 分泌的趋化因子还能吸引原始型 T 细胞和其他成熟期 DC，使信号持续存在和放大。DC 产生的细胞因子进一步诱导活化 T 细胞增殖分化，从而完整启动免疫应答。DC 高表达黏附分子使之与 T 细胞牢固结合，有利于细胞之间的相互作用。因初始 T 细胞，与已活化或记忆 T 细胞不同，更依赖于 DC 刺激信号的存在，DC 是唯一能直接激活初始 T 细胞的专职 APC。

此外，位于外周淋巴器官 B 细胞依赖区的 FDC 可通过诱导 Ig 的类别转换、高表达 FcR 等受体和释放可溶性因子等方式参与 B 细胞发育、分化、激活及记忆性 B 细胞形成和维持。

（3）免疫调节：DC 能够通过分泌不同细胞因子和趋化因子，通过细胞间直接接触方式或者可溶性因子间接作用的方式，调节其他免疫细胞的功能。如 DC 分泌大量 IL-12 诱导初始 T 细胞（Th0）分化为 Th1 细胞，产生 Th1 型免疫应答；有些 DC 可分泌 IL-4 则可促进 Th0 向 Th2 细胞分化，并介导体液免疫应答；有些 DC 分泌 IL-10 与 TGF-β 可诱导 Treg 产生。同时，不同 Th 细胞亚群所产生的细胞因子也能影响 DC 的发育、分化与成熟。

（4）诱导免疫耐受与维持：①中枢免疫耐受：胸腺髓质 DC 参与 T 细胞的阴性选择，通过清除自身反应性 T 细胞克隆，在建立中枢免疫耐受中发挥关键作用；②外周免疫耐受：未成熟期 DC 经血液、非淋巴组织向淋巴组织 T 细胞区迁移过程中，DC 不断捕获自身抗原（包括死亡细胞及内环境中其他蛋白），并因此诱导相应 T 细胞产生耐受。此外，高表达吲哚胺 2，3- 双加氧酶的 DC 亚群（如 pDC、CD8α$^+$DC），可通过消耗色氨酸并产生致 T 细胞凋亡的色氨酸代谢产物而诱导 T 细胞耐受。

二、巨噬细胞

骨髓造血干细胞在 multi-CSF、M-CSF、GM-CSF 等刺激下，发育成粒单核前体细胞，并进一步分化为单核细胞（图 12-4）进入血流。单核细胞在血液中短暂停留，穿过毛细血管内皮，迁移到不同组织或器官中分化为组织特异性的巨噬细胞（图 12-5），在不同部位有不同形态和名称，如在肺中称肺泡 Mφ、在肝脏中称库普弗细胞（Kupffer cell）、在脑组织中称小胶质细胞、在结缔组织中称组织细胞、在骨组织中称破骨细胞、在肾中称肾小球细胞。还有一部分 Mφ 仍保持运动性，成为游走型 Mφ，如腹腔 Mφ。Mφ 是非常重要的一类免疫细胞，俄国人 Metchnikoff 因提出吞噬细胞理论而荣获 1908 年诺贝尔生理学或医学奖。单核细胞分化成为 Mφ 的过程中，细胞体积增大，吞噬能力增强，功能更为复杂。Mφ 能表达多种受体，包括 FcR、补体受体、甘露糖受体、清道夫受体、模式识别受体等；可产生数十种酶并能分泌近百种生物活性产物，可通过胞饮、吞噬、受体介导的内吞作用摄取抗原，因此在机体防御和免疫应答中发挥重要作用。

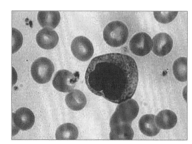
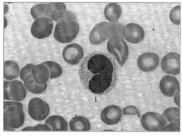

图 12-4　血液中的单核细胞形态

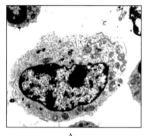
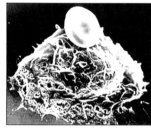
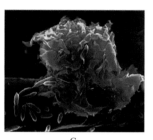

A　　　　　　　　　　B　　　　　　　　　　C

图 12-5　巨噬细胞的透射电镜图（A）与扫描电镜图（B、C）

（一）巨噬细胞的种类

巨噬细胞对损伤或感染发生迅速的反应，活化后的巨噬细胞分化为两个不同的亚群：M1 和 M2。

1. 经典活化巨噬细胞（M1）　由 I 型炎症因子和微生物代谢产物活化，具有杀灭微生物和促炎症作用。M1 是在 Th1 型免疫反应过程中产生的效应巨噬细胞。M1 通过分泌促炎性细胞因子和趋化因子，并专职提呈抗原，参与正向免疫应答，发挥免疫监视的功能。

2. 旁路活化巨噬细胞（M2）　由于表达不同的活化标志，又被继续分为三个亚群：IL-4 或 IL-13 诱导 M2a，主要作用是促进创伤愈合；免疫复合体和 TLR 或 IL-1R 的激动剂诱导 M2b；IL-10 和糖皮质激素诱导 M2c。M2b 与 M2c 因都具有免疫调节作用而被通称为调节性巨噬细胞。M2 型巨噬细胞具有很强的免疫调节作用和组织修复能力而其杀灭微生物的功能很弱。

因此，巨噬细胞的活化可以是促炎的，也可以是抗炎的。M1 和 M2 代表巨噬细胞两个极端和简化的功能状态，实际上巨噬细胞的活化是一个连续的复杂的功能状态。

（二）巨噬细胞的生物学特征和功能

1. 巨噬细胞生物学特征　巨噬细胞一般为圆形或椭圆形，功能活跃时，可呈多突形，细胞质较丰富，功能活跃时内含较多颗粒或空泡，具有变形能力和吞噬能力。

成熟 Mφ 高表达 CD14 分子，为其较特异的表面标志。此外还表达多种表面分子，包括 MHC I 类分子，MHC II 类分子，黏附分子（LFA-1、ICAM-1 等），共刺激分子（CD40、CD80、CD86、B7 等），补体受体（CR1/CD35、CR3/CD11b/18 等），IgFc 受体（FcγRI/CD64、FcγR II /CD32 等），多种细胞因子、激素、神经肽、多糖、糖蛋白的受体及病原体相关的模式识别受体。

2. 巨噬细胞功能

（1）吞噬作用：Mφ 可借助其表面模式识别受体（如 TLR）识别病原体表面病原相关的模式分子（PAMP），从而有效吞噬病原微生物，也可通过不同机制吞噬不溶性颗粒抗原与内源性物质（如损伤或死亡的宿主细胞、细胞碎片、活化的血栓等）。Mφ 具有趋化性，表面表达多种趋化因子受体，在趋化因子作用下，穿越毛细血管内皮间隙而向炎症灶聚集。然后与抗原发生黏附，并伸出伪足包围被黏附的抗原，继而伪足融合内陷形成内体，内体再与溶酶体融合形成吞噬溶酶体（phagolysosome），溶酶体中溶菌酶和蛋白水解酶等可水解消化病原体等异物，最后通过胞吐作用（exocytosis）而清除裂解后形成的小分子物质，或通过复杂加工过程抗原提呈。

当抗原被抗体或补体覆盖时，由于 Mφ 表面表达 Fc 受体和补体受体，易被 Mφ 吞噬，因而补体或抗体也被称为调理素（opsonin），即能增强吞噬细胞吞噬功能的分子。

（2）抗原提呈：Mφ 为重要的专职 APC，其摄取的外源性和内源性抗原经加工处理后，分别以抗原肽 -MHC II 类分子和 I 类分子复合物的形式提呈给 T 细胞，为适应性免疫应答的 CD4⁺ 和 CD8⁺ T 细胞活化提供第一信号；Mφ 同时表达多种共刺激分子，为 T 细胞活化提供第二信号。但 Mφ 不能对初始 T 细胞提呈抗原，只能对活化或效应 T 细胞提呈抗原，在进一步活化 T 细胞的同时 Mφ 自身也被激活并可发挥细胞免疫效应。

（3）对肿瘤和病毒感染靶细胞的杀伤作用：细菌 LPS 和 IFN-γ 等细胞因子可激活 Mφ，从而有效增强其杀伤肿瘤和病毒感染靶细胞的功能。机制如下：① Mφ 表面调理性和非调理性受体表达增加；②胞内溶酶体数目、ROI（反应性氧中间物，reactive oxygen intermediate）、RNI（反应性氮中间物，reactive nitrogen intermediate）及各种水解酶浓度显著增高；③胞毒性细胞因子 TNF-α 分泌增加，诱导靶细胞凋亡；④在病毒或肿瘤特异性抗体参与下，通过 ADCC 或补体依赖性途径杀伤靶细胞，从而介导其抗肿瘤细胞和病毒感染细胞的功能。

（4）免疫调节作用：Mφ 可对免疫应答发挥正负调节作用。①通过摄取加工提呈抗原，启动免疫应答，分泌多种具免疫增强作用的细胞因子，促进免疫细胞活化、增殖、分化和产生免疫效应分子，以此促进免疫应答；②过度活化的 Mφ 可转变为抑制性 Mφ，通过分泌前列腺素、TGF-β、活性氧分子等抑制性因子，抑制免疫细胞活化或直接杀伤靶细胞；③分泌和促炎功能：活化的 Mφ 具有活跃的分泌功能，能产生多种酶类（如溶酶体酶）、细胞因子（如 IL-1）、补体成分（如 C1 ～ C9）、凝血因子（如凝血因子 V）、反应性氧中间物、反应性氮中间物、防御素及其他生物活性物质（如前列腺素、内啡肽等）。Mφ 通过趋化反应吞噬作用分泌功能，在炎症发生发展中发挥重要作用。尤其是其分泌多种炎性细胞因子（IL-1、IL-6、IL-8、IL-12、TNF-α、IFN-γ、MIP-1α/β、MCP-1），具有明显致炎效应。

三、B 淋巴细胞

B 淋巴细胞（B lymphocyte）即骨髓依赖淋巴细胞（bone marrow-dependent lymphocyte），简称 B 细胞（图 12-6），是由哺乳动物骨髓（bone marrow）或禽类法氏囊（bursa of Fabricius）中的淋巴样干细胞分化发育而来。成熟 B 细胞主要定居于外周淋巴器官的淋巴滤泡中，约占外周淋巴细胞总数的 20%。B 细胞通过产生抗体，在体液免疫应答中发挥重要作用，同时也是一类重要的专职 APC。B 细胞持续表达 MHC Ⅱ类分子和共刺激分子，也能有效提呈抗原给 CD4+ T 细胞；尤其是当抗原浓度较低时，B 细胞能通过表面受体 BCR 富集并内化抗原，进一步处理以后，以抗原肽 -MHC Ⅱ类分子的形式提呈给 T 淋巴细胞。在抗原、细胞因子和 T 细胞的共同作用下，B 细胞分化成熟，成为浆细胞。

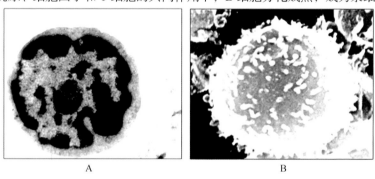

图 12-6　B 淋巴细胞的透射电镜图（A）与扫描电镜图（B）

第二节　抗原的处理与提呈

机体免疫过程中，特异抗原被效应细胞识别，并诱导效应细胞进一步活化，才能充分发挥效应细胞的功能。以细胞免疫过程中的 T 细胞为例，T 细胞表面受体需与 APC 表面结合了特定抗原肽段的 MHC 复合物结合，同时有多种免疫共刺激分子作用下，才能充分活化成为效应细胞。T 细胞受体所识别的特异性抗原肽长度有限，且具有高度专一性，每一个特定的 T 细胞受体只能识别一种特定的抗原肽。而且这些抗原肽必须先形成抗原肽 -MHC 分子复合物，才能被 T 细胞表面受体有效识别。因此抗原蛋白在被 T 细胞受体识别前必须先经过加工和处理，并与相应的 MHC 分子形成复合物，呈现在 APC 细胞表面。

APC 最重要的功能是摄取、加工和提呈抗原。各类 APC 在机体感染或炎症部位通过前一节介绍的吞噬、吞饮、被动吸附、受体介导的胞吞作用等方法摄取抗原，然后在细胞内降解抗原并加工处理成一定大小的多肽片段，使抗原肽适合与 MHC 分子结合，抗原肽-MHC 分子复合物再转运到细胞表面的过程称为抗原加工（antigen processing）或处理。表达于 APC 表面的抗原肽 -MHC 复合物被 T 细胞表面的抗原受体识别，将抗原信息传递给 T 细胞，引起 T 细胞的活化，此过程称为抗原提呈。

根据抗原来源性不同，抗原可分为来自细胞外的外源性抗原，例如被吞噬的细胞、微生物或细胞外环境中的可溶蛋白等，这类抗原主要通过细胞的胞吞作用（如胞饮、吞噬、受体介导的胞吞作用），被抗原提呈细胞摄入胞内，形成内体（endosome，膜包被的膜性结构）；和细胞内合成的内源性抗原，例如细胞内由于基因变异合成的蛋白如肿瘤细胞内合成的特异蛋白或病毒感染细胞内合成的病毒蛋白等，内源性抗原产生后即在细胞质中被降解加工成肽段。我们需要注意的是，内源性抗原并非自身抗原，外源性抗原也并不是异己抗原，二者概念是根据它们进入抗原加工途径前的位置是在胞内还是胞外所划分的。一般情况下，内源性蛋白通过细胞表面的 MHC Ⅰ 类分子进行提呈，外源性蛋白通过 MHC Ⅱ 类分子进行提呈，这两种是抗原的经典提呈途径。在某些情况下，外源性蛋白也能通过 MHC Ⅰ 类分子提呈，刺激 CD8$^+$ 细胞；而内源性抗原经由 MHC Ⅱ 类分子提呈给 CD4$^+$ T 细胞。这类途径称为交叉提呈（cross-presentation）。此外，脂类抗原不同于蛋白抗原，它们通过 CD1 分子途径提呈。

一、MHC Ⅰ 类分子途径

细胞内源性抗原主要有两类，一类是细胞自身的蛋白，包括正常自身蛋白或变异后的蛋白，如肿瘤细胞所合成的肿瘤相关蛋白；另一类是细胞受到病毒等胞内病原体感染后，在细胞内合成的病原体相关蛋白。由于 T 细胞发育过程中，针对 MHC Ⅰ 类分子提呈的正常自身抗原已经通过克隆选择，T 细胞对正常自身抗原不产生免疫应答。成熟 T 细胞只对内源性自身变异抗原或者胞内合成的病原体抗原产生应答。

内源性抗原主要通过 MHC Ⅰ 类分子途径加工和提呈。内源性蛋白在细胞内降解成多肽后，都能够通过 MHC Ⅰ 类分子途径提呈到细胞表面。所有有核细胞均表达 MHC Ⅰ 类分子，所以不限于专职 APC，都能提供类 MHC Ⅰ 分子提呈抗原。此类抗原由胞质溶胶途径（cytosol pathway）被提呈（图 12-7）。

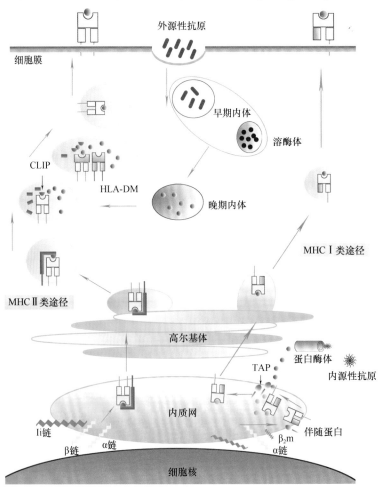

图 12-7　APC 对抗原的摄取、加工处理与提呈过程示意图

（一）内源性抗原的降解和加工

1. 内源性抗原由一类泛素依赖的蛋白降解途径进行加工。内源性抗原在胞质中首先与泛素（ubiquitin，Ub）结合，泛素是一个由 76 个氨基酸残基组成的小分子多肽。

2. 泛素化蛋白打开空间结构释放泛素，线性的蛋白质进入胞质内的蛋白酶体（proteasome）而被降解，成为 6 ～ 30 个氨基酸残基大小、C 端多为碱性或疏水氨基酸的抗原肽，有利于其与 MHC Ⅰ 类分子的抗原肽槽结合；蛋白酶体又称巨大多功能蛋白酶（large multifunctional protease，LMP），是存在于胞质溶胶和细胞核中的一种巨大蛋白水解酶复合物，以 20S 和 26S 两种形式普遍存在于各生物体细胞中。蛋白酶体在 IFN-γ 的诱导下，会转化为免疫蛋白酶体，产生的多肽在胞内更容易进入下一步的转运及最终提呈。

3. 在热休克蛋白（heat shock protein，HSP）HSP70 和 HSP90 参与下，降解的抗原肽经内质网（ER）膜上的抗原加工相关转运体转移至 ER 腔中，经内质网驻留的氨基肽酶（ER resident aminopeptidase，ERAP）进一步修剪后提交给新合成的 MHC Ⅰ 类分子结合。TAP 是由两个 6 次跨膜蛋白（TAP1，TAP2，属非经典 HLA Ⅱ 类基因编码）组成，形成异源二聚体，共同在 ER 膜上形成孔道，以 ATP 依赖的方式，选择性将肽段从胞质转运入 ER 腔中。

TAP 对转运的多肽有一定的偏好性，对长度为 8 ～ 12 个氨基酸的肽段有较高亲和力，该长度也正是 MHC Ⅰ 类分子抗原结合槽的最适长度。此外，TAP 还会优先选择羧基端为碱性、极性或疏水性残基的肽段，这些肽也同样适合与 MHC Ⅰ 类分子结合。大量不适合被提呈的较短多肽会在胞质中降解成单个氨基酸，以备重新利用。

（二）抗原与 MHC Ⅰ 类分子的结合与提呈

MHC Ⅰ 类分子由 α 链和 β₂ 微球蛋白（β₂m）组成二聚体，在分子伴侣（chaperone）钙连蛋白（calnexin）、钙网蛋白（calreticulin）和 TAP 相关蛋白（tapasin）参与下，其 α 链的 α1 和 α2 功能区构成抗原肽结合槽。MHC Ⅰ 类分子的抗原肽结合槽两端封闭，因而可以容纳的抗原肽长度有限，通常为 8 ～ 10 个氨基酸残基（个别情况下有 13 个残基），其中以 9 个残基（9 肽）的抗原肽居多。

结合抗原肽的 MHC Ⅰ 分子经高尔基体转运到细胞膜上，提呈给 CD8⁺T 细胞。某些胞膜蛋白或内源性抗原，部分进入胞质的外源蛋白以及部分在内质网腔合成的蛋白，可循 TAP 非依赖性途径被处理，抗原经原位蛋白酶降解并被修饰，转运过程类似于 TAP 依赖机制。在某些情况下，内源性抗原也可被 MHC Ⅱ 类分子提呈，如应激条件下，胞质内蛋白抗原出现内吞现象，形成自吞小泡，与内体 / 溶酶体结合，使得内源性抗原按外源性抗原提呈途径进行加工处理，为内源性抗原的非经典提呈途径。

一般情况下，MHC Ⅰ 类分子所呈递的抗原来自自身蛋白，当细胞被病毒或其他胞内寄生的微生物感染时，胞质中合成的微生物蛋白片段也将会被 MHC Ⅰ 类分子呈递于细胞表面。

二、MHC Ⅱ 类分子途径

外源性抗原指细胞外的可溶性蛋白质、颗粒状蛋白质及其他颗粒状物质，如微生物、细胞或细胞碎片等。他们根据抗原性质的不同，由 APC 通过不同的方式进行摄入，主要通过 MHC Ⅱ 类分子途径加工和提呈，多由溶酶体途径（lysosome pathway）实现（图 12-7）。与 MHC Ⅰ 类分子在细胞表面的普遍表达不同，MHC Ⅱ 类分子优先表达在专职 APC 上。

（一）外源性抗原的摄入和加工

外源性蛋白进入机体后，数分钟后即在淋巴结中被捕获，各种 APC 进行抗原摄取。外源性抗原主要经吞噬、吞饮或受体介导的内吞作用进入 APC。胞饮作用，指通过细胞的膜内陷使得细胞周围的液态物质形成胞饮泡进入细胞，通常液态与可溶性抗原经此方法被 APC 摄入。固体或微生物的摄入则由细胞伸出伪足抓取并包裹颗粒吞入胞内，形成被膜包被的吞噬泡。细胞还有一种高效摄入特异物质（包括液体固态）的方式——通过受体介导的内吞方式。细胞表面表达很多与摄取外来抗原相关的特殊受体，例如识别抗体 Fc 片段的 Fc 受体（FcR）、识别补体蛋白的补体受体、识别微生物的特殊受体如 Toll 样受体等。APC 通过这些特殊受体可以有效识别与捕获特异的抗原或者被抗体与补体结合的特定抗原。受体与配体结合后形成内吞泡进入细胞，与酸性的溶酶体结合后，受体与结合的抗原解离，以膜泡方式再循环到细胞表面。这种方式对摄入的物质可选择性浓缩，避免了大量细胞外液摄入，也有利于细胞外液中低浓度物质摄入。

外源性抗原经由以上各种方式进入 APC，在胞内被质膜包裹而形成内体，内体与初级溶酶体（lysosome）融合成吞噬溶酶体（phagolysosome）。在内体和溶酶体内的 pH 酸性环境下，蛋白质被水解成小分子肽（约含 12 ~ 18 个氨基酸），从而暴露出能被特异 T 细胞识别的表位。

（二）MHC Ⅱ类分子的合成

MHCαβ 异二聚体在内质网中合成，并与 γ 链，即 Ⅰa 相关恒定链（Ia-associated invariant chain，Ⅱ）非共价结合，形成（α-β-Ⅱ)₃九聚体。其中 α 链约为 32 ~ 34kDa，β 链约为 29 ~ 36kDa，均为多态性 MHC 基因编码，均为跨膜蛋白。ER 内钙连接蛋白等分子伴侣也参与 MHC Ⅱ类分子组装。(α-β-Ⅱ)₃九聚体由高尔基体转运，与吞噬溶酶体融合形成 MHC Ⅱ类小室(MHC class Ⅱ compartment，M Ⅱ C)。于 MHC Ⅱ中，Ⅱ链被分解为含 80 ~ 104 个氨基酸残基的小片段，称为 Ⅱ类分子相关恒定链肽段（class Ⅱ-associated invariant chain peptide，CLIP），可封闭 MHC Ⅱ类分子的肽结合槽，有效阻止 Ⅱ类分子在离开 ER 后与胞质中的未成熟内源性抗原结合，直至被待提呈抗原取代。有赖于 Ⅱ链功能，MHC Ⅰ和 MHC Ⅱ分子在捕捉内源性和外源性抗原肽上实现明确分工。

（三）MHC Ⅱ类分子与抗原肽结合与提呈

在 M Ⅱ C 内蛋白水解酶作用和低 pH 条件下，Ⅱ与 MHCαβ 异二聚体部分解离，肽结合槽中仍保留一小段 CLIP。HLA-DM 分子（属非经典 MHC Ⅱ类分子）可与 Ⅱ类分子结合，解离 CLIP，使得 Ⅱ类分子肽结合槽完全暴露。已暴露抗原结合槽的 MHC Ⅱ类分子与同一 M Ⅱ C 中已被处理的外源性抗原多肽结合，形成抗原肽 -MHC Ⅱ类分子复合物，被转运至细胞膜，可在细胞膜上停留数天，以利于 T 细胞识别。在 B 细胞中表达的一个 HLA-DM 修饰形式称为 HLA-DO，该蛋白与 HLA-DM 交联并限制 HLA-DM 对更多酸性区室的活性，从而调节多肽与 MHC Ⅰ类分子的结合。

MHC Ⅱ类分子的抗原肽结合槽两末端为开端结构，与之结合的多肽在氨基和羧基两端均可有一定延长，故而可与含 13 ~ 18 个氨基酸残基的肽段结合（最长可至 30 个氨基酸）。一些较大的抗原肽在与 MHC Ⅱ类分子结合后，还能被进一步修剪，直至符合 T 细胞受体识别的规格。MHC Ⅰ类分子的抗原肽结合槽两末端为封闭状，适于与较短的肽段结合，一般是 8 ~ 12 个氨基酸。

部分外源性抗原也可不通过 Ⅱ依赖性途径与 MHC Ⅱ类分子结合，而是直接与细胞膜表面的空载 MHC Ⅱ类分子结合，再进行抗原提呈。

MHC Ⅱ类分子所提呈的抗原肽基本上反映了细胞周围环境中抗原的信息。体内的 T 细胞通过对 APC 上 MHC Ⅱ类分子呈递抗原肽的识别来监视外来抗原进入机体的情况。MHC Ⅰ和 Ⅱ类两条主要的抗原提呈分子途径，将细胞内部和细胞周围环境中的抗原均采样并呈现在细胞表面，成为适应性免疫应答的基础。

三、抗原交叉提呈

抗原交叉提呈也称交叉致敏（cross-priming）指在某些情况下，APC 可将某些外源性抗原（如胞内寄生虫）经 MHC Ⅰ类分子途径提呈给 CD8⁺ T 细胞；或将内源性抗原通过 MHC Ⅱ途径提呈给 CD4⁺ 细胞。由于 DC 具独特的迁移方式和激活 T 细胞的能力，成为交叉提呈的主要 APC。

交叉提呈主要出现的情况有：

（1）病原微生物抗原如病毒可直接进入宿主 APC 胞质中，通过 MHC Ⅱ类分子途径提呈。若病毒仅感染局部非淋巴组织细胞（无迁移能力），或病毒感染 DC 后抑制其 MHC Ⅰ类分子表达，此时交叉提呈机制可帮助机体抗病毒感染。

（2）在内体中，抗原肽直接与预先形成的 MHC Ⅰ类分子或与细胞表面内吞的 MHC Ⅰ类分子结合；外源性抗原从内体转向胞质溶液中，或直接由胞外流向胞质，然后经由 MHC Ⅰ类分子途径提呈。此机制涉及抗原 - 抗体复合物、凋亡及坏死细胞等抗原被摄入后再次提呈等，在自身免疫耐受中发挥作用。

四、脂类抗原的 CD1 分子途径

上述抗原提呈途径都是针对蛋白质类抗原的，后来又有研究发现，某些 T 细胞的活化不受 MHC 限制，这些 T 细胞可通过识别 APC 上的 CD1 分子而得到活化，而且 CD1 分子所提呈的不是多肽类物质，而是脂类物质。因此，又发现了区别于 MHC Ⅰ类和 Ⅱ类分子依赖的抗原提呈的第三类途径，称为脂类抗原的 CD1 分子途径。

脂类物质是细胞类生命体的主要结构成分，脂类物质在细胞中以单纯脂类、复合脂类（如糖脂，磷脂，脂多肽，脂多糖，脂蛋白）等形式存在，构成细胞的膜结构基础并参与许多细胞功能的重要过程，是细胞生命体中不可或缺的重要成分。目前已得到确认的脂类抗原多来自微生物，是微生物细胞壁的结构成分，如构成结核杆菌细胞壁的阿拉伯糖甘露糖脂，其他常见病原生物还有麻风杆菌，伯氏疏螺旋体等。

（一）CD1 分子及其结构

脂类抗原可结合 APC 表面的 CD1 分子而被提呈。CD1 分子属 I 型跨膜蛋白，与 MHC I 类分子有 30% 同源性，属于非经典 MHC I 类分子。人 CD1 基因包括 CD1（a～e）5 个非多态性基因，其中前 4 种基因编码 CD1a～CD1d 蛋白，而 CD1E 不表达蛋白产物。CD1a～CD1c 表达于专职 APC 表面，CD1d 主要表达于肠上皮细胞和造血干细胞。CD1 分子的重链是个跨膜糖蛋白，重链以非共价结合方式与 β_2- 微球蛋白结合，CD1 分子的结构与 MHC 分子的结构很类似。但 CD1 分子的抗原结合槽要比经典的 MHC I 类分子的更深并且相对封闭。CD1 所提呈的脂类抗原通常由疏水性的分支或双重酰基以及亲水的带电基团组成。其中疏水区包埋在同样由丰富的疏水性氨基酸组成的 CD1 分子抗原结合槽中，亲水的基团暴露给 TCR 识别。

（二）CD1 分子提呈脂类抗原

CD1 主要提呈糖脂或脂质抗原给 T 细胞，这种提呈途径通常没有明显的抗原加工过程，主要通过 CD1 分子在细胞表面 - 吞噬体或内体 - 细胞表面的再循环过程中结合各种脂类抗原，再被运至细胞膜参与抗原提呈。有些脂类抗原也可以与细胞表面的 CD1 分子直接结合。另外一些脂类抗原则在溶酶体经过脂酶、糖基酶处理后再加载到 CD1 分子上，这个过程也有其他转运蛋白的协助。

研究发现自然杀伤 T 细胞（natrual killer T cell，NKT）和 γδT 细胞可以识别 CD1d 分子提呈的自身抗原，可能是一种清除因压力、衰老或癌变等应力改变了的细胞的机制。CD1 抗原提呈途径，可能在抗微生物感染和脂类抗原提呈中起重要作用。这种独特的抗感染机制，MHC 非依赖型的 T 细胞激活方式可有效增强机体免疫应答。由于群体中存在 MHC 多态性，蛋白亚基疫苗的免疫效应具有明显个体差异，而非多态性 CD1 分子所提呈的脂质抗原通常是病原微生物不易随机突变的关键组分，作为疫苗亚单位具有适用面广的应用前景。

案例 12-1 分析讨论：

MHC I 分子缺陷病是一种罕见的原发性严重免疫缺陷病，又称裸淋巴细胞综合征（bare lymphocyte syndrome，BLS），属常染色体隐性遗传病。其主要特征表现为 MHC II 分子基因表达缺失，使抗原提呈细胞（APC）无法组成性表达 MHC I 分子，导致外源性抗原提呈过程受阻。由于胸腺基质上皮细胞的 MHC I 类分子表达也出现异常，从而导致 CD4⁺T 细胞阳性选择过程障碍。所以。该病患者可出现迟发型超敏反应异常，对胸腺依赖抗原的抗体应答缺陷，以及易于被病原体感染等临床表现。发生机制为两类调控 MHC I 分子基因表达转录因子（一种是 C II TA，另一种是 RFX 蛋白复合物）基因突变，而 MHC I 分子基因本身不存在缺陷。

本病对外来抗原无特异细胞及体液免疫反应，而对有丝分裂原刺激却有相应反应。由于仅累及 MHC I 分子，而 MHC I 分子表达正常，故 CD4⁺ 细胞数量减少，导致 CD4⁺/CD8⁺ 比例倒置，而总淋巴细胞数可正常。

MHC II 分子缺陷常规抗感染治疗疗效不佳，早期诊断、早期进行造血干细胞移植是该患儿存活的唯一方法，研究显示本病移植成功率相对于其他原发性免疫缺陷病低，仅为 60%。据报道未接受移植的患儿最终可在 5～18 岁死亡。移植失败原因主要有宿主尚存的免疫应答、患儿年龄较大以及持续病毒感染；为提高移植成功率，建议在 2 岁前行移植术。此外，基因治疗仍处于研究阶段。

（戴建锋　潘　文）

第十三章　固有免疫

　　患者，女，38 岁，因腰部酸胀不适，右侧腹部有时隐痛约 3 个月就诊，体检右侧肾区叩击痛，B 超显示单侧右肾结石，直径 2.1cm。患者入住广东江门市某医院泌尿外科，与医生沟通后决定采用经皮肾镜取石术治疗。术前患者体温正常，外周血象正常，尿常规白细胞 WBC（+++），无心脑肝脏疾患。患者入住二日后，全身麻醉后经尿道输尿管插管，右侧腹部做 3cm 的切口，穿刺并经皮插入肾镜，碎石并吸净结石，造瘘并放置引流管。手术共 2 小时，术后静脉滴注青霉素预防感染。患者术后 5 小时出现高热、寒战等症，体温 39.5℃，收缩压下降至 75mmHg，心率增快至 120 次／分，出现意识模糊、烦躁等症状，疑为并发感染性休克（脓毒性休克）。立即对患者给予吸氧、补充血容量，纠正酸碱中毒等，并进行血、尿标本细菌培养和药敏实验。培养结果为普通大肠埃希菌，选用亚胺培南抗感染，并给予小剂量糖皮质激素。患者术后 2～3 天血压和体温恢复正常，白细胞和肌酐水平也在术后 3～5 天内恢复正常。

问题：

　　1. 患者在住院期间抵抗力降低发生感染，与治疗中的哪些因素有关，涉及哪些固有免疫机制？

　　2. 普通大肠埃希菌属主要致病因素是内毒素，固有免疫哪类分子识别内毒素？

　　3. 固有免疫细胞对内毒素过度反应引起休克主要与细胞因子 TNF 密切相关，TNF 在感染休克中发挥主要致病作用是什么？

　　4. 为什么感染性休克患者要用小剂量免疫抑制剂糖皮质激素治疗？

　　机体免疫应答分为固有免疫和适应性免疫两种类型，二者之间相互依存、相互协作，共同发挥作用。固有免疫（innate immunity），又称天然免疫（natural immunity）或非特异性免疫（non-specific immunity），是机体抗感染免疫的第一道防线，亦参与对体内损伤、衰老、凋亡或畸变细胞的清除。固有免疫的执行者是固有免疫系统，固有免疫系统由固有免疫屏障、固有免疫分子和固有免疫细胞组成。

第一节　免疫屏障

　　固有免疫屏障又称为组织屏障，是人类进化形成的能防御病原体和有害物质入侵的保护性机制，可分为体表屏障和内部屏障两大类。

一、体表屏障

　　皮肤黏膜及其附属成分构成的体表屏障，又称为皮肤黏膜屏障，是机体阻挡和抗御外来异物入侵的主要外部屏障。体表屏障的主要作用表现为三个方面：

　　1. 物理屏障作用　人体与外界接触或与外界相通之处被覆完整的由致密上皮细胞及其紧密连接组成的皮肤和黏膜，可有效机械阻挡病原体的入侵。例如表皮外层为已死亡的角质细胞，细胞内含有大量的防水角蛋白，形成天然屏障；呼吸道黏膜的纤毛不停地向上摆动、肠的蠕动、尿液冲洗等，均有助于清除黏膜表面的病原体。

　　2. 化学屏障作用　皮肤和黏膜分泌物中有多种杀菌或抑菌物质发挥化学屏障作用。如汗腺分泌的乳酸使汗液呈酸性（pH 5.2～5.8），皮脂腺分泌的不饱和脂肪酸，胃酸以及呼吸道和消化道分泌的黏液含有的溶菌酶、抗菌肽和乳铁蛋白等发挥防御病原体感染作用。

　　3. 微生物屏障作用　皮肤和黏膜表面寄居的正常菌群，可拮抗病原生物，并分泌杀菌或抑菌物质，发挥生物屏障作用。例如：口腔唾液链球菌能够产生过氧化氢，可杀死白喉杆菌、脑膜炎球菌等；肠道中的大肠埃希菌能分泌细菌素，抑制某些厌氧菌、近缘或同种细菌的定居和繁殖。

<h2 style="text-align:center">二、内部屏障</h2>

病原体突破体表屏障等防御机制进入血液循环时，内部屏障可阻止病原体侵犯重要的器官或者胎儿。

1. 血脑屏障　血脑屏障由软脑膜、脉络丛的脑毛细血管壁和包在壁外的星形胶质细胞形成的胶质膜所组成，能阻挡血液中病原微生物及其代谢产物，以及其他大分子物质进入脑组织及脑室，从而保护中枢神经系统。此屏障随个体发育逐渐成熟，婴幼儿该屏障尚未发育完善，较易发生中枢神经系统感染。

2. 胎盘屏障　由母体子宫内膜的基蜕膜和胎儿的绒毛膜滋养层细胞共同组成。此屏障可防止母体内病原体进入胎儿体内，保护胎儿免受感染。妊娠早期（3 个月以内）此屏障尚未发育完善，若孕妇感染某些病毒（风疹病毒、巨细胞病毒等）可致胎儿畸形、流产或死胎等。

<h1 style="text-align:center">第二节　固有免疫分子</h1>

固有免疫分子是固有免疫细胞发挥功能的物质基础，也在免疫调节中发挥重要作用。固有免疫分子主要包括固有免疫识别分子和固有免疫效应分子。

<h2 style="text-align:center">一、固有免疫识别分子</h2>

固有免疫识别分子主要包括广泛分布的模式识别受体和局限分布于淋巴系来源的固有免疫细胞的抗原识别受体或其他活化性受体（详见本章第三节）。固有免疫识别分子共同特点为缺乏多样性，因此固有免疫识别不具有高度特异性。

（一）模式识别受体及其识别结合的配体

1. 模式识别受体（pattern recognition receptor，PRR）　是指广泛存在于固有细胞表面、胞质和体液中的一类能直接识别外来病原体及其产物或宿主自身凋亡、畸变的细胞共有的特定模式分子结构的识别分子，由胚系基因编码，不经过基因重排，缺乏多样性。模式识别受体识别的配体分子包括病原相关模式分子和损伤相关模式分子。

2. 模式识别受体识别结合的配体

（1）病原体相关分子模式（pathogen-associated molecular pattern，PAMP）：是指某些病原生物或其产物所共有的高度保守，且是病原体生存和致病性所必需的特定的分子结构。病原体相关分子模式主要包括病原体的细胞壁成分和核苷酸，常见的有：G^- 菌脂多糖和鞭毛蛋白，G^+ 菌磷壁酸和肽聚糖，真菌的酵母多糖，病原生物表面的甘露糖、岩藻糖，病毒双链 RNA（dsRNA）和单链 RNA（ssRNA），细菌和病毒非甲基化的 CpG DNA 序列等。上述 PAMP 存在于病原体，宿主自身细胞不表达，PRR 识别 PAMP，机体以此区分"自己"和"非己"，达到免疫识别的目的。

（2）损伤相关模式分子（damage associated molecular pattern，DAMP）：是指机体自身细胞受到损伤所释放或表达的内源性分子。在创伤、缺氧等因素刺激后释放到细胞外或转移至细胞膜表面的一类物质。常见 DAMP 包括凋亡细胞表面的磷脂酰丝氨酸、高迁移率族蛋白1、热休克蛋白和嘌呤类分子及其降解产物（如 ATP、ADP、腺苷和尿酸）。PRR 识别 DAMP，感知或探测细胞损伤，并触发炎症反应进行组织修复，但是严重的全身性炎症反应和慢性炎症反应会引起许多疾病。

（二）模式识别受体的分类

模式识别受体（PRR）可根据其分布，分为细胞膜型、内体膜型、胞质型和分泌型。模式识别受体（PRR）分布于细胞的不同区域，分别感知存在于细胞外、进入胞内内体或胞内寄生的病原体及其产物（尤其是病毒核酸），并进行快速的免疫防御反应（图 13-1）。

模式识别受体（PRR）据其分子结构和功能特点，又可分多个类型，识别结合不同的配体（表 13-1）。

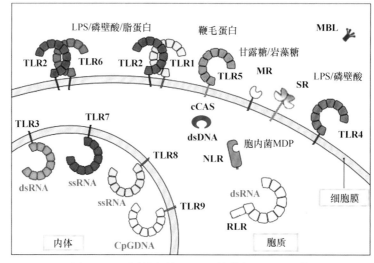

图 13-1　不同分布的 PRR 及其结合的主要配体

表 13-1　模式识别受体及其识别结合的配体分子

模式识别受体（PRR）	PAMP	DAMP
胞膜型 PRR		
甘露糖受体（MR）	细菌或真菌甘露糖 / 岩藻糖残基	
清道夫受体（SR）	G+ 菌磷壁酸、G- 菌脂多糖（LPS）	细胞表面磷脂酰丝氨酸
TLR4	G- 菌脂多糖（LPS）	高迁移率族蛋白 1、HSP
TLR5	G- 菌鞭毛素	
TLR2/TLR6	肽聚糖 / 磷壁酸、LPS、脂肽、酵母多糖	
TLR2/TLR1	（同上）	
内体膜型 PRR		
TLR3	病毒双链 RNA（dsRNA）	
TLR7、TLR8	病毒单链 RNA（ssRNA）	
TLR9	细菌 / 病毒非甲基化 CpG DNA	
胞质型 PRR		
NLR	二氨基庚二酸、胞壁酰二肽	尿酸结晶 / 胆固醇结晶
RLR	病毒双链 RNA（dsRNA）	
cGAS	病毒 / 细菌 dsDNA	
分泌型 PRR		
脂多糖结合蛋白	G- 菌脂多糖（LPS）	
MBL	甘露糖 / 岩藻糖残基 /N- 乙酰葡萄糖胺	
C 反应蛋白	胞壁磷酰胆碱	

　　1. 甘露糖受体（mannose receptor，MR）　　主要表达于树突状细胞和单核巨噬细胞表面，识别结合细菌或真菌表面的甘露糖和岩藻糖残基，触发受体介导的内吞，吞噬杀伤病原体，故被称为内吞型 PRR。

　　2. 清道夫受体（scavenger receptor，SR）　　主要表达于单核巨噬细胞表面，中性粒细胞也可表达，属于内吞型 PRR。可直接识别脂多糖、磷壁酸或凋亡细胞表面的磷脂酰丝氨酸等，触发受体介导的内吞，吞噬杀伤病原体或清除衰老死亡细胞。巨噬细胞的清道夫受体尚可识别乙酰低密度脂蛋白或氧化低密度脂蛋白，参与动脉粥样硬化。

　　3. Toll 样受体（Toll-like receptor，TLR）　　人类已发现 10 种 TLR，属于信号转导型 PRR，依

据分布分为两类：

（1）胞膜型 TLR：主要包括由 TLR1、TLR2、TLR4、TLR5、TLR6 形成的同源二聚体或异源二聚体。主要表达于髓系来源的固有免疫细胞，可直接识别结合多种病原体结构分子（见表 13-1），通过信号转导，激活 NF-κB 和干扰素调控因子（interferon regulatory factor，IRF）信号通路，诱导产生 TNF-α、IL-1、IL-8、IL-6 等，与全身炎症反应综合征和感染性休克有关。此外，TLR4 可识别某些 DAMP，如高迁移率族蛋白 1、HSP，参与炎性疾病的发生。

（2）内体膜型 TLR：主要包括由 TLR3、TLR7、TLR8、TLR9 形成的同源二聚体，广泛分布于固有免疫细胞、内皮细胞和上皮细胞。可直接识别胞质中病毒 dsRNA、ssRNA 及细菌或病毒非甲基化的 CpG DNA 序列，诱导 I 型干扰素和 IL-1、IL-6 等表达。

4. NOD 样受体（NOD like receptor，NLR）　NOD 为 nucleotide-binding oligomerization domain 的缩写，即核苷酸寡聚化结构域。NLR 分布于细胞质中，家族成员众多，其中 NLR1 和 NLR2 主要分布于树突状细胞、巨噬细胞、中性粒细胞和黏膜上皮细胞，可识别进入胞内的细菌细胞壁成分，例如胞壁酰二肽（muramyl dipeptide，MDP），激活 NF-κB 通路，诱导 IL-1 等表达。NLR 可识别胞内寄生的细菌，如分枝杆菌，也可识别结合尿酸盐结晶，参与痛风患者关节炎的发病。

5. RIG 样受体（RIG like receptor，RLR）　RIG 为 retinoic acide-induceble gene 的缩写，即维甲酸诱导基因。RLR 广泛分布于固有免疫细胞和组织细胞的细胞质中，可直接识别 RNA 病毒复制期间产生的 dsRNA，诱导产生 I 型干扰素和 IL-1 等促炎细胞因子。

6. 环鸟苷酸 - 腺苷 - 磷酸合成酶　环鸟苷酸 - 腺苷 - 磷酸合成酶（cyclic guanosine monophosphate-adenosine monophosphate synthetase，cGAS），可感受识别细胞质内病原生物 DNA 或宿主长片段 DNA，产生第二信使 cGAMP 激活干扰素基因刺激分子（stimulator of interferon gene，STING），诱导产生 I 型干扰素等细胞因子。

7. 分泌型 PRR　是机体在感染或组织细胞损伤时，血浆浓度急剧升高的一类急性期蛋白，主要由肝细胞合成和分泌，可直接结合病原体表面的配体。包括脂多糖结合蛋白（LPS binding protein，LBP）、C 反应蛋白（C reactive protein，CRP）和甘露糖结合凝集素（MBL）。

模式识别受体识别结合配体的生物学意义，主要表现为受体介导的内吞和促进吞噬（调理作用）、通过信号转导引起促炎细胞因子或抗病毒细胞因子合成分泌、激活其他效应分子（如补体），从而发挥免疫防御作用或维持机体自稳。

二、固有免疫效应分子

（一）补体系统

补体系统是参与固有免疫的重要效应分子。感染早期补体系统即可经旁路途径或凝集素途径激活产生溶菌作用，补活性片段还可发挥调理作用、免疫黏附及促炎作用（详见第五章）。

（二）细胞因子

细胞因子是参与固有免疫应答的重要效应分子，并参与适应性免疫应答和免疫调节。感染或组织损伤时，可刺激免疫细胞和非免疫细胞产生多种细胞因子，发挥多种效应，包括致热、趋化炎症细胞或激活免疫细胞、抑制病毒复制、诱导急性期应答、免疫调节等（详见第六章）。

（三）防御素

防御素（defensin），又称为抗菌肽（antibiotic peptide），是一组富含精氨酸耐受蛋白酶的小分子碱性多肽，对细菌、真菌和有包膜病毒具有直接杀伤活性。人体 α- 防御素属阳离子多肽，由中性粒细胞、小肠 Paneth 细胞、黏膜上皮细胞和角质形成细胞产生，主要作用于某些细菌和有包膜病毒。其作用机制为：①通过与病原体带负电荷的成分（如 LPS、磷壁酸、病毒包膜脂质等）的静电相互作用，使病原体膜屏障破坏及膜通透性增高，最终导致病原体死亡；②刺激病原体产生自溶酶，干扰 DNA 和蛋白质合成从而抑制病毒复制。

（四）乙型溶素

乙型溶素（β lysin）是血浆中一种对热稳定的碱性多肽，可作用于革兰阳性细菌细胞膜，产生非酶性破坏，但对革兰阴性细菌无效。

（五）溶菌酶

溶菌酶（lysozyme）属不耐热碱性蛋白质，主要来源于巨噬细胞，广泛存在于体液、外分泌液和巨噬细胞溶酶体中。溶菌酶主要裂解革兰阳性细菌细胞壁的肽聚糖，导致细菌裂解。

（六）一氧化氮

一氧化氮（nitric oxide，NO）是吞噬细胞发挥杀伤功能的重要效应分子。吞噬细胞可以通过一氧化氮合酶代谢精氨酸产生 NO，杀伤细胞内的病原体，也可分泌 NO 杀伤肿瘤细胞等靶细胞。机制为 NO 可直接抑制三羧酸循环和氧化磷酸化，并且与 O_2^- 反应生成羟自由基损伤病原体或肿瘤细胞的蛋白质和核酸。PAMP 和细胞因子 TNF-α、IFN-γ 可以激活巨噬细胞诱导 NO 产生。

（七）其他效应分子

固有免疫细胞释放的降解酶（例如蛋白酶、羧肽酶、可溶性磷脂酶 A2 等）、毒性蛋白（如穿孔素、颗粒酶、髓过氧化物酶、乳铁蛋白等）、脂质介质（如前列腺素、白三烯、血小板活化因子）以及代谢产生的氧自由基、次氯酸盐、反应性氮中间物、乳酸等效应分子均参与抗感染。

第三节　固有免疫细胞

固有免疫细胞包括来源于髓样前体细胞的经典固有免疫细胞和来源于淋巴样前体细胞的固有淋巴细胞和固有淋巴样细胞。固有免疫细胞既参与固有免疫，又参与适应性免疫应答的启动和效应阶段。

一、经典固有免疫细胞

（一）单核巨噬细胞

单核细胞：来源于髓样前体细胞，占外周血白细胞总数的 3%～8%。其体积较淋巴细胞略大，胞质中富含溶酶体颗粒。单核细胞在血液中短暂停留 12～24 小时，移行至全身器官组织，成为巨噬细胞。

巨噬细胞定居于不同组织被赋予特定的名称，例如肝库普弗细胞、脑组织小胶质细胞等。单核巨噬细胞具有较强的黏附于玻璃或塑料表面的能力，借此可分离巨噬细胞。

在局部微环境中，巨噬细胞的生物学特性具有明显差异，可根据功能特性分为两个亚群：1 型巨噬细胞（type-1 macrophage，M1），是在 PRR 识别结合配体或 IFN-γ、GM-CSF 等刺激下诱导分化而来，吞噬杀伤功能强，释放促炎细胞因子，例如 MCP-1、IL-6、IL-8、TNF-α 等。2 型巨噬细胞（type-2 macrophage，M2），是在局部微环境中 IL-4、IL-13 等 Th2 型细胞因子作用下分化而来，通过分泌 IL-10、TGF-β、成纤维细胞生长因子等，抑制炎症反应和参与组织修复和纤维化。

1. 表面标志　巨噬细胞表达共刺激分子（CD80/CD86、CD40）、MHC 分子、特征性表面分子 CD14、整合素 Mac-1 或 CD11b/CD18，以及众多表面受体分子，包括 PRR、调理性受体和细胞因子受体。重要的 PRR 包括甘露糖受体、清道夫受体、Toll 样受体等。调理性受体主要包括 IgGFc 受体和补体受体（如 C3bR/C4bR）。细胞因子受体则与其活化、趋化、募集等密切相关。

2. 主要生物学功能

（1）吞噬杀伤病原体，发挥抗感染作用：单核巨噬细胞具有强大的吞噬功能，因此，单核巨噬细胞和中性粒细胞又被称为吞噬细胞（phagocyte）。吞噬细胞可被募集至组织感染灶或组织损伤部位，主要通过两种机制杀伤摄取的病原体：①氧依赖的杀菌系统：包括反应性氧中间物（reactive oxygen intermediate，ROI）和反应性氮中间物（reactive nitrogen intermediate，RNI）杀菌系统：ROI 系统是在吞噬作用激发下，通过呼吸暴发，激活细胞膜上还原型辅酶 Ⅰ/Ⅱ，继而催化分子氧还原为 ROI，包括超氧阴离子、游离羟基、过氧化氢和单态氧等，ROI 为强氧化剂，可杀伤吞噬的病原体。RNI 系统是指吞噬细胞活化后产生诱导型一氧化氮合酶，在还原型辅酶或四氢生物蝶呤存在下，将精氨酸水解为瓜氨酸，从而释放 NO，发挥杀菌或细胞毒作用。②氧非依赖的杀菌系统：激活的吞噬细胞合成溶菌酶、防御素和多种蛋白水解酶以及代谢产生的乳酸等，发挥杀菌作用。

病原体被吞噬杀伤后，在吞噬溶酶体内多种水解酶作用下被消化降解，其产物大部分通过胞吐作用排出胞外（图 13-2）。巨噬细胞在 T 细胞分泌的 IFN-γ 等辅助下激活，可杀伤清除胞内寄生的病原体。

（2）杀伤肿瘤细胞：单核巨噬细胞在 T 细胞分泌的 IFN-γ 或其他因素作用下活化，释放毒性分子 NO 杀伤肿瘤，或释放 TNF-α 引起肿瘤细胞凋亡，此外，也可通过 ADCC 效应杀伤肿瘤细胞。

（3）抗原提呈和激活 T 细胞：单核巨噬细胞摄取的异物颗粒，有些被加工处理为具有免疫原性的小分子肽段，与 MHC 分子结合形成抗原肽 -MHC 分子复合物，表达于巨噬细胞表面供 T 细胞识别。同时，通过其表达的 CD80/CD86 等共刺激分子提供 T 细胞共刺激信号，激活 T 细胞。

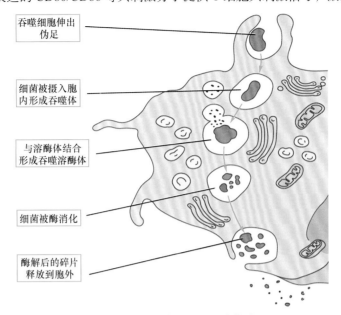

图 13-2　巨噬细胞的吞噬和杀菌过程

（4）吞噬衰老死亡细胞，维持内环境稳定：单核巨噬细胞能吞噬大颗粒物质，包括衰老死亡的细胞及其碎片，并进行降解，维持机体内环境稳定。

（5）参与炎症反应：在趋化因子或具有趋化作用的补体片段（C3a、C5a 等）作用下，单核巨噬细胞可被募集至组织感染灶或组织损伤部位，通过 PRR 识别病原体，释放 IL-1、IL-6、TNF-α 等促炎细胞因子和其他炎症介质，发挥参与炎症反应作用（图 13-3）。此外，其表面的 CD14 可识别结合 LPS 或 LBP-LPS 复合物，刺激细胞分泌 TNF、IL-1 等细胞因子参与炎症反应。适度炎症反应有助于抗感染和组织修复，但过度炎症反应则可能引起器官组织受损。

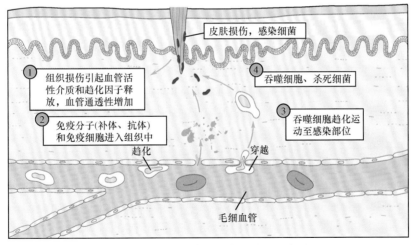

图 13-3　巨噬细胞参与炎症反应的基本过程

（6）免疫调节：单核巨噬细胞作为专职 APC 以及分泌 IL-10、IL-12、TNF-α 等诸多细胞因子，发挥免疫调节作用。例如巨噬细胞分泌的 IL-12 可促进 Th1 分化，可激活 NK 细胞发挥杀伤功能。

（二）粒细胞

粒细胞（granulocyte）来源于骨髓的髓样前体细胞，包括中性粒细胞、嗜酸性粒细胞和嗜碱性粒细胞，是参与炎症或过敏性炎症反应的重要效应细胞。

1. 中性粒细胞（neutrophil）　约占外周血白细胞总数的 50%～70%，是数目最多的白细胞。

存活期短，约为 2～3 天。其胞质中含有初级和次级两种颗粒：初级颗粒较大，即溶酶体颗粒，内含髓过氧化物酶、酸性磷酸酶和溶菌酶；次级颗粒较小，内含碱性磷酸酶、溶菌酶、防御素等。经瑞氏（Wright）染色或碱性亚甲蓝染色，核呈杆状或分叶状（图 13-4A）。

中性粒细胞高表达整合素 CD11b/CD18 和趋化性受体 IL-8R 和 C5a 受体，使其在胞外菌或真菌感染时被迅速募集至感染或炎症部位发挥作用。表面有许多 PRR 如清道夫受体、甘露糖受体、Toll 样受体等，以及 IgGFc 受体和 C3bR/ C4bR 受体，有利于发挥吞噬杀伤功能，也可通过 ADCC 作用攻击靶细胞。

2. 嗜酸性粒细胞（eosinophilic granulocyte） 主要分布于外周血和结缔组织。占外周血白细胞总数的 5%～6%，血液中仅停留 6～8 小时，进入结缔组织后可存活 8～12 天。胞质内含粗大的嗜酸性颗粒，颗粒内含主要碱性蛋白、嗜酸性粒细胞阳离子蛋白、嗜酸性粒细胞过氧化物酶、组胺酶和芳基硫酸酯酶（图 13-4B）。表达趋化因子受体 CCR3、IL-5R 和 PAF-R，在相应细胞因子或炎性介质作用下趋化募集并激活分化为效应细胞，通过释放颗粒，杀伤寄生虫。嗜酸性粒细胞表达 IgE Fc 受体 Ⅱ（FcεR Ⅱ），可通过 ADCC 作用杀伤寄生虫。激活后分泌 IL-3、IL-5、IL-8、GM-CSF 以及白三烯（leukotriene, LT）、PAF 等炎性介质，参与和促进局部炎症或过敏性炎症反应。

3. 嗜碱性粒细胞（basophil） 主要分布于外周血，占外周血白细胞总数的 0.2%，表面表达 CCR3，可被趋化因子招募炎症部位或过敏性炎症反应部位，在组织中可存活 10～15 天。表达高亲和力 IgE Fc 受体 Ⅰ（FcεR Ⅰ），参与 Ⅰ 型超敏反应。胞质内含有嗜碱性颗粒，颗粒内含有组胺、肝素、蛋白酶和过敏性嗜酸性粒细胞趋化因子等（图 13-4C）。在变应原等作用下活化脱颗粒，分泌白三烯、前列腺素 D2、PAF 等脂类介质及 IL-5、IL-13 等细胞因子，参与和促进局部过敏性炎症反应。

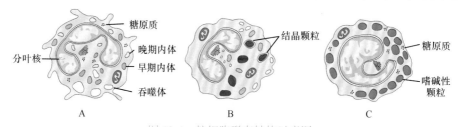

图 13-4 粒细胞形态结构示意图
A. 中性粒细胞；B. 嗜酸性粒细胞；C. 嗜碱性粒细胞

（三）肥大细胞（mast cell）

主要分布于黏膜和结缔组织中，胞质内含有嗜碱性颗粒，与嗜碱性粒细胞类似。其表面表达 Toll 样受体（TLR2、TLR4）和过敏毒素受体（C3aR、C5aR），在病原体的 PAMP 或 C3a、C5a 作用下脱颗粒，并合成和分泌白三烯、前列腺素 D2、PAF 等脂类介质及 TNF-α、IL-5、IL-13 等细胞因子，引起炎症反应发挥抗感染作用，或引起过敏性炎症反应。肥大细胞表达高亲和力 IgE Fc 受体 Ⅰ（FcεRI），参与 Ⅰ 型超敏反应。

（四）树突状细胞

包括来源于骨髓的髓样前体细胞的经典 DC（髓系 DC）和来源于淋巴样前体细胞的浆细胞样 DC（淋巴系 DC）。

1. 经典 DC（conventional DC, cDC） 是专职抗原提呈细胞，未成熟 DC 具有吞噬能力，摄取、加工处理抗原能力强，成熟 DC 是唯一可激活初始 T 细胞的 APC，从而启动适应性免疫应答（详见第十二章）。经典 DC 也发挥免疫调节作用，可通过分泌不同的细胞因子调节适应性免疫应答。

2. 浆细胞样 DC（plamacytoid DC, pDC） 细胞表面共刺激分子和 MHC Ⅱ 类分子低表达，膜型 PRR 等受体表达低下，但细胞质内体膜上高表达 TLR7 和 TLR9，识别病毒或胞内寄生细菌核酸后，产生大量 Ⅰ 型干扰素，阻止病毒复制，在机体抗病毒免疫中发挥重要作用。

二、固有淋巴样细胞

固有淋巴样细胞（innate lymphoid cell, ILC）表面无 TCR/BCR，来源于共同淋巴样前体细胞（common lymphoid precursor, CLP），后者可分化为 NK 前体细胞和共同辅助固有淋巴样前体细胞。共同辅助固有淋巴样前体细胞分化为除 NK 细胞以外的其他固有淋巴样细胞，包括 ILC1 亚群、ILC2

亚群、ILC3 亚群和淋巴组织诱导细胞。

（一）自然杀伤细胞

自然杀伤细胞（natural killer cell，NK cell）于 1975 年被发现，无需抗原预先致敏，即可直接杀伤某些肿瘤细胞，胞质内有嗜天青颗粒。来源于 NK 前体细胞，其发育依赖于 IL-15，广泛分布于外周血、外周淋巴组织、肝、脾等组织。NK 细胞属于异质性细胞群体，表面分子复杂，尽管随着 NK 细胞表面分子的鉴定和研究深入，发现 CD337（NKp30）、CD335（NKp46）表达于所有 NK 细胞表面，但 CD337 和 CD335 并非 NK 细胞独特表达的膜分子。因此，临床及科研实践中，常以 CD3⁻ CD19⁻ CD56⁺ CD16⁺ 作为 NK 细胞表面标志。NK 细胞表达中等亲和力的 IL-2Rβγ，在 IL-2 刺激下可增殖。NK 细胞还可表达 CD94、CD314 和细胞因子受体，如 IL-12R、IL-15R 和 IL-18R 等，有利于其发挥功能。

NK 细胞无抗原识别受体，能直接杀伤某些肿瘤细胞和病毒感染的细胞，与其表面表达的受体分子密切相关。许多受体分子发挥调节 NK 细胞杀伤活性的作用，故被称为调节性受体。调节性受体根据功能分为两类：杀伤细胞激活性受体（killer activation receptor，KAR），与相应配体结合后激活 NK 细胞发挥杀伤作用；杀伤细胞抑制性受体（killer inhibitory receptor，KIR），与相应配体结合后可传递抑制信号，抑制 NK 细胞杀伤。

1. 识别 MHC Ⅰ类分子的活化或抑制性受体

（1）杀伤细胞免疫球蛋白样受体（killer immunoglobulin-like receptor，KIR）：受体胞外区含有 2～3 个能与 MHC Ⅰ类分子结合的 Ig 样结构域，可分为抑制性受体和活化性受体两个类型。

（2）杀伤细胞凝集素样受体（killer lectin-like receptors，KLR）：此类受体由 C 型凝集素家族成员 CD94 与 C 型凝集素家族成员 NKG2 家族成员组成，可分为抑制性受体和活化性受体两个类型，均可识别 HLA-E 分子，但活化受体与 HLA-E 亲和力低于抑制性凝集素受体。

2. 识别非 MHC Ⅰ类分子的杀伤活化受体 包括 NKG2D 同源二聚体和自然细胞毒性受体（图 13-5），他们所识别结合的配体在肿瘤细胞和某些病毒感染的靶细胞膜表面高表达，而在正常组织细胞表面的表达缺失或低下。

NKG2D（CD314）以同源二聚体形式表达于 NK 细胞表面，胞质区不含 ITAM，但与 DAP-10 同源二聚体结合形成复合体，由 DAP-10 转导活化信号。NKG2D 识别结合 MHC Ⅰ类链相关 A/B 分子（MHC class Ⅰ chain-related A/B，MIC A/B）。MIC A/B 在上皮来源的肿瘤细胞高表达或异常表达，而正常细胞一般低表达或不表达，因此，NK 细胞可通过 NKG2D 识别杀伤上皮来源的肿瘤细胞。

天然细胞毒性受体（natural cytotoxicity receptor，NCR）是在 NK 细胞中发现并与细胞毒作用密切相关的一类受体，化学结构属于免疫球蛋白超家族成员，主要包括 NKp30（CD337）、NKp46（CD335）和 NKp44（CD336），其中 NKp44 在 NK 细胞激活时才表达，可以作为 NK 细胞活化的特征性标志分子。大多数 NCR 胞质区内不含信号转导序列，需要结合其他分子才能获得转导活化信号的能力。NKp30、NKp46 与 CD3-ζζ 非共价结合，而 NKp44 与 DAP-12 同源二聚体非共价结合（图 13-5）。NKp30 识别的配体包括肿瘤细胞表面的硫酸乙酰肝素、恶性疟原虫红细胞膜蛋白 1、人巨细胞病毒蛋白 pp65 以及部分肿瘤细胞表达的 B7-H6 分子。NKp46 和 NKp44 识别的配体包括流感病毒血凝素、肿瘤细胞表面的硫酸乙酰肝素等。

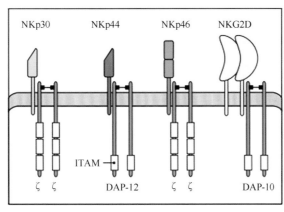

图 13-5 杀伤活化受体 NKG2D 和 NCR 结构组成示意图

　　NK 细胞的杀伤机制：NK 细胞一般共表达杀伤活化受体及杀伤抑制受体，在正常生理情况下，抑制受体可识别自身正常组织细胞表面的 MHC I 类分子，而活化受体识别的配体分子在正常细胞缺乏或与之结合的亲和力低，抑制性受体转导的抑制信号占主导地位，表现为对自身正常组织细胞不能杀伤（图 13-6A）。当病毒感染或细胞突变成为肿瘤细胞时，表面 MHC I 类分子表达低下或缺失，或者 MHC I 类分子发生变化，抑制性信号较弱或缺失，而上述靶细胞可在应激等条件下异常表达或上调表达活化性受体的配体分子，转导活化信号，两类信号整合的结果是活化信号占主导地位，从而激活 NK 细胞发挥杀伤作用（图 13-6B）。NK 细胞发挥细胞毒效应机制主要是：①脱颗粒释放穿孔素、颗粒酶；② Fas 与 FasL 途径引起细胞凋亡；③ TNF-α 与 TNF 受体（TNFR-I）途径诱导靶细胞凋亡。

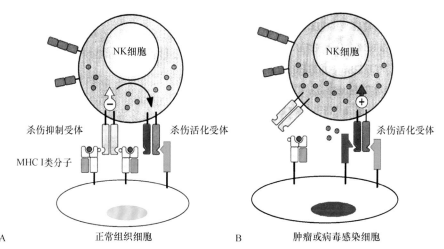

图 13-6　NK 细胞识别正常细胞和异常细胞示意图

A. 抑制性信号占主导地位，自身正常组织细胞不被杀伤；B. 活化信号占主导地位，肿瘤或病毒感染细胞等靶细胞被杀伤

　　NK 细胞的生物学效应：①抗感染：主要杀伤胞内感染（如病毒、李斯特菌、疟原虫等）的靶细胞。在感染早期，在 IL-12 和 TNF-α 共同作用下，活化的 NK 细胞有效清除病毒感染细胞，发挥重要的抗病毒作用；②抗肿瘤：NK 细胞能选择性直接杀伤肿瘤细胞，也可以在特异性抗体帮助下通过 ADCC 作用杀伤肿瘤细胞，在肿瘤的免疫监视中发挥重要作用；③免疫调节：活化的 NK 细胞可产生 IFN-γ、IL-2 和 TNF-α 等多种细胞因子发挥免疫调节作用。因此，NK 细胞与抗肿瘤、抗病毒感染和抗胞内寄生虫免疫有关，参与免疫调节。此外，在某些情况下，与移植排斥反应、超敏反应以及自身免疫病的发生密切相关。

（二）其他固有淋巴样细胞

　　1. ILC1 亚群　　发育分化依赖于 IL-15，主要分布于肝脏和肠道，在巨噬细胞或树突状细胞分泌的 IL-12、IL-18 等刺激下被激活，分泌表达 IFN-γ 为主的 Th1 型细胞因子，活化巨噬细胞，有效杀伤胞内感染的病原体，主要针对胞内细菌感染，有时会参与肠道炎症反应，例如人类肠道炎症性疾病即克罗恩病。

　　2. ILC2 亚群　　发育分化依赖于 IL-7，主要分布于肠道、呼吸道等黏膜组织，在 IL-25、IL-33 等刺激下激活，分泌 IL-4、IL-5、IL-9 和 IL-13 等 Th2 型细胞因子和 CCL11 等趋化因子，募集并活化嗜酸性粒细胞和肥大细胞，参与抗胞外寄生虫感染或过敏性炎症反应。

　　3. ILC3 亚群　　发育分化依赖于 IL-7，主要分布于肠道，也存在于胸腺和其他外周免疫器官。激活后分泌表达 IL-17A、IL-22，参与肠道抗胞外细菌、真菌感染或肠道炎症反应。ILC3 亚群分泌的 IL-22，可促进上皮细胞岩藻糖基化，以支持宿主 - 微生物共生以维持机体肠道屏障的正常功能。

　　4. 淋巴组织诱导细胞（lymphoid tissue inducer cell，LTi）　　LTi 细胞主要存在于肠道淋巴组织中，能分泌大量的 IL-22，也可分泌 IL-17。主要功能参与受损淋巴结的修复，并在肠道形成孤立淋巴滤泡过程中发挥作用。此外，LTi 细胞能促进 CD4+ 记忆性 T 细胞的记忆保持和存活。

三、固有淋巴细胞

　　固有淋巴细胞（innate-like lymphocyte，ILL）包括 NKT 细胞、γδ T 细胞和 B1 细胞，表达抗原

识别受体 TCR/BCR，由胚系基因直接编码，不经过基因重排，多样性有限。

（一）自然杀伤 T 细胞（nature killer T cell，NKT）

自然杀伤 T 细胞既表达 TCRαβ-CD3 复合物，又表达人 NK 细胞表面分子 CD56（小鼠为 NK1.1）的 T 细胞。在胸腺或胚肝发育，主要分布于骨髓、肝和胸腺，在脾、淋巴结和外周血中也有少量存在，绝大多数为 CD4⁻CD8⁻ T 细胞，其表面 TCR 密度较低，识别抗原种类有限，可直接识别某些病原体感染的细胞或肿瘤细胞表面 CD1 提呈的磷脂和糖脂类抗原而被迅速激活，也可被 IL-12、IFN-γ 等细胞因子激活快速产生效应。NKT 细胞激活后通过穿孔素/颗粒酶途径或 Fas/FasL 途径杀伤病毒、胞内寄生菌感染的细胞和肿瘤细胞，也可发挥免疫调节作用，如活化 NKT 细胞分泌 IL-4 可诱导 CD4⁺ Th2 细胞分化或分泌 IFN-γ 促进 Th1 细胞分化。

（二）γδ T 细胞

γδ T 细胞是表达 γδ 型 TCR 的 T 细胞，在胸腺发育。分布于表皮和黏膜上皮组织，是皮肤黏膜局部参与早期抗感染和抗肿瘤免疫的主要效应细胞。在 γδ T 细胞中，以 CD8+γδ T 细胞为主。其 TCR 的 V 区缺乏多样性，特异性差，识别抗原种类有限，多为共同抗原，无 MHC 限制性。可直接识别结合感染的细胞或肿瘤细胞表面 CD1 提呈的磷脂和糖脂类抗原，或直接结合病毒蛋白，或直接识别肿瘤细胞高表达的 MIC A/B 分子，迅速激活后可通过穿孔素/颗粒酶途径或 Fas/FasL 途径杀伤病毒、胞内寄生菌（结核杆菌和李斯特菌等）感染的细胞和肿瘤细胞，并可通过分泌 TNF-α、IFN-γ 和 IL-6 发挥免疫调节作用，或分泌 IL-3、GM-CSF 和 IL-17 等细胞因子参与炎症反应。

（三）B1 细胞

B1 细胞是表达 CD5 和 mIgM 的细胞，来源于胚肝或骨髓，是最早出现的 B 细胞，具有自我更新的能力，主要分布于肠黏膜固有层、腹腔和胸膜。B1 细胞 BCR 可识别 TI 抗原（如 LPS、TI-2 抗原如荚膜多糖和葡聚糖等），快速产生低亲和力 IgM，在感染早期发挥重要作用。此外，B1 细胞可识别某些自身抗原直接产生低亲和力的 IgM，参与损伤细胞碎片的清除，在清除自身衰老、损伤和变性的细胞过程中发挥重要作用，但有时参与某些自身免疫病的发生。

第四节 固有免疫应答

一、固有免疫应答作用时相

（一）即刻固有免疫应答阶段（immediate innate immune response phase）

即刻固有免疫应答发生于感染 0～4 小时，主要包括以下几个方面的作用：

1. 皮肤黏膜及其附属成分的屏障作用，可立即阻挡外界病原体的入侵，具有即刻免疫防卫作用。

2. 少量病原体突破机体屏障结构进入皮肤或黏膜下组织，可被局部存在的巨噬细胞立即清除。病毒感染时，诱导产生的 I 型干扰素，阻止病毒复制。

3. 某些病原体成分直接激活补体旁路途径而被补体溶解破坏。

4. 病原体刺激感染部位的上皮细胞或其他细胞释放的促炎细胞因子（IL-8、IL-1 和 TNF-α 等），有效募集并活化中性粒细胞，吞噬杀伤病原体，或活化中性粒细胞释放炎性因子进一步扩大炎症反应，发挥防御作用。中性粒细胞是机体抗胞外菌和抗真菌感染的主要效应细胞，可吞噬大量病原体或释放溶菌酶、防御素等效应分子，发挥强大吞噬杀菌效应，通常绝大多数病原体感染终止于此阶段。

（二）早期诱导固有免疫应答阶段（early induced innate immune response phase）

早期诱导固有免疫应答阶段发生于感染后 4～96 小时，主要作用包括：

1. 病原体数目较多或毒力较强，在感染部位组织细胞或炎症细胞分泌的 GM-CSF、MCP-1、IL-1 和 TNF-α 等作用下，巨噬细胞和肥大细胞被募集至炎症部位并活化，释放促炎细胞因子和白三烯、前列腺素 D2、PAF 等炎性介质，放大炎症反应，以增强局部抗感染应答。

2. NK 细胞趋化至感染部位，在巨噬细胞分泌的 IL-12 或病毒感染诱导产生的 I 型干扰素作用下活化，在早期抗感染或抗肿瘤免疫中发挥效应。

3. γδ T 细胞和 NKT 细胞的活化：皮肤黏膜局部的 γδ T 细胞活化后直接杀伤病毒感染细胞或肿瘤细胞，并分泌促炎细胞因子。NKT 细胞可在巨噬细胞分泌的 IL-12 或 NK 细胞分泌的 IFN-γ 作用下活化，或直接识别病原体感染细胞或肿瘤细胞表面 CD1 提呈的抗原而活化，杀伤某些病原体感染的细胞或肿瘤细胞。

4. B1 细胞活化：B1 细胞受某些细菌共有多糖抗原（如脂多糖、荚膜多糖等）刺激后，在 48 小时内可产生以 IgM 为主的抗体，发挥中和作用，并促进病原体被吞噬。

（三）适应性免疫应答启动阶段（adaptive immune response initiation phase）

适应性免疫应答发生于感染 96 小时后，此时 DC 等 APC，对抗原加工、处理，并迁移至淋巴结等外周免疫器官，与特异性 T 细胞相互作用，通过抗原肽 -MHC 分子复合物和表面高表达的 CD80/CD86 等共刺激分子，激活抗原特异性 T 细胞，启动适应性免疫应答。

二、固有免疫应答的特点

（一）固有免疫细胞的识别特点

固有免疫细胞不表达高度多样性的特异性抗原识别受体，但可通过模式识别受体（PRR）识别病原体及其产物的病原相关模式分子（PAMP），或通过活化性受体（NKG2D、自然细胞毒性受体等）识别结合病原体或表达于某些肿瘤和病毒感染细胞表面的相应配体。固有免疫识别受体多样性较少或有限，分布广泛，其识别的配体种类多或分布广泛，具有非特异性或泛特异性，不同于适应性免疫 T/B 细胞的表位识别有特异性。

（二）固有免疫细胞的应答特点

1. 固有免疫应答产生早，作用迅速：病原体等异物企图进入机体，固有免疫通过多种机制立即发挥免疫防御。

2. 固有免疫细胞在应答时，不能进行克隆扩增。

3. 固有免疫应答无记忆性，维持时间较短：固有免疫细胞被募集激活后，大多数不能进行增殖，寿命较短，也不会产生记忆细胞，因此，不存在回忆应答，维持时间较短。固有免疫应答和适应性免疫应答的主要特点见表 13-2。

表 13-2　固有免疫应答和适应性免疫应答的主要特征

	固有免疫应答	适应性免疫应答
参与细胞	皮肤黏膜上皮细胞、吞噬细胞、DC、NK、γδT、NKT 细胞、B1 细胞等	αβT 细胞、B2 细胞
识别分子	模式识别受体 / 有限多样性抗原识别受体，胚系基因直接编码，较少多样性	特异性抗原识别受体 TCR/BCR，胚系基因重排编码，具有高度多样性
识别特点	直接识别 PAMP、DAMP 或其他分子，具有泛特异性	TCR/BCR 对抗原进行表位识别，具有高度特异性
效应分子	补体、细胞因子、抗菌蛋白、酶类物质、NO、穿孔素、颗粒酶、FasL	特异性抗体、穿孔素、颗粒酶、FasL、细胞因子
作用时相	即刻～ 96 小时	96 小时后启动
作用特点	不经克隆扩增和分化，迅速产生效应，没有免疫记忆功能	经克隆扩增和分化为效应细胞后发挥效应，作用较慢，具有免疫记忆功能
维持时间	较短	较长

三、固有免疫应答的生物学效应

1. 抗感染　固有免疫系统通过多种机制，阻止病原生物入侵或清除已进入体内的病原生物，发挥免疫防御作用。例如：补体的溶菌作用和调理作用；干扰素抑制病毒复制；吞噬细胞吞噬杀伤病原体；嗜酸性粒细胞杀伤寄生虫；NK 细胞杀伤病毒感染细胞等。

2. 抗肿瘤　固有免疫细胞是抗肿瘤的重要效应细胞，包括 NK 细胞、单核巨噬细胞、γδT 细胞和NKT 细胞等可以直接杀伤肿瘤细胞，尤其是 NK 细胞处于抗肿瘤第一道防线，在免疫监视中发挥重要作用。

3. 参与炎症反应　单核巨噬细胞和粒细胞是参与炎症反应的主要细胞，对病原体或其他异物及组织损伤等产生快速反应，此外，补体、细胞因子等也在炎症反应中发挥重要作用。

4. 固有免疫参与并调节适应性免疫应答　某些固有免疫细胞和免疫分子参与适应性免疫应答的启动和效应，并影响或调节适应性免疫应答的类型。DC 是唯一能够激活初始 T 细胞从而启动适应性免疫的 APC，而巨噬细胞具有抗原加工和提呈功能。体液免疫的效应分子抗体，不能直接使病原体死亡，只有在固有免疫细胞及分子参与下，通过调理吞噬、ADCC 和补体的溶菌效应等机制才能有效清除病原体。细胞免疫的效应细胞 Th 细胞主要通过分泌细胞因子发挥免疫效应，需要单核巨噬细胞、中性粒细胞和 NK 细胞等参与，才能有效发挥作用。此外，不同病原体可诱导固有免疫细胞产生不同类型的细胞因子，从而调节特异性 T/B 的分化和适应性免疫应答的类型。

5. 固有免疫参与疾病的发生　固有免疫细胞在抗感染过程中对病原体 PAMP，或者对进入机体的异物（如蜂毒等毒素）以及对组织损伤、应激等的过度反应，均可引起细胞因子大量释放、补体异常激活，引起异常的炎症反应、代谢紊乱和凝血机制障碍，参与许多疾病的发生。例如单核巨噬细胞对内毒素等病原体成分的过度反应与脓毒血症、感染性休克密切相关；创伤、烧伤、缺血 - 再灌注、器官移植排斥反应发生时均有补体异常活化和细胞因子大量释放；单核巨噬细胞对氧化低密度脂蛋白识别参与动脉粥样硬化；某些细胞因子参与自身免疫病；过量的 TNF-α 引起胰岛素抵抗；粒细胞和肥大细胞参与某些过敏性疾病等。

案例 13-1 分析讨论：

　　医生在手术治疗中，对患者实施了经尿道插管、皮肤切口和放置引流管，这些医疗行为会破坏皮肤黏膜屏障，使患者抗感染能力降低。此外，全身麻醉和患者精神紧张，也会降低抵抗力。

　　大肠埃希氏菌感染时，细菌被补体裂解或自然死亡后可释放大量内毒素，会引起脓毒血症，临床主要表现为寒战、高热，体温迅速达 39℃以上。若感染较重或免疫反应过强，则会演变成脓毒性休克。此外，革兰氏阳性菌如葡萄球菌、链球菌等也可释放 PAMP 引起脓毒性休克。

　　对内毒素发生识别结合的受体主要是清道夫受体和 Toll 样受体（尤其是 TLR4），主要存在于单核巨噬细胞和中性粒细胞表面。免疫细胞识别内毒素后，释放大量细胞因子，如 TNF-α、IL-1、IL-6、IL-8 等。其中，TNF-α 可使血管扩张、通透性增加，血浆外渗，降低有效血容量；高浓度的 TNF-α 抑制心肌收缩；还可激活凝血系统。TNF 的上述作用，与休克发生密切相关。

　　免疫抑制剂糖皮质激素可抑制细胞因子等炎症介质的产生，故用于感染性休克的辅助治疗。

（杨敬宁）

第十四章　T 细胞介导的细胞免疫应答

　　在胸腺中分化发育成熟的初始 T 细胞通过血液循环归巢定居于外周免疫器官，又经输出淋巴管以及胸导管等进入血液循环，重新分布于全身淋巴器官和组织，增加其与抗原的接触机会。在外周免疫器官，初始 T 细胞通过具有高度特异性的抗原受体 TCR 与抗原提呈细胞（APC）表面相应的抗原肽 -MHC 分子复合物（pMHC）特异性结合，在共刺激信号和细胞因子共同作用下，初始 T 细胞发生活化和增殖，最后分化成为效应 T 细胞或记忆 T 细胞，完成对抗原的清除和对免疫应答的调节，并形成免疫记忆的过程，称为 T 细胞介导的体液免疫应答，简称细胞免疫（cellular immunity）（图 14-1）。

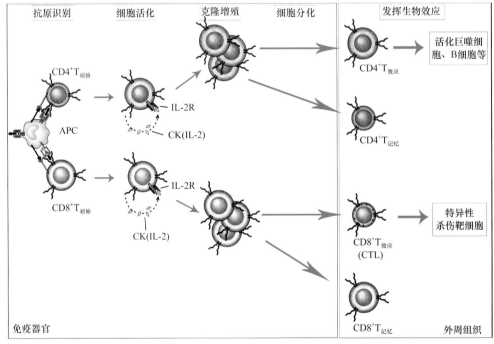

图 14-1　细胞免疫应答基本过程

第一节　T 细胞对抗原的识别

　　APC 摄取抗原并将之加工处理后，通过 MHC 分子表达在细胞表面，同时向外周免疫器官迁移。

定居于外周免疫器官胸腺依赖区的 T 细胞首先会通过表面黏附分子与 APC 发生短暂的可逆性结合。如果 TCR 能够特异性识别并结合相应 pMHC，T 细胞与 APC 间亲和力会增强，并进一步形成免疫突触（immunological synapse），为 T 细胞的活化提供结构基础。免疫突触是 T 细胞与 APC 间形成的众多分子对，从内到外依次是 TCR-pMHC、CD28-CD80/86 等共刺激分子对、LFA-1-ICAM-1 等黏附分子对。免疫突触的形成会促进细胞骨架系统与细胞器结构和功能的改变，以及 T 细胞活化信号的转导。

　　T 细胞表面的 TCR 在特异性识别 APC 提呈的抗原肽同时，也需识别自身 MHC 分子，这一原则称为 MHC 限制性。即 T 细胞表面的 CD4 分子或 CD8 分子分别识别和结合 APC 表面的 MHC Ⅱ 类分子或 MHC- Ⅰ 类分子，增强 TCR 与 pMHC 结合的亲和力和信号转导。MHC 限制性是 T 细胞在胸腺中发育时通过经历阳性选择而获得的。

第二节　T 细胞的活化、增殖和分化

一、T 细胞的活化

　　抗原刺激是 T 细胞活化的基础，共刺激分子对的相互作用为 T 细胞完全活化提供第二信号，二者相辅相成，缺一不可。

（一）T 细胞活化的第一信号

　　TCR 不能直接识别天然抗原结构中的 T 细胞表位，只能识别由 APC 表面的 MHC 分子提呈的抗原肽。TCR 与 pMHC 的特异性结合，会促使 CD3 胞质区 ITAM（免疫受体酪氨酸活化基序）发生磷酸化，启动激酶活化的分子级联反应。同时，T 细胞表面的 CD4 分子或 CD8 分子要识别自身的 MHC Ⅱ 类分子或 MHC Ⅰ 类分子，并与之结合。这些分子对的相互作用提供了 T 细胞活化的第一信号，即抗原刺激信号。

（二）T 细胞活化的第二信号

　　T 细胞与 APC 的接触首先是通过黏附分子相互作用，一旦 TCR 特异性识别 pMHC 后，T 细胞表面的 LFA-1 与 APC 表面的 ICAM-1 亲和力增强，伴随其他共刺激分子对的相互作用，将产生 T 细胞活化的第二信号，即共刺激信号。其中，CD28 与 CD80/CD86（又称 B7）的结合对于 T 细胞的完全活化至关重要。只有抗原刺激而缺乏共刺激信号，将导致 T 细胞失能（anergy）（图 14-2）。

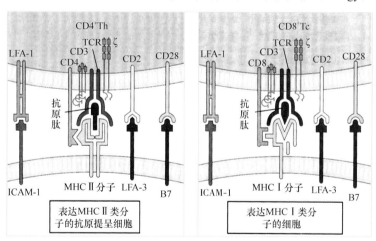

图 14-2　T 细胞活化信号

　　T 细胞完全活化后，表面会诱导表达共抑制分子 CTLA-4。其配体也是 CD80/CD86，二者结合的亲和力是 CD28 与 CD80/CD86 亲和力的 20 倍。CTLA-4 通过竞争性结合 CD80/CD86，可以负反馈调控 T 细胞的活化。类似的，活化的 T 细胞还可以表达另一种共抑制分子 PD-1，通过与配体 PD-L1/PD-L2 相互作用，抑制 T 细胞的活化和细胞因子的产生。

（三）T 细胞活化信号的转导和细胞因子的产生

　　T 细胞活化信号主要通过 PLC-γ 途径和 Ras-MAP 激酶途径，经过一系列分子级联反应传导至细胞核后，NF-AT、NF-κB、AP-1 等转录因子被活化，继而调控相关基因的转录（图 14-3）。T 细胞活化后会表达分泌大量的细胞因子，如 IL-1、IL-2、IL-4、IL-6、IL-10、IL-12、IL-15 和 IFN-γ 等。IL-1 和 IL-2 对 T 细胞的增殖至关重要，其他细胞因子参与 T 细胞的分化。

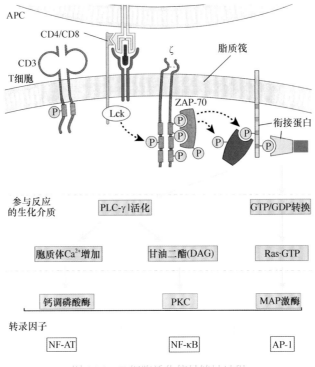

图 14-3　T 细胞活化信号转导过程

二、T 细胞的增殖和分化

（一）T 细胞的增殖

受到特定抗原刺激后发生活化的 T 细胞在局部微环境中细胞因子等因素的作用下进行增殖。IL-2 通过自分泌和旁分泌的方式与表达在活化 T 细胞表面的受体结合，促使其通过有丝分裂进行增殖。增殖后的特异性 T 细胞数量可以增加上万倍。

（二）T 细胞的分化

初始 $CD4^+$ T 细胞经历活化和增殖后，将分化成为辅助性 T 细胞（Th 细胞）。初始 $CD4^+$ T 细胞在受到抗原刺激后首先分化为 Th0 细胞。Th0 细胞在向不同 Th 亚群分化时受抗原的性质和细胞因子等因素的调控，其中细胞因子发挥了关键作用。Th1 细胞的产生与 IL-12 和 IFN-γ 的诱导紧密相关，而 IL-4 在 Th2 细胞的产生过程中至关重要。TGF-β 和 IL-2 可诱导 Th0 细胞向 Treg 细胞分化，而 Th17 细胞的生成，根据细胞来源不同，需要不同的细胞因子诱导。TGF-β 和 IL-6 可诱导小鼠 Th0 细胞向 Th17 细胞分化，而 IL-1β、IL-23 和 IL-6 则诱导人 Th0 细胞向 Th17 细胞分化。

初始 $CD8^+$ T 细胞经历活化和增殖后，最终将分化成为细胞毒性 T 细胞（CTL）。在此过程中，细胞因子（如 IL-2）亦发挥重要作用。

（三）记忆性 T 细胞（Tm）的分化

记忆性 T 细胞既可由初始 T 细胞受到抗原刺激后直接分化而来，也可由效应性 T 细胞分化而来。Tm 细胞处于细胞周期的 G_0 期，存活期可长达数年，参与淋巴细胞再循环。相较于初始 T 细胞，Tm 细胞更容易被激活，对抗原和共刺激分子的依赖性较低，活化后可迅速分化为效应性 T 细胞，介导再次免疫应答。人 Tm 细胞的表型是 $CD45RA^-CD45RO^+$。免疫记忆是适应性免疫应答的特征之一。

第三节　T 细胞的免疫效应

一、Th 细胞的免疫效应

Th0 细胞在受到抗原刺激后，在不同类型细胞因子的作用下，将分化成为不同的效应性 Th 亚群。每一种 Th 亚群主要通过分泌不同的细胞因子发挥不同的生物学效应（表 14-1）。

表 14-1　Th 细胞亚群的分化及效应

	Th1	Th2	Th17	Tfh	Treg
诱导因子	IL-12、IFN-γ	IL-4	IL-1β（人）、TGF-β（小鼠）、IL-6、IL-23	IL-21、IL-6	TGF-β、IL-2
产生因子	IFN-γ、TNF-β、TNF-α、IL-2、IL-3、GM-CSF	IL-4、IL-5、IL-10、IL-13、GM-CSF	IL-17、IL-21、IL-22	IL-4、IL-21、IFN-γ	IL-10、IL-35、TGF-β
保护效应	参与细胞免疫、参与抗胞内病原体感染	辅助体液免疫、参与抗寄生虫感染	参与固有免疫	辅助体液免疫	维持适度免疫应答，防止自身免疫病
病理效应	介导迟发型超敏反应	介导 I 型超敏反应	参与银屑病和炎性肠病等自身免疫病	参与自身免疫损伤	参与肿瘤免疫逃逸

（一）Th1 细胞的效应

Th1 细胞主要通过分泌 IFN-γ、IL-2、TNF 等细胞因子，分别作用于单核巨噬细胞、淋巴细胞和中性粒细胞，主要参与机体的细胞免疫应答，在宿主抗胞内病原体感染的过程中发挥重要作用，同时也参与迟发型超敏反应的发生，引起以单个核细胞浸润为主的炎症反应。

Th1 细胞对单核巨噬细胞的作用主要是通过分泌 IL-3 和 GM-CSF，诱导骨髓生成单核细胞；分泌 MCP-1，趋化单核细胞，穿过血管壁到达局部组织。同时分泌 IFN-γ 以及表达 CD40L，参与巨噬细胞的活化，而活化的巨噬细胞又可进一步增强 Th1 细胞的效应。

Th1 细胞对淋巴细胞的作用，一方面可以通过分泌 IL-2 等细胞因子，作用于包括 CTL 在内的淋巴细胞，促进其增殖和分化，另一方面可以通过直接接触诱导 CTL 分化。

Th1 细胞可通过分泌 TNF-α 和 TNF-β，活化中性粒细胞。

（二）Th2 细胞的效应

Th2 细胞既可通过表达 CD40L 与 B 细胞表面的 CD40 结合，提供 B 细胞活化的重要共刺激信号，还可以通过分泌 IL-4、IL-5、IL-10、IL-13 等细胞因子作用于 B 细胞，促进其增殖和分化成为浆细胞，分泌抗体，参与体液免疫应答。IL-5 可作用于嗜酸性粒细胞，使其活化，参与机体的抗寄生虫感染。IL-4 通过调控免疫球蛋白类别转换生成 IgE，作用于肥大细胞和嗜碱性粒细胞，参与超敏反应的发生。

（三）Th17 细胞的效应

Th17 细胞主要是通过分泌 IL-17、IL-21 和 IL-22 等细胞因子，募集中性粒细胞和单核细胞，刺激局部组织细胞产生抗菌肽，参与机体的抗感染免疫和维持消化道等上皮免疫屏障的完整性。Th17 细胞还参与某些自身免疫病的免疫病理损伤。

（四）Tfh 细胞的效应

某些 CD4$^+$ T 细胞在外周免疫器官经树突状细胞活化后表达 ICOS，通过与 B 细胞表面的配体 ICOSL 结合，被诱导分化为高表达 CXCR5 的效应性 T 细胞亚群，在趋化因子作用下迁入淋巴滤泡，故称滤泡辅助性 T 细胞（Tfh）。Tfh 细胞主要通过分泌 IL-21、IL-4、IFN-γ 和表达 CD40L，作用于 B 细胞，参与 B 细胞的分化、浆细胞的生成以及抗体的类别转换。Tfh 细胞功能异常，可导致抗体介导的自身免疫病发生以及生发中心形成异常。

二、CTL 细胞的免疫效应

肿瘤细胞或感染了病毒或某些胞内寄生菌的宿主细胞可通过 MHC I 类分子将肿瘤抗原或病毒蛋白等内源性抗原提呈给 CD8$^+$ T 细胞，后者经活化和增殖后，分化为 CTL 细胞，将发挥连续、高效和特异性杀伤作用，清除靶细胞，而不损伤正常细胞。

（一）CTL 细胞杀伤靶细胞的过程

CTL 细胞杀伤靶细胞需要三个连续的步骤：效 - 靶细胞结合、CTL 极化、致死性攻击。CTL 细胞在外周免疫器官生成后，会在趋化因子作用下向感染灶和肿瘤灶迁移。在与相应靶细胞结合并形成免疫突触后，CTL 细胞膜表面分子会聚集在细胞一端，胞内某些细胞器，如细胞骨架系统和高尔基复合体也将重新分布，以保证胞质颗粒中的效应分子在分泌后直接作用于接触的靶细胞。CTL 细胞在杀伤靶细胞后不受损伤，脱离后可继续杀伤其他靶细胞。

（二）CTL 细胞杀伤靶细胞的机制

CTL 细胞主要通过诱导凋亡特异性杀伤靶细胞（见图 14-4）。两条途径包括：

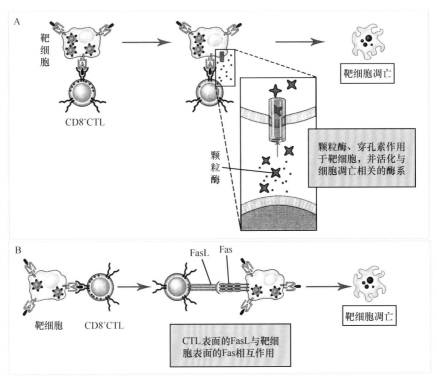

图 14-4　CTL 杀伤靶细胞的途径

A. 穿孔素 / 颗粒酶途径；B. Fas/FasL 途径

1. 穿孔素 / 颗粒酶途径　CTL 细胞胞质内的穿孔素释放后插入靶细胞膜，形成内径约为 16nm 的孔道，便于颗粒酶迅速进入靶细胞。颗粒酶属于丝氨酸酯酶，可通过激活凋亡相关的酶系统而诱导靶细胞凋亡。

2. 死亡受体途径　CTL 细胞可通过表达膜型和分泌可溶性 Fas 配体（FasL），或者分泌 TNF-α，与靶细胞表面 Fas 分子或 TNF 受体结合，激活靶细胞胞内半胱 - 天冬蛋白酶信号途径，诱导靶细胞凋亡。

三、效应性 T 细胞的转归

免疫应答产生的效应性 T 细胞在发挥效应后会通过活化诱导的细胞死亡（AICD）机制被清除，免疫系统将恢复稳态。同时调节性 T 细胞在免疫应答过程中也会通过一系列负反馈调节机制，防止 T 细胞过度活化。

1. 活化诱导的细胞死亡（activation-induced cell death，AICD）　持续或反复活化的 T 细胞高表达 Fas，通过与其他细胞表达的 FasL 结合，激活胱天蛋白酶（caspase）8，启动凋亡信号，诱导活化 T 细胞凋亡。此外，随着免疫应答的发生，抗原逐渐被清除，线粒体可通过释放细胞色素 C，激活 caspase9，诱导活化的 T 细胞发生被动性凋亡。凋亡的 T 细胞将被巨噬细胞清除。

2. Treg 的免疫抑制作用　Treg 细胞可通过多种机制负反馈调控免疫应答的发生。①表达 CTLA-4，通过与配体（B7）结合，接触性抑制 T 细胞增殖和 DC 细胞功能。②分泌抑制性细胞因子，如 IL-10，IL-35，TGF-β 等。③通过表达高亲和力的 IL-2R，竞争结合 IL-2，抑制活化 T 细胞的增殖。④通过分泌颗粒酶和穿孔素，杀伤 CTL 和 NK 细胞。

第四节　细胞免疫应答的生物学意义

1. 抗感染　Th1 细胞和 CTL 主要参与机体的抗胞内病原体感染，如抗病毒感染和抗胞内寄生菌感染。Th2 细胞通过分泌细胞因子作用于 B 细胞和嗜酸性粒细胞，参与机体的抗胞外菌感染和抗寄生虫感染。Th17细胞通过诱导中性粒细胞，参与机体的抗真菌感染。

2. 抗肿瘤 细胞免疫是机体抗肿瘤的主要机制。CTL、Th1细胞、NK细胞、巨噬细胞等是机体抗肿瘤的主要效应细胞。

3. 免疫病理作用 Th1细胞参与机体的迟发型超敏反应；Th2细胞间接参与抗体介导的超敏反应的发生；CTL细胞、Th1细胞和Th17细胞均参与移植排斥反应的发生。

4. 免疫调节作用 Treg细胞通过多种机制对细胞免疫应答的强度进行负反馈调节，维持免疫功能稳定，防止自身免疫病的发生。Th1/Th2细胞亚群间通过分泌细胞因子相互制约，建立平衡。

案例14-1分析讨论：

胸腺是T细胞发育分化成熟的中枢免疫器官，其主要成分胸腺基质细胞和细胞外基质为T细胞前体细胞的移行、分化和发育提供微环境。胸腺上皮是由胚胎第三咽囊内胚层发育而来，而部分胚胎第三和第四咽囊还将发育成甲状旁腺，同时胚胎咽囊间充质细胞将发育成胸腺结缔组织和心脏血管的平滑肌。

*TBX1*是转录因子，主要表达在第三咽囊内胚层，受其调控的是一些生长因子和转录因子，它们对于胚胎咽囊的发育以及胸腺、甲状旁腺和心脏的发育至关重要。*TBX1*基因位于染色体22q11.2，两条22号染色体中一个22q11.2位点缺失将导致DiGeorge综合征，主要临床特征包括先天性心脏缺陷，甲状旁腺功能减退伴低钙血症，以及不同程度的免疫缺陷。

DiGeorge综合征可以通过胸腺移植，而非骨髓移植进行治疗，并且没有供受者HLA配型的限制，具体机制不清。由于胸腺发育不全，DiGeorge综合征患者体内T细胞数量显著减少，在接种疫苗后，不能激发有效的细胞免疫应答。同时由于缺乏足够效应性T细胞的参与，将导致特异性的保护性抗体产生较少，免疫效果差。

（孙世杰）

第十五章　B细胞介导的体液免疫应答

案例 15-1：

患者，男，25岁，已婚，自述2周前开始乏力，厌油食，恶心，呕吐，3天前出现眼黄、尿黄，遂入院。

体格检查：T 36℃～38℃，P 76次/分，R 20次/分，BP 110/80mmHg。神志清楚，精神差，脸色黄，巩膜轻度黄染，肝肋下2cm可及，有触痛，脾肋下未触及。

实验室检查：血常规：红细胞 4.56×10^{12}/L，血红蛋白 119g/L，白细胞 8×10^9/L。尿常规：胆红素（+），尿胆原（+）。大便常规正常。肝功能：ALT 182U/L，AST 102U/L，甲型病毒肝炎（HAV）IgM（+），HAV IgG（-），HBsAg（-），HBeAg（-），抗-HBc（-），抗-HBs（+），抗-HBe（-）。诊断为甲型病毒性肝炎。

患者经用葡醛内酯、维生素类保肝和中药对症治疗后症状好转，于1个月后出院。患者出院2个月后复查 HAV IgM（-），HAV IgG（+）。

问题：

1. 该患者应如何诊断？发病初期 HAV IgM 阳性说明什么？
2. 患者出院后复查 HAV IgM（-），HAV IgG（+）又说明什么？

体液免疫应答（humoral immune response）是由浆细胞分泌的抗体于体液中发挥作用，故名体液免疫应答。B细胞识别抗原后，活化、增殖、分化为浆细胞，分泌抗体发挥生物学活性。如，清除胞外感染病原体。

根据抗原的种类不同，体液免疫应答分为两种情况：一种是B细胞对TD抗原的应答，TD-Ag 主要是蛋白质抗原，在T细胞辅助下激活B细胞发生免疫应答。另一种是B细胞对TI抗原的应答，TI-Ag 主要是多糖类和脂类抗原，不需要T细胞的辅助直接激活B细胞发生免疫应答。

第一节　B细胞对TD抗原的免疫应答

B细胞对TD抗原的应答包括BCR对抗原的识别，B细胞的活化、增殖、分化，Th细胞与B细胞的相互作用，体细胞高频突变与Ig亲和力成熟，免疫球蛋白类别转换，抗体产生等多个连续的步骤（图15-1）。

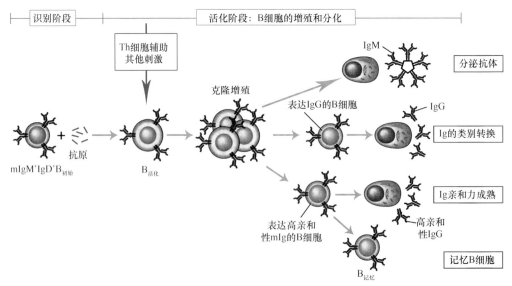

图 15-1　B细胞对TD抗原应答的时相

一、B 细胞对 TD 抗原的识别与 B 细胞活化第一信号的形成

　　初始 B 细胞定居于外周免疫器官（如脾、淋巴结和黏膜免疫系统）并参与淋巴细胞再循环。抗原经血液或淋巴液进入外周免疫器官，B 细胞的 BCR 复合物特异性识别 TD 抗原，在共受体复合物的信号增强作用下，产生 B 细胞活化的第一信号。

（一）BCR 复合物对 TD 抗原的识别与信号转导

　　BCR 与抗原相互作用后，启动了 B 细胞的活化过程。初始 B 细胞的 BCR 为 mIgM 和 mIgD，胞质区短，产生的活化信号需由 Igα/Igβ 传入 B 细胞内。当多价抗原使两个及以上 BCR 分子交联后，激活 Blk 等 Src 家族蛋白酪氨酸激酶（protein tyrosine kinase, PTK），使 Igα/Igβ 胞质区的 ITAM 基序磷酸化。随后招募并活化胞质中游离的 PTK Syk，启动下游信号转导。这些信号通路的级联反应最终活化转录因子 NFAT、NF-κB、AP-1 等，促使与 B 细胞活化相关基因的表达（图 15-2）。

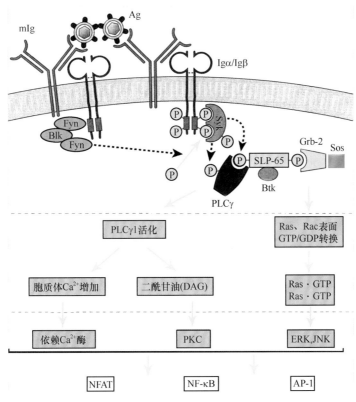

图 15-2　BCR 复合物的信号转导通路

（二）B 细胞共受体的增强作用

　　在成熟 B 细胞表面，非共价结合的 CD19-CD21-CD81 构成 B 细胞活化的共受体复合物（coreceptor complex）。CD21［补体受体 2（the type 2 amplement receptor），CR2］的配体是补体片段 C3d、C3dg 等。TD 抗原刺激机体，可直接激活补体或通过抗原抗体复合物激活补体。微生物与补体裂解片段 C3dg 结合后，其中的微生物与 BCR 特异结合，C3dg 可与 CD21 结合。以上的交联作用聚合了 BCR、共受体复合物以及相关的 PTK 分子，促使 PTK 活化，增强由 BCR 复合物产生的活化信号。CD19 的胞质区有多个保守的酪氨酸残基，是 Lyn 等蛋白酪氨酸激酶 Src 家族成员的产物。C3dg 与 CD21 结合后促使 CD19 靠近 BCR- 相关激酶（BCR-associated kinase），CD19 胞质区的酪氨酸残基磷酸化并因此活化 PI3- 激酶通路，增强 B 细胞活化的第一信号（图 15-3）。CD81 是四次跨膜蛋白超家族成员，在细胞激活所必需的脂筏形成中发挥重要作用。抗 CD81 单克隆抗体可明显抑制淋巴细胞增殖。

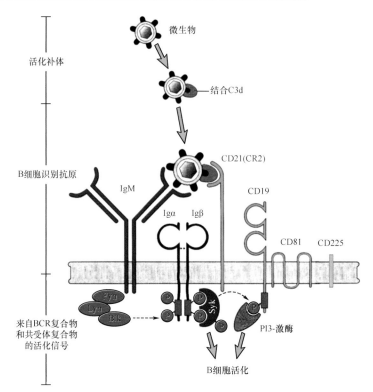

图 15-3 共受体复合物对 B 细胞活化的增强作用

二、B 细胞的活化、增殖、分化

除了接受抗原刺激产生的第一信号，B 细胞的活化、增殖、分化还需要与 T 细胞发生相互作用。其中，B 细胞既需要 T 细胞的辅助，产生 B 细胞活化的第二信号；又作为抗原提呈细胞（APC），活化 T 细胞。

（一）B 细胞活化的第二信号及细胞因子的作用

活化的 Th 细胞表达 CD40L（CD154）与 B 细胞的 CD40 结合后，产生 B 细胞活化的第二信号（图 15-4）。

同时，活化的 Th 细胞和 APC 分泌细胞因子，参与 B 细胞的活化、增殖、分化。如，IL-1、IL-4诱导 B 细胞活化；IL-2、IL-4、IL-5、IL-7 增强 B 细胞的增殖能力；IL-4、IL-5、IFN-γ 促进活化的 B细胞发生免疫球蛋白类别转换。

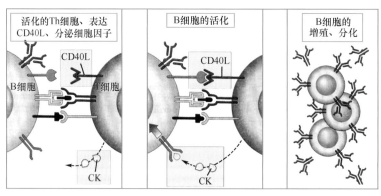

图 15-4 Th 细胞辅助 B 细胞的活化

（二）B 细胞的抗原提呈作用

在所有 APC 细胞中，成熟 DC 高水平表达 MHC Ⅱ 类分子和 B7 分子，能够激活初始 T 细胞。因此，初次应答时，主要由 DC 作为 APC 辅助 T 细胞的活化（详见第十二章）。B 细胞作为 APC，通过 mIg 特异性识别 TD 抗原后，内吞抗原分子，加工处理成抗原肽-MHC Ⅱ类分子复合物，提呈给 T 细胞，同时高表达 B7 分子，提供 T 细胞活化的双信号，促使 T 细胞活化（图 15-5）。

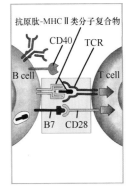

图 15-5　B 细胞辅助 Th 细胞活化

因此再次应答时，T、B 细胞间呈现双向激活过程。活化的 T 细胞表达 CD40L 并分泌细胞因子，辅助 B 细胞活化。活化的 B 细胞表达 B7 等共刺激分子，促使 T 细胞表达更多的 CD40L 和细胞因子。在淋巴滤泡和 T 细胞区交界处，由于 T-B 间的相互激活作用，最终充分活化 B 细胞。一部分活化的 B 细胞移行至滤泡间区、淋巴结髓索或脾的 T 细胞区 - 红髓交界等部位，聚集成原发灶（primary focus），增殖、分化为短寿命浆细胞，主要分泌低亲和力抗体 IgM。IgM 与抗原结合后，形成的免疫复合物被滤泡树突状细胞（follicular DC，FDC）捕获，FDC 释放趋化因子，诱导另一部分活化的 B 细胞和一些 Th 细胞迁移至淋巴滤泡启动生发中心反应。T-B 间的相互作用还促使 Th 分化为 Tfh。

（三）生发中心反应

活化的 B 细胞在淋巴滤泡中大量增殖，形成生发中心（germinal center），又称为次级淋巴滤泡。其中，暗区挤满迅速增殖的 B 细胞，不表达 mIg。随着 B 细胞的分裂速度下降或停止，后代 B 细胞开始高水平表达 mIg 并迁移至生发中心外侧形成明区。在明区，滤泡 Th 细胞（follicular helper T cell，Tfh）和 FDC 共同促使 B 细胞继续分化。在生发中心，B 细胞经过体细胞高频突变与 Ig 亲和力成熟、免疫球蛋白的类别转换，分化为浆细胞（plasma cell）和记忆 B 细胞。

这些长寿命浆细胞可迁移至骨髓，在免疫后 2 ～ 3 周，骨髓成为主要的抗体产生部位。浆细胞属于不再分裂的终末细胞，但可持续分泌抗体数月甚至数年。这些抗体可对再次入侵的抗原产生快速应答。

1. 体细胞高频突变与 Ig 亲和力成熟　在生发中心暗区，B 细胞的 Ig V 区基因可发生体细胞高频突变（somatic hypermutation），频率大约为 $1/10^3$，是一般基因自发突变频率的 1000 倍。Ig 基因高频突变导致其所表达的 Ig 分子 V 区变化多端，B 细胞随之增殖为 BCR 与抗原亲和力高低各异的一群细胞。

体细胞高频突变后，B 细胞进入明区与 FDC、Tfh 相互作用。经 FDC 表面的抗原选择，能与抗原结合的 B 细胞在趋化因子作用下返回暗区，循环往复地发生突变和选择。最终，能与抗原高亲和力结合的 B 细胞继续发育成浆细胞或记忆 B 细胞。生发中心的 B 细胞发生活化、增殖、分化，需要 Tfh 提供第二信号。

经过反复选择，再次应答时表达高亲和力 BCR 的 B 细胞可与少量存在的抗原结合，活化、增殖、分化后产生高亲和力抗体，实现 Ig 亲和力成熟（affinity maturation）（图 15-6）。

2. 免疫球蛋白的类别转换　在生发中心明区，Ig 重链恒定区的基因重排，从 Cμ 转换为 Cγ、Cα 或 Cε（详见第九章），使 B 细胞分泌的抗体 V 区保持不变，但 C 区发生改变，Ig 分子从 IgM 转换为 IgG、IgA 或 IgE 的过程，称为免疫球蛋白的类别转换（class switch）或同种型转换（isotype switch）。类别转换不涉及可变区，故不会改变抗体识别抗原的特异性。不同类别的抗体可发挥不同的效应作用。

类别转换中，T 细胞表达的 CD40L 和细胞因子发挥主要的调控作用，同时也受抗原性质和免疫途径等因素的影响。X- 性联高 IgM 综合征患者 CD40L 基因突变，使 Ig 的类别转换受阻，造成 IgG、IgA、IgE 缺乏。许多细菌和病毒可激活小鼠 Tfh 细胞，分泌 IFN-γ，促使活化 B 细胞产生的抗体转变成 IgG（图 15-7）。此外，免疫途径不同，产生的抗体类别也有差异。例如，口服抗原易诱导产生 IgA；而皮内、皮下途径则主要诱导产生 IgG。

3. 浆细胞与记忆 B 细胞的生成　接受抗原刺激并经历体细胞高频突变与 Ig 亲和力成熟、免疫球蛋白的类别转换后，多数活化的 B 细胞分化为浆细胞，少数分化为记忆 B 细胞。

不同于初始 B 细胞，浆细胞体积增大、细胞质与细胞核的比值也明显变大、富含粗面内质网，可分泌大量抗体。其中，短寿命浆细胞主要出现在原发灶；而长寿命浆细胞则来自生发中心，定居于骨髓，长期存活并分泌抗体。

大部分 Bm 离开生发中心进入血流，参与淋巴细胞再循环。Bm 寿命长，一般不分裂，也不分泌抗体，主要介导再次免疫应答。

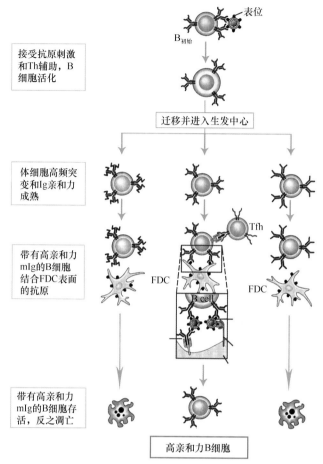

图 15-6　体细胞高频突变与 Ig 亲和力成熟

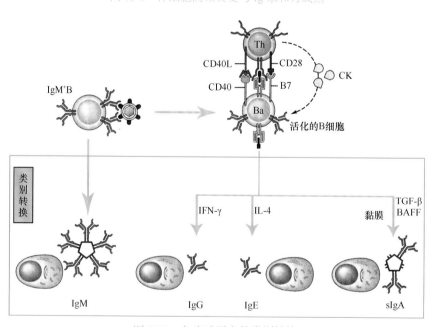

图 15-7　免疫球蛋白的类别转换

第二节　B 细胞对 TI 抗原的免疫应答

TI 抗原如细菌多糖、糖脂和核酸，无需 T 细胞辅助即可激活 B 细胞产生抗体。根据结构和作用机制不同，TI 抗原可分为 TI-1 抗原和 TI-2 抗原。

一、B 细胞对 TI-1 抗原的免疫应答

TI-1 抗原如 LPS，主要是具有丝裂原性质的 B 细胞刺激剂。针对不同浓度的 TI-1 抗原，B 细胞的应答过程有所差异。

1. 高浓度 TI-1 抗原对多克隆 B 细胞的非特异激活 高浓度 LPS 可结合 B 细胞的 LPS 受体，非特异性启动多克隆 B 细胞活化、增殖、分化，分泌低亲和力 IgM。

2. 低浓度 TI-1 抗原对特异性 B 细胞克隆的激活 在细菌感染初期，低剂量 LPS 结合特异性 BCR，使细菌聚集到 B 细胞表面，局部富集的细菌可激活特异性 B 细胞克隆，分泌低亲和力 IgM。

二、B 细胞对 TI-2 抗原的应答

TI-2 抗原如肺炎球菌的荚膜多糖，具有多个重复表位，主要使 B1 细胞的 BCR 发生适度交联。激活 B 细胞产生 IgM。

TI 抗原与 TD 抗原诱导的体液免疫应答有很大差异（表 15-1）。TD 抗原诱导抗体产生时，需要 Th 细胞提供 B 细胞活化的第二信号，还需要 Th 细胞分泌的细胞因子参与 Ig 亲和力成熟和类别转换、形成浆细胞及 Bm。而 TI 抗原不需要 T 细胞辅助，就可激活 B 细胞，增殖、分化为浆细胞，产生低亲和力抗体，通常为 IgM，不发生 Ig 亲和力成熟，也很少发生类别转换，且一般不产生免疫记忆细胞。

表 15-1 TD 抗原与 TI 抗原的特点

抗原	TD-Ag	TI-Ag
化学性质	蛋白质	聚合物，如多糖、糖脂、核酸
体液免疫应答的特点		
Ig 亲和力成熟	有	少或无
抗体的类别转换	有，IgM、IgG、IgA、IgE	少或无
再次免疫应答（记忆 B 细胞）	有	少，仅见于某些多糖

TI 抗原可直接活化 B 细胞，使机体产生的应答发生较早，在抗击含有 TI 抗原的胞外病原体感染中发挥重要作用。

第三节 抗体产生的一般规律

随着体液免疫应答的发生，一个激活的 B 细胞可在一周内产生 5000 个浆细胞，而这些浆细胞每天可分泌超过 10^{12} 个抗体分子。TD 抗原诱导的体液免疫应答分为初次免疫应答（primary immune response）和再次免疫应答（secondary immune response），产生的抗体在类别、数量等方面都明显不同（表 15-2）。

表 15-2 B 细胞对 TD 抗原体液免疫应答的特点

特点	初次免疫应答	再次免疫应答
所需抗原浓度	高	低
抗体生成潜伏期	一般 7～10 天	一般 2～3 天
抗体产生量	较少	较多
抗体类别	IgM＞IgG	IgG 为主，有时为 IgA 或 IgE
抗体持续时间	短	长
抗体亲和力	低	高
浆细胞寿命	短	长

一、初次免疫应答

首次识别抗原后，初始 B 细胞活化、增殖、分化为浆细胞并分泌抗体的过程，称为初次免疫应答。从抗原刺激机体到血清中检出抗体的时间段称为延滞期（lag phase），其长短受抗原性质、进入

途径、机体的免疫特征影响。进入对数期（log phase）后，抗体产生量迅速增多。在平台期（plateau phase）达到高峰。衰亡期（decline phase）逐渐下降。初次免疫应答潜伏期长，抗体产生量较少，维持时间短，亲和力低，以 IgM 为主，后期可产生 IgG。

外周免疫器官中，在 Th 细胞辅助下，蛋白质抗原主要刺激滤泡 B 细胞发生初次免疫应答。多价 TI 抗原则主要启动脾及其他淋巴组织的边缘区 B 细胞、黏膜及腹膜的 B1 细胞发生初次免疫应答。

二、再次免疫应答

相同 TD 抗原再次刺激机体后，记忆 B 细胞可迅速识别抗原，产生高效的特异性免疫应答。其特点与初始 B 细胞介导的初次免疫应答有很大区别（表 15-2）。再次免疫应答发生快，潜伏期短，抗体产生量多，维持时间长，亲和力高，一般以 IgG 为主（图 15-8）。

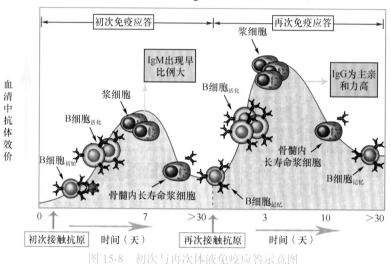

图 15-8　初次与再次体液免疫应答示意图

第四节　体液免疫应答的效应机制

体液免疫应答的生理功能主要是免疫保护作用。另外，现有的疫苗如破伤风类毒素等，主要通过刺激机体产生抗体，来发挥主动免疫制剂作用。然而，免疫功能异常如自身免疫性疾病时，也可造成生理功能紊乱或组织细胞损伤（详见第十八、十九章）。本节介绍抗体清除抗原的效应机制。

B 细胞活化后，增殖、分化为浆细胞，其分泌的抗体与抗原结合，可发挥中和微生物及其毒素、调理吞噬、ADCC、激活补体等生物学效应（图 15-9）。抗体的效应功能由于其重链类别的不同而不同（表 15-3）。

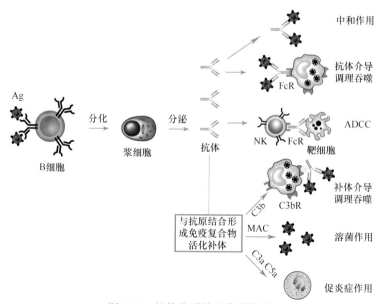

图 15-9　抗体分子的生物学效应

表 15-3 不同类别抗体的效应功能

抗体类别	效应功能
IgG	调理吞噬，经典途径激活补体，ADCC，新生儿自然被动免疫，B细胞活化的反馈抑制物，中和微生物及其毒素
IgM	经典途径激活补体，mIgM是初始B细胞表面的B细胞受体（BCR）
sIgA	黏膜免疫
IgE	ADCC，介导Ⅰ型超敏反应，嗜酸性粒细胞参与抗蠕虫免疫防御
IgD	mIgD是初始B细胞表面的B细胞受体（BCR）

一、对微生物及其毒素的中和作用

抗体与微生物或其毒素结合后，阻止了这类抗原与宿主细胞结合，从而防止或阻断病原微生物引起的感染。抗体与抗原形成复合物后，可在空间结构上阻挡抗原与宿主细胞的受体结合。例如，肠道中的sIgA可捕获微生物，阻止他们与肠上皮等机体细胞结合。然后，经肠蠕动把这些病原体排出体外。

二、抗体介导的调理作用

IgG（特别是IgG1和IgG3）与抗原结合后，形成的免疫复合物启动抗体的调理作用（详见第四章）。当吞噬细胞表面多个FcR（特别是可与IgG1和IgG3高亲和力结合的FcγRⅠ）相互交联，激活的吞噬细胞合成细胞因子、炎症介质及杀微生物酶如水解酶；调动吞噬细胞骨架重排，促进吞噬作用的发生。

三、ADCC

IgG的Fab片段与靶细胞结合后，其Fc片段再与NK细胞的FcγRⅢ结合。活化的NK细胞释放颗粒酶和穿孔素，杀伤靶细胞，发挥ADCC作用（详见第四章）。同时，活化的NK细胞分泌细胞因子如IFN-γ，发挥免疫调节作用。巨噬细胞也可介导ADCC。

四、抗体介导的蠕虫清除作用

IgE与蠕虫体表抗原结合后，其Fc片段与嗜酸性粒细胞的FcεR结合，释放碱性蛋白（basic protein）和其他颗粒物质，杀伤蠕虫；其Fc片段与肥大细胞的高亲和力FcεR结合，可激活肥大细胞脱颗粒，引起支气管收缩，增加肠动力，有助于经气道和肠道排出蠕虫。

五、补体参与的效应作用（详见第五章）

六、新生儿免疫

在人和其他哺乳动物中，来自母体的IgG可穿过胎盘进入胎儿血液循环，母体的sIgA则经哺乳进入母乳喂养的新生儿或婴儿肠道，保护其免受病原体感染（详见第四章）。

> **案例15-1 分析讨论：**
> 　　该患者患甲型病毒性肝炎。根据抗体产生的一般规律，IgM出现早，消失快，IgG出现晚，消失慢。对于甲型病毒性肝炎的诊断，首先应检测HAV IgM。HAV IgM在发病后1周左右即可在血清中测出。其出现与临床症状及生化指标异常的时间一致，第2周达高峰。一般持续8周，少数患者可达6个月以上。
> 　　HAV IgG是既往感染指标，因其是保护性抗体，可保护机体免于再次感染，故可作为流行病学调查指标，以了解易感人群。

（宣 群）

第十六章　免疫耐受

案例 16-1：
乙肝病毒感染免疫耐受

　　患者，女，30 岁，病史：发现乙型肝炎表面抗原（+）16 年，6 年来定期检查，有时谷丙转氨酶（ALT）稍高。无自觉症状，最近 ALT 明显增高。其兄也是慢性乙型肝炎病毒 HBV 携带者。症状：厌食、恶心、呕吐、肝区疼痛明显、无巩膜黄染，无肝、脾脏肿大。检查：HBsAg（+）、HBeAg（+）、HBV DNA（斑点杂交）200pg/ml，ALT 246U/L［参考范围（7～40）U/L］、AST 137U/L［参考范围（13～35）U/L］、白蛋白 49g/L［参考范围（40～55）g/L］、球蛋白 29g/L［参考范围（20～40）g/L］。肝组织学：腺泡内多点、灶性坏死，汇管区炎性细胞浸润，部分界面模糊汇管区中度炎细胞浸润，部分界面炎症。

　　治疗：此例患者系婴幼儿时期家庭内感染，长期处于免疫耐受的无症状携带状态。随年龄增长免疫耐受性逐渐降低，6 年前开始轻微活动，最近发病，病变较轻。IFN-α 6 个月常规疗程无效应，又延长 5 个月，当时仍无应答，随访中才有血清 HBe 转换。故轻度肝炎治疗常不顺利，停药后病毒复制标志才转阴，是干扰素诱导和病人免疫加强的协同效果。IFN-α 5MU 3 次/周，6 月时 ALT 43U/L，病毒复制标志阳性，疗程 11 个月停药时仍未转阴。停药后 6 个月随访 ALT 53U/L，乙型肝炎 e 抗原（-）、HBV DNA（PCR）（-）。12 个月随访疗效稳定。电话跟踪指导患者巩固治疗 3 个月后，无复发，病情稳定。

问题：

　　1. 婴幼儿期感染为什么没有明显发病，导致免疫耐受的发生机制是什么？

　　2. 导致 ALT 升高的原因是什么？

　　3. 干扰素治疗的目的和涉及分子机制。

　　识别抗原并对抗原物质产生免疫应答是免疫系统的重要功能之一。理论上，机体的免疫系统可对所有抗原物质产生免疫应答，但实际上在生理条件下，免疫系统仅对"非己"抗原刺激产生较强的免疫应答，称为免疫正应答；而对自身组织细胞表达的自身抗原一般不产生较强的应答或无应答，称免疫负应答。一定条件下，机体免疫系统接触某种抗原刺激后所表现出的特异性免疫低应答或无应答状态，称为免疫耐受（immunological tolerance）。诱导免疫耐受形成的抗原称为耐受原（tolerogen）。同一抗原物质在不同情况下既可以是耐受原，也可以是免疫原（immounogen），这主要取决于抗原的理化性状、剂量、进入机体途径和被免疫个体的遗传背景等因素。免疫耐受具有免疫特异性，其特征是机体再次接触同一抗原，不发生可查见的免疫反应，但对其他抗原仍保持正常的免疫应答。免疫耐受的作用与机体的正免疫应答相反，但两者均是免疫系统的重要功能组成。免疫耐受与免疫应答之间的平衡对于保持免疫系统和机体的自身稳定（homeostasis）相当重要。对自身抗原的耐受可以避免自身免疫病的发生，但若对外来抗原如病原体或突变的细胞产生耐受，将可导致严重的慢性持续感染和肿瘤的形成。

第一节　免疫耐受的形成及特性

　　免疫耐受的产生是抗原刺激机体免疫系统的结果。在胚胎发育期不论是接触自身抗原或外来抗原，免疫系统都容易建立免疫耐受，这种免疫耐受会长期持续，不会轻易被打破。但在后天过程中，受多种因素形成的免疫耐受，部分耐受可能随诱导因素的消失而解除，并重新恢复对相应抗原的免疫应答。

一、免疫耐受的建立

（一）天然免疫耐受

　　随着对机体免疫应答认识的深入，人们一直关注这样一个问题，即"非己"抗原刺激机体可引起较强的免疫应答，而自身物质或外源抗原在生命早期为何不引起机体的免疫系统产生较强的应答。1945

年，Owen 观察到遗传背景不同的异卵双生小牛各有不同的血型抗原，但在其胎盘血管吻合而发生血液相互交流时不仅不相互排斥，反而呈天然联体共生；并且在出生后，每一孪生个体均含有对方不同血型的血细胞，称为血型嵌合体（chimera）；Medawar 进而发现它们彼此间相互进行植皮也不发生排斥反应，表明在胚胎期接触抗原可诱导免疫耐受的形成（图 16-1）。这种与生俱有的对某一抗原特异性的无应答，称为天然免疫耐受。Burnet 推测这种免疫耐受的形成与免疫系统早期发育阶段接触抗原导致反应性淋巴细胞缺失或失活有关。

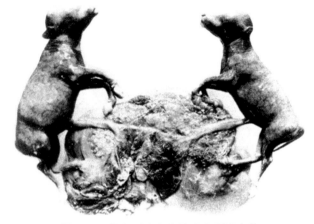

图 16-1　异卵双生小牛构成血型嵌合体

（二）人工诱导免疫耐受

为证实 Burnet 的这一假设，根据 Owen 等的观察，1954 年，Bilingham、Bren 和 Medawar 将 A 品系（H-2a）小鼠的骨髓输给新生期的 B（H-2k）品系的小鼠，在 B 系小鼠出生 6 周后，移植 A 系鼠的皮肤，此移植的皮肤能长期存活，不被排斥，而移植 C 系鼠的皮肤则出现明显的排斥反应（图 16-2）。

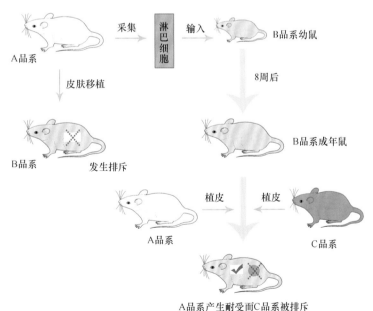

图 16-2　Medawar 的人工诱导小鼠免疫耐受实验

Medawar 等的实验不仅证实了 Owen 的现象，并揭示当体内的免疫细胞处于早期发育阶段，人工诱导可产生对"非己"抗原的耐受。再次证实了 Burnet 等提出的胚胎期的淋巴细胞接触抗原可导致免疫耐受形成的假设。据此，Burnet 于 1957 年提出了克隆选择学说（clonal selection theory），认为：体内事先存在具有不同抗原受体的免疫细胞克隆（clone），不同抗原选择性地与相应受体结合并激活该克隆，使之增殖分化，产生特异性免疫应答；免疫系统在胚胎期受抗原刺激，可导致该克隆的清除或抑制，称为禁忌克隆（forbidden clone），从而产生免疫耐受；在某些情况下，禁忌克隆可复活或突变，成为与自身成分反应的克隆，导致自身免疫应答或自身免疫性疾病（图 16-3）。由于并非所有的免疫细胞均在出生前成熟，许多淋巴细胞在产生后仍不断发育直至成熟，因此，Ledergerg（1959）完善了该学说，认为抗原作用机体的免疫细胞是产生免疫耐受抑或免疫应答的关键并非免疫细胞的发育阶段，而依赖于免疫细胞的成熟度：成熟的免疫细胞接受抗原刺激后产生免疫应答，而不成熟的免疫细胞受抗原刺激则产生克隆流产（clonal abortion），引起免疫耐受。

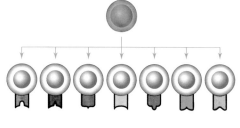

淋巴细胞分化，形成表达不同抗原受体的淋巴细胞克隆。

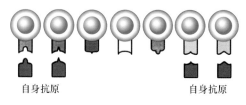

自身抗原与表达相应受体的淋巴细胞克隆相遇，通过阴性选择作用，清除这些细胞克隆。

自身抗原　　　　　　　　　　自身抗原

表达异己抗原受体的淋巴细胞克隆发育、成熟，进入外周免疫器官，形成成熟T淋巴细胞库。

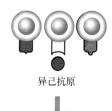

异己抗原

异己抗原进入机体，选择活化相应淋巴细胞克隆，活化、增殖、分化，发生免疫应答。

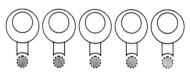

产生效应细胞并清除异己抗原

图 16-3　克隆清除学说

二、免疫耐受的诱导条件

（一）机体因素

免疫耐受是机体对抗原所呈现的一种负应答现象。因此，机体免疫功能状态、免疫系统发育成熟程度、遗传背景等在很大程度上影响免疫耐受的形成和维持。

1. 免疫系统发育成熟程度低易诱导免疫耐受　胚胎期或新生儿期个体的免疫系统不成熟，未成熟的免疫细胞较成熟者易诱导免疫耐受；免疫功能成熟的成年个体则不易致耐受，因为成熟的免疫细胞诱导耐受所需的抗原量较未成熟细胞大 30 倍。新生儿免疫系统较新生小鼠免疫系统成熟得多，故人类出生不久即可接种疫苗，而不产生免疫耐受。

2. 动物种属与品系间对免疫耐受诱导的易感性差异较大　免疫耐受诱导和维持的难易程度随动物种属、品系而异。通常家兔、猴及有蹄类动物一般仅在胚胎期才能建立免疫耐受性，而小鼠、大鼠对诱导耐受敏感，即使在出生后也能诱发产生耐受。即使同一种属动物的不同品系，其诱导耐受的难易程度也各异。

3. 抑制成人免疫功能易诱导免疫耐受　单独应用抗原难以诱导健康成年个体产生耐受，联合照射、抗淋巴细胞血清、抗 Th 细胞抗体、环磷酰胺、环孢素 A、糖皮质激素等则可人为破坏已成熟的免疫淋巴系统，造成类似新生期的免疫不成熟状态，使诱导免疫耐受成为可能。

（二）抗原因素

免疫耐受因抗原刺激而诱导，又为抗原特异性，故抗原在诱导和维持免疫耐受中扮演着十分重要的角色。抗原的理化性状、剂量、接种途径、接种方式及刺激的持续时间等是决定是否能诱导免疫耐受建立的决定因素。

1. 抗原理化性状　一般而言，小分子、可溶性、非聚合单体物质（如非聚合的血清蛋白、多糖、脂多糖等）以及与机体遗传背景接近的抗原，常为耐受原，易诱发免疫耐受。分子量小的抗原较分子量大的抗原容易诱发免疫耐受；可溶性抗原较颗粒抗原容易诱发免疫耐受。颗粒性大分子及蛋白质的聚合物（如血细胞、细菌及丙种球蛋白聚合物）为良好的免疫原，易为抗原提呈细胞（APC）摄取、处理并以强免疫原性的形式提呈给免疫活性细胞。例如，以牛血清白蛋白（BSA）免疫小鼠，可产生抗体。若将 BSA 先经高速离心，去除其中的聚体，再行免疫小鼠则致耐受，不产生抗体。BSA 单体不易被巨噬细胞吞噬处理和提呈，因此 T 细胞不能被活化，而 BSA 是 TD-Ag，故没有 Th-B 细胞协同，B 细胞不能活化产生抗体。

2. 抗原剂量 过高或过低的抗原剂量易引起免疫耐受。诱导免疫耐受所需的抗原剂量因抗原的种类、性质及机体的免疫状态不同而异。1964 年 Mitchison 发现不同剂量的 BSA 免疫小鼠，产生抗体应答的水平不同：注射低剂量（10^{-8} mol/L）及高剂量（10^{-5} mol/L）BSA 均不引起抗体产生，只有注射适宜剂量（10^{-7} mol/L）才诱导高水平的抗体产生（图 16-4）。这种因抗原剂量太低及太高引起的免疫耐受，分别称为低区耐受（low-zone tolerance）及高区耐受（high-zone tolerance）。低区耐受与高区耐受在诸多方面各异（表 16-1）。如 APC 活化 T 细胞时，其表面必须有 10～1000 个相同的多肽 -MHC 分子，与相应数目的 TCR 结合；低于此数目不足以使 T 细胞活化。抗原剂量太高，则诱导应答细胞凋亡或可能诱导 T 抑制细胞活化，抑制免疫应答，致高区耐受。

表 16-1 低区与高区耐受主要特征比较

	低区耐受	高区耐受
参与细胞	T 细胞	T、B 细胞
产生速度	快	慢
持续时间	长	短
抗原	TD- 抗原	任何抗原

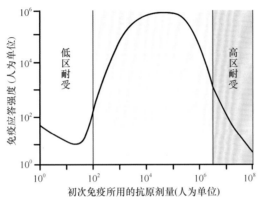

图 16-4 抗原剂量与免疫耐受的关系

诱导 T、B 细胞免疫耐受的抗原剂量和 T、B 细胞的免疫耐受特性不同（表 16-2）。

表 16-2 T、B 细胞免疫耐受性比较

	T 细胞	B 细胞
耐受形成	较易	较难
抗原	TD-Ag（高、低剂量）	TD-Ag（高剂量）、TI-Ag（高剂量）
诱导期	较短（1～2 天）	较长（数十天）
维持时间	较长（数月）	较短（数周）

通常，T 细胞致耐受所需抗原剂量较 B 细胞小 100～10 000 倍，发生快（24h 内达到高峰），且持续久（数月）；B 细胞形成耐受不但需要抗原量大，且发生缓慢（1～2 周），持续时间短（数周）。低、高剂量 TD 抗原均可诱导耐受；TI 抗原高剂量才能诱导 B 细胞高区耐受。此外，致耐受所需抗原剂量因抗原种类、动物种属及年龄等而异。致耐受所需的抗原量与个体年龄有关，即随年龄增长而相应增大，个体年龄越小，一般则越易诱导耐受。与抗原的类别也有关，强免疫原性抗原大量注入时也能致耐受，再注入少量抗原，可延长耐受性。T 细胞和 B 细胞产生耐受所需抗原剂量明显不同。TI 抗原高剂量才能诱导 B 细胞耐受，而 TD 抗原低剂量与高剂量均可诱导。低剂量可诱导 T 细胞低区耐受，高剂量诱导 T 及 B 细胞高区耐受（图 16-5）。

3. 抗原的免疫途径 抗原免疫途径与免疫耐受诱导密切相关。通常，经口服和静脉注射抗原最易诱导免疫耐受；皮下及肌内注射易诱导免疫应答。口服诱导耐受的机制是：口服抗原经胃肠道消化作用可能使抗原大分子降解而降低其免疫原性。不同部位静脉注射引起的后果不尽相同，循门静脉进入机体的抗原易诱发免疫耐受。例如：IgG 或白蛋白注入门静脉能致耐受，注入周围静脉则引起免疫应答。另外，抗原辅以佐剂易诱导免疫应答，而单独免疫原刺激易致耐受；低剂量抗原长期在体内存在易诱导免疫耐受。

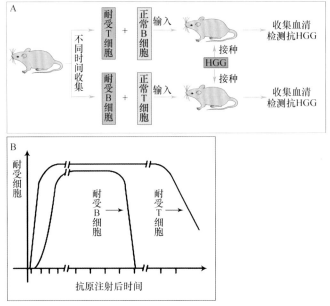

图 16-5 体内 T 及 B 细胞耐受的特点

A. 鉴定 T 细胞及 B 细胞耐受 从对 HGG 耐受小鼠的脾细胞中，分离 T 细胞和 B 细胞，分别加入正常小鼠来源的 T 或 B 细胞，再输入给经 X 线照射的小鼠体内，接种 HGG 后，检测免疫应答强度；B. T 细胞和 B 细胞耐受维持情况

第二节　免疫耐受的形成机制

　　免疫耐受的产生是抗原诱导的免疫负应答现象。目前，对免疫耐受产生的机制尚未完全明了。然而，典型的免疫正应答产生的机制已较为熟知，涉及抗原的摄取和提呈、Th 细胞的活化和效应细胞如 CTL、B 细胞的诱生。由于免疫耐受与免疫正应答均为抗原特异诱生，仅表现为作用相反，因此，抗原作用于机体不诱生免疫正应答而导致免疫耐受的产生，其发生机制可能也存在于抗原的摄取和提呈，T、B 细胞的活化和效应的诱生。另外，中枢免疫耐受和外周免疫耐受因其针对的免疫细胞状态不同（前者为未成熟的免疫细胞，而后者则为成熟的免疫细胞），因而诱导中枢耐受和外周耐受的机制也不尽一致。

一、中枢免疫耐受机制

（一）克隆清除（clonal deletion）

　　胚胎期的免疫细胞由于高度突变分化，形成无数具有不同反应特异性的细胞克隆，每个克隆均表达与其他克隆不同的抗原识别受体，可与相应抗原表位发生反应，但胚胎期和新生期个体的淋巴细胞尚未发育成熟，此时接触抗原的相应克隆，通过阴性选择而发生凋亡被清除（详见免疫细胞的分化与发育章节）。由骨髓而来的前 T 细胞在胸腺皮质经历阳性选择后，进一步发育并表达功能性抗原识别受体（TCR-CD3），TCR 通过与微环境中如巨噬细胞、DC 等细胞接触，凡能识别这些 APC 所携带自身抗原 -MHC 复合物，并呈高亲和力结合的 T 细胞，则启动细胞程序性死亡而被淘汰，导致克隆消除（图 16-6）。

　　在胚胎发育阶段，免疫系统主要接受自身抗原刺激，导致自身反应性淋巴细胞克隆在早期即被淘汰，故发育成熟的免疫系统因缺乏该特异性淋巴细胞克隆，不会对自身抗原产生应答，导致对自身抗原的终身耐受，但却仍保留对异物抗原的应答能力。

（二）禁忌克隆（forbidden clone）

　　免疫系统在其发育早期或胚胎发育阶段接受抗原刺激，不但不能使其发生克隆性增生，相反被禁闭而成为禁忌克隆（forbidden clone）。当该个体出生后接触同一抗原时，则表现为对该抗原的无反应性，即天然免疫耐受。特异性淋巴细胞克隆接触抗原后不发生克隆扩增，反而被抑制的现象，称为克隆禁忌。

（三）克隆流产（clonal abortion）

　　Nossal 于 1974 年提出，在骨髓 B 细胞发育早期，若前 B 细胞在发育为成熟 B 细胞前接触抗原，则 B 细胞发育终止,导致 B 细胞中枢耐受,此为克隆流产。由此可见,T、B 细胞通过克隆清除和克隆流产可显著减少出生后的自身免疫病的发生。如胸腺及骨髓微环境基质细胞缺陷的个体易患自身免疫病。

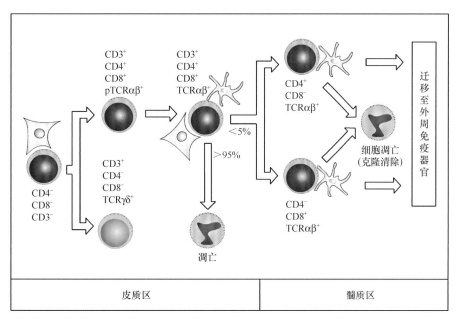

图 16-6　胸腺细胞阴性选择导致的 T 细胞克隆清除

（四）克隆失能（clonal anergy）

在 B 细胞的分化发育过程中,Vitetta 认为可能存在 BCR（mIgM）抑制机制。未成熟的 B 细胞表面表达的 mIgM-Igα/Igβ 复合物,在骨髓及外周血中高亲和力结合可溶性自身抗原时,可产生胞内抑制信号,抑制 mIgM 继续表达,使抗原特异性 B 细胞的发育终止,这时 B 细胞虽未死亡,但不再对相应抗原产生应答,形成克隆失能。失能的 B 细胞对有丝分裂原刺激仍可发生应答。此外,骨髓未成熟 B 细胞（仅表达 mIgM）接触膜型自身抗原后,也可通过内源性轻链基因重排的受体编辑而改变其 BCR 特异性,避免对自身抗原的识别,从而产生免疫耐受。

二、外周耐受机制

在中枢发育过程中,虽然 T 细胞的中枢免疫耐受机制主要以克隆清除为主,但也发现存在有克隆失能现象,这可能与阴性选择和胸腺内固有调节性 T 细胞的存在有关。外周免疫耐受机制包括克隆忽略、克隆失能、克隆清除、抑制性调节、信号转导障碍和免疫隔离等多种。

中枢耐受机制尚不能完全清除、禁锢和失能自身反应性 T 及 B 细胞克隆。在成人个体的外周免疫器官中,可发现具有潜在自身免疫反应性的淋巴细胞,其原因可能为:①胸腺及骨髓基质细胞所表达的是体内各组织细胞普遍表达的共同自身抗原（ubiquitous autoantigen）,而针对外周器官组织特异性抗原（tissue specific antigen）的自身反应性淋巴细胞并未在胸腺和骨髓中被清除;②自身反应性淋巴细胞的抗原识别受体与胸腺和骨髓上皮细胞表面多肽 -MHC 分子复合物亲和力过低,从而逃避阴性选择,进入外周血循环。这些细胞可能通过外周耐受机制在外周免疫器官被清除或使其丧失功能。

（一）克隆忽略（clonal ignorance）

系指机体有自身抗原的存在,但自身反应性 T 及 B 细胞克隆未能察觉,且与相应的自身组织抗原共存,不引起自身免疫应答,称为克隆忽略。其原因可能为:①自身抗原浓度过低或免疫原性太弱,不能提供足够强度的第一活化信号;②T 细胞克隆的 TCR 对组织特异性自身抗原亲和力低;③有些自身抗原不能被自身的 APC 有效加工,提呈;④体内存在某些生理性屏障,可将自身反应性细胞与某些自身抗原组织隔离,从而形成所谓免疫豁免部位（immunological privileged site）,如胸腺,睾丸,眼和脑等。

（二）克隆失能

虽然自身反应性的成熟的 T、B 细胞克隆未被清除,但处于不活化状态,从而不能对相应的特异性抗原产生免疫正应答，发挥相应的免疫效应，称为克隆失能。在外周免疫器官中，T、B 细胞均可发生克隆失能。克隆失能的核心是 T、B 细胞不能被有效地活化。因此，凡是导致 T、B 细胞不能完全活化的因素均可使 T、B 细胞克隆失能，如无共刺激信号或 T 细胞表面抑制性受体（CTLA-4）与 B7 结合导致 T 细胞即使接触抗原也不能充分活化，而处于无反应性的失能状态（图 16-7）；可溶性单体抗原分子占据自身反应性 B 细胞表面的 mIgM，使其仅表达对抗原刺激不敏感的 mIgD，导致对抗原的无反应性；去除聚体的外来可溶性抗原与 B 细胞表面 BCR 结合，但不能使 BCR 交联，B 细胞不能活化，也可致 B 细胞克隆失能；处于失能状态的 Th 细胞对 B 细胞的调节也可致 B 细胞克隆失能。

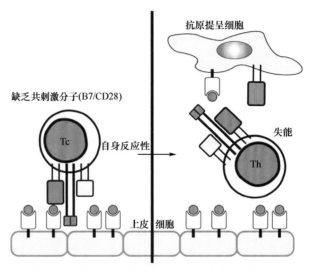

图 16-7　缺乏共刺激分子导致的 T 细胞克隆失能

（三）克隆清除（clonal deletion）

存在于外周免疫器官的成熟的 T、B 细胞也可通过克隆清除机制诱导免疫耐受。但克隆清除的机制与中枢耐受机制有所不同。外周组织特异性自身抗原应答的 T 细胞克隆的 TCR 对组织特异性自身抗原具有高亲和力，如这种组织特异性自身抗原浓度高，则经 APC 提呈，致此类 T 细胞克隆清除。在转基因小鼠模型中发现，外周成熟 T 细胞接触自身抗原后，能通过凋亡机制而清除自身反应性细胞。现已证实，Fas/FasL 途径介导的活化诱导的细胞死亡（activation-induced cell death，AICD）是维持外周 T 细胞耐受的主要机制。进入外周淋巴器官的 B 细胞被抗原激活而高表达 Fas，而激活的 T 细胞高表达 FasL，二者相互作用导致活化的 Fas⁺ B 细胞发生凋亡，从而维持自身耐受（图 16-8）。

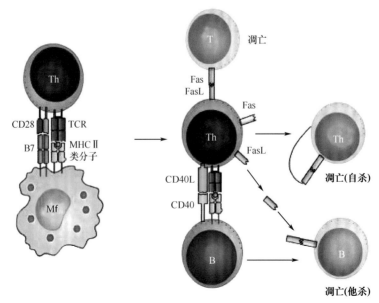

图 16-8　活化诱导导致的 T 细胞克隆清除

（四）抑制性调节机制

机体可能存在针对自身反应性 T 细胞激活的负反馈调节，如免疫调节（抑制）T 细胞（Treg）的作用。此外，T 细胞分泌的抑制性细胞因子及生长因子的水平，亦涉及免疫耐受。由胸腺及骨髓迁出的对外来抗原应答的淋巴细胞，仍保持对自身抗原的低应答。外周淋巴器官中初始 T 及 B 细胞经抗原刺激后可分化为效应细胞，其效应之一可能是分泌某些抑制性细胞因子，例如：转化生长因子 β（TGF-β）能抑制淋巴细胞增殖，IL-10 能抑制巨噬细胞活化及共刺激因子表达。这些抑制性细胞因子可抑制自身反应性淋巴细胞激活和扩增，从而维持免疫耐受。

（五）信号转导障碍

在 T、B 细胞的活化过程中，Lyn 可使 FcγR Ⅱ -β 及 CD22 胞质内 ITIM 中的酪氨酸磷酸化，进一步募集蛋白酪氨酸磷酸酶 SHP-1 及 SHP，而传导负调控信号，使活化信号不能最终活化转录因子，启动相应基因的表达，导致免疫细胞不被活化，而致免疫耐受。B 细胞的失能可能与负调控分子 CD5 的高表达有关。T 细胞的克隆失能与胞内高表达酪氨酸磷酸酶、caspase-3、信号分子降解分子及促使基因沉默的分子有关。信号转导中负调控信号的缺失，可破坏业已建立的免疫耐受状态，致自身免疫应答或自身免疫性疾病。

（六）免疫隔离

机体的某些部位如脑、胎盘及眼的前房等，由于在生理条件下免疫细胞不能到达或有抑制性细胞因子如 TGF-β、IL-4 及 IL-10 的产生，因此即使移植同种异型组织或遗传有父亲的 MHC 的胎儿也不诱导应答而发生排斥反应。这些部位称为免疫豁免部位。在免疫隔离部位的表达组织特异性抗原的细胞，几乎无机会活化自身抗原应答 T 细胞克隆，因此这些 T 细胞克隆处于免疫忽视状态。

（七）其他免疫调节机制

如免疫分子的负调节、独特型——抗独特型网络的作用等（详见第十五章）。

免疫耐受的发生机制非常复杂，值得注意的是抗原提呈也可能是免疫耐受发生的重要环节，抗原提呈的实质是启动机体对特定抗原特异性免疫应答。已发现，抗原提呈细胞（尤其是能主动摄取抗原的吞噬细胞）对自身抗原和非己抗原具有很强的识别能力。因此，机体对特定抗原物质产生正应答抑或负应答（免疫耐受），实际在抗原提呈环节已被限定。抗原提呈细胞具有上述识别能力的原因是，其在发育过程中也经历类似于淋巴细胞的阴性选择。抗原提呈细胞的阴性选择可持续存在。

第三节　免疫耐受的终止

影响免疫耐受的形成和维持的因素包括机体和抗原。因此，改变机体的免疫状态和抗原的生物学性质，都有可能导致免疫耐受的终止。一方面，免疫耐受可因耐受原在体内被逐渐清除而自发性终止。机体对自身抗原所建立的天然耐受在某些情况下也可被终止，并导致自身免疫病，例如：机体组织受损而暴露隐蔽抗原；自身抗原分子结构发生改变；与自身抗原有交叉成分的外来抗原侵入机体等；另一方面，通过改变耐受原的分子结构或置换半抗原载体，可特异性终止已建立的免疫耐受。在新型疫苗的分子设计中，如何打破某些病原体慢性感染所致的免疫耐受，已成为研制治疗性疫苗的重点方向，其关键策略之一即构建成分相似而具不同分子结构或构象的疫苗，或改变抗原的提呈途径，从而有可能终止耐受，重建对抗原的特异性免疫应答。根据终止免疫耐受的特点，涉及的机制分为中枢耐受终止机制和外周耐受终止机制。

一、中枢免疫耐受终止机制

主要涉及克隆清除和克隆失能的改变。如，某些特定型别的 MHC 分子可能阻止 T 细胞在胸腺中的选择过程，导致自身反应性 T 细胞不能通过阴性选择而被清除；某些调节性 T 细胞不能通过阳性选择而存活，丧失对自身反应性 T 细胞的抑制性调节作用。另外，特定型别的 MHC 分子可能对微生物抗原特异性的 T 细胞进行阴性选择，清除病原微生物特异性的免疫细胞，病原微生物一旦感染机体，即可长期持续存在，导致慢性感染的发生。

二、外周免疫耐受终止机制

主要涉及克隆忽略、克隆失能和克隆清除功能的改变。隐蔽性自身抗原的释放，可被 APC 提呈给自身反应性 T 细胞，引起自身免疫应答；某些外来抗原（如微生物）与自身抗原具有的交叉反应性，可激活自身反应性 T 细胞，从而终止自身耐受；某些细胞因子如 IL-2 的异常产生，可使失能的自身反应性 T 细胞发生逆转，从而诱发自身免疫应答；免疫调节功能紊乱可能引发自身免疫应答。例如，Th1 细胞向 Th2 细胞偏离可诱导耐受；Th2 细胞功能缺陷或 Th1 细胞功能过强可导致免疫耐受的破坏。口服抗原优先活化 Th2 细胞，通过分泌 Il-4 和 IL-10 而诱导耐受。某些情况下多克隆刺激物可非特异性活化多克隆的淋巴细胞，其中包括自身反应性淋巴细胞。例如，细菌脂多糖可使多克隆 B 细胞激活，从而使某些"失能"的自身反应性 B 细胞克隆也被激活，产生多种自身抗体；各种细菌来源的超抗原可刺激大量 T、B 细胞克隆激活，导致自身耐受的终止并产生自身免疫应答。

第四节　免疫耐受与临床医学

免疫系统对"自己"和"非己"的识别是免疫学的核心问题。建立对"自己"的免疫耐受和对"非己"的特异性免疫应答对维持机体免疫稳定和正常生理功能至关重要。免疫耐受的形成、维持及免疫耐受的终止与临床医学密切相关。自身免疫性疾病可能是机体自身免疫耐受打破的结果；慢性持续性病原感染的发生又可归因于机体对该病原免疫耐受的形成；在抗肿瘤免疫中，人们努力探索打破肿瘤免疫耐受的新途径；而对移植排斥反应而言，建立免疫耐受状态又是人们长期奋斗的目标。因此，探讨免疫耐受产生的机制并通过人为干预建立或中止免疫耐受，具有重要的理论和临床应用意义。

一、建立免疫耐受的途径与方法

（一）建立免疫耐受的途径

针对机体免疫系统本身或抗原的生物学特性的多种途径和手段，都可一定程度地建立免疫耐受状态。降低机体的免疫反应性和使免疫原成为耐受原是建立免疫耐受的两种主要的思路。

1. 改变抗原进入机体的途径　口服免疫原可激发局部肠道黏膜特异免疫而抑制全身免疫应答，再经静脉途径给以相同免疫原时不能诱导免疫应答。如小鼠的实验性变态反应性脑脊髓炎（EAE）及非肥胖性糖尿病（NOD）分别由 Th1 应答诱导的迟发型超敏反应或 CTL 应答导致靶细胞的损害。口服 MBP 或胰岛素可使 CD4[+]T 细胞产生 TGF-β 和 IL-4，诱导局部特异应答 B 细胞产生 IgA 型抗体，抑制 Th1 应答，从而缓解 EAE 和 NOD。静脉注射单体的抗原，可诱导免疫耐受。在器官移植前，静脉注射供者的表达同种异型抗原的血细胞，能建立一定程度的免疫耐受，延长移植器官存活。

2. 选择适当的动物和抗原性状　某些抗原对某些特定遗传背景的动物具有很强的免疫原性，但对另外一些遗传背景的动物则不能诱导有效的免疫正应答，而致免疫耐受；新生个体比成年个体易于形成耐受；可溶性抗原比颗粒性抗原更易诱导免疫耐受。因此，选择生命早期或免疫力低下的机体以及可溶性抗原易于建立免疫耐受状态。

3. 进行骨髓或胸腺移植　鉴于 T 及 B 细胞分化发育阶段，接触适量抗原，可通过阴性选择，诱导免疫耐受。因此，在免疫系统成熟前，进行中枢免疫器官如骨髓或胸腺移植，可诱导克隆清除或失能，导致免疫耐受的产生。在小鼠实验中，如果在同种异型器官移植前以同种异型骨髓及胚胎胸腺移植，既可以预防移植物抗宿主反应，又可延长移植物存活时间。在人的自身免疫病如 SLE 的长期病程中由于多种自身抗原特异应答性 T 及 B 细胞的产生，致造血微环境的损害及造血干细胞的缺陷，给病人移植以骨髓、骨（保持造血微环境）及胚胎胸腺，可部分建立正常免疫系统的网络调节功能，减轻或缓解自身免疫病。

4. 诱生免疫调节细胞　调节性 T 细胞具有抑制免疫细胞的作用，诱导调节性 T 细胞的产生可建立免疫耐受状态。同时，调节性细胞也可抑制免疫效应对靶细胞的攻击。通过改变 Th1 和 Th2 的极化状态，也可改变机体的免疫状态，抑制相对应的免疫效应。在小鼠 EAE 模型中，Th1 细胞免疫应答是导致病理过程的重要细胞，此特异 Th1 细胞表达的独特型 TCR，可经独特型抗独特型网络调节，诱导抗独特型 T 细胞产生，拮抗此 Th1 细胞功能，从而抑制 EAE。分析克隆免疫攻击细胞的 TCR 类型及其编码基因，经基因工程制备重组蛋白，作为免疫原，诱导免疫调节细胞产生，能特异拮抗对自身组织有攻击作用的效应细胞，这是理解和特异治疗自身免疫疾病的一个重要方向。

5. 应用自身抗原肽拮抗剂　自身免疫性疾病是由自身抗原肽诱生的自身免疫应答所致，因此，获得并根据该自身抗原肽在人工肽库中筛选其拮抗肽，通过拮抗竞争抑制使机体本身的抗原肽不能与相应 T 和 B 细胞的 TCR 及 BCR 结合，此外拮抗肽可与 MHC 分子结合，但不能诱导 TCR 二聚体发生必要的构型改变，或不能构成 TCR- 多肽 -MHC 分子复合物，从而不能经 TCR 传递信号，或仅传递阴性信号和传递部分信号，不能有效激活特异性 T 细胞，从而导致免疫耐受的形成（图 16-9）。

6. 采用其他方法 通过阻断共刺激信号诱导耐受；反复应用抗原引起免疫细胞克隆衰竭诱导耐受；通过免疫偏离诱导耐受；应用某些细胞因子可选择性控制免疫应答的类型；应用 Th2 型细胞因子（IL-10）抑制 Th1 细胞活性，拮抗后者的免疫损伤效应，从而有助于建立免疫耐受；防止感染等方法都可一定程度上诱导免疫耐受的产生。

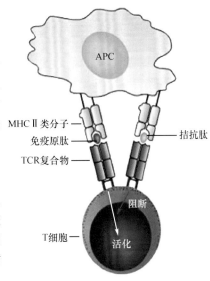

图 16-9 拮抗肽阻断抗原肽的活化信号

（二）建立免疫耐受的意义

人工诱导免疫耐受具有重要的理论和实践意义。在理论上，通过建立免疫耐受状态，可有利于阐明免疫识别、免疫应答以及免疫效应的分子和细胞机制，是研究免疫生物学和临床免疫学的重要平台。在临床方面，建立免疫耐受状态，将有利于同种异体甚至异种移植抑制、超敏反应性疾病和自身免疫性疾病的防治。

1. 建立免疫耐受在器官移植排斥中的作用 通过建立异基因嵌合体、阻断 T 细胞的共受体和阻断 T 细胞的迁移，可减弱移植器官诱导的同种异型免疫应答，诱导移植器官免疫耐受，可以显著延长移植物的存活时间。在实验研究和临床实践中，已尝试使用免疫抑制剂造成机体免疫功能低下，继而应用耐受原诱发免疫耐受。间断使用免疫抑制剂可保证异体器官在体内存活，其机制之一是：停用免疫抑制药物后，机体免疫细胞将代偿性增生，新生的免疫细胞与耐受原接触易形成耐受。嵌合生长是指来源于遗传背景不同的两个个体的组织或器官，在同一机体内共存和生长。实验研究证实：将两个非纯系动物（如兔）的动脉和静脉彼此交叉吻合，彼此可建立针对对方组织细胞的免疫耐受，表现为嵌合生长。妊娠也可被视为自然状态下发生的嵌合生长。对嵌合生长现象的研究有助于了解免疫耐受建立和维持的机制，并且找到人工建立免疫耐受的有效途径。

2. 建立免疫耐受在自身免疫病中的作用 生理状态下，机体对自身成分呈耐受状态。但由于胚胎期建立的自身反应性细胞克隆因某种原因重新恢复了对自身组织的免疫应答，则易产生自身免疫病。通过可溶性抗原的诱导、拮抗性抗原肽的作用以及阻断第二信号等途径可重新建立对自身成分的免疫耐受，有利于自身免疫性疾病的防治。

3. 建立免疫耐受在超敏反应性疾病中的作用 超敏反应性疾病是由于过敏原过度或过强活化免疫细胞的结果。通过诱生负调控性细胞因子、诱导调节性免疫细胞、再极化 Th1 或 Th2 应答，可诱导抗原特异性的低反应，达到预防和治疗超敏反应性疾病的目的。

（三）打破免疫耐受的途径及意义

1. 打破免疫耐受的途径 与建立免疫耐受途径相对应的方法都有可能打破免疫耐受，重新唤起机体对特定抗原的特异性免疫应答。

（1）改变抗原提呈：有效的抗原提呈是诱生免疫应答的前提。通过增强 APC 对抗原的摄取、处理和提呈，有望打破已建立的免疫耐受。改变耐受原的物理性状、重构耐受原、融合内质网引导序列等都可分别增强 APC 对抗原的摄取、处理和提呈。加速 APC 的成熟和活化，也是打破免疫耐受的重要途径。

（2）增加抗原与免疫细胞的接触：破坏免疫隔离部位的结构，使免疫细胞与相应抗原接触，可打破因免疫隔离所致的免疫耐受；人为趋化更多的 APC 到抗原局部，使 APC 有更多的机会接触抗原、摄取抗原，从而使更多的 APC 活化，也可打破免疫耐受。

（3）增强免疫活性细胞的活化：T、B 细胞的活化都需要多信号的作用。提供更多的第二信号或激活性细胞因子，可更大程度上使 T、B 细胞活化，易于打破免疫耐受。

（4）去除抑制性因素：调节性 T 细胞和负调控性细胞因子可很大程度上抑制免疫应答的发生，易于诱导免疫耐受的产生。因此，去除这些负性调控细胞因子，可有利于免疫耐受状态的消除。

2. 打破免疫耐受的意义 机体免疫耐受的建立虽然有利于抗移植排异反应和自身免疫性疾病的

防治，但免疫耐受却可导致肿瘤的免疫逃逸和病原体慢性持续性的感染。因此，打破免疫耐受是肿瘤防治和病原慢性持续性感染清除的重要途径。

（1）打破免疫耐受在肿瘤防治中的作用：肿瘤的免疫逃逸很大程度上是机体对肿瘤相关抗原呈现的免疫耐受的结果。打破机体对肿瘤的免疫耐受，可重建机体的抗肿瘤免疫应答，预防或抑制肿瘤的发生。通常，肿瘤细胞表达的肿瘤特异性抗原（TSA）或肿瘤相关抗原（TAA）的密度较低，免疫原性较弱，而且其表面MHC分子表达下调或丢失，因此在肿瘤表面不易形成足够的抗原肽-MHC分子复合物，不足以活化免疫应答T细胞，有时亦缺乏T、B细胞活化的第二信号，不能诱导有效的抗肿瘤免疫应答，出现对肿瘤的免疫耐受。因此，通过增强肿瘤抗原的免疫原性、提高第二信号等，可打破免疫耐受，对肿瘤的免疫生物防治具有重要的应用价值。

（2）打破免疫耐受在清除病原感染中的作用：病原的慢性持续性感染是严重的公共卫生问题，机体缺乏有效的免疫应答（免疫耐受）是导致病原持续感染的重要原因。因此，打破免疫耐受性，重新唤起机体对该病原的免疫应答，对清除病原，治疗慢性感染具有重要作用。通过疫苗的分子设计，构建新型治疗性疫苗是近年打破免疫耐受，防治病原慢性感染的重要途径。

案例16-1分析讨论：

慢性HBV感染一般是指血清乙型肝炎表面抗原（HBsAg）持续阳性6个月以上。2000年美国国立卫生研究院慢性乙型肝炎防治研讨会将慢性HBV感染分为3期，即免疫耐受期、慢性乙型肝炎期和非活动性或无症状HBV携带期。慢性HBV感染最常见是由母亲于围产期将HBV传染给新生儿，如新生儿不接种乙肝疫苗，则90%以上可发展为免疫耐受期HBV感染，其特点是：乙型肝炎e抗原（HBeAg）阳性，血清HBV DNA高水平（$> 10^5$拷贝/ml，相当于$> 20000IU/ml$），谷丙转氨酶（ALT）正常，肝活检示轻度或无炎症。慢性乙型肝炎期：患者一般见于幼儿或成年时期感染HBV者。此外，由母婴传播而感染HBV者，在早期为免疫耐受期，而后常发展为慢性乙型肝炎。此类感染者的特点是：ALT升高，HBV DNA高水平（$> 10^5$拷贝/ml，相当于$> 20000IU/ml$），肝活检可见活动性肝病的病理学改变。非活动性HBV携带期：患者抗-HBe阳性，血清HBV DNA低水平或检测不到（$< 10^5$拷贝/ml），ALT正常，肝活检示轻度或无炎症。

免疫耐受分中枢耐受和外周耐受，本例患者属于新生期感染，此时中枢免疫器官如胸腺等发育不完全，接触HBV后机体没有有效启动免疫应答，使病毒能长期在肝组织细胞低水平表达复制，故早期表现为免疫耐受。成年后，免疫系统发育完善，容易出现肝炎典型症状。

在肝炎发作期间，乙肝病毒抗原活化机体免疫系统如CTL、Th1、NK、NKT等细胞活化，攻击自身肝细胞是导致ALT升高的主要原因。

Ⅰ型干扰素治疗乙型肝炎是目前临床仍然广泛使用的治疗策略，已有30年历程。干扰素抗病毒治疗的时机选择非常重要，目前公认，慢性HBV感染的免疫清除期是适合抗病毒治疗的时期，ALT、HBV DNA拷贝数是主要指征。本例患者在行干扰素治疗时ALT升高，DNA拷贝数高，治疗后6个月ALT下降，停药6个月后DNA检测阴性，ALT降低至接近正常值，提示治疗有效。

（李晋涛）

第十七章 免疫调节

案例 17-1：

患者，男，20 岁，因反复发作的腰痛，腰骶部僵硬感 1 年，两侧臀部疼痛，放射至大腿，加重 1 个月来医院门诊就诊。患者主诉：腰部僵硬感，晨起明显，有时为夜间疼，经活动后缓解。腰部前屈、背伸、侧弯和转动均可受限。体格检查：病人消瘦，体温 37.8℃，右侧骶髂关节压痛阳性。实验室检查：类风湿因子及抗"O"试验均为阴性，血沉 28mm/h［参考值魏氏（Westergren）法：成年男性（0 ～ 15）mm/h］，C 反应蛋白为 89mg/L（参考值≤ 10mg/L），HLA-B27 阳性，血清肌酸磷酸激酶：92U/L［肌酸显色法参考值（8 ～ 60）U/L］X 线检查：右侧骶髂关节间隙狭窄，边缘不整，可见骨破坏。诊断为强直性脊柱炎，采取综合措施进行治疗，同时采用益赛普皮下注射进行治疗，6 个月后患者病情稳定，予以药物减量继续治疗。

问题：

1. 强直性脊柱炎的发病机理？

2. 诊断依据是什么？

3. 为何用益赛普治疗有效？

免疫调节是机体免疫系统自然发生的一种生理功能，不需人为介入的免疫干预。它的正常进行有赖于机体内多系统、多器官、多细胞和多分子之间的相互协同，共同感知抗原及免疫应答的强度并针对其发生、发展和转归实施调节，从而维持机体的内环境稳定（homeostasis）。免疫调节贯穿免疫应答全过程，在各个环节都发挥调节作用。如果免疫调节功能失调或异常，免疫系统无法正确识别"自己"和"非己"，则会导致机体出现异常的免疫应答能力。如机体出现免疫功能低下或缺陷可导致肿瘤或病原体的持续性感染，也可因免疫应答过强或错误的识别对象，致机体出现超敏反应或自身免疫病等。在对免疫调节机制的充分了解的基础上，人们可以利用免疫调节的方法进行免疫干预，达到免疫性疾病的预防或治疗及移植排斥反应的阻断的目的。

第一节 分子水平的免疫调节

对免疫应答具有调节作用的免疫分子包括抗原、抗体、细胞因子、补体系统、膜表面分子等。

一、抗原的调节作用

抗原是免疫应答启动的前提。抗原的质和量、抗原进入机体的方式及抗原间竞争等都具有直接的调节作用。

（一）抗原的性质对免疫应答的调节作用

抗原的理化性质直接影响免疫应答的类型和强度。蛋白质类型的抗原多为 TD 抗原，可以激活 B、T 细胞诱导体液和细胞免疫应答，产生的抗体多为高亲和力的 IgG 或 IgA 类抗体；而脂多糖、荚膜多糖等 TI 抗原只能激活 B 细胞产生应答，产生的抗体多为低亲和力的 IgM。前者刺激产生的应答具有免疫记忆功能。如果抗原为免疫原性较强的颗粒性、聚合性抗原，则可引发较强的免疫应答，抗体产生的潜伏期短。而可溶性或单体的抗原免疫原性弱，抗体产生潜伏期长，易引起低免疫应答或免疫耐受。

（二）抗原的剂量对免疫应答的调节作用

适当的抗原剂量可刺激免疫细胞增殖分化，引发适当的免疫功能的发挥。若抗原量过高或过低，常可诱导机体产生免疫耐受。当抗原逐渐降解和清除，免疫应答的强度也会随之降低或终止。

（三）抗原的免疫途径对免疫应答的调节

经皮下和皮内接种易激发较强的免疫应答，临床上皮肤试验就是利用这个原理。而口服或雾化吸入可引起免疫耐受。

（四）抗原竞争现象对免疫应答的调节作用

两种抗原结构相似的物质先后进入机体，先进入机体的抑制随后进入机体的抗原引发的免疫应答强度称为抗原竞争现象。即便亲和力稍低的抗原在抗原量比较大时也可以因数量优势抑制亲和力虽稍高但剂量低的抗原引发的免疫应答。

二、抗体的调节作用

免疫应答早期产生的 IgM 类型抗原主要表现对免疫应答的正向调节作用。免疫应答后期产生的 IgG 类型的抗体主要表现的负调节作用。

（一）IgM 类抗体

在免疫应答的初期，抗原量较多，抗体量比较少，多为低亲和力 IgM 类抗体。IgM 的 Fab 片段与抗原结合，其 Fc 片段与 APC 表面的 FcR 结合，发挥调理作用，促进 APC 对抗原的摄取，表现出对免疫应答的正向调节作用。

（二）IgG 类抗体

1. 抗体与抗原结合，促进吞噬细胞对抗原的吞噬，发挥调理作用，导致抗原被清除，从而降低抗原对免疫细胞的刺激作用，削弱抗原引发的免疫应答。

2. 免疫应答后期，抗体量多，体内高浓度游离的 IgG 类型抗体与 BCR 竞争性结合抗原，通过封闭抗原结合部位而降低体内抗原的水平，从而抑制抗原对 B 细胞的刺激作用（图 17-1）。

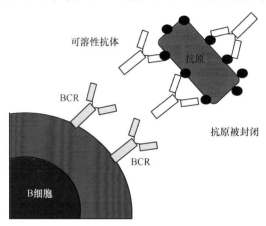

图 17-1　抗体封闭抗原的作用

3. 抗体通过其 Fc 片段与 B 细胞表面的抑制性受体 FcγR Ⅱ -B 结合，Fab 片段与抗原表位结合，从而导致 B 细胞表面的 FcγR Ⅱ-B 与 BCR 交联，启动抑制性信号，最终抑制 B 细胞的活化（图 17-2）。

4. 抗独特型抗体（抗抗体）的产生可以从削弱机体产生的第一抗体及模拟抗原两个方面调节机体免疫功能。通过独特型抗体的产生可以减低免疫应答的反应，起到适度调节免疫应答强度的作用。另一方面，某些独特型抗体与抗原表位相同或相似，且无毒性，因此可以代替一些不适宜使用病原性疫苗进行接种的个体，起到主动免疫作用，是更特异和安全的免疫干预手段。

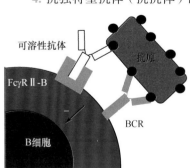

图 17-2　抗体介导的受体交联

三、补体系统的调节作用

（一）补体系统的自我调节

正常情况下，补体系统通过自身的衰减、各类补体调节蛋白针对关键环节的调节机制等，控制补体活化的启动和关键物质的形成。如 C1 INH 阻断经典途径的 C3 转化酶的形成、C4 结合蛋白抑制 C3 和 C5 转化酶的形成及活性、S 蛋白抑制攻膜复合物的形成等。由于补体系统的自我调节机制严格控制补体活化的强度和时间，可防止无节制的补体系统的活化和消耗。

（二）补体介导的调理作用

补体活化后产生的活性片段可以通过几种途径调节免疫应答。例如 C3b、C4b 等片段可以结合吞噬细胞表面的相应受体发挥调理作用，促进吞噬细胞对表面黏附的抗原进行吞噬；滤泡树突状细胞表面高表达 C3b 受体，利于其捕获 C3b-Ag-Ab 复合物，促进抗原提呈；B 细胞表面的 CD21（CR2）通过与抗原表面 C3d 的结合获得抗原信号，利于 B 细胞活化（图 17-3）。

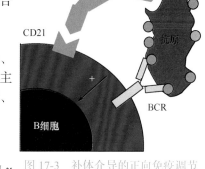

图 17-3 补体介导的正向免疫调节

（三）补体介导的炎症反应

补体系统激活后产生很多活性片段属于炎症介质，例如 C3a、C2a、C5a 等，具有趋化、血管活性、激活免疫细胞等作用。其主要作用是利于炎症性细胞的迁移和浸润，协助清除免疫原性物质、促进 APC 吞噬抗原等。

四、细胞因子的调节作用

大部分细胞因子对免疫应答起正调节作用。例如：IL-2、IFN-γ 激活 T 细胞、巨噬细胞等多种免疫细胞；IL-4、IL-5、IL-6 等可刺激 B 细胞等细胞的增殖与分化；TNF 促进炎症反应。少数细胞因子对免疫应答起负调节作用。例如：TGF-β 可抑制淋巴细胞的增生和细胞因子的释放，IL-10 能抑制巨噬细胞的活化等。

五、膜表面分子的调节作用

（一）激活性和抑制性受体的免疫调节作用

多种免疫细胞表面表达活化性受体和抑制性受体。前者胞内段通常携带免疫受体酪氨酸激活模体，后者胞内段携带免疫受体酪氨酸抑制模体。分别通过招募游离于胞质中的蛋白酪氨酸激酶和蛋白酪氨酸磷酸酶（protein tyrosine phosphatase，PTP）传递活化信号和抑制信号，进而启动免疫细胞的活化和抑制过程。例如：当抗原与 TCR 结合后，抗原信号经 T 细胞表达的 CD3 胞内段的 ITAM 传递，从而发挥正向调节 T 细胞的作用；NK 细胞表达的 KIR 与自身 MHC Ⅰ 类分子的结合后，通过 ITIM 传递抑制信号，发挥负调节作用。

（二）Fas 和 FasL 介导的细胞凋亡的调节作用

Fas 广泛分布于多种细胞表面，FasL 的大量表达常见于 T 细胞表面（尤其是活化的 T 细胞表面）或某些肿瘤细胞表面。通过 Fas 和 FasL 的结合，可以诱导 Fas 阳性的细胞发生凋亡。在免疫应答后期，可以清除过多活化的 T 细胞和 NK 细胞，维持效应性细胞的数量，这种作用被称为活化诱导的细胞死亡（activation induced cell death，AICD），AICD 诱导的活化细胞凋亡在特异性免疫应答调节中起重要作用。Fas 或 FasL 基因发生突变后，由于无法启动死亡信号的转导，反馈调节无效而致细胞增殖失控，最终形成一群病理性自身反应性淋巴细胞，出现全身性自身免疫反应。若肿瘤细胞表达 FasL，可诱导 Fas 阳性的活化 T 细胞和 NK 细胞的凋亡，从而逃脱机体特异性及非特异性抗肿瘤作用。

（三）MHC 分子对免疫应答的调节

T 细胞在胸腺的发育成熟过程中，要经历阳性选择和阴性选择，正是由于胸腺的树突状细胞和巨噬细胞表面表达的 MHC 分子的作用，保证了免疫应答针对抗原的异物性的识别具有 MHC 限制性，实现了 MHC 分子对免疫应答的调节作用。

第二节 细胞水平的免疫调节

免疫细胞可以通过直接接触或分泌细胞因子的方式，对免疫应答进行直接或间接的调控，从而维持免疫功能的正常发挥和机体内环境的稳定。

一、APC 的免疫调节作用

APC 摄取、处理和提呈抗原是诱导特异性免疫应答的前提。成熟的 DC、激活的巨噬细胞及活化的 B 细胞均高表达 MHC 分子及协同刺激分子，可有效提呈抗原，启动适应性免疫应答。若 DC 细胞未发育成熟、巨噬细胞处于静止期或 B 细胞为初始状态时均不能表达有效的协同刺激分子，不能激活 T 细胞。因此 APC 通过调节 MHC 分子和协同刺激分子的表达调节免疫应答。

二、T 细胞的免疫调节作用

T 细胞是重要的免疫调节细胞，可发挥正、负两方面的免疫调节作用。

（一）Th 细胞的调节作用

Th0 细胞在抗原提呈细胞释放的细胞因子的刺激下分化为 Th1 和 Th2。Th1 产生的 IFN-γ 可激活细胞内 Th1 亚群专一性转录因子 T-bet 的表达，T-bet 可促进 IFN-γ 基因的转录而抑制 IL-4 基因转录，主要介导细胞免疫应答；相反，Th2 产生的 IL-4 可激活 Th2 亚群专一性转录因子 Gata-3，Gata-3 可促进 IL-4 基因转录而抑制 IFN-γ 基因的转录，主要介导体液免疫应答。因此 Th1 和 Th2 互相抑制，处于动态平衡，维持机体内环境的稳定（图 17-4）。Th17 分泌大量的 IL-17、IL-22、TNF-α 等细胞因子作用于多种免疫细胞，调节固有性免疫或某些炎症的发生，在自身免疫病、感染性疾病中发挥重要的作用。

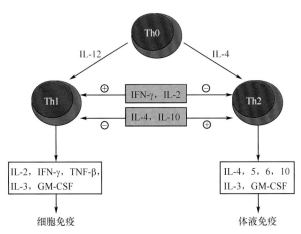

图 17-4　细胞因子对 Th1 和 Th2 细胞分化的调节作用

（二）Treg 细胞的调节作用

Treg 细胞具有下调免疫应答的作用，在维持自身稳定、防止自身免疫性疾病和抑制排斥反应的发生中发挥重要作用，并参与肿瘤的免疫逃逸。目前研究最为深入的是 $CD4^+CD25^+Fox3^+$ 的调节性 T 细胞。分为天然存在的和诱导性的 Treg 细胞两类，两者作用机制基本一致。

主要有以下几个方面的机制：表达高亲和力的 IL-2R，竞争性结合 IL-2，导致 T 细胞凋亡，发挥免疫抑制作用；分泌 IL-10、TGF-β 等细胞因子，抑制细胞活化和增殖；通过直接接触靶细胞发挥免疫抑制作用；负向调节 APC 的共刺激信号的表达及抗原提呈作用；诱导性 Treg 细胞能抑制常规 T 细胞的代谢水平。

三、B 细胞的免疫调节作用

激活的 B 细胞具有很强的抗原提呈能力，即使抗原浓度极低，也能发挥高效的抗原提呈作用。B 细胞也存在调节性 B 细胞（regulatory B cell，Breg）亚群，可通过分泌 IL-10、TGF-β 等细胞因子抑制过度的免疫应答，介导免疫耐受。

四、NK 细胞的免疫调节作用

NK 细胞具有很强的分泌功能，能分泌各种细胞因子发挥免疫调节作用。如 NK 细胞分泌的 IFN、IL-1、IL-2 等，能促进 T/B 细胞成熟、增殖与分化，增强其自身的细胞活性。调节性 NK 细胞可抑制 T 细胞的成熟及 B 细胞增殖、分化和抗体生成。

第三节　整体水平的免疫调节

机体是一个有机的整体，免疫系统行使功能时，必然受其他系统的影响和调节，其中影响最大的是神经 - 内分泌系统。例如精神紧张、压力过大可加速、加重疾病的过程，内分泌失调也可影响疾病的发生和发展，这就是一种整体水平的调节。

一、神经 - 内分泌系统对免疫系统的调节

研究证明，几乎所有的免疫细胞表面和细胞内都可表达不同的神经递质和内分泌激素的受体。免疫细胞可以接受诸如促肾上腺皮质激素、促甲状腺激素、生长激素、催乳素、多巴胺、乙酰胆碱等的刺激，引起免疫细胞功能的增高或降低。神经 - 内分泌细胞也可以合成多种细胞因子，如 IL-1、IL-2、IL-6、TNF、IFN、TGF-β 等，这些细胞因子作用于免疫细胞发挥免疫调节作用。

二、免疫系统对神经 - 内分泌系统的调节

免疫细胞能分泌多种内分泌激素和神经肽，如促肾上腺皮质激素、脑啡肽、血管活性肠肽、生长抑素等，直接影响神经 - 内分泌系统。神经内分泌组织及细胞可表达多种细胞因子和胸腺素的受体，因此，免疫细胞可通过释放的细胞因子和胸腺素影响和调节神经 - 内分泌系统的功能。总之，神经 - 内分泌 - 免疫系统相互协调，相互制约，共同维持机体的内环境稳定。

第四节　群体水平的免疫调节

一、BCR 与 TCR 库多样性的免疫调节

抗原进入机体后，选择性与带有相应的 BCR 和 TCR 的细胞接触，并使其发生克隆扩增，产生特异性免疫应答。由于自然界存在数量巨大的抗原种类，而机体免疫系统可针对不同抗原产生特异性免疫应答，这需要识别抗原的 TCR 和 BCR 具有极其丰富的多样性。由于 BCR 与 TCR 库的多样性，导致不同种群或群体对不同抗原的应答类型、强度等各异。

二、MHC 多态性的免疫调节作用

群体中 MHC 具有高度多态性，在随机的人群中个体所携带的 MHC 等位基因型别不同，其编码的 MHC 分子结构就不同，尤其是抗原结合槽的氨基酸的组成各异，由此决定其结合和提呈的抗原肽的组成不同，结合的亲和力也不尽相同，也就决定此个体是否对该抗原产生应答或应答的强弱。因此 MHC 的高度多态性实现了对群体水平免疫应答的调控。

群体中某些种群或某些个体更适应所处的环境，通过自然选择，这些群体携带的基因即所谓优势基因得以保留和遗传。最终使这些基因在人群中出现的频率上升，从而提高某个物种或人群对环境的适应能力。

> **案例 17-1 分析讨论：**
>
> 强直性脊柱炎（ankylosing spondylitis，AS）是以骶髂关节和脊柱附着点慢性炎症为主要症状的疾病。AS 病因尚不明确，很可能是综合因素导致的疾病，通常认为在遗传因素的基础上的受环境因素（包括感染）等多方面的影响；与 HLA-B27 强关联，HLA-B27 抗原阳性者 AS 相对危险率超过 100；免疫功能失调因素也是其中一个病因；创伤、内分泌、代谢障碍等亦被疑为发病因素。
>
> 本病好发于男性青年，起病比较隐匿。约 90% AS 病人最先表现为骶髂关节炎。X 线检查对 AS 的诊断有极为重要的意义，98%～100% 病例早期即有骶髂关节的 X 线改变。C 反应蛋白增高、HLA-B27 阳性都具有辅助诊断意义。
>
> 强直性脊柱炎的慢性炎性表现主要由炎症性因子导致，由于不明原因免疫失调，细胞持续释放 IL-1、IL-6、TNF 等，从而导致患者以脊柱为主要病变部位炎症，表现为发热、肿胀、疼痛等症状，长期的炎症性细胞的浸润导致细胞纤维化，引起脊柱强直和纤维化。因此采用相应细胞因子的抗体或细胞因子受体的抗体都可以有效地阻止细胞因子发挥作用。益赛普为注射用重组人 II 型肿瘤坏死因子受体抗体融合蛋白，阻断 TNF 与受体结合，拮抗 TNF 介导的炎症作用，达到减轻炎症、缓解病情的目的。益赛普是基因工程技术生产的大分子蛋白，具有一定的免疫原性，因此在长期注射时，应注意避免出现局部三型超敏反应性损伤。

（米　娜）

第十八章　超敏反应

案例 18-1:

　　患儿，女，5岁，在公园玩耍时被蜜蜂蜇伤左脚踝内侧，伤口局部出现红肿疼痛症状，其家长拔出蜂刺后予矿泉水冲洗伤口，肿痛症状稍有减轻，随后因患儿自诉"嗓子不舒服"家长将其送至医院就医。到医院 10 分钟后患儿出现少言懒动，呼吸困难，小便失禁。查体：神志浅昏迷，面色苍白，全身皮肤多处红色斑疹，四肢湿冷，体温 35.6℃，心跳微弱，呼吸浅促 30 次/分，血压测不出。医生立即送患儿入抢救室抢救，使其平卧，保持呼吸道畅通，同时做好气管插管准备；给予吸氧及心电监护，开通两条静脉通道；迅速肌内注射肾上腺素 0.3mg。15 分钟后，患儿苏醒，面色恢复红润，血压升至 85/55mmHg，休克症状逐渐缓解。次日，患者完全恢复正常，在留院观察 24 小时后由家长陪同离开医院。

问题：

　　1. 患者的主要诊断考虑是什么情况，其发病机制是什么？

　　2. 患者出现的"嗓子不舒服"有可能是什么原因，对疾病的发展有何联系或提示？

　　3. 针对该类疾病应如何进行预防和治疗？

　　超敏反应（hypersensitivity）是指机体受到某些抗原刺激后，所出现的以生理功能紊乱和（或）组织损伤为主的异常适应性免疫应答。

　　根据超敏反应的发生机制和临床特点，通常将其分为Ⅰ～Ⅳ四型：Ⅰ型，即速发型超敏反应；Ⅱ型，即细胞毒型或细胞溶解型超敏反应；Ⅲ型，即免疫复合物型或血管炎型超敏反应；Ⅳ型，即迟发型超敏反应。

第一节　Ⅰ型超敏反应

　　Ⅰ型超敏反应（hypersensitivity typeⅠ）又称速发型超敏反应、过敏反应或变态反应。其主要特点是：①发生快，消退也快；②由 IgE 介导，肥大细胞、嗜碱性粒细胞、嗜酸性粒细胞等效应细胞释放生物活性介质引起局部或全身反应；③主要引起机体生理功能的紊乱，较少发生组织细胞损伤；④具有明显个体差异和遗传倾向，受某些抗原刺激后易产生 IgE 抗体引发过敏反应的个体称为特应性个体（atopic individual）或过敏体质（allergic constitution）。

一、参与Ⅰ型超敏反应的主要成分

（一）变应原

　　变应原（allergen）是指能够刺激机体产生 IgE 类抗体，诱发Ⅰ型超敏反应的抗原物质。

　　临床常见的变应原主要有：①吸入性变应原，如花粉、真菌菌丝及孢子、昆虫毒液、螨类、蟑螂类碎片及其排泄物、动物毛屑等，主要引起呼吸道过敏反应；②食入性变应原，如奶、蛋、鱼虾、蟹贝等异种蛋白或肽类物质，主要引起消化道过敏反应；③药物或化学性变应原，如青霉素、磺胺、普鲁卡因、有机碘化合物等分子及其降解产物，多为半抗原，进入机体与某种蛋白结合后获得免疫原性，成为变应原，这一类变应原是引起过敏性休克的主要原因。

（二）IgE 与其受体

　　1. IgE　在Ⅰ型超敏反应中 IgE 类抗体是起关键作用的分子。正常人的血清 IgE 含量远低于其他各类 Ig，而在特应性个体体内受变应原刺激产生的 IgE 异常增高，重症患者可升高上千倍。IgE 主要由鼻咽、扁桃体、支气管、胃肠等处黏膜下固有淋巴组织中的浆细胞产生，这些部位也是变应原侵入并引发Ⅰ型超敏反应的部位。变应原激活特异性 Th2 细胞可产生 IL-4、IL-5 等细胞因子，诱导特异性 B 细胞发生 IgE 类别转换并增殖、分化为可分泌 IgE 的浆细胞。

　　IgE 类抗体的重要特点是具有同种组织细胞的亲嗜性，即 IgE 与肥大细胞或嗜碱性粒细胞表面的 IgE Fc 片段受体（FcεR）具有高度亲和力，IgE 在与相应抗原结合之前便可结合于这两类细胞表面，使机体进入致敏状态。另有证据表明，除 IgE 类抗体外，IgG4 也能通过与肥大细胞和嗜碱性粒细胞结合，使之致敏后导致过敏介质的释放，引发Ⅰ型超敏反应。在某些过敏患者体内可检测到 IgG4 水平的异常升高，但 IgG4 在参与Ⅰ型超敏反应发生中的具体功能及作用机制尚需进一步研究。

2. IgE 受体（FcεR）　与 IgE Fc 片段特异性结合的受体有两种：FcεRⅠ和 FcεRⅡ。FcεRⅠ为高亲和力受体，FcεRⅡ为低亲和力受体。FcεRⅠ在肥大细胞和嗜碱性粒细胞高水平表达，而 FcεRⅡ分布比较广泛。临床上，特应性个体的淋巴细胞和巨噬细胞高水平表达 FcεRⅡ，同时血清中存在高水平分泌型 FcεRⅡ。

（三）参与的细胞

1. 肥大细胞　不成熟的肥大细胞由骨髓多能干细胞分化发育产生，经血流进入不同组织后，进一步发育成熟并定居于此，而外周血中不存在成熟的肥大细胞。该细胞广泛分布于呼吸道、消化道和泌尿生殖道黏膜上皮下及皮肤下的结缔组织内微血管周围以及内脏器官的被膜。超敏反应发生部位的肥大细胞数量会明显高于正常组织，反复发作的局部组织变化尤为明显。肥大细胞活化后，主要通过合成和释放多种生物活性物质，包括组胺、肝素、前列腺素（PG）、5-羟色胺、白三烯（LT）等，以及多种细胞因子，引起过敏性炎症反应，造成靶器官和组织的病理改变。

2. 嗜碱性粒细胞　嗜碱性粒细胞由骨髓多能干细胞分化发育产生，在骨髓内成熟后进入血液。嗜碱性粒细胞与肥大细胞在形态上非常相似，主要分布于外周血中，数量极少，仅占循环中白细胞总数的 0.2%～2%，但当Ⅰ型超敏反应发生时，可通过募集作用造成反应局部组织中嗜碱性粒细胞浸润。嗜碱性粒细胞受刺激时可释放各种生物活性物质，如组胺、白三烯、血小板活化因子（PAF），以及 IL-4 等细胞因子，在Ⅰ型超敏反应中发挥重要作用这些物质主要引起平滑肌收缩、毛细血管扩张和通透性增强等反应，还可造成组织损伤。

3. 嗜酸性粒细胞　主要分布于呼吸道、消化道和泌尿生殖道黏膜上皮下的结缔组织内，循环血中的嗜酸性粒细胞数量很少，仅为结缔组织的 0.3%～1%。在Ⅰ型超敏反应发生时，嗜酸性粒细胞可被募集至反应部位的组织中，造成局部组织细胞数量的明显增加，说明该细胞在Ⅰ型超敏反应中具有明显作用。在Ⅰ型超敏反应中，嗜酸性粒细胞既有促进过敏性炎症作用，也有负向的抑制效应。在一方面：可通过释放①脂类介质，如血小板活化因子（PAF）；②颗粒蛋白，如主要碱性蛋白（MBP）、阳离子蛋白（CP）、嗜酸性粒细胞过氧化物酶（EPX）、嗜酸性粒细胞神经毒素（EDN）等；③细胞因子，如 IL-1、TGF-β、TNF 等对反应部位组织细胞造成损伤和刺激其他炎症细胞，加重过敏反应。另一方面：可通过释放多种降解酶，破坏肥大细胞和嗜碱性粒细胞释放的炎症介质，从而对Ⅰ型超敏反应产生负反馈调节作用。

（四）参与Ⅰ型超敏反应的介质

参与Ⅰ型超敏反应细胞产生的介质可根据其在细胞内合成时间的先后分为两类，即细胞颗粒内预先贮备的介质和受刺激后新合成的介质。下面主要讨论肥大细胞和嗜碱性粒细胞介质。

1. 颗粒内预先贮备的介质　它们通常以复合物的形式存在于颗粒内，当颗粒排至胞外后，即可通过与细胞外离子交换而释放。

（1）组胺：是肥大细胞和嗜碱性粒细胞颗粒的主要成分，通常与肝素、蛋白质等分子结合为复合物，呈无活性状态，以呼吸道、消化道、皮肤含量较高。颗粒中组胺在胞外条件下可通过与颗粒外钠离子交换而与颗粒基质解离。组胺具有多种生物学活性：①使小静脉和毛细血管扩张，通透性增高；②刺激支气管、子宫和膀胱等处的平滑肌收缩；③促进黏膜、腺体分泌增多。组胺在体内作用十分短暂，释放后迅即被血浆中及嗜酸性粒细胞释出的组胺酶破坏。因而，少量的组胺主要作用于局部组织，当大量释放时，可造成全身毛细血管通透性增高、血压下降引起过敏性休克。

（2）激肽释放酶：亦称激肽原酶。可将血液中的激肽原裂解，生成缓激肽（bradykinin），成为具有生物学活性的激肽分子。缓激肽在急性炎症中起重要作用。其主要生物学效应是：①刺激平滑肌收缩，使支气管痉挛；②使血管扩张，毛细血管通透性增强，其作用强度超过组胺；③对嗜酸性粒细胞、中性粒细胞等的趋化作用；④刺激痛觉神经纤维，引起疼痛。

2. 细胞内新合成的介质　这类介质主要是细胞膜磷脂代谢产物，主要有白三烯、前列腺素（prostaglandin，PG）、血小板活化因子（platelet activating factor，PAF）。

（1）白三烯：LT 是花生四烯酸经脂氧化酶途径代谢生成的介质，包括 LTB4、LTC4、LTD4、LTE4。LT 是一种含硫的酸性脂类，其特点是能使支气管平滑肌强烈而持久地收缩，是引起支气管哮端的主要生物活性介质。此外，LT 还有增强毛细血管通透性和促进黏膜分泌等功能。

（2）前列腺素：PG 是花生四烯酸经环氧化酶途径代谢生成的介质。PG 类型多达十余种，其中与 I 型超敏反应有关的主要为 PGE2、PGH2、PGI2、PGD2 和 PGF2。PGD2 和 PGF2 能使支气管平滑肌收缩，而 PGE2 使支气管平滑肌扩张。此外，PG 还能调节某些介质的释放，通常高浓度 PGE 抑制组胺释放，而低浓度则促进组胺释放。

（3）血小板活化因子：PAF 是花生四烯酸衍生物，具有凝聚和活化血小板的作用，能使之释放组胺、5- 羟色胺等血管活性介质，引起毛细血管扩张和通透性增高。

3. 细胞因子 多种细胞因子在 I 型超敏反应的不同环节上发挥重要作用。IL-1、IL-6、CSF、TGF-P、TNF 参与迟发相反应，造成组织细胞损伤，并且刺激其他炎症细胞，加重过敏反应。IL-3 是肥大细胞、嗜碱性粒细胞和嗜酸性粒细胞的生长因子，促进上述细胞生长和成熟。IL-4、IL-6 和 GM-CSF 除能够促进上述细胞生长外，还具有募集嗜酸性粒细胞作用。IL-4 和 IL-13 能通过够诱导 B 细胞增殖而促进 IgE 的产生，并诱导 Ig 基因发生 IgE 类别转换。IL-9 促进肥大细胞和嗜酸性粒细胞生长和分化。

二、I 型超敏反应的发生机制

（一）变应原使机体致敏

变应原进入机体后，诱导变应原特异性 B 细胞隆增殖分化，产生特异性 IgE 抗体。IgE 以其 Fc 片段与机体组织中靶细胞（肥大细胞、嗜碱性粒细胞）表面 FcεR I 结合，使机体处于对该变应原的致敏状态。致敏状态可维持数月甚至更长时间。如果长期不接触相应抗原，致敏状态可逐渐消失。通常将变应原进入机体后，诱发机体产生 IgE 并结合到靶细胞上的过程称作致敏阶段。

（二）IgE 受体交联引起细胞活化和介质的释放

处于致敏状态的机体再次接触相同变应原时，变应原与致敏的肥大细胞或嗜碱性粒细胞表面 IgE 特异性结合。单个 IgE 结合 FcεR I 并不能刺激细胞活化，只有双价或多价变应原（一个变应原分子含 2 个以上表位）与靶细胞上 2 个以上相邻 IgE 结合，使多个 FcεR I 发生交联和构型改变，才能启动后续细胞活化信号。活化信号由 FcεR I 的 β 链和 γ 链胞质区的 ITAM 引发，经多种信号分子转导启动细胞活化，导致脱颗粒（degranulation），释放多种生物活性介质。

除变应原外，能使 IgE 桥联的其他刺激信号，如抗 IgE 抗体、抗 FcεR I 抗体、丝裂原（如伴刀豆球蛋白）、IgE 双聚体或抗 IgE 独特型抗体等，均可作为刺激信号导致脱颗粒和活性介质的释放（图 18-1）。

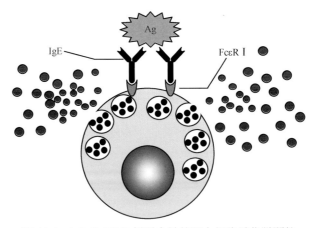

图 18-1 IgE 及 FcεR 桥联介导的肥大细胞活化脱颗粒

致敏后的肥大细胞，再次遇到相同变应原（Ag），使 IgE 发生桥联，进而导致 FcεR I 的桥联，肥大细胞激活、脱颗粒并释放生物活性介质

（三）局部或全身超敏反应的发生

活化的肥大细胞和嗜碱性粒细胞释放的生物活性介质作用于效应组织和器官，引起局部或全身性的超敏反应。根据反应发生的快慢和持续时间的长短，可分为速发相反应（immediate reaction）和迟发相反应（late-phase reaction）两种类型。

1. 速发相反应 通常在接触变应原后数秒钟内发生，可持续数小时，主要由组胺、前列腺素等引起，表现为毛细血管扩张，血管通透性增强，平滑肌收缩，腺体分泌增加。速发相反应中肥大细胞等释放的 ECF、IL-3、IL-5 和 GM-CSF 等多种细胞因子，可吸引大量嗜酸性粒细胞到达反应部位，又可促进嗜酸性粒细胞的增殖和活化。由此引起呼吸道症状如哮喘，消化道症状如腹痛、腹泻，全身性反应表现为血压下降、过敏性休克。

2. 迟发相反应 是在经典的速发型超敏反应后一个更长的反应过程，在刺激后 2 ～ 8 小时内发生，持续 1 ～ 2 天或更长，主要由新合成的脂类介质如白三烯、血小板活化因子和某些细胞因子引起，表现为局部以嗜酸性粒细胞、中性粒细胞、巨噬细胞、Th2 和嗜碱性粒细胞浸润为特征的炎症反应，易发组织主要有皮肤、支气管黏膜、鼻黏膜和胃肠黏膜等，其共同点是早期以渗出性炎症为主，长期反复发作后可导致增生性炎症，并造成不可逆的组织损伤。

Ⅰ型超敏反应发生机制如图 18-2 所示。

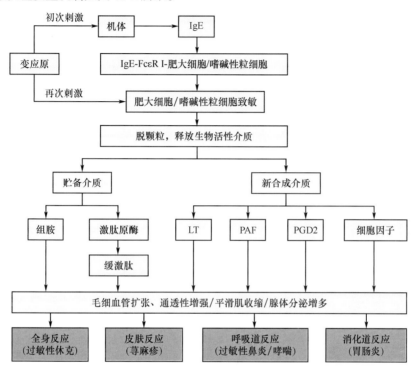

图 18-2　Ⅰ型超敏反应发生机制示意图

三、临床常见的Ⅰ型超敏反应性疾病

（一）全身过敏性反应

1. 药物过敏性休克 青霉素过敏最为常见，头孢菌素、链霉素、普鲁卡因等也可引起过敏性休克。青霉素本身无免疫原性，但其降解产物青霉噻唑醛酸或青霉烯酸，与体内组织蛋白共价结合后，可刺激机体产生特异性 IgE，使肥大细胞和嗜碱性粒细胞致敏。当机体再次接触青霉素时，青霉噻唑醛酸或青霉烯酸蛋白可通过交联结合靶细胞表面 IgE 而触发过敏反应，重者可发生过敏性休克甚至死亡。青霉素制剂在弱碱性溶液中易形成青霉烯酸，因此使用青霉素时应临用前配制，放置 2 小时后不宜使用。临床发现少数人在初次注射青霉素时也可发生过敏性休克，这可能与其曾经使用过被青霉素污染的医疗器械或吸入空气中青霉菌孢子而使机体处于致敏状态有关。为防止过敏性休克发生，无论以往是否使用过青霉素，在注射之前都必须做皮肤过敏试验。

2. 血清过敏性休克 临床应用动物免疫血清进行治疗或紧急预防时，有些患者可因曾经注射过相同血清制剂已被致敏而发生过敏性休克，重者可在短时间内死亡。因此临床应用动物免疫血清制剂，如破伤风抗毒素和白喉抗毒素进行治疗或紧急预防时，必须做皮肤过敏试验。若皮试阳性，应尽量避免使用。在必要情况下，可采取脱敏或减敏疗法进行注射。

（二）局部过敏反应

1. 呼吸道过敏反应 因吸入花粉、尘螨、真菌和毛屑等变应原或呼吸道病原微生物感染引起，临床主要表现为支气管哮喘和过敏性鼻炎。①支气管哮喘：由于支气管平滑肌痉挛，肺部毛细血管扩张，通透性增强，黏膜腺体分泌增多而引起患者胸闷、呼吸困难发生哮喘，并出现大量黏液性分泌物。组胺等生物活性介质对早期哮喘发作起主要作用，而白三烯及细胞释放的酶类则在哮喘持续发作和导致疾病延续的炎症反应过程中起重要作用；②过敏性鼻炎：病理变化主要是眼结膜充血、鼻黏膜水肿和分泌物增多，表现为流泪、流涕和打喷嚏等症状。

2. 消化道过敏反应　少数人进食鱼、虾、蟹、蛋、奶等异种蛋白后可发生过敏性胃肠炎，出现恶心、呕吐、腹痛和腹泻等症状，严重者也可发生过敏性休克。研究表明，易患食物过敏症者其胃肠道分泌型 IgA 含量明显减少，并多伴有蛋白水解酶缺乏。故患者肠黏膜防御作用减弱，肠壁易受损伤，同时肠内某些食物蛋白尚未完全分解即通过黏膜而被吸收，从而作为过敏原诱发消化道超敏反应。

3. 皮肤过敏反应　主要包括荨麻疹、特应性皮炎和血管神经性水肿，可由药物、食物、羽毛、花粉、油漆、肠道寄生虫或冷热刺激等引起。①荨麻疹：临床特点为剧烈瘙痒，发生快，消失也快，可反复发作，其发生部位也可能累及胃肠道和喉头黏膜等处；②特应性皮炎：多发生于肘窝、颈部和面部，特点是剧烈瘙痒。特应性皮炎对理化等刺激因素敏感，可间歇发作。

四、Ⅰ型超敏反应的防治原则

（一）检出过敏原，避免与之接触

通过询问过敏史和皮肤试验检出过敏原，避免与之接触是预防Ⅰ型超敏反应最有效的方法。皮肤试验通常是将可能引起过敏反应的药物、生物制品或其他可疑变应原稀释后，在受试者前臂内侧做皮内注射，15～20 分钟后观察结果，若局部皮肤出现红晕，风团直径大于 1cm 为皮试阳性，提示为过敏原。

（二）脱敏治疗

脱敏治疗是一种过敏性疾病特异性的免疫防治方法。

1. 特异性变应原脱敏疗法　对已查明而难以避免接触的变应原如花粉、尘螨等，可采用小剂量、间隔较长时间、反复多次皮下注射的方法进行脱敏治疗。其作用机制是：①通过改变抗原进入途径，诱导机体产生特异性 IgG 或 IgA 类抗体，而使 IgE 抗体应答降低；②通过 IgG 类封闭抗体与相应变应原结合，阻断变应原与致敏靶细胞上的 IgE 结合；③诱导特异性 Treg 细胞产生免疫耐受；④诱导 Th2 型应答转向 Th1 型应答，减少 IgE 类抗体的产生。

2. 异种免疫血清脱敏疗法　抗毒素皮试阳性但又必须使用者，可采用小剂量、短间隔（20～30 分钟）、多次注射抗毒素血清的方法进行脱敏治疗。其机制是小剂量多次注射抗毒素血清可使体内致敏细胞分期分批脱敏，最终全部解除致敏状态。此时再次大剂量注射抗毒素血清就不会发生过敏反应。但此种脱敏是暂时的，经一定时间后机体又可重新致敏。

（三）药物防治

1. 抑制生物活性介质合成和释放药物　①阿司匹林为环氧合酶抑制剂，可抑制 PGD2 等介质生成；②色甘酸钠可稳定细胞膜，阻止致敏靶细胞脱颗粒释放生物活性介质；③肾上腺素、异丙肾上腺素和前列腺素 E 可通过激活腺苷酸环化酶促进环腺苷酸（cyclic adenosine monophosphate，cAMP）合成；甲基黄嘌呤和氨茶碱则可通过抑制磷酸二酯酶阻止 cAMP 分解。两者均可升高细胞内 cAMP 水平抑制靶细胞脱颗粒和生物活性介质的释放。

2. 生物活性介质拮抗药物　苯海拉明、氯苯那敏、异丙嗪等抗组胺药物，可通过与组胺竞争结合效应细胞细胞膜上组胺受体而发挥抗组胺作用；阿司匹林为缓激肽拮抗剂；孟鲁司特、扎鲁司特作为白三烯受体拮抗剂可阻断白三烯与其受体的结合而发挥作用。

3. 改善效应器官反应性药物　肾上腺素不仅可解除支气管平滑肌痉挛，还可使外周毛细血管收缩而升高血压，因此在抢救过敏性休克时具有重要作用。葡萄糖酸钙、氯化钙、维生素 C 等可解痉，还能降低毛细血管通透性，减轻皮肤与黏膜的炎症反应。

（四）免疫生物疗法

根据细胞因子调控 IgE 产生和 IgE 介导Ⅰ型超敏反应的机制，可采用免疫生物方法治疗Ⅰ型超敏反应，如用人源化抗 IgE 单克隆抗体，抑制肥大细胞和嗜碱性粒细胞释放介质，治疗持续性哮喘；临床也可应用抗 IL-5 抗体通过抑制 IL-5 的活性，用于治疗高嗜酸性粒细胞综合征及哮喘的治疗。

第二节　Ⅱ型超敏反应

Ⅱ型超敏反应又称细胞毒型（cytotoxic type）或细胞溶解型（cytolytic type）超敏反应。其发生机制是靶细胞表面的抗原与相应的 IgG 或 IgM 类抗体结合，在补体、吞噬细胞和 NK 细胞参与下，引起的以细胞溶解或组织损伤为主的病理性免疫反应，发作较快。

一、Ⅱ型超敏反应的发生机制

（一）靶细胞表面抗原

诱发Ⅱ型超敏反应的抗原包括：细胞表面固有的抗原、改变的自身分子成为抗原和吸附于组织细胞的外来抗原。携带上述抗原的细胞即可成为靶细胞，在Ⅱ型超敏反应中受到攻击。

1. 同种异型抗原 属于细胞表面固有的抗原，例如来源于同种但不同血型个体的红细胞血型抗原，主要有 ABO 血型抗原和 Rh 抗原。前者是引起血型不相符输血反应的关键成分；后者在 Rh 阴性妇女妊娠时可引起 Rh 阳性胎儿的溶血反应。

2. 改变的分子成为自身抗原 在外界因素影响下，某些自身分子可发生构象或结构改变，以至被免疫系统视为"非己"而成为抗原，刺激自身抗体产生，引发Ⅱ型超敏反应。各种理化因素，如辐射、化学制剂、温度等，都可能引起体内细胞自身分子的改变，成为自身抗原。

3. 交叉反应性抗原 外源性抗原与正常组织细胞之间具有的共同抗原，如乙型溶血性链球菌细胞壁的成分与心脏瓣膜、关节组织之间的共同抗原。

4. 吸附在组织细胞上的外来抗原或半抗原 某些化学制剂可作为载体或半抗原进入机体，体内的细胞或血清中某些成分（如血细胞碎片、变性 DNA 等）可作为半抗原或载体，二者构成完全抗原，刺激机体产生抗体，从而诱发Ⅱ型超敏反应。

（二）抗体结合

上述各类抗原与其相应抗体特异性结合后，抗体发挥其生物学活性，介导后续反应，造成细胞损伤。可激活免疫应答反应参与Ⅱ型超敏反应的抗体主要是 IgG（IgG1、IgG2 或 IgG3）和 IgM，少数为 IgA。

（三）细胞损伤

抗体与细胞膜上的相应抗原结合后，可通过下列三条途径杀伤靶细胞：①补体攻膜复合体（MAC）的溶细胞作用：抗原 - 抗体复合物激活补体经典途径，形成 MAC，使靶细胞（多为血细胞）膜发生不可逆性破坏或直接溶解靶细胞；②调理吞噬作用：靶细胞膜抗原 - 抗体复合物通过抗体的 Fc 片段与吞噬细胞上的 Fc 受体（FcR）结合，促进吞噬细胞对靶细胞的吞、杀，即抗体的调理吞噬作用；激活补体，产生 C3b，与吞噬细胞表面 C3b 受体结合而被吞噬，此即补体的调理吞噬作用；③抗体依赖的细胞介导的细胞毒作用（ADCC）作用：NK 细胞、吞噬细胞及中性粒细胞表面的 FcγR 与靶细胞膜抗原 - 抗体复合物中的 IgG Fc 片段结合，通过 ADCC 作用而杀伤靶细胞（图 18-3）。

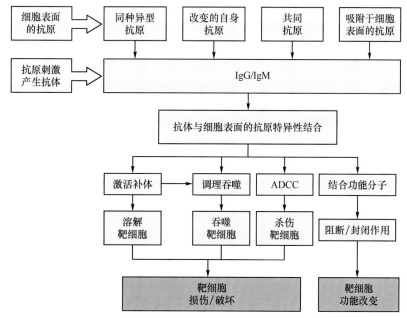

图 18-3 Ⅱ型超敏反应发病机制示意图

二、临床常见的Ⅱ型超敏反应性疾病

（一）输血反应

多发生于 ABO 血型不符合的输血。如将 A 型供血者的血误输给 B 型受血者，由于 A 型血红细胞上有 A 抗原，B 型血清中有抗 A 抗体，两者结合后在补体参与下，引起溶血反应。

（二）新生儿溶血症

血型为 Rh⁻ 母亲因输血、流产或分娩等原因接受 Rh⁺ 红细胞刺激后，可产生 Rh 抗体。当母体再次妊娠且胎儿血型仍是 Rh⁺ 时，则母体内的 IgG 类抗 Rh 抗体可通过胎盘进入胎儿体内，与胎儿 Rh⁺ 红细胞结合，激活补体，使红细胞溶解，引起流产、死胎或新生儿溶血症。

由 ABO 血型不合也能够引发新生儿溶血症，但多数症状较轻。

（三）自身免疫性溶血性贫血

服用甲基多巴类药物或流感病毒、EB 病毒感染机体后，可使红细胞表面成分发生改变，从而刺激机体产生相应抗体。这种抗体与改变的红细胞表面成分特异性结合、激活补体，溶解红细胞，引起自身免疫性溶血性贫血。

（四）药物过敏性血细胞减少症

青霉素、磺胺、安替比林、奎尼丁和非那西汀等药物能与血细胞膜蛋白或血浆蛋白结合获得免疫原性，刺激机体产生针对药物的特异性抗体。抗体与结合药物的红细胞、粒细胞或血小板作用，或与药物结合形成抗原 - 抗体复合物后，再与具有 IgG Fc 受体的红细胞结合，引起药物性溶血性贫血、粒细胞减少症或血小板减少性紫癜。

（五）肺出血 - 肾炎综合征

又称 Goodpasture 综合征。其机制可能是病毒、药物、有机溶剂等损伤肺泡基底膜，诱导针对肺泡和肾小球基底膜的非胶原 NC1 蛋白的 IgG 类自身抗体的产生。该抗体在肺泡基底膜和肾小球基底膜结合相应抗原，激活补体或通过调理吞噬破坏组织细胞，引起肺出血和进行性肾功能衰竭的临床表现。

（六）毒性弥漫性甲状腺肿

又称 Graves 病，是临床甲状腺功能亢进中最常见的类型。Graves 病是一种特殊的Ⅱ型超敏反应，即抗体刺激型超敏反应。患者体内可产生针对促甲状腺激素（thyroid stimulating hormone，TSH）受体的 IgG 类自身抗体，该抗体能高亲和力结合 TSH 受体，刺激甲状腺细胞持续分泌大量甲状腺素，从而引起甲状腺功能亢进。

（七）重症肌无力

也属于一种特殊的Ⅱ型超敏反应，即抗体阻抑型超敏反应。患者体内可产生针对神经 - 肌肉接头突触后膜乙酰胆碱受体（acetylcholine receptor，AchR）的自身抗体，该抗体与 AchR 结合后可使之被降解破坏，不能产生足够的终板电位，导致突触后膜传递神经系统信号功能障碍而发生肌无力。

第三节　Ⅲ型超敏反应

Ⅲ型超敏反应又称免疫复合物型（immune complex type）或血管炎型超敏反应。其主要特点是游离抗原与相应抗体结合形成中等大小的可溶性免疫复合物（IC），若 IC 不能被及时清除，则可在局部或全身多处毛细血管基底膜发生沉积，通过激活补体，并在血小板、中性粒细胞等效应细胞参与下，引起以充血水肿，局部坏死和中性粒细胞浸润为主要特征的血管炎症反应和组织损伤。

一、Ⅲ型超敏反应的发生机制

（一）免疫复合物的形成

1. **抗原**　引起Ⅲ型超敏反应的抗原可根据其来源分为两大类：①自身抗原：自身异常的分子，如系统性红斑狼疮（systemic lupus erythematosus，SLE）患者的核抗原、类风湿性关节炎（rheumatoid arthritis，RA）患者的变性 IgG、肿瘤细胞释放或脱落的抗原等；②外源性抗原：如动物血清、药物、微生物和寄生虫等。

（1）抗原的结构和理化性状：①抗原表位数量：单价和 2 价抗原易于形成可溶性免疫复合物。

而多价抗原可以结合多个抗体分子，形成大的复合物，易被吞噬细胞捕获和清除。②可溶性抗原：可与相应抗体形成可溶性免疫复合物，不易被吞噬细胞捕获。反之，颗粒性抗原本身及其形成的免疫复合物均易于被吞噬细胞吞噬和清除。

（2）抗原持续存在：这是形成可沉积性免疫复合物的先决条件。大量抗原持续存在，致使免疫复合物不断形成，使机体不能迅速将其排出体外，造成免疫复合物蓄积并沉积于血管壁。如当持续感染时，病原体持续地繁殖，在血流中可持续形成大量免疫复合物。

2. 抗体　在免疫复合物形成过程中，抗体的浓度、比例和抗体的分子特性也是其能否引发Ⅲ型超敏反应的重要条件。参与Ⅲ型超敏反应的抗体主要是 IgG 和 IgM，也可见 IgA 的参与。当抗原抗体形成免疫复合物时，抗体的分子量越大，形成的免疫复合物也越大。如抗体与抗原的亲和力越高，形成的免疫复合物越稳定。反之，将易形成分子量较小的可溶性免疫复合物，长期循环于血流中，在一定条件下便可沉积于组织。

3. 抗原抗体的比例　抗原抗体的比例不同，形成的复合物分子大小亦不同，当抗原过剩时，形成小分子可溶性免疫复合物，能通过肾小球滤膜而随尿排出体外。当抗原抗体比例合适时，形成大分子不溶性免疫复合物，被吞噬细胞清除。当抗原稍过剩时，形成中等大小（19S）免疫复合物，难以通过上述方式清除，而长期循环于体内，在条件适当时即可沉积于组织。

（二）免疫复合物的沉积

在正常的免疫应答中，抗体与抗原结合形成免疫复合物，是排除抗原的重要环节。只有当免疫复合物在局部组织沉积时才能引起Ⅲ型超敏反应。影响免疫复合物沉积的因素主要有以下几个方面：

1. 免疫复合物的数量　当一次进入的抗原量多或持续感染致使免疫复合物不断形成，与抗体形成大量免疫复合物，从而不易完全被清除，可导致复合物的沉积。

2. 血管壁通透性　这是免疫复合物沉积的重要条件。当血管壁通透性增强时，循环免疫复合物便可沉积在某些部位毛细血管壁或嵌积在血管壁基底膜上，激活补体。如炎症细胞释放的组胺、PG 等血管活性介质可引起毛细血管扩张和通透性增强形成间隙，有助于免疫复合物嵌入，造成沉积。

3. 局部的解剖学特点和血流动力学　血流缓慢、出现涡流、血管细且曲折、流体静压大等因素都是促成复合物沉积的原因。

（三）组织损伤

复合物并不是造成组织损伤的直接原因，免疫复合物的致病机制有如下方面：

1. 激活补体　复合物可经传统经典途径激活补体系统产生过敏毒素，使嗜碱性粒细胞和肥大细胞脱颗粒，释放组胺等炎性介质引起局部水肿。

2. 中性粒细胞的作用　中性粒细胞浸润是Ⅲ型超敏反应的病理组织学的主要特征之一。局部聚集的中性粒细胞在吞噬复合物过程中，可通过释放蛋白水解酶胶原酶弹性纤维酶和碱性蛋白等，使血管基底膜和周围组织细胞发生损伤。

3. 血小板的作用　复合物和 C3b 可使血小板活化，产生 5- 羟色胺等血管活性胺类物质，导致血管扩张，通透性增强，引起充血和水肿。同时血小板聚集并通过激活凝血机制形成微血栓，造成局部组织缺血进而出血，从而加重局部组织细胞的损伤（图 18-4）。

二、临床常见的Ⅲ型超敏反应性疾病

（一）局部免疫复合物病

1. Arthus 反应　1903 年 Arthus 发现用马血清经皮下免疫家兔数周后，再次重复注射同样血清，在注射局部出现红肿反应，3～6 小时达到高峰。红肿程度随注射次数增加而加重，注射 5～6 次后，局部出现缺血性坏死，反应可自行消退或痊愈，此现象被称为 Arthus 反应。其机制是，反复马血清免疫诱导机体产生大量抗体，再次注射马血清后，抗体与局部抗原在血管壁相遇，结合成为 IC 并沉积，引起局部血管炎。

2. 类 Arthus 反应　胰岛素依赖型糖尿病患者局部反复注射胰岛素后可刺激机体产生相应 IgG 类抗体，若再次注射胰岛素，其注射局部在 1～3 小时内出现红肿、出血和坏死等类似 Arthus 反应的炎症反应，数日后可逐渐恢复。长期吸入抗原性粉尘、真菌孢子等，再次吸入相同抗原后也能在肺泡间形成 IC，引起过敏性肺泡炎以上均是局部免疫复合物病。

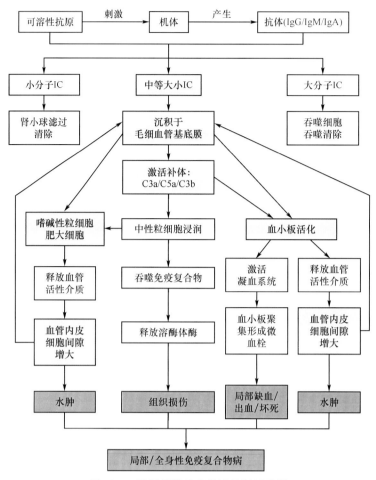

图 18-4　Ⅲ型超敏反应发病机制示意图

（二）全身性免疫复合物病

1. 血清病　血清病通常是在初次大量注射抗毒素（异种动物血清，如抗破伤风毒素和抗蛇毒血清）后 1 ～ 2 周发生，其临床表现为发热、皮疹、淋巴结肿大、关节肿痛和一过性蛋白尿等。这是由于患者体内新产生的针对抗毒素的抗体与大量未排除的抗毒素结合形成大量中等分子量的 IC。血清病具有自限性，停止注射抗毒素后症状可自行消退。临床应用抗 TNF-α 单抗、大剂量注射青霉素、磺胺等药物也可引起血清病样反应。

2. 链球菌感染后肾小球肾炎　80% 以上的链球菌感染后肾小球肾炎属于Ⅲ型超敏反应。一般发生于 A 族溶血性链球菌感染后 2 ～ 3 周，此时体内产生的抗链球菌抗体与链球菌可溶性抗原结合形成循环 IC，沉积在肾小球基底膜上，引起免疫复合物型肾炎。免疫复合物型肾小球肾炎也可在其他病原微生物如葡萄球菌、肺炎双球菌、乙型肝炎、病毒或疟原虫感染后发生。

3. 系统性红斑狼疮　系统性红斑狼疮病因复杂，患者体内可检出多种自身抗体。其发病主要是体内持续出现 DNA-抗 DNA 复合物。这种复合物通过血流反复沉积于肾小球、关节、皮肤或其他部位的血管内壁，表现为肾小球肾炎、关节炎、皮肤红斑和脉管炎等症状。

第四节　Ⅳ型超敏反应

Ⅳ型超敏反应又称迟发型超敏反应（delayed hypersensitivity）。其主要特点是：①表现为单个核细胞浸润和细胞变性坏死为特征的局部炎症；②属于 T 细胞介导的细胞免疫应答，而无抗体成分参与；③反应发生较慢，通常在再次接触抗原后 48 ～ 72 小时发生。

一、Ⅳ型超敏反应的发生机制

（一）T 细胞致敏

1. 抗原　引起Ⅳ型反应的抗原主要是胞内寄生菌、病毒、真菌、寄生虫、组织抗原和某些化学物质。某些胞内寄生菌（如结核杆菌）是最常见引起Ⅳ型超敏反应的抗原。此外，某些原虫和蠕虫、多数病毒以及某些化学物质也能引起Ⅳ型超敏反应。异种蛋白质也可引起Ⅳ型超敏反应，但一般需要与化学物质结合（如苦味酸结合的牛血清白蛋白）。

2. T细胞 外来抗原进入机体后，经APC处理并提呈给T细胞，刺激T细胞增殖分化，成为针对某一特定抗原的效应T细胞。引起Ⅳ型反应的T细胞以CD4$^+$Th1细胞为主，但CD8$^+$Tc也是效应T细胞之一。二者的效应机制不同。

（二）效应T细胞介导炎症和组织损伤

1. CD4$^+$Th1细胞 在Ⅳ型超敏反应中，CD4$^+$Th1细胞主要通过释放炎性细胞因子和活化单核巨噬细胞发挥效应功能。

（1）释放炎性细胞因子：活化的CD4$^+$Th1细胞可释放多种引起炎症反应的细胞因子，如IFN-γ、TNF-α、TNF-β、GM-CSF等，分别导致血管通透性增强、渗出增多，或发挥趋化作用，使大量淋巴细胞、单核吞噬细胞及中性粒细胞聚集于炎症部位，在局部形成以单个核细胞浸润为主的炎症反应，甚至可进一步引起局部小血管栓塞，血管变性坏死。此外，TNF-β可直接诱导靶细胞凋亡。

（2）活化单核巨噬细胞：由致敏CD4$^+$Th1细胞活化的巨噬细胞①分泌多种细胞因子，如TNF-α、IL-1、IL-6等促进炎症反应；IL-8等趋化因子，募集其他炎症细胞。②在吞噬清除抗原的同时，加速合成溶酶体酶，氧化代谢增强，释放溶酶体酶，导致邻近组织变性坏死。

2. CD8$^+$Tc细胞 在初次受到DC提呈的抗原活化后，CD8$^+$Tc细胞可直接攻击携带该抗原的靶细胞，通过细胞毒作用将其杀死。此外，CD4$^+$Th1细胞活化后，可通过释放的IL-2活化CD8$^+$Tc细胞，加强Tc细胞的细胞毒作用（图18-5）。

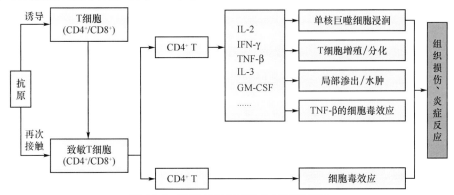

图18-5 Ⅳ型超敏反应发生机制示意图

二、临床常见的Ⅳ型超敏反应性疾病

（一）传染性超敏反应

结核病是典型的传染性迟发型超敏反应性疾病。胞内感染有结核分枝杆菌的巨噬细胞在Th1释放的IFN-γ作用下被活化后清除结核杆菌。如结核杆菌抵抗活化巨噬细胞的杀菌效应则可发展为慢性感染，形成肉芽肿（granuloma）。肉芽肿的中央是由巨噬细胞融合所形成的巨细胞，外围包绕大量T细胞和成纤维细胞，在缺氧和巨噬细胞及T细胞的细胞毒作用下，导致干酪样坏死。结核菌素实验为典型的迟发型超敏反应。

（二）接触性皮炎

属于典型的接触性迟发型超敏反应，变应原是小分子半抗原物质，包括药物、染料、油漆、升汞、碘、青霉素、磺胺药、某些农药和塑料等。此类物质与皮肤长期接触，即可发生局部红肿、皮疹和水疱，严重者可发生皮肤脱落。其机制为：小分子半抗原与体内蛋白质结合成完全抗原，经朗格汉斯细胞摄取并提呈给T细胞，使其活化、分化为效应性和记忆性Th1、Th17。机体再次接触相应抗原后刺激记忆性T细胞活化，产生IFN-γ和IL-17等细胞因子，使皮肤角化细胞释放促炎细胞因子和趋化因子，诱导单核细胞趋化并分化巨噬细胞，介导组织炎症损伤。

第五节　各型超敏反应的比较及与疾病的关系

超敏反应分类方法较多，本章所介绍的是目前被普遍接受的由Gell和Coombs在1963年提出的四型分类法，其分型及特征比较参见表18-1。但临床实际情况是复杂的：一方面，同一抗原在不同条件下能够引起不同类型的超敏反应。如青霉素，它可以引起Ⅰ型过敏性休克；结合于血细胞表面可引起Ⅱ超敏反应；如与血清蛋白结合可能出现Ⅲ型超敏反应，而青霉素油膏局部应用可引起Ⅳ型超敏反应。另一方面，有些超敏反应性疾病可由多种不同类型的超敏反应共同作用而引起，如链球菌感染后肾小球肾炎和系统性红斑狼疮，主要是由Ⅲ型超敏反应引起，但也有Ⅱ型超敏反应参与致病作用。

表 18-1　超敏反应分型及特征比较

	Ⅰ型（速发型）	Ⅱ型（细胞毒型）	Ⅲ型（免疫复合物型）	Ⅳ型（迟发型）
抗体或效应T细胞类型	IgE	IgG、IgM	IgG	Th1、CTL
抗原	可溶性抗原	细胞表面抗原	可溶性抗原	可溶性抗原、细胞性抗原
效应机制	变应原与结合在肥大细胞或嗜碱性粒细胞上的IgE结合并交联，使细胞释放活性介质，引起平滑肌收缩、血管扩张通透性增强、黏膜腺体分泌增加	抗体与细胞表面抗原结合，通过调理吞噬细胞、ADCC和激活补体破坏靶细胞	抗原抗体复合物沉积组织，通过活化补体、中性粒细胞集聚和活化血小板导致炎症性组织损伤	Th1细胞释放细胞因子活化CTL和巨噬细胞，导致局部组织损伤；CTL也可直接识别和杀伤靶细胞
临床常见疾病	药物过敏性休克、支气管哮喘、过敏性鼻炎、食物过敏症、特应性皮炎等	输血反应、新生儿溶血症、药物过敏性血细胞减少症等	Arthus反应、血清病、肾小球肾炎等	结核病、接触性皮炎、移植排斥反应等

案例 18-1 分析讨论：

据此病例分析，患儿最有可能的诊断是由蜂毒引起的过敏性休克，属于全身性的Ⅰ型超敏反应。

本病例中患儿"嗓子不舒服"提示可能已出现喉头水肿，分泌物增加和支气管痉挛的表现，应警惕过敏性休克的发生。

过敏性休克发生迅速，严重者可危及生命，昆虫叮咬及某些药物（如青霉素）是最常见的引发原因，迅速抢救治疗是治愈的关键。其抢救药物首选肾上腺素，立即皮下或肌肉注射。另外可予糖皮质激素如地塞米松，抗组胺类药物如氯苯那敏辅助治疗。平时如果被昆虫叮咬后出现如全身皮疹、恶心呕吐、嗓子发紧、心慌憋气、大小便失禁等症状时，切记立刻就近就医！

（谢　力）

第十九章　自身免疫病

案例 19-1:　　　　　　　　　　类风湿性关节炎

　　患者,女,81岁,因四肢及多关节肿痛加重,晨僵时间大于1小时10余天入院。入院询问病史:四肢关节肿痛,累积双肩、肘、腕、膝关节及双手掌指、近指关节,伴晨僵,活动受限数十年;查体:双腕关节略肿胀,压痛阳性,屈伸活动可;双肘关节压痛阳性,屈伸活动可;左足关节及左踝肿胀,压痛阳性。其余关节无肿胀及压痛,双下肢无浮肿。实验室检查:风湿系列:血沉110mm/h[参考范围(10～20)mm/h],类风湿因子(RF)80IU/ml[参考范围(0～20)IU/ml],C反应蛋白＞6mg/L(参考范围＜6mg/L),抗环瓜氨酸肽抗体(抗CCP抗体)652.6IU/ml(参考范围≤25IU/ml),抗核抗体(ANA)、抗可溶性核抗原(ENA)抗体阴性,血常规正常。X线检查:双膝关节骨质密度均减弱,关节面硬化性改变,右膝关节面部分融合,关节边缘骨赘形成。
问题:
　　1. 结合病例简述自身免疫病发病机制。
　　2. 该病例的组织损伤有何特点? 其主要检测指标有何意义?

　　正常机体的免疫系统对自身抗原处于无应答或微弱应答状态,即"免疫耐受(immunological tolerance)"。在一定条件下,自身耐受状态遭到破坏,免疫系统对自身抗原产生过度的免疫应答,造成了器质性损伤及功能障碍,从而发生自身免疫病。

第一节　自身免疫病的概述

一、基本概念

　　1. 自身免疫和自身免疫病　　自身免疫(autoimmunity)是指机体免疫系统对自身组织成分发生的免疫应答,体内出现自身免疫属于机体的一种正常生理现象。生理性自身免疫有利于清除衰老、死亡、突变的细胞,维持生理平衡和免疫稳定。自身免疫病(autoimmune disease, AID)是指机体对自身成分发生的免疫应答超过一定限度,造成自身组织器官病理性损伤和(或)功能障碍,引起相应临床症状的疾病。

　　2. 自身抗体和自身反应性 T 淋巴细胞　　自身抗体是指机体产生的针对自身成分的抗体。在正常人血清中也可测出,且出现的频率和效价随年龄增加而增高,60岁以后半数以上的人可检出多种自身抗体。自身抗体与自身免疫病的发生密切相关,患者血清中可检出高效价的自身抗体,如特发性血小板减少性紫癜与抗血小板抗体、桥本甲状腺炎与抗甲状腺蛋白抗体、原发性 Addison 病与抗肾上腺皮质细胞抗体等。自身反应性 T 淋巴细胞也参与了自身免疫病的发生,这种细胞有如下特性:①能在器官特异性 AID 组织中分离;②转输给健康受者,可引起相应 AID;③在受者病变器官中可以分离到同样的自身反应性 T 淋巴细胞。

二、自身免疫病的分类

　　1. 根据发病原因分类　　可分为原发性和继发性自身免疫病两类。原发性自身免疫病无明显的诱因,呈慢性迁延性过程,病程进展不可逆,预后不良,如系统性红斑狼疮、类风湿性关节炎、胰岛素依赖型糖尿病等。继发性自身免疫病有明显诱因,去除病因后病情可发生逆转,甚至完全恢复,如药物引起的血细胞减少症、柯萨奇病毒感染引起的心肌炎等。

　　2. 根据病变分布的范围分类　　可分为器官特异性(organ specific)和非器官特异性(non-organ specific)两类自身免疫。器官特异性自身免疫病(organ specific autoimmune disease),是指靶抗原定位于机体的某一特定器官或细胞类型,病变常局限于特定器官。非器官特异性自身免疫病(non-organ specific autoimmune disease)又称全身性或系统性自身免疫病,是指病变波及多种器官和组织的自身免疫性疾病,其常见的靶抗原为细胞核成分或线粒体等。(表19-1)。

表 19-1　常见自身免疫病

类别	病名	主要自身抗原
非器官特异性		
	系统性红斑狼疮（SLE）	胞核成分
	类风湿性关节炎（RA）	变性 IgG、类风湿相关的核抗原
	干燥综合征	细胞核、唾液腺、胞质线粒体、微粒体、红细胞、血小板
	混合性结缔组织病	细胞核
器官特异性		
	桥本甲状腺炎	甲状腺球蛋白、微粒体
	毒性弥漫性甲状腺肿（Graves 病）	甲状腺细胞表面 TSH 受体
	肾上腺皮质功能不全（Addison 病）	肾上腺皮质细胞胞质
	胰岛素依赖型糖尿病（IDDM）	胰岛细胞
	自身免疫性胃炎	胃壁细胞
	（非特异性）溃疡性结肠炎	结肠上皮细胞表面蛋白
	原发性胆汁性肝硬化	胆小管细胞、线粒体
	重症肌无力	乙酰胆碱受体
	自身免疫性溶血性贫血	红细胞膜蛋白
	特发性血小板减少性紫癜	血小板膜蛋白

3. 按病程分类　可分为急性和慢性自身免疫病。

三、自身免疫病的特征

1. 大多数自身免疫病病因不明，与遗传、感染、药物或环境因素有关。患者以女性多见，发病率随年龄增长而升高。

2. 患者体内可检测到高水平的自身抗体和（或）自身反应性效应 T 细胞，自身抗体和（或）自身反应性 T 淋巴细胞造成组织、器官的免疫损伤或功能障碍。

3. 动物实验中可复制出与自身免疫病相似的动物模型，疾病能通过患者的血清或淋巴细胞被动转移。

4. 疾病反复发作，慢性迁延，有重叠现象。

5. 转归与自身免疫反应的强度和活动的持续性密切相关，免疫抑制剂治疗有一定效果。

第二节　自身免疫病发生的相关因素

自身免疫病的发病机制尚未完全阐明。目前认为由于遗传和环境等因素的影响引起自身耐受出现异常或被破坏，从而导致自身免疫病的发生。

一、自身抗原方面的因素

人体内存在的自身抗体或自身反应性 T 淋巴细胞所针对的自身组织成分，称为自身抗原（autoantigen）。在一定的条件下，自身抗原及其发生的变化可能诱发机体强烈的免疫应答，引起自身免疫病。

1. 自身抗原的改变　生物因素（如细菌、病毒或寄生虫等）、物理因素（如冷、热、电离辐射）、化学以及药物等因素均可导致自身抗原的改变，如暴露新的抗原表位；抗原发生构象变化；抗原被修饰或降解，外来半抗原（如某些药物）、完全抗原（如微生物毒素）与自身组织中的完全抗原（如蛋白质）、半抗原（如多糖）分子相结合等。由于自身抗原发生改变，使机体的免疫系统将其视为"异己"物质予以排斥。例如：长期服用甲基多巴可改变红细胞膜结构，刺激机体产生抗红细胞的自身抗体，引起红细胞的溶解破坏。

2. 隐蔽抗原的释放　机体内某些器官组织成分（如脑、眼晶状体、睾丸、精子、心肌和子宫等）

由于解剖位置的特殊性，与免疫系统隔离，称为隐蔽自身抗原。手术、外伤或感染等情况可导致这些隐蔽抗原释放进入血流或淋巴系统，激活相应的自身反应性淋巴细胞，引发自身免疫性疾病。如眼外伤使晶状体蛋白（隐蔽抗原）"释放"入血，可刺激机体产生针对晶状体蛋白的自身抗体或激活特异性淋巴细胞，攻击健侧眼睛发生自身免疫性交感性眼炎。

3. 分子模拟（molecular mimicry） 某些外源性抗原（尤其是病原微生物）与机体组织成分有相同或相似的抗原表位，由这些外源性抗原激活机体所产生的抗体和效应 T 细胞，可与自身组织成分发生交叉反应，引起自身免疫病（表 19-2）。

表 19-2 分子模拟与自身免疫病的发生

自身免疫病	自身抗原	微生物抗原
风湿性心脏病	心肌球蛋白	链球菌 M 蛋白
1 型糖尿病	谷氨酸盐脱羧酶	柯萨奇病毒
Lyme 关节炎	LFA-1	*B. burgdorferi* 螺旋体
多发性硬化病	MBP	多种生物肽
急性炎症性脱髓鞘性多发性神经病	P2 蛋白	多种病毒和空肠弯曲菌
重症肌无力	乙酰胆碱受体（AchR）	多种病毒
脊椎关节病	B27	多种 G- 菌蛋白
Graves 病	TSH 受体	Yersinia 菌

4. 表位扩展（epitope spreading） 是指机体免疫系统对外来或自身抗原进行应答的过程中，发生对该抗原表位数目扩大识别的现象。一种抗原分子或细胞往往兼具功能性表位和隐蔽表位。当抗原初次刺激免疫系统时，免疫系统首先针对其表面的功能性表位（优势表位）产生免疫应答，随着应答的持续，可能因免疫效应等原因致抗原分子或细胞裂解破坏，暴露内部抗原表位（隐蔽表位），进而诱导机体免疫系统对新暴露表位发生识别应答，使抗原不断受到新的免疫攻击。表位扩展是某些自身免疫性疾病如 SLE、RA 迁延不愈，不断加重的原因。

二、淋巴细胞方面的因素

1. 淋巴细胞识别抗原的能力改变 由于理化、生物等因素的影响，淋巴细胞发生突变，导致抗原识别能力异常，对自身抗原发生免疫应答引起自身免疫病。

2. 自身反应性淋巴细胞逃避"克隆清除" 由于胸腺（或骨髓）功能异常，出现克隆清除障碍，自身反应性 T、B 淋巴细胞逃避阴性选择，进入外周免疫器官和外周血，识别自身抗原，引起自身免疫病。

3. 外周耐受机制障碍 正常情况下，被抗原激活的 T 细胞可高表达 Fas/FasL，从而介导激活的 T 细胞发生凋亡，即活化诱导的细胞死亡（AICD），若 Fas 基因突变导致效应淋巴细胞不能及时清除，可导致自身免疫病的发生。

4. 淋巴细胞旁路活化 正常情况下，体内存在针对自身抗原的 T/B 淋巴细胞克隆，但由于机体中对免疫应答起重要作用的 Th 细胞已发生免疫耐受，故不出现自身免疫应答。在某些致病因子的作用下，可通过旁路途径绕过耐受的 Th 细胞激活静止的效应淋巴细胞，导致自身免疫病的发生。

（1）Th 细胞旁路（Th cell bypass）活化：某些外来抗原与自身抗原有相同 B 细胞表位但无相同 T 细胞表位，进入机体后可激活相应 Th 细胞，绕过原已产生耐受的 T 细胞，辅助有自身反应性潜能的 B 细胞活化产生自身免疫应答（图 19-1），如某些溶血性链球菌感染后所引发急性肾小球肾炎和风湿热，柯萨奇病毒感染引发的糖尿病，其发生机理多为 Th 细胞旁路激活自身反应性 B 细胞。

（2）独特型旁路活化：某些致病因子（如病毒、寄生虫等）本身或其刺激机体产生的抗体，可激活特异性独特型 Th 细胞（绕过耐受 Th 细胞），使之辅助相应的自身反应性淋巴细胞发生自身免疫应答。现已发现，多数自身免疫病病人体内的自身反应性 T 细胞表面均存在独特型 Th 细胞发生作用的结构。

（3）多克隆激活：某些微生物成分或超抗原可非特异性直接激活多克隆淋巴细胞，引发自身免疫病。例如 EB 病毒感染可刺激机体产生多种自身抗体，如抗平滑肌、抗核蛋白、抗淋巴细胞和抗红细胞等的自身抗体。

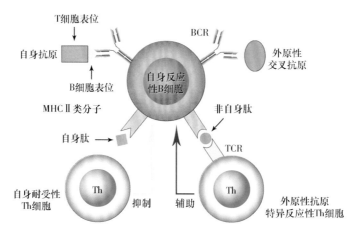

图 19-1　Th 细胞旁路激活 B 细胞

三、免疫调节机制紊乱

正常机体具有紧密且严格控制的免疫调节网络，如免疫调节系统发生紊乱，使自身免疫应答的发生、持续与强度失去控制，就可能发生自身免疫病。

1. **MHC Ⅱ类分子表达异常**　人体的组织细胞主要表达 MHC Ⅰ类分子，几乎不表达 MHC Ⅱ类分子，某些因素（如 IFN-γ）使组织细胞异常表达 MHC Ⅱ类分子，从而将自身抗原提呈自身反应性 Th 细胞，引起自身免疫病。如毒性弥漫性甲状腺肿的甲状腺上皮细胞、原发性胆汁性肝硬化的胆管上皮细胞、糖尿病的胰腺 B 细胞和内皮细胞均可异常表达 MHC Ⅱ类分子。

2. **细胞因子产生失调**　细胞因子产生失调可导致异常自身免疫应答。其致病机制可能是：诱导 MHC Ⅱ类分子表达量增加或表达异常；诱导黏附分子表达量增加，使抗原提呈细胞与 T 细胞结合力增强，从而促进自身免疫应答的发生。如类风湿关节炎的关节滑膜 T 细胞可自发性产生大量的 TNF-α 和 GM-CSF，从而大量激活巨噬细胞，引起慢性炎症和持续性组织损伤。

3. **调节性 T 细胞功能异常**　Treg 免疫抑制功能异常与自身免疫病的发生有关，动物实验证实 Treg 数量下降、功能缺陷小鼠或 Foxp3 基因敲除小鼠易发生自身免疫病。

4. **Th1 细胞和 Th2 细胞功能失衡**　在感染或组织损伤所致炎症反应时，机体能通过产生的细胞因子，从而引发自身免疫病。

四、遗传因素

1. **遗传因素**　流行病学资料显示遗传因素在自身免疫病的发生中起着重要作用，如同卵双生子均发生类风湿性关节炎、多发性硬化症和系统性红斑狼疮的机会约 20%，而异卵双生子仅为 5%。此外，自身免疫病具有家系发病的现象，多为器官特异性，而遗传因素在选择受累器官中起重要作用。

2. **MHC 基因**　研究表明，携带特定 HLA 等位基因的个体更易发生某些自身免疫病（表 19-3）。其可能的原因是：①特定的 MHC 等位基因产物使机体可能有效提呈特定的自身抗原肽，从而导致相应自身免疫病的发生率增加；② MHC 影响自身反应特异性 TCR 和 BCR 的表达；③ MHC 影响细胞因子的表达和自身耐受的维持。

3. **非 MHC 基因**　一些非 MHC 基因也和自身免疫病的发生有关。如补体成分 C1q 和 C4 基因缺陷的个体清除免疫复合物的能力明显减弱，体内免疫复合物的含量增加，易发生系统性红斑狼疮。

表 19-3　与 HLA 相关的一些自身免疫病

自身免疫病	HLA 基因	相关危险率（RR）
强直性脊柱炎	B27	＞ 100
胰岛素依赖型糖尿病	DR3/DR4	20.0
	DR4	6.4
艾迪生（Addison）病	DR3	6.3

续表

自身免疫病	HLA 基因	相关危险率（RR）
类风湿性关节炎	DR4	6.0
系统性红斑狼疮	DR3	5.8
恶性贫血	DR5	5.4
多发性硬化病	DR2	4.0
慢性淋巴细胞性甲状腺炎	DR5	3.2
Graves 病	DR3	3.0
重症肌无力	DR3	2.5

五、其他因素

1. 年龄　自身免疫病多见于老年人，老年人体内自身抗体的检出率增高，其可能的原因是：老年人胸腺功能衰退或衰老导致免疫功能紊乱，从而易导致自身免疫病的发生。

2. 性别　某些自身免疫性疾病的发生以女性多见，动物实验及临床资料也显示性激素与自身免疫病的发生有关。

3. 其他　流行病学资料显示吸烟、饮酒、心理压力、精神刺激、肥胖、应激、肠道菌群失调、重金属、生活方式及环境污染与自身免疫性疾病的发生也有一定的关系。

第三节　自身免疫病的免疫损伤机制

自身免疫病的免疫损伤机制是由自身抗体和（或）自身反应性 T 细胞介导的 II、III、IV 型超敏反应所致，其损伤机制与超敏反应的损伤机制相同。不同自身免疫病可能通过一种或多种机制导致组织损伤。

一、自身抗体的损伤机制

1. 溶解破坏组织细胞　自身抗体与细胞膜表面抗原结合后可通过：①激活补体溶解组织细胞。如自身免疫性溶血性贫血，特发性血细胞减少性紫癜等；②通过 ADCC 作用杀伤自身组织。自身免疫性甲状腺炎的组织损伤可能由此机制参与；③抗体及补体片段通过调理吞噬促进吞噬细胞对自身抗原的损伤。

2. 促进或抑制细胞功能　在一些特殊情况下，自身抗体与相应自身组织细胞结合后，不损伤靶细胞，而是通过刺激或抑制细胞的功能发挥致病作用。如甲状腺毒症机体产生的针对甲状腺刺激受体的自身抗体，可持续刺激甲状腺素的分泌。重症肌无力（myasthenia gravis）患者体内产生的针对乙酰胆碱受体的自身抗体与神经肌肉接头处乙酰胆碱受体结合：①竞争抑制乙酰胆碱与 AchR 结合，阻断乙酰胆碱的作用；②加速 AchR 内化和降解；③形成免疫复合物激活补体，破坏 AchR，最终导致肌细胞对乙酰胆碱的反应性降低，出现肌无力症状。

3. 免疫复合物介导组织损伤　自身抗体与自身可溶性抗原结合形成的中等大小的免疫复合物随血流沉积于机体某些部位的毛细血管基底膜，激活补体，产生 C3a、C5a 等补体活性片段，引起沉积部位以中性粒细胞浸润为主的炎症反应，从而干扰相应器官的正常生理功能，并造成组织损伤，如 SLE 患者体内的多种抗 DNA 和抗组蛋白自身抗体与相应抗原形成大量的免疫复合物，沉积在关节、肾小球、皮肤等部位的毛细血管，引起关节炎、肾小球肾炎、皮肤红斑及多部位脉管炎等全身性病理损伤。

二、自身反应性 T 细胞的损伤机制

自身反应性 Th1 细胞浸润自身抗原所在局部，通过释放多种细胞因子，引起单个核细胞浸润为主的炎症反应，如器官特异性自身免疫糖尿病和多发硬化症患者病变局部以大量的单核细胞浸润为主的病理改变可能与此有关。另外，自身反应性 CTL 可直接破坏自身组织靶细胞。如胰岛素依赖型糖尿病患者体内存在的自身反应性 CTL 可持续杀伤胰岛 β 细胞，致使胰岛素的分泌严重不足。

第四节　自身免疫病的实验室诊断和防治原则

一、自身免疫病的实验室诊断

自身免疫病的实验室检查是疾病诊断的重要指标，可用于判断疾病的活动性、药物疗效和疾病预后，还可用于预测个体罹患该类疾病的风险，主要检测指标包括：

1. 自身抗体　自身抗体的检测是目前自身免疫病实验室诊断的主要手段，如抗核抗体、类风湿因子等自身抗体的检查，有助于系统性红斑狼疮、类风湿性关节炎的诊断，也可用于自身免疫病高风险人群的筛查和预测。

2. HLA 的基因型别　利用 HLA 与某些自身免疫性疾病的相关性，可通过检查某些 HLA 的型别进行辅助诊断，如 HLA-B27 与强直性脊柱炎。

二、自身免疫性疾病的防治原则

自身免疫病是免疫耐受异常所引起的对自身抗原的免疫应答，因此，其治疗理想方法是恢复免疫系统对自身抗原的免疫耐受，由于自身免疫病的发病机制复杂，至今难以实现。目前临床治疗主要是缓解或减轻自身免疫病的临床症状。

（一）去除引起免疫耐受异常的因素

1. 控制微生物感染　链球菌等多种微生物与自身免疫病的发生有关，采用疫苗和抗生素等控制微生物的感染，尤其是慢性持续性感染，可降低某些自身免疫病的发生率。

2. 慎用药物　谨慎使用可能引发自身免疫病的药物。

（二）对症治疗

1. 抗炎疗法　采用皮质激素、水杨酸制剂、前列腺素抑制剂及补体拮抗剂等抑制炎症反应，可减轻自身免疫病的症状。

2. 免疫抑制疗法　一些真菌代谢物如环孢素 A（cyclosporin A）和 FK-506 对多种自身免疫性疾病的治疗有明显的临床疗效。这两种药物的作用机制是通过抑制激活 IL-2 基因的信号转导通路，使 IL-2 的表达受阻，从而抑制了 T 细胞的分化和增殖。

3. 其他　通过血浆置换降低患者血浆中免疫复合物的含量来治疗因免疫复合物沉积所引起的某些重症自身免疫病；通过切除脾脏来治疗自身免疫性溶血性贫血、自身免疫性血小板减少性紫癜等；通过切除胸腺来缓解重症肌无力的症状等。

（三）特异性治疗

1. 口服抗原诱导免疫耐受　口服自身抗原有助于诱导自身耐受，如口服胰岛素用于预防和治疗糖尿病，口服 II 型胶原用于预防和治疗类风湿性关节炎。

2. 模拟胸腺阴性选择诱导免疫耐受　通过诱导胸腺髓质 DC 表达自身组织特异性抗原，模拟阴性选择过程清除自身反应性 T 细胞。

3. 细胞因子拮抗疗法　细胞因子抗体或细胞因子受体拮抗剂可阻断相应细胞因子的作用，抑制自身免疫应答，如临床应用 TNF-α 单抗治疗类风湿性关节炎；还可通过给予外源性细胞因子来治疗自身免疫病，如 Th2 型细胞因子（IL-4、IL-10 等）通过抑制 Th1 细胞可治疗实验性变态反应性脑脊髓炎。

4. 抗免疫细胞表面分子抗体　用免疫细胞表面分子抗体可阻断相应免疫细胞的活化，如抗 MHC II 分子的单抗可抑制 APC 的功能；抗 CD3 和抗 CD4 的单抗可抑制自身反应性 T 细胞的活化；抗自身反应性 T 细胞 TCR 和自身反应性 B 细胞 BCR 独特性抗体可清除自身反应性细胞；协同共刺激信号分子如 LFA-1/ICAM-1 单抗可抑制 T、B 细胞活化。

5. 单价抗原或表位肽　自身抗原的单价抗原或表位肽可特异性结合自身抗体，封闭自身抗体的抗原结合部位。

案例 19-1 分析讨论：

　　类风湿性关节炎是一种以多发性和对称性增生性滑膜炎为主要表现的慢性全身性自身免疫病。其发病机制复杂，可能涉及遗传、免疫和环境因素。其主要的损伤机制包括：①多种自身抗体形成；②免疫复合物沉积；③ T 细胞和 NK 细胞功能失调，导致 RA 患者体内出现广泛的持续的自身免疫应答。

RA 大多发病缓慢，患者表现为多发性、对称性外周小关节肿胀、疼痛及僵硬，关节软组织持续肿胀是 RA 另一个重要特点，关节肿胀以近端指间关节和腕关节最多见，主要由关节周围软组织炎症、滑膜炎性渗出或滑膜组织增生所致。持续存在的关节炎导致关节局部损害和修复反复进行，最终使增生的滑膜发生纤维化和钙化，导致关节强直、变形、失去功能。

类风湿因子（rheumatoid factor，RF）是针对变性 IgG 的 Fc 片段的抗体，也是 RA 检测最为广泛的抗体之一。RF 对于 RA 的预后判断具有一定的意义，高滴度的 RF 常提示病情较重，进展快，骨破坏较严重。抗 CCP 抗体是以环化瓜氨酸多肽（CCP）为抗原的自身抗体，对类风湿关节炎（RA）具有较高的敏感性和特异性，是 RA 早期诊断的一个高度特异指标。血沉及 C 反应蛋白为炎症指标，常用来反映疾病的活动程度。ANA、ENA 抗体为抗核抗体，多见于系统性红斑狼疮（SLE）等多种自身免疫病。

（王艳红）

第二十章　免疫缺陷病

案例20-1：　　　　　　　　　　　获得性免疫缺陷综合征（AIDS）

　　患者，男，30岁，半年前出现无明显诱因的持续周期性低热（38℃左右），伴全身不适、乏力、厌食和口腔溃疡反复发作，每天排稀便2～3次，无脓血，无腹痛、恶心、呕吐，逐渐消瘦，不咳嗽。病初曾到医院就诊，胸片检查及化验血、尿、便常规均未见异常，持续对症治疗未见好转。半年体重下降约8kg，睡眠尚可。自述间断注射海洛因3年，无肝肾疾病及结核病史，无药物过敏史。查体：T 37.5℃，P 84次/分，R 18次/分，BP 120/80mmHg，皮肤未见皮疹和出血点，右颈部和左腋窝各触及一个2cm×2cm大小淋巴结，活动、无压痛。巩膜无黄染，甲状腺不大。双肺叩清音，心界叩诊不大，律齐，无杂音。腹软无压痛，肝肋下2cm，软无压痛，脾侧位肋下刚触及，移动性浊音阴性，下肢不肿。实验室检查：血红蛋白122g/L，白细胞$3.5×10^9$/L，中性粒细胞0.72，淋巴细胞0.13，单核细胞0.15，血小板$78×10^9$/L；梅毒特异性抗体（TPHA）阴性，血清HIV-1抗体（ELISA法）初筛、复查阳性，血清HIV-1抗体（免疫印迹法）补充试验阳性。诊断为HIV感染艾滋病期。

问题：

　　1. 简述AIDS的发病机制。

　　2. 本案例中哪些指标可作为HIV感染诊断依据？还需做哪些实验室检查？

　　3. AIDS的传播途径有哪些？如何做好预防工作？

　　免疫缺陷病（immunodeficiency disease，IDD）是指因遗传或其他因素造成免疫系统成分缺失，导致免疫功能障碍而出现的一组临床综合征。

第一节　免疫缺陷病的概述

一、免疫缺陷病的分类

　　1. 根据病因不同分类　　免疫缺陷病按病因不同，分为原发性免疫缺陷病（primary immunodeficiency disease，PIDD）和获得性免疫缺陷病（acquired immunodeficiency disease，AIDD）两大类。由于免疫系统遗传缺陷或先天性发育不全而致免疫功能障碍引起的疾病，称为原发性免疫缺陷病，又称先天性免疫缺陷病（congenital immunodeficiency disease，CIDD）。由于后天因素（如营养不良、感染、肿瘤、药物、放射线、创伤等）造成的免疫功能障碍而引起的疾病，称为获得性免疫缺陷病，又称继发性免疫缺陷病（secondary immunodeficiency disease，SIDD）。

　　2. 根据缺陷的免疫系统成分不同分类　　按缺陷的免疫系统成分不同，免疫缺陷病可分为T细胞缺陷、B细胞缺陷、联合免疫缺陷、吞噬细胞缺陷和补体缺陷等。

二、免疫缺陷病的一般特征

　　免疫缺陷病的临床表现复杂多样，其一般特征有：①易感染：因免疫防御功能受损，机体易发生各种病原微生物感染。体液免疫缺陷者，易发生化脓性细菌感染；细胞免疫缺陷者，易发生病毒、真菌和其他胞内微生物感染；联合免疫缺陷者，则对所有微生物易感。②易患肿瘤：因免疫监视功能障碍，尤其是T细胞功能缺陷者，对病毒所诱发的肿瘤发病率增加。③原发性免疫缺陷病常伴有自身免疫病。

第二节　原发性免疫缺陷病

　　原发性免疫缺陷病常见于婴幼儿，种类较多，发病机制复杂，主要是由免疫系统遗传基因的异常引起，可通过常染色体显性/隐性遗传或X性连锁隐性遗传。先天固有成分缺失，免疫细胞发育异常，或成熟淋巴细胞应答缺陷等均皆可导致原发性免疫缺陷。按主要累及的免疫系统成分可分为联合免疫缺陷病、以抗体缺陷为主的免疫缺陷病、吞噬细胞缺陷病、补体缺陷病等。

一、原发性联合免疫缺陷病

原发性联合免疫缺陷病（primary combined immunodeficiency disease，PCID），又称重症联合免疫缺陷病（severe combined immunodeficiency，SCID），是指体液免疫和细胞免疫两者均缺陷所引起的一类疾病，主要由 T 淋巴细胞发育障碍所致，伴随或不伴随 B 细胞成熟缺陷。T 细胞缺陷直接导致细胞免疫缺陷，也间接影响体液免疫，从而造成联合免疫缺陷。

SCID 包括常染色体隐性和 X 连锁隐性遗传疾病。T 淋巴细胞发育过程复杂，不同环节的缺陷可导致不同形式的 SCID，其中约 50% 为常染色体隐性遗传，其余 50% 为 X 性连锁隐性遗传。

（一）DiGeorge 综合征（DiGeorge syndrome）

DiGeorge综合征是最常见的儿童胸腺发育障碍。该病是由于胚胎第三对和第四对咽囊发育障碍，造成胸腺和甲状旁腺等器官发育不良，T 细胞不能成熟而致细胞免疫缺陷。患儿还表现为低血钙、肌肉颤搐、大血管异常和面部畸形等。患者外周血 T 细胞缺失或数量不足，T 细胞对多克隆激活剂或混合淋巴细胞反应无应答。抗体水平通常正常，但在严重感染时其水平可能减少。患者易感染分枝杆菌、病毒和真菌。胚胎胸腺移植或骨髓移植可以治疗 DiGeorge 综合征。由于 T 细胞可在胸腺外组织中成熟，故随年龄增长病情可自然缓解，5 岁前常可恢复正常水平。

（二）X 性连锁 SCID

该病是最常见的 SCID，多发于男性患儿。其致病机制是编码细胞因子 IL-2、IL-4、IL-7、IL-9 和 IL-15 受体的公用 γ 链基因突变，导致细胞因子信号传递受阻，T 细胞与 NK 细胞发育和成熟障碍。表现为成熟 T 细胞和 NK 细胞数量下降，B 细胞数量正常但因缺少 T 细胞辅助而发生缺陷，从而发生 SCID。临床表现为新生患儿发生严重呼吸道感染、慢性腹泻和夭折（表 20-1）。

表 20-1 主要的原发性联合免疫缺陷病

病名	遗传方式	发病机制	临床主要表现
DiGeorge 综合征		胸腺发育不全	病毒、真菌、胞内菌易感
X 性连锁 SCID	XL	细胞因子受体公用 γ 链基因突变	严重呼吸道感染、慢性腹泻和夭折
ADA 缺陷 SCID	AR	腺苷脱氨酶缺陷	易感染，伴耳聋、肋软骨异常、肝损伤等
抗原受体基因重组缺陷 SCID	AR	RAG、ARTEMIS 等基因突变	T、B 细胞缺失，免疫功能严重受损
MHC II 类分子缺陷病	AR	MHC II 类基因转录调节基因突变	反复致命的感染
Wiskott-Aldrich 综合征	XL	*WASP* 突变	湿疹、血小板减少和反复细菌感染，随年龄加重
毛细血管扩张性共济失调综合征	AR	*ATM* 基因突变	共济失调，毛细血管扩张，反复感染，肿瘤发病率增高，自身免疫病

注：ADA，腺苷脱氨酶；XL，X 连锁遗传；AR，常染色体隐性遗传

（三）腺苷脱氨酶（adenosine deaminase，ADA）缺陷和其他核苷代谢缺陷所致的常染色体隐性 SCID

ADA 缺陷导致的 SCID 是最常见的常染色体隐性 SCID。ADA 在嘌呤合成的补救途径中催化腺苷和脱氧腺苷转化为次黄嘌呤和脱氧次黄嘌呤，该酶缺陷导致脱氧腺苷和其前体 S- 腺苷高半胱氨酸以及脱氧三磷酸腺苷的蓄积，造成 DNA 合成抑制等多种毒性效应。患者 T、B 细胞数量减少，部分患者的 T 细胞数量虽接近正常，但对抗原刺激无反应。ADA 缺陷病还表现为耳聋、肋软骨异常、肝损伤和行为障碍。

嘌呤核苷磷酸化酶（purine nucleoside phosphorylase，PNP）缺陷也可引起 SCID。PNP 可使肌苷转化为次黄嘌呤和鸟苷，并使脱氧鸟苷催化为鸟嘌呤。PNP 缺陷导致脱氧鸟嘌呤核苷和三磷酸脱氧鸟嘌呤核苷蓄积，损伤未成熟的淋巴细胞（主要是 T 细胞）。患者表现为反复的病毒、真菌和细菌感染，还可出现自身免疫性溶血性贫血和进行性的神经功能恶化。

肌激酶 2（myokinase 2）基因突变亦可发生 SCID。肌激酶 2 蛋白调节细胞腺苷磷酸化水平，其突变致使淋系和髓系前体细胞凋亡增加，造成淋系和髓系前体细胞发育缺陷。该病较为罕见，表现为网状组织发育不良，T、B 淋巴细胞和大多数髓系细胞（包括粒细胞）缺失。

（四）抗原受体基因 V（D）J 重组缺陷所致的 SCID

本病是一种罕见的常染色体隐性 SCID。*RAG1* 和 *RAG2* 基因编码的蛋白参与了 V（D）J 重组，而 *ARTEMIS* 基因则编码重组过程所需的核酸内切酶，它们突变将导致重组失败，TCR 前体和 BCR 前体表达缺陷，T、B 细胞发育停滞。患儿表现为 T、B 淋巴细胞缺失，免疫功能严重受损。Omenn 综合征由 *RAG*，*ARTEMIS* 或 *IL7RA* 突变引起。突变使其蛋白功能部分降低，T、B 细胞产生受限，免疫失调。该病的表征与上述 SCID 明显不同，其表现为免疫缺陷与过度的免疫活化和自身免疫同时存在，可能是调节性 T 细胞相对缺少，或未成熟 B 细胞的 V（D）J 重组下降，受体编辑缺陷所致。

（五）MHC Ⅱ类分子缺陷病

又称裸淋巴细胞综合征，是一组罕见的常染色体隐性 SCID。大多数是因调节 MHC Ⅱ类基因转录的基因发生突变所致。如 MHC Ⅱ类分子反式激活因子（MHC class Ⅱ molecule transactivator，CⅡTA）基因突变，可导致 MHC Ⅱ类分子表达下降、APC 不能活化 $CD4^+$ T 细胞。患者的专职 APC 几乎不表达或完全不表达 MHC Ⅱ类分子，但其 MHC Ⅰ类分子表达基本正常。MHC Ⅱ类分子表达缺陷可造成 T 细胞阳性选择缺失，导致成熟 $CD4^+$ T 细胞数量减少或外周活化障碍。患者表现为 DTH 反应缺陷，TD-Ag 刺激无抗体应答。

（六）其他 SCID

1. Wiskott-Aldrich 综合征（Wiskott-Aldrich syndrome，WAS）　属 X 连锁隐性遗传，是由 *WASP*（Wiskott- Aldrich Syndrome protein，WASP）基因突变引起。*WASP* 仅表达于髓源性细胞的细胞质，通过与抗原受体信号通路的下游蛋白相互作用，调节肌动蛋白的重排。*WASP* 突变导致抗原受体依赖的肌动蛋白重排受阻，致使淋巴细胞的活化和突触形成障碍，白细胞移动性缺陷。该病临床表现为湿疹、血小板减少和反复的细菌感染，并随年龄增长，患者免疫缺陷表型加重。

2. 毛细血管扩张性共济失调综合征（ataxia telangiectasia syndrome，ATS）　ATS 是多系统紊乱的免疫缺陷病，属常染色体隐性遗传，是位于第 11 号染色体上的 *ATM*（ataxia telangiectasia-mutated，ATM）基因突变所致。ATM 是一种蛋白激酶，在 DNA 双链断裂时可活化细胞周期检查点和细胞凋亡，同时在 V（D）J 重组中也具有稳定双链 DNA 断裂复合体的作用。上述 DNA 修复异常，将导致抗原受体产生障碍。而在抗体类别转换过程中，DNA 的重组和修复也需要 ATM 蛋白、减数分裂重组蛋白 11（meiotic recombination 11，MER11）和其他蛋白参与，这些蛋白的基因突变将导致抗体类别转换障碍，IgA、IgG 和 IgE 水平下降。该病主要表现为共济失调、毛细血管扩张、神经功能缺失、肿瘤发病率增高和多种自身免疫现象。

3. T 细胞活化缺陷所致的 SCID　此病较为罕见，是由 T 细胞活化相关的基因突变所致。钙释放激活的钙通道（Ca^{2+}-release-activated Ca^{2+} channel，CRAC）负责胞外钙离子内流，对于 T 细胞活化至关重要。其组成成分 *ORAI1* 突变将导致通道功能障碍，T 细胞活化受阻。基质相互作用分子 1（stromal interaction molecule，STIM1）是内质网膜上钙离子感受器和 CRAC 通道的激活分子，其突变也同样可导致 T 细胞活化缺陷。携带上述两种突变的患者表现为 T 细胞发育正常，但 T 细胞不能活化，从而发生 SCID。

二、以抗体缺陷为主的免疫缺陷病

抗体缺陷是指因 B 细胞发育或活化障碍所导致的抗体生成异常。某些抗体缺陷还伴有巨噬细胞和抗原提呈细胞活化障碍。

（一）X 连锁无丙种球蛋白血症（X-linked agammaglobulinemia，XLA）

X-LA 是典型的 B 细胞发育障碍所致疾病，也是最常见的原发性免疫缺陷病之一。因 Ogden Carr Bruton 首先报道该病，又称布鲁顿无丙种球蛋白血症（Bruton's agammaglobulinemia），多见于男性婴幼儿。其发病机制为编码 Bruton 酪氨酸激酶（Bruton's tyrosine kinase，Btk）的基因发生突变或缺失，导致骨髓中的前 B 细胞不能发育为成熟 B 细胞。Btk 参与前 B 细胞受体（pre-BCR）的信号传递，是前 B 细胞存活和分化所必需成分。本病特征为血清 Ig 含量极低或检测不到，外周血和淋巴组织 B 细胞数量少或缺如，淋巴结无生发中心，组织中无浆细胞，而 T 细胞的数量和功能正常。临床表现为反复、严重的化脓性感染，约 20% 的患者伴有自身免疫紊乱。丙种球蛋白的输注可控制患者的并发感染。

（二）选择性免疫球蛋白缺陷（selective immunoglobulin deficiency）

选择性 IgA 缺陷是最常见的选择性免疫球蛋白缺陷病，其发病机制为 B 细胞分化为分泌 IgA 的浆细胞过程受阻，而重链 α 基因和膜结合型 IgA 表达正常。IgA 缺陷患者血清 IgA < 50μg/ml（正常值为 2mg ~ 4mg/ml），分泌型 IgA 含量极低，而 IgG 和 IgM 正常或略高，细胞免疫功能正常。多数患者无明显症状，或仅有黏膜系统的反复感染，极少数患者表现为严重的反复感染，肠道和呼吸道的永久损伤。患者常伴有自身免疫紊乱。

（三）X 连锁高 IgM 综合征（X-linked hyper immunoglobulin M syndrome）

该病是一种罕见的 X 连锁隐性遗传疾病，多见于男性。其发病机制为 CD40L 基因突变，致使 T 细胞膜上的 CD40L 不能与 B 细胞 CD40 结合，或者即使结合，也无法产生 Ig 类别转换所需信号，造成 IgG 与 IgA 分泌缺乏。患者临床表现与丙种球蛋白不足血症相似，同时也表现出细胞免疫缺陷，易感染胞内真菌耶氏肺孢子虫（表 20-2）。

表 20-2　主要的原发性抗体缺陷病

病名	遗传方式	发病机制	临床主要表现
X 连锁无丙种球蛋白血症	XL	Btk 基因缺陷，B 细胞发育障碍	反复化脓性感染
选择性 IgA 缺乏症	AD 或 AR，部分有家族性	部分 *TACI* 基因突变，IgA 分泌型浆细胞发育受阻	少数反复呼吸道、肠道感染
X 连锁高 IgM 综合征	XL	CD40L 基因突变	反复化脓性感染，肺孢子虫易感

注：XL，X 连锁遗传；AD，常染色体显性遗传；AR，常染色体隐性遗传

三、补体系统缺陷

补体系统，包括固有成分、调节蛋白和补体受体均可发生遗传缺陷。补体缺陷的典型表现为反复的细菌感染，特别是有荚膜的细菌和奈瑟菌属的感染；同时也表现为易患自身免疫病，尤其是系统性红斑狼疮。人类补体缺陷既有遗传性的，也有自发性的。

（一）补体固有成分缺陷

补体经典途径成分包括 C1q、C1r、C1s、C4、C2、C3、C5、C6、C7、C8、C9。其中 C2 缺陷最常见。

1. **C2 和 C4 缺陷**　超过 50% 的 C2 和 C4 缺陷患者发展为系统性红斑狼疮，其确切原因不明，可能与补体活化缺陷，循环免疫复合物和凋亡小体清除失败相关。C2 和 C4 缺陷通常并不伴随感染的增加，这间接说明旁路途径和 Fc 受体介导的效应机制可有效防御微生物的入侵。

2. **C3 及其他固有成分缺陷**　C3 在调理吞噬和破坏病原微生物中具有重要作用，其缺陷可导致化脓性细菌反复感染。C5、C6、C7、C8 和 C9 缺陷也时有发生，这类患者易发生持续的奈瑟菌属感染。P 因子和 D 因子缺陷可导致对化脓性细菌易感。*MBL* 基因突变也可导致细菌易感性的增加。

（二）补体调节蛋白缺陷

1. **获得性 C1 抑制因子缺乏症（C1 INH）**　属常染色体显性遗传，又称遗传性血管神经性水肿。由于 C1 活化失控，C2 裂解产物 C2a 增加，使血管通透性增高，患者表现为反复发作的急性皮下组织和黏膜水肿，腹痛、呕吐、腹泻，当气管阻塞时可致窒息死亡。C1 INH 缺陷还造成缓激肽增多，与 C2a 共同介导水肿形成。

2. **衰变加速因子（DAF）和 CD59 缺陷**　二者皆属细胞膜蛋白，均借助糖基化的磷脂酰肌醇（glycosyl phosphatidyl inositol，GPI）锚定于内皮细胞和红细胞表面，具有抑制补体溶细胞效应作用。当与蛋白 - 脂连接相关的 N- 乙酰葡糖胺转移酶基因（*PIG-A*）发生突变，细胞表面不能表达 DAF 和 CD59，致使细胞因缺乏保护而发生补体介导的溶血。该病又称阵发性睡眠性血红蛋白尿症（paroxysmal nocturnal hemoglobinuria，PNH）。反复的血管内溶血会导致慢性溶血性贫血和静脉血栓形成。

3. **H 因子和 I 因子缺陷**　H 因子缺陷的特征为过度的旁路途径活化，C3 耗竭，循环免疫复合物清除障碍所致的肾小球肾炎和补体副产物的肾脏沉积。另外 H 因子缺陷还可引起溶血性尿毒症综合征。特定的 H 因子等位基因突变体还与老年性黄斑变性高度相关。I 因子缺陷可导致患者液相 C3 转化酶形成上调，血浆 C3 被消耗殆尽，使机体易患化脓性细菌感染。

（三）补体受体缺陷

1. **CR1 缺陷**　CR1 主要表达于红细胞和吞噬细胞，在免疫复合物清除过程中具有重要作用。CR1 缺陷减弱其清除作用，引起免疫复合物型自身免疫病。

2. CR3 和 CR4 缺陷　二者均是整合素 CD18/CD11 家族的 β 链（CD18）基因突变所致。该病又称白细胞黏附缺陷症（见后）。由于感染部位中性粒细胞与血管内皮细胞间的黏附障碍和 iC3b 依赖的细菌吞噬受损，其表现为反复的化脓性感染。

<h3 style="text-align:center">四、吞噬细胞缺陷</h3>

吞噬细胞缺陷包括中性粒细胞和单核巨噬细胞数量减少及功能障碍。吞噬功能涉及细胞黏附、吞噬和细菌杀伤环节，其缺陷导致患者易患化脓性细菌感染。

（一）慢性肉芽肿病（chronic granulomatous disease，CGD）

CGD 是由编码吞噬细胞氧化酶复合体的成分突变所致。该病临床罕见，其中约 2/3 患者表现为 X 连锁隐性遗传，其余则为常染色体隐性遗传。

最常见的 X 连锁 CGD 是由 *phox-91* 基因突变引起。*phox-91* 是分子量为 91kDa 的膜蛋白，是细胞色素 b558 的 α 亚基，其突变使活性氧（reactive oxygen species，ROS）中的超氧阴离子生成受阻。其他吞噬细胞氧化酶复合物成分突变，则为常染色体隐性 CGD。这些酶复合物成分的突变，导致 ROS 生成障碍，吞噬细胞对吞噬的细菌杀伤功能受损。

CGD 患者表现为儿童期反复感染胞内真菌和细菌，尤其是过氧化氢酶阳性菌。由于吞噬细胞的杀菌作用受损，使感染失去控制，病菌持续性激活 CD4$^+$ T 细胞，导致 T 细胞介导的巨噬细胞活化和浸润，在感染部位形成化脓性肉芽肿。

IFN-γ 能增强 *phox-91* 基因的转录和激活其他氧化酶复合体成分，从而可刺激 CGD 吞噬细胞超氧化物的产生，广泛用于 X 连锁 CGD 的治疗（图 20-1）。

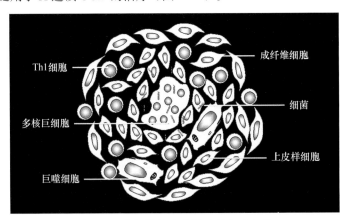

图 20-1　参与慢性肉芽肿病的各种细胞

（二）白细胞黏附缺陷症（leukocyte adhesion deficiency，LAD）

LAD 属常染色体隐性遗传，是白细胞与内皮细胞间黏附分子缺陷所致。其表现为白细胞，特别是中性粒细胞，无法进入感染位点，导致婴幼儿期严重的牙周炎和其他类型的反复感染，且无脓液。不同的基因突变可造成不同类型的黏附缺陷。

1. LAD-1　是 CD18 基因突变致使 β2 整合素表达缺陷，造成白细胞与其他细胞间的相互作用障碍所致。患者绝大多数依赖黏附的白细胞功能异常，包括与内皮组织的附着、中性粒细胞的聚集和趋化、吞噬和细胞毒作用。其主要临床表现为反复的细菌和真菌感染，伤口难以愈合。

2. LAD-2　由白细胞表面缺乏 sialyl Lewis X（sLe^x）所致。sLe^x 是位于中性粒细胞和其他白细胞表面的四糖配基，负责与活化的内皮组织表面 E 选择素和 P 选择素结合。其发病机制为 GDP-岩藻糖转运蛋白发生突变，岩藻糖不能转运到高尔基复合体，造成 sLe^x 合成缺陷，致使白细胞无法与内皮组织附着、滚动，不能进入感染位点，清除病原微生物。由于岩藻糖也是 H-糖脂（ABO 血型系统的核心抗原）的核心组成成分，该突变还可造成无 ABO 血型抗原的孟买血型。其临床表现与 LAD-1 相似。

3. LAD-3　由细胞信号传递障碍，导致整合素不能活化。如 *KINGLIN-3* 基因发生突变，不能与整合素的胞质部分结合，信号无法传递，引起趋化因子诱导的整合素活化障碍，致使白细胞不能与内皮组织牢固结合。*KINGLIN-3* 基因突变还可导致血小板整合素功能障碍，血流加快。

（三）Chediak-Higashi 综合征（白细胞异常色素减退综合征）

该病是一种罕见的常染色体隐性遗传病。其发病机制是溶酶体运输调节蛋白 LYST 基因发生突变，导致吞噬细胞的吞噬小体 - 溶酶体融合缺陷、黑素细胞的黑素小体形成障碍、神经系统细胞和血小板溶酶体异常。一些中性粒细胞前体在成熟前即死亡，可导致中度的白细胞减少症。已成熟的中性粒细胞，表现为溶酶体酶水平降低，杀菌活性减弱，细胞的趋化性和吞噬功能发生障碍。患者的吞噬细胞和淋巴细胞胞内含有巨大的溶酶体，NK 细胞功能受损，CTL 功能亦有不同程度的缺陷。其临床表现为反复的化脓性细菌感染、眼皮肤白化病和各器官的非瘤性淋巴细胞浸润。

第三节　获得性免疫缺陷病

获得性免疫缺陷病是指出生后由非遗传因素所致免疫功能障碍而引起的临床疾病。造成获得性免疫缺陷的因素主要分两类：一是由其他疾病造成的免疫抑制所导致的免疫缺陷，包括感染、恶性肿瘤、严重营养不良等；二是由治疗其他疾病所导致的医源性免疫功能缺陷，包括免疫抑制剂使用不当、放射性损伤等。本节重点介绍人类免疫缺陷病毒（human immunodeficiency virus，HIV）感染引起的获得性免疫缺陷综合征（acquired immunodeficiency syndrome，AIDS）。

一、获得性免疫缺陷综合征

AIDS 是由 HIV 感染所引起的严重免疫缺陷病，其临床特征为严重的免疫缺陷伴发机会感染、恶性肿瘤、消瘦和中枢神经系统病变。

自 1981 年发现首例 AIDS 病例，HIV 在全球蔓延，累计已造成数千万人感染和死亡。我国 1985 年发现第一例 AIDS，截至 2018 年 9 月，已报告存活的感染者达 85 万例，死亡 26.2 万例，当年新发感染预计 8 万例左右。

HIV 主要存在于感染者的血液、精液、阴道分泌物、乳汁中。人群对 HIV 普遍易感，其主要传播途径有：①性接触：为最常见的传播模式，包括同性恋、双性恋和异性恋性接触；②母婴传播：占儿童感染的大多数。主要发生在孕期和分娩过程中，母乳也可能传播；③血液传播：共用针具静脉吸毒占绝大多数，临床上的介入性医疗操作、输血或血液制品污染也可造成感染。

（一）HIV 的致病机制

1. HIV 感染免疫细胞机制　HIV 主要感染宿主 CD4$^+$ T 细胞及表达 CD4 分子的巨噬细胞和树突状细胞。病毒的包膜蛋白 gp120 和 gp41 构成复合体，介导病毒颗粒与宿主细胞的融合。首先，病毒通过外膜上的 gp120 与宿主细胞表面的 CD4 分子结合，然后其构象改变，与趋化因子受体 CXCR4 或 CCR5 结合，接着 gp41 构象改变而活化，暴露其 N 末端的融合肽，融合肽直接嵌入宿主细胞膜，使病毒包膜与宿主细胞膜融合，病毒核心进入胞内，宿主细胞被感染。表达于感染细胞表面的 gp120 和 gp41 蛋白还可介导与表达 CD4 分子和趋化因子受体的未感染细胞融合，导致 HIV 基因组在细胞间直接扩散（图 20-2）。

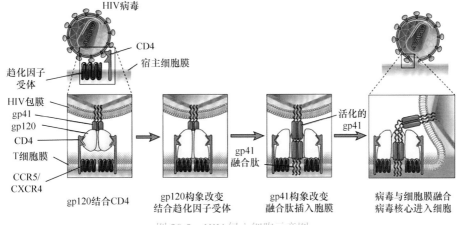

图 20-2　HIV 侵入细胞示意图

病毒颗粒一旦进入细胞，病毒即被激活，开始复制增殖过程。细胞因子和其他 T 细胞与巨噬细胞的激活物均可增强病毒基因的转录。

2. HIV 导致免疫缺陷机制　HIV 感染将损害机体的获得性免疫系统和固有免疫系统，造成免疫缺陷。其中最主要的是细胞免疫缺陷。

（1）HIV 感染导致 CD4+ T 细胞丢失：HIV 大量增殖是导致受感染的 CD4+ T 细胞死亡的主要原因，尤其是在感染的早期阶段。HIV 对 CD4+ T 细胞的毒性效应表现为：①病毒颗粒的组装和释放过程中，细胞膜被损害，其流动性增加，致死剂量的钙离子内流，导致细胞裂解或凋亡；②病毒颗粒的产生干扰细胞蛋白合成，导致细胞死亡；③感染细胞和未感染细胞可通过 gp120-CD4 相互作用融合为多核巨细胞，导致二者死亡。其他导致 CD4+ T 细胞破坏的机制包括：活化诱导的淋巴细胞凋亡，未感染的 CD4+ T 细胞因 HIV 感染导致的持续活化而发生细胞凋亡；HIV 特异性的 CTL 杀伤感染细胞，造成 CD4+ T 细胞数量减少；HIV 特异性抗体也可通过 ADCC 作用，杀伤感染的 CD4+ T 细胞。

（2）HIV 损害 CD4+ T 细胞功能：HIV 感染导致 CD4+ T 细胞免疫功能障碍，包括对抗原刺激的细胞免疫应答下降，体液免疫应答微弱。其原因一方面可能是 HIV 感染直接损害 CD4+ T 细胞功能。如可溶性的 gp120 与 CD4 分子结合，使后者不能与 APC 细胞表面的 MHC II 类分子相互作用，致使 T 细胞对抗原的应答受阻。另一方面，gp120 与 CD4 分子结合可传递信号，下调 CD4+ T 细胞功能。HIV 感染的 T 细胞与 APC 不能形成稳定的突触，其活化受阻。另外，HIV 编码的 Tat 蛋白可与各种调节蛋白结合，干扰正常 T 细胞的功能，参与 HIV 引起的免疫缺陷病理过程。

（3）HIV 损伤巨噬细胞、树突状细胞和滤泡树突状细胞功能：巨噬细胞表达低水平的 CD4 和趋化因子受体 CCR5，也是 HIV 感染对象。另外，巨噬细胞还可通过吞噬感染细胞和 HIV 颗粒而感染。但巨噬细胞对 HIV 的细胞病理效应抵抗力较强，它们一般不会被病毒杀死，而是成为病毒储存库。在 AIDS 患者的大多数组织中，巨噬细胞中的病毒数量超过 T 细胞中的病毒数量。HIV 感染的巨噬细胞，其抗原提呈和细胞因子分泌功能受损。树突状细胞也是 HIV 的感染对象，同样 HIV 也不直接损伤树突状细胞，但其通过抗原提呈使 T 细胞被病毒感染，造成 T 细胞损伤。滤泡树突状细胞一般难以被 HIV 有效感染，但其表面捕获和滞留有大量的 HIV，是病毒的储存库，可感染淋巴结的巨噬细胞和 CD4+ T 细胞。同时滤泡树突状细胞在免疫应答中的正常功能也受到损害，它们最终也可被病毒摧毁。因此 HIV 感染造成的滤泡树突状细胞异常也参与了免疫缺陷的形成。

（二）HIV 感染的临床分期与免疫学特征

临床上将 HIV 感染分为急性期、无症状期和 AIDS 发病期。通过检测患者血浆 HIV 数量和血液 CD4+ T 细胞数目，可以跟踪感染病程（图 20-3）。

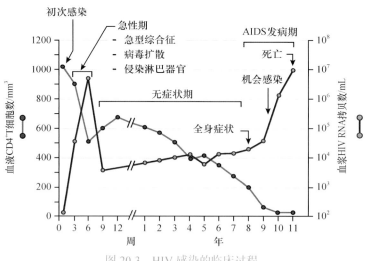

图 20-3　HIV 感染的临床过程

1. 急性期　通常发生在初次感染 HIV 后 2 ～ 4 周左右，多数患者无明显症状或仅表现为流感样症状。但此时病毒已开始大量复制并释放，出现病毒血症，具有传染性。免疫学特征为 CD4+ T 细胞一过性中度减少，但血液中的 CD4+ T 细胞数目通常会回复正常水平。而获得性免疫应答也被激活，后期血中可检测到 HIV 抗体。

2. 无症状期　一般持续 6 ~ 8 年。在此期间，病毒在淋巴结和脾脏持续复制，被病毒破坏的 CD4⁺ T 细胞由新生成的 T 细胞加以补充。由于机体免疫系统对 HIV 复制和感染的抑制作用，患者无症状或有轻微的感染。随着病毒不断感染和 T 细胞死亡，最终使得淋巴组织和循环中 CD4⁺ T 细胞数目逐渐下降。

3. AIDS 发病期　是 HIV 感染的终末阶段。患者血液中的 CD4⁺ T 细胞数目减少到 2×10^5/ml 以下，免疫功能严重缺陷，血浆中病毒滴度急剧攀升，患者濒临死亡。该期患者的主要临床特征为机会感染、肿瘤、恶病质、肾衰和中枢神经系统病变。

绝大多数 HIV 感染最终都会发展为 AIDS，但存在约 1% 的感染者，其 CD8⁺ T 细胞和 CD4⁺ T 细胞数量较多，无需临床治疗，虽有持续的病毒血症，但至少 10 ~ 15 年不会发病。遗传分析表明，MHC 基因可能在保护个体和阻止病情进展上具有重要作用。

（三）HIV 的生物学特性

HIV 属动物逆转录病毒，分为 HIV-1 和 HIV-2 两型，其中 HIV-1 是最主要的病原体，约占感染的 95%。

HIV 病毒颗粒由核心和外膜组成。外膜是源于宿主细胞膜的磷脂双分子层，上面镶嵌有病毒编码的包膜蛋白 gp120 和 gp41。核心内含两条相同的病毒 RNA 链、逆转录酶、整合酶和病毒蛋白酶，外面包裹着衣壳蛋白 p24 和基质蛋白 p17。HIV 基因组 RNA 全长 9.2kb，除编码病毒自身组成、复制和感染所需成分外，还编码逃逸宿主免疫的蛋白产物（图 20-4）。

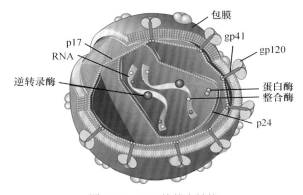

图 20-4　HIV 的基本结构

（四）机体抗 HIV 免疫应答

HIV 感染机体后，获得性免疫应答被激活，产生特异性的效应 T 细胞和抗体，血液和循环 T 细胞中的绝大多数病毒被免疫系统所清除。但免疫应答只起到有限的保护作用，不能根除所有 HIV 病毒（图 20-5）。

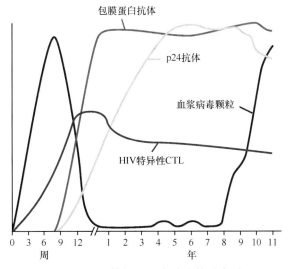

图 20-5　机体抗 HIV 免疫应答示意图

1. 细胞免疫应答　HIV 特异性 CD8$^+$ T 细胞的扩增是早期获得性免疫应答的特征。CTL 应答在控制 HIV 感染中具有重要作用。在感染早期，循环中的 CD8$^+$ T 细胞约有 10% 是 HIV 特异性的。它们是急性期控制病毒感染的主力，但最终因 HIV 突变而失去作用。CD4$^+$ T 细胞在控制感染方面也具有一定作用。CD4$^+$ T 效应细胞可帮助 HIV 特异性的 CD8$^+$ T 细胞活化，形成记忆细胞。CD4$^+$ T 细胞还可介导感染细胞裂解，抑制病毒产生。

2. 体液免疫应答　HIV 特异性的抗体在感染 6 ～ 9 周后即可检出。gp120 和 gp41 是免疫原性最强的 HIV 抗原。绝大多数 HIV 患者体内有高滴度的抗 gp120 和 gp41 的抗体。在患者血清中还常发现有抗 P24、逆转录酶、gag 和 pol 基因产物的抗体。这些抗体在 HIV 感染的病理过程中的作用目前尚不确定。早期产生的抗体并不具有保护作用，对病毒感染及其细胞病理效应的抑制作用也很微弱。抗 gp120 的中和性抗体在感染 2 ～ 3 月后产生，具有一定的保护作用，但是病毒会迅速改变其优势表位，逃避抗体的打击。

在 HIV 感染过程中，固有免疫应答也被激活，但其在防御 HIV 感染中的确切作用目前尚未阐明。

（五）HIV 的免疫逃逸机制

1. HIV 直接摧毁在免疫应答中起核心作用的 CD4$^+$ T 细胞，逃避宿主的免疫攻击。

2. HIV 的突变率极高。HIV 的逆转录错配率高，导致 HIV 极易突变，主要表现为病毒表面抗原 gp120 的变异，致使先前产生的抗体和 T 细胞无法识别，从而使病毒得以逃逸机体的免疫攻击。

3. HIV 感染细胞可通过下调 MHC Ⅰ类分子表达以逃避 CTL 的杀伤。HIV 的 Nef 蛋白可抑制宿主细胞 MHC Ⅰ类分子的表达。另外，HIV 还可通过抑制 Th1 型细胞因子、激活调节性 T 细胞和抑制树突状细胞功能等方式，削弱机体的免疫防御作用。

（六）HIV 的免疫学检测

HIV 感染的免疫学检测主要包括病毒抗原、抗病毒抗体、免疫细胞数目和功能检测。

1. HIV 抗原的检测　核心抗原 p24 出现于急性感染期和 AIDS 期。酶联免疫吸附试验（ELISA）检测 p24，有助于缩短抗体"窗口期"和帮助早期诊断新生儿 HIV 感染。

2. 抗 HIV 抗体的检测　HIV 抗体检测是 HIV 感染诊断的金标准，检测包括筛查试验（含初筛和复测）和补充试验。筛查方法包括 ELISA，化学发光或免疫荧光试验，快速检测（胶体金快速试验、明胶颗粒凝集试验、免疫层析试验）等。其中 ELISA 是主要的抗体筛查方法。筛查试验呈阳性反应者，再进行补充试验，常用方法是蛋白质印迹法（Western blotting）。

小于 18 月龄婴儿的 HIV 感染诊断采用核酸检测方法，以两次核酸检测阳性结果作为诊断的参考依据，18 月龄以后再经抗体检测确认。

3. CD4$^+$ T 细胞计数　HIV 感染的主要表现为 CD4$^+$ T 细胞数量减少和 CD4$^+$/CD8$^+$ T 细胞比例失调。因此，CD4$^+$ T 细胞计数可作为 HIV 感染临床分期和预后判断的依据。例如，CD4$^+$ T 淋巴细胞数 $< 2×10^5$/ml 合并 HIV 抗体阳性，可诊断为 AIDS。

（七）HIV 感染的预防与治疗

1. 预防　HIV 感染的预防极为重要，可有效控制 HIV 的流行。主要措施有：①广泛开展宣传教育，增强公众防范意识；②控制并切断传播途径，如禁毒、控制不洁性行为、对血液及血制品进行严格检验和管理、控制母婴传播等；③加强个人防护；④防止医院交叉感染。

HIV 疫苗的研制是全球关注热点。由于病毒高度变异，其抗原性不断改变，致使疫苗研发困难重重。目前，能诱导产生保护性抗体的 HIV 疫苗仍在研制之中。

2. 治疗　目前尚无将 HIV 从体内彻底清除的药物，临床治疗的主要策略是尽早采用不同药物组合，多环节抑制病毒复制，阻止 AIDS 的病理进程。

临床使用的抗 HIV 药物主要包括六类：①抑制逆转录酶活性的核苷类似物，可干扰 HIV 的 DNA 合成；②非核苷的逆转录酶抑制剂，可直接与酶结合，抑制 HIV 的 DNA 合成；③病毒蛋白酶抑制剂，可阻止病毒蛋白前体的加工而影响病毒成熟与组装；④整合酶抑制剂，通过阻断病毒 DNA 与宿主染色体 DNA 的整合，抑制 HIV 复制过程；⑤融合抑制剂，通过阻断 HIV 与靶细胞膜的融合从而抑制病毒进入靶细胞，在感染的初始环节切断 HIV 的传播；⑥CCR5 抑制剂，通过阻断 HIV 与宿主细胞膜受体 CCR5 的结合，减少 HIV 与细胞表面结合的数量，从而起到抗感染作用。

当前最核心的抗 HIV 疗法是高效抗逆转录病毒治疗（highly active anti-retroviral therapy, HAART），俗称"鸡尾酒疗法"，即选择一种蛋白酶抑制剂和两种不同逆转录酶抑制剂联合使用。HAART 疗法可有效降低患者血浆病毒 RNA 水平，明显改变 AIDS 进程，减少病毒变异与传播，降低 HIV 相关疾病的发病率和病死率，延长生存时间，改善患者生活质量。

对 AIDS 患者伴发的机会感染和其他疾病，则采用对症治疗措施。

二、其他继发性免疫缺陷病

除 HIV 感染外，后天的其他因素亦可造成免疫功能障碍，引发继发性免疫缺陷。

（一）营养不良、肿瘤和感染造成的免疫缺陷

蛋白质 - 能量营养不良会导致细胞免疫和体液免疫应答受损，免疫功能低下。免疫系统恶性肿瘤和癌症晚期患者也可造成免疫功能受损。

某些病毒、细菌和寄生虫感染亦可导致免疫抑制。除 HIV 外，人类嗜 T 细胞淋巴病毒 -1（human T-cell lymphotropic virus type-1，HTLV-1）和麻疹病毒皆可感染淋巴细胞，损害免疫应答。结核分枝杆菌和真菌的慢性感染也往往导致机体免疫系统对多种抗原的无应答。慢性疟原虫感染亦可引起免疫抑制。

（二）药物治疗导致的医源性免疫缺陷

临床用于治疗炎性疾病和防治移植排斥的免疫抑制剂，可抑制机体免疫功能。肿瘤患者服用的各种放化疗制剂通常都具有细胞毒性，影响淋巴细胞、粒细胞和单核细胞的发育与成熟。

脾脏的外科手术切除或镰状细胞疾病所致脾脏梗阻，亦可造成获得性免疫缺陷。

第四节　免疫缺陷病的实验室诊断和治疗原则

一、实验室诊断

免疫缺陷病种类繁多，临床表现和免疫学特征复杂多样，实验室诊断常需采用多种检测方法。常用的检测方法主要有：① Ig 测定，包括血清 IgG、IgM、IgA 和 IgE 检测；②补体测定，包括补体 CH50 活性、C3 和 C4 水平检测；③外周血淋巴细胞计数；④四唑氮蓝染料（NBT）试验（检测中性粒细胞）；⑤淋巴结活检；⑥遗传基因检测，包括基因突变和染色体片段缺失检测。

二、治疗原则

免疫缺陷病治疗有两个目标：一是减少和控制感染；二是通过过继性输注或移植以替代缺陷或缺失的免疫成分，重建机体免疫功能。其具体治疗可分为如下四类：

（一）抗感染

免疫缺陷病的突出表现就是由于免疫系统成分缺陷或缺失，免疫防御功能低下，易患各种感染性疾病。因此，对免疫缺陷患者应加强抗感染处理。另外，细胞免疫缺陷者不能接种减毒活疫苗。有一定抗体合成能力者，可接种死疫苗和组分疫苗。

（二）免疫重建

重建免疫系统可产生正常免疫细胞，修复患者的免疫功能。根据 PIDD 的类型和致病机制，可进行胸腺、骨髓或干细胞移植，其中造血干细胞移植常用于许多免疫缺陷病的治疗，如 ADA 缺陷导致的 SCID、Wiskott-Aldrich 综合征、裸淋巴细胞综合征和白细胞黏附缺陷症。

（三）基因治疗

以正常基因替代患者体内的缺陷基因，是治疗原发性免疫缺陷病的理想方法。目前基因治疗已在一些 PIDD 上取得成功，如 ADA-SCID 和 X 连锁 SCID 的治疗。其方法是采用患者自体造血干细胞，经遗传改造（正常基因替代）后回输。

（四）免疫制剂及酶替代

针对具体免疫成分的缺陷，可采取补充原则予以治疗。如，丙种球蛋白缺乏患者补充丙种球蛋白效果良好，可用于 X 连锁无丙种球蛋白血症的治疗。而针对酶缺陷患者，则可输入相应的酶制剂给予治疗，如采用输入正常红细胞作为酶的来源，临床观察到常染色体型 SCID 患者病情暂时的改善，而注射聚乙二醇化的牛 ADA 也具有良好的临床效果。

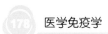

案例 20-1 分析讨论：

AIDS 的常见发病机制为：① HIV 直接进入免疫细胞，选择性地侵犯 CD4+ T 淋巴细胞、CD4 分子的单核巨噬细胞、树突状细胞等，靶细胞细胞膜与病毒包膜融合，使 HIV 进入靶细胞发挥破坏作用；② HIV 在靶细胞中增殖复制，通过 HIV 病毒直接杀伤靶细胞，感染细胞与未感染细胞融合，HIV 诱导特异性 CTL，HIV 诱导免疫细胞凋亡，自身免疫机制等多种途径损伤免疫靶细胞。

此案例中血清抗 HIV 抗体阳性是诊断 HIV 感染的最主要指标，并且患者有明显的吸毒史，伴随持续半年的低热，稀便，体重减轻，并有淋巴结肿大，可诊断为 HIV 感染者。需进一步做免疫功能检查，如 CD4+ T 细胞绝对值等。

HIV 感染者是 AIDS 的主要传染源，其主要传播方式有：性接触传播，血液传播，母婴垂直传播及其他医源性感染等。

艾滋病主要的预防措施包括：①广泛开展宣传教育，增强公众防范意识；②控制并切断传播途径，如禁毒、控制不洁性行为、对血液及血制品进行严格检验和管理、控制母婴传播等；③加强个人防护；④防止医院交叉感染。

（陈　玮）

第二十一章　抗感染免疫

案例 21-1：　　　　　　　　　　　淋巴结结核

　　患儿，男，10岁，最近3周食欲减退、体重减轻、午后潮热、睡眠不佳、夜间盗汗，觉倦怠乏力。曾间断服用药物治疗，未见好转而就诊。查体：T 37.9℃，P 96次/分，R 30次/分，发育正常，营养稍差。左侧颈部淋巴结肿大，无压痛。双肺呼吸音清，心律齐。胸部X线检查正常。结核菌素皮试48小时后出现直径为20mm的肿胀和硬结（硬结直径≤4mm阴性）。淋巴结穿刺物作结核杆菌培养，6周后，培养结果为阳性。

问题：

　　1. 结合抗感染免疫的知识思考，患儿结核菌素皮试48小时后出现肿胀和硬结的原因是什么？

　　2. 患儿结核菌素皮试结果呈阳性反应有什么临床意义？为什么？

第一节　概　　述

　　抗感染免疫即机体免疫系统识别和清除病原体的一系列生理性防御功能。当病原体侵入宿主，免疫系统受到触发产生免疫防御。机体抗感染能力的强弱，取决于机体（如遗传因素、年龄、营养状况等）和病原体两方面。抗感染免疫的研究是免疫学形成和发展的基础，并对传染病的诊断、治疗和预防发挥重要作用。如何有效控制消灭、有效治疗严重危害人类健康的传染病（如结核、AIDS、SARS、甲型H1N1流感等），有待于继续加强对抗感染免疫的深入研究。机体抗感染免疫可分为固有免疫和适应性免疫两大类。

一、抗感染免疫的类型

　　根据机体免疫系统参与抗感染免疫的机制，抗感染免疫的类型可分为固有免疫（非特异性免疫）和适应性免疫（特异性免疫）。前者抗感染作用迅速且广泛，无免疫记忆性；后者对病原体的识别和排除有严格针对性（即特异性）和免疫记忆性，但作用发挥较慢。机体固有免疫和适应性免疫的组成及效应机制已在第十三章和十四章中详细阐明，本章将不作过多重述。必须指出：人体是一个复杂而又统一的整体，在抵抗病原体感染过程中，固有免疫和适应性免疫不是孤立的，它们既有各自的独特作用，彼此之间又相互配合，相辅相成，共同完成机体的防御功能。

二、抗感染免疫的特点

　　固有免疫的作用迅速、稳定而广泛，对异源性病原体与宿主自身的区分是维持生命所必需的，也对将要发生的适应性免疫应答的类型起到决定作用，但是由于它不能区别不同的病原体，其对一些毒力强的病原体难以排除，所以还必须依赖于适应性免疫才能将感染的病原体有效清除。而适应性免疫应答过程中产生的免疫效应物质（抗体、细胞因子等）又能增强固有免疫的作用。通过两者的协作，共同完成机体的防御功能。因此，病原体感染激发机体产生的适应性免疫，能明显增强机体抗感染能力，其具体表现是能终止初次感染、抵御病原体的再次感染和防止潜伏感染的发作。病原体感染机体后可以有不同形式的结果，有的病原体可以被清除，在一些条件下，亦可造成免疫病理损伤（详见本章第四节），与此同时，在一些特定条件下，感染还可以起到间接清除机体内肿瘤的作用（详见第二十二章）。

　　固有免疫和适应性免疫的类型与特点归纳见图21-1。

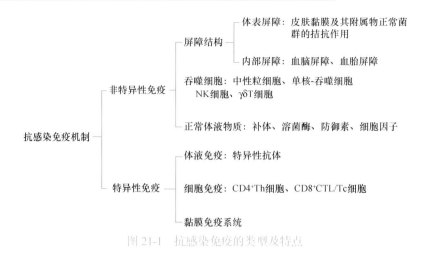

图 21-1　抗感染免疫的类型及特点

第二节　感染的免疫机制

病原体是含有多种抗原表位的复合体，其感染人体后均能激发机体产生免疫反应。由于病原体的抗原组成、致病因素与致病机制等方面的差异，故机体对各类病原体感染的免疫机制及其特点也不尽相同。根据机体所针对的病原体类别不同，抗感染免疫可分为细菌免疫、病毒免疫、真菌免疫和寄生虫免疫。它们的免疫机制既有其共性，又有各自的特点。

一、抗细菌免疫

细菌种类繁多，按病原体侵入机体后停留的主要部位不同，可将其分为胞外菌和胞内菌两大类。胞外菌（如大肠埃希菌、金黄色葡萄球菌和链球菌等）感染人体后，不进入宿主细胞，一般在细胞外液、外周血、组织间隙及各种腔道中寄居与繁殖，主要引起急性感染。胞内菌（如结核杆菌、麻风杆菌等）则是通过受损的皮肤黏膜或昆虫等媒介的叮咬进入宿主体内后，在宿主的体细胞内寄居、繁殖，多引起慢性感染。机体抵抗胞外菌和胞内菌的主要免疫机制有所不同，前者主要依赖于体液免疫应答，后者主要依赖细胞免疫。

（一）抗胞外菌的固有免疫

机体抗胞外菌的固有免疫应答主要包括补体活化、吞噬作用和炎症反应等过程。不同种类细菌激活补体系统的方式不同。革兰氏阴性菌细胞壁含有的脂多糖和革兰氏阳性菌细胞壁含有的肽聚糖可以在没有抗体存在的情况下通过旁路途径活化补体系统；其他细菌表面表达的甘露糖则可以直接结合凝集素，通过甘露糖结合凝集素途径激活补体系统。

尽管对胞外菌的非特异吞噬效率较低，但是宿主细胞可以通过细胞表面的不同受体（如补体受体、甘露糖受体及清道夫受体等）结合胞外菌，通过受体介导的特异性吞噬相对高效率的吞噬细菌。这些受体在提高对胞外菌吞噬效率的同时还激活了吞噬细胞发挥杀菌活性。

补体系统活化后产生的生物学效应除了可以促进免疫细胞对细菌的吞噬与溶破作用，还可以通过细菌裂解产物、吞噬细胞分泌的细胞因子来召集、活化白细胞，浸润到感染局部，参与炎症反应。此时全身表现可以为组织损伤、发热及合成急性期蛋白等。

中性粒细胞与补体是清除细菌的重要因素。尤其前者对细菌的吞噬能力较强，数量多且反应迅速，为抗细菌感染固有免疫的主要细胞，若中性粒细胞或补体缺陷，均易发生细菌感染，故适度的炎症反应有助于对细菌的清除。但多数情况下需适应性免疫的参与才能彻底清除病原微生物。

（二）抗胞外菌的适应性免疫

机体抵抗胞外菌感染的适应性免疫效应主要依赖体液免疫，亦即抗体的作用，通过体液免疫可以清除病原体或中和毒素，针对胞外菌及其毒素的抗体主要为 IgG、IgM 和 sIgA 抗体；同时，胞外菌感染时所含有的蛋白质抗原作为典型的胸腺依赖抗原可激活 $CD4^+$ T 细胞，活化辅助 $CD4^+$ T 细胞不但通过产生细胞因子辅助 B 细胞产生抗体，更重要的是通过分泌细胞因子增强巨噬细胞吞噬和杀伤细菌，机体抗胞外菌的适应性免疫机制如图 21-2 所示。

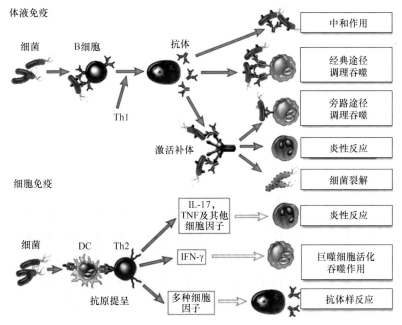

图 21-2　机体抗胞外菌的适应性免疫机制

1. 中和毒素　针对细菌外毒素的抗体简称抗毒素。抗毒素与相应细菌的外毒素特异性结合，使之失去对易感细胞的毒性，此称中和毒素作用。外毒素由 A、B 两个亚单位组成，A 亚单位为毒素毒性的活性部分；B 亚单位能与易感细胞表面的相应受体结合，而后进入易感细胞并发挥毒性作用。研究表明，针对 B 亚单位的抗体对完整外毒素的中和作用一般强于针对 A 亚单位的抗体，提示抗毒素抗体的功能主要是封闭外毒素的毒性部位，而使外毒素不能呈现其毒性作用。此外，抗毒素与外毒素结合形成的免疫复合物可被吞噬细胞吞噬而清除，如血液循环中 IgG 抗体，黏膜表面 sIgA 抗体对外毒素均有中和作用。机体在抵御以外毒素致病的胞外菌如白喉杆菌、破伤风杆菌等时，抗毒素具有无可替代的作用。但其仅能中和游离外毒素，若外毒素已与细胞结合，则不能中和其毒性。因此，提示应用抗毒素治疗时，必须把握早期和足量的原则。

2. 调理与促进吞噬　抗体可经不同途径发挥调理促吞噬作用。IgG（IgG1 与 IgG3）通过 Fab 片段与胞外菌表面抗原表位结合，能降低细菌与吞噬细胞间静电斥力；IgG Fc 片段则可与吞噬细胞表面的 FcγR 结合，从而促进吞噬细胞吞噬胞外菌。此调理方式对清除有荚膜的细菌，如肺炎链球菌等具有特殊意义。IgG、IgM 均可通过激活补体经典途径产生 C3b、C4b 等覆盖于细菌表面，并与吞噬细胞表面 CR1 或 CR3 结合而发挥调理吞噬杀菌功能。

3. 阻抑黏附　多数胞外菌如沙门菌属、奈瑟菌属、霍乱弧菌等，经黏膜感染机体的先决条件是该类菌能黏附于黏膜表面。它们通过表面黏附素（如菌毛）与黏膜细胞表面受体结合而发生黏附。黏膜局部 sIgA 能阻断其黏附，防御对机体的感染。

4. 溶菌或杀菌　IgG、IgM 抗体可通过激活补体经典途径溶解、杀伤 G^- 菌（如霍乱弧菌、奈瑟菌等）。若有溶菌酶参与，则可使细菌完全溶解。G^+ 菌对抗体、补体协同的溶菌作用不敏感，可能与细菌胞壁结构特点有关。补体活化的片段（如 C3a、C4a、C5a）可介导炎症反应发挥防御功能。

（三）抗胞内菌的固有免疫

对胞内菌的免疫机制主要依赖于细胞免疫。胞内菌常见的靶细胞有上皮细胞、巨噬细胞、肝细胞以及内皮细胞等。

当胞内菌侵入机体后，最早到达感染部位的是中性粒细胞。其分泌的防御素可以破坏尚未进入宿主细胞的胞内菌，控制早期感染。防御素是一个广泛的杀菌肽家族，多存在于吞噬细胞、分泌细胞的胞质颗粒中以及上皮细胞表面。中性粒细胞分泌的防御素主要为 HNP-1、HNP-2 与 HNP-3 型。未被防御素消灭的细菌可以被中性粒细胞通过吞噬作用杀灭。与此同时活化的巨噬细胞可以通过对病原菌脂蛋白或脂多糖的识别，活化产生促炎细胞分子，促进 NK 细胞活化。NK 细胞被活化以后，可以杀伤被感染的宿主细胞，同时分泌大量的 IFN-γ，反过来加速促进巨噬细胞活化、间接促进 Th1

细胞分化。分化后的 T 细胞识别胞内菌（如结核分枝杆菌的小磷酸化分子），引发 γδT 细胞增殖，通过杀伤或分泌 IFN-γ 达到杀灭胞内菌的目的。

（四）抗胞内菌的适应性免疫

胞内菌包括结核杆菌、麻风杆菌、伤寒沙门菌、布鲁菌和嗜肺军团菌等。胞内寄生菌进入细胞之后可避开抗体和补体的攻击，体液免疫应答难以发挥作用。此外，胞内菌也可以抵御吞噬细胞的胞内杀伤机制，此时机体抗胞内菌感染则以适应性免疫应答为主。

机体抗胞内菌主要依赖效应 T 细胞（CD4⁺ Th1 和 CD8⁺ CTL/Tc 细胞）发挥作用。Th1 细胞通过分泌 IFN-γ、TNF 等，以及表达 CD40L 与巨噬细胞表面 CD40 结合激活巨噬细胞，增强巨噬细胞对胞内菌的杀伤能力。此外，Th1 细胞产生的 IFN-γ、IL-2 可激活 NK 细胞杀伤感染胞内菌的靶细胞。总之，机体可以通过 Th1 细胞介导迟发型炎症反应而清除病原菌。CTL 细胞主要杀伤感染的靶细胞，其作用机制是分泌胞毒物质，裂解细菌感染的靶细胞，释放细胞因子，活化巨噬细胞。需要指出的是，所有病原菌感染，体液免疫和细胞免疫均发挥作用，只不过不同病原菌诱导反应的侧重不同。CD4⁺ T 细胞和 CD8⁺ T 细胞在抗胞内菌感染中的协同作用十分重要。

当抗胞内菌感染的适应性免疫也不能完全清除病原菌的时候，慢性感染的标志——肉芽肿，便有可能形成。肉芽肿对机体的保护作用至关重要，他们可以限制细菌的繁殖，将病原菌限定在不连续的病灶内，防止进一步的扩散。这个过程主要通过招募 T 细胞和巨噬细胞实现。首先源自 T 细胞的 IFN-γ 等细胞因子激活巨噬细胞的吞噬机制，限制细菌的生长，然后通过纤维化和钙化包裹，导致病灶中心坏死。如果病灶中心被肉芽肿包裹的病原菌死亡，则感染最终被消除，如果少数病原菌仍然存活并休眠，则一旦肉芽肿破裂，病原菌就会被释放，重新开始感染宿主细胞并进行增殖。再次感染的结果取决于宿主免疫应答的状态。如果处于免疫抑制或免疫低下状态，则宿主无法形成并聚集抵抗新一轮攻击所必需的 T 细胞与巨噬细胞，病原菌可能会进入外周血液循环，短时间内迅速加重感染的程度，危及全身组织器官。

胞内菌感染机体后，随着时间的推移，机体对胞内菌的固有免疫与适应性免疫过程如图 21-3 所示。

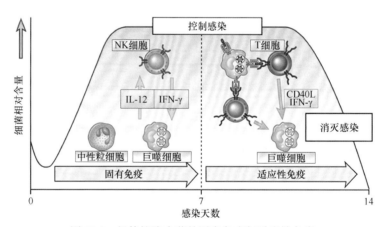

图 21-3　机体抗胞内菌的固有免疫与适应性免疫

二、抗病毒免疫

病毒是一种个体微小，结构简单，必须在活细胞内寄生并以复制方式增殖的非细胞型生物。它由一个核酸长链（DNA 或 RNA）和蛋白质外壳构成，没有自己的代谢机构，没有酶系统。因此病毒离开了宿主细胞，就成了没有任何生命活动，也不能独立自我繁殖的化学物质。一旦进入宿主细胞后，它就可以利用细胞中的物质和能量以及复制、转录和翻译的能力，按照它自己的核酸所包含的遗传信息产生和它一样的新一代病毒。尽管其结构简单，仍然具有复杂的抗原组成。病毒结构蛋白（如衣壳蛋白、包膜糖蛋白等）及感染细胞表达的病毒抗原均能激发特异性体液免疫和细胞免疫。病毒抗原的特性及其感染宿主的方式决定了病毒致病机制的特点。与对胞内菌免疫类似，机体抗病毒免疫主要依赖于细胞免疫，其固有免疫与适应性免疫防御机制如图 21-4 所示。

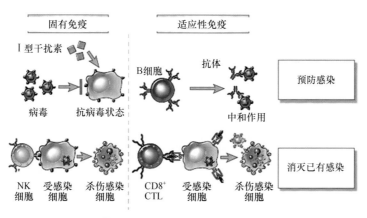

图 21-4 机体抗病毒的固有免疫与适应性免疫防御机制

（一）抗病毒的固有免疫

病毒感染早期机体只能依靠固有免疫效应阻止病毒扩散。受病毒感染的细胞分泌广谱抗病毒的细胞因子（如 IFN 等），以及主要免疫细胞（如 NK 细胞、巨噬细胞等）发挥作用。

1. 抗病毒的效应分子

（1）干扰素（IFN）：机体组织细胞受病毒感染后，可产生 I 型干扰素（IFN-α/IFN-β），而活化 NK 细胞可产生 II 型干扰素（IFN-γ），其与细胞表面干扰素受体结合，激活受体细胞的抗病毒蛋白基因合成抗病毒蛋白，通过降解病毒 mRNA 及阻断病毒蛋白质合成而发挥抗病毒效应。干扰素诱导细胞建立的抗病毒活性并非仅针对某一特定病毒，而是对多种病毒均有作用，即具有广谱抗病毒活性。另外，干扰素也能激活 NK 细胞和巨噬细胞，增强其对病毒感染细胞的杀伤作用。IFN-γ 能诱导巨噬细胞高表达 MHC I 类和 MHC II 类分子，提高其抗原提呈效率，增强抗病毒的特异性免疫。故干扰素为病毒感染早期机体抑制病毒增殖与扩散的重要因素。

（2）细胞因子：TNF-α、IL-1、IL-6、IL-8 和 IL-12 等炎症细胞因子和趋化因子，促进毛细血管内皮细胞上调黏附分子（便于中性粒细胞和单核细胞浸润感染局部），促进炎症反应，并加强 APC 的抗原提呈作用。

此外，体液中的补体系统也是构成固有免疫防御病毒感染的成分之一，它既能致敏病毒体，使其更容易被吞噬细胞吞噬，又能裂解有包膜的病毒体。补体、干扰素、NK 细胞和巨噬细胞的共同作用使得侵入体内的病毒不能迅速扩散。

2. 抗病毒的免疫细胞

（1）NK 细胞：NK 细胞是机体早期抗病毒感染的重要非特异性效应细胞。它在病毒感染 3 天左右即被活化，而病毒特异性 CTL 则在 10 天后才出现。多种细胞受病毒感染后 MHC I 类分子表达下调，影响 NK 细胞表面杀伤细胞抑制性受体（KIR）对相应配体的识别，使 NK 细胞表面杀伤细胞激活性受体（KAR）的作用占主导地位，从而活化 NK 细胞发挥杀伤效应。IFN-α/IFN-β 和 IL-12 等也可激活 NK 细胞，通过其分泌穿孔素、颗粒酶等杀伤并清除病毒感染的细胞。

（2）巨噬细胞：巨噬细胞能吞噬、清除某些病毒，亦可释放 TNF-α、NO 等胞毒活性物质。TNF-α 有干扰素样抗病毒作用，可阻止病毒早期蛋白合成，抑制病毒复制；NO 可损伤病毒感染细胞。巨噬细胞在阻止病毒扩散和促进病毒性疾病恢复中有较重要的作用。若巨噬细胞缺少或功能受损，病毒易侵入血流并扩散。例如，新生小鼠缺少巨噬细胞，单纯疱疹病毒（HSV）易使之引起全身感染，若将同系成年小鼠的巨噬细胞输入其体内，则可增强该小鼠对 HSV 的抵抗力。另外，γδT 细胞在抗某些病毒的感染中亦有一定的作用。

（二）抗病毒的适应性免疫

病毒感染机体随时间延长或感染趋于严重，主要依赖适应性免疫而发挥作用。病毒的衣壳蛋白和包膜糖蛋白，以及病毒感染细胞表达的病毒抗原均能激发特异性体液免疫和细胞免疫形成。前者主要针对细胞外病毒；后者则主要针对细胞内病毒发挥作用。

1. 体液免疫的作用 尽管抗病毒免疫主要依赖于细胞免疫，但是病毒感染的前期，体液免疫的作用也不容忽视。病毒是多种抗原的复合体，在病毒特异性 Th 细胞的辅助下，识别病毒抗原的 B 细胞被活化、分化为浆细胞分泌针对病毒的 IgM、IgG 和 IgA 抗体。多数病毒感染后 3 ～ 5 天即可在患者血清中检出特异性 IgM 抗体，约 7 天后 IgG 抗体滴度明显高于 IgM，且在 10～20 天到达高峰，可在体内维持几个月甚至几年之久。抗体在病毒感染过程中具有重要作用，可通过对病毒的中和作用和介导对病毒感染细胞的溶解作用而发挥免疫效应。但有些情况下，抗体与某些病毒（登革病毒、呼吸道合胞病毒等）结合后，反而促进病毒在细胞内复制，由此造成对机体的损害，其机制尚不明确。

（1）中和病毒：特异性抗体与病毒结合后，能消除病毒的感染能力，此称中和病毒作用。对病毒有中和能力的抗体即中和抗体（neutralizing antibody）。中和抗体与病毒结合可改变病毒表面构型或封闭病毒吸附易感细胞受体的表位，从而阻止病毒吸附，使病毒不能进入细胞内增殖。中和抗体与病毒形成的免疫复合物易被巨噬细胞吞噬、清除。中和抗体包括 IgG、IgM、sIgA 三类。体液中的中和抗体主要为 IgG，能通过胎盘，新生儿体内的抗病毒抗体即经此途径经获自母体。IgM 也是机体受病毒初次感染后首先产生的抗体，故可用于早期诊断。sIgA 主要在黏膜局部发挥抗病毒作用，新生儿可通过初乳从母体获得 sIgA，能增强其消化道抗病毒能力。中和抗体在清除细胞外游离病毒中起主要作用，故对限制病毒感染和阻止病毒经血流或细胞外液扩散，以及预防病毒的再次感染中有极其重要的意义。

（2）激活补体溶解病毒：病毒感染的靶细胞表面表达病毒编码的蛋白，靶细胞及有包膜的病毒与相应抗体结合后，能激活补体经典途径形成 MAC，导致靶细胞和病毒的溶解。此也可称为由抗体介导对病毒感染细胞的溶解作用。

（3）促进吞噬与杀伤病毒：抗体与病毒特异性结合后，其 Fc 片段与吞噬细胞或 NK 细胞表面 Fc 片段受体结合，可通过调理作用和 ADCC 途径杀伤病毒感染细胞，发挥一定的抗病毒效应。抗体的主要作用是清除胞外病毒，对已进入细胞内的病毒和经细胞间扩散的病毒，体液免疫的作用则受到限制，主要依赖细胞免疫的作用。

2. 细胞免疫的作用　机体抗病毒细胞免疫的效应细胞主要为 CD8$^+$ CTL 细胞和 CD4$^+$ Th1 细胞。病毒蛋白质兼为内源性抗原和外源性抗原。作为内源性抗原，可被感染细胞 MHC Ⅰ类分子提呈，诱导效应性 CTL 细胞形成；作为外源性抗原，由专职 APC 的 MHC Ⅱ类分子提呈，诱导 Th1 细胞的生成。

（1）CTL 细胞直接杀伤：CTL 细胞为机体抗病毒感染的主要效应细胞，其 TCR 能特异性识别病毒感染细胞表达的病毒肽 -MHC Ⅰ类分子复合物，而发挥细胞毒效应。CTL 细胞杀伤靶细胞的机制与 NK 细胞基本相同，但 CTL 细胞杀伤效率极高，具有特异性。因此，靶细胞膜表面表达少量病毒抗原，CTL 细胞即可将其杀伤。

（2）Th1 细胞分泌细胞因子：主要通过分泌 IFN-γ、TNF-β、IL-2 等细胞因子发挥抗病毒作用。此类细胞因子能激活并增强 NK 细胞、巨噬细胞杀伤病毒感染细胞的功能；可诱导 CTL 细胞活化，增强机体抗病毒能力。细胞免疫在控制病毒感染及促进病毒性疾病痊愈中发挥主要作用。

三、抗真菌免疫

真菌属于真核细胞型微生物，其菌体组成较细菌更为复杂，有典型的核结构和完整的细胞器，按形态、结构可以分为单细胞和多细胞真菌两大类。其细胞壁由几丁质、甘露聚糖、葡聚糖等组成。真菌感染常见的类型有两类：致病性真菌感染和机会致病性真菌感染。致病性真菌，如包括球孢子菌、皮炎芽生菌、组织胞浆菌等可引起原发性感染。但是近年来，由于艾滋病、癌症治疗和移植排斥所引起的免疫缺陷患者增多，机会致病性真菌感染呈现逐渐增多的趋势。此外，食入某些真菌毒素也可引起食物中毒，甚至导致恶性肿瘤。尽管如此，人们对抗真菌免疫的认识却远不及抗细菌和抗病毒免疫的认识详尽。目前认为，机体抗真菌的免疫机制是以固有免疫和特异性细胞免疫为主，体液免疫也有一定的作用。

（一）抗真菌的固有免疫

在机体抵御真菌感染的应答中，固有免疫起着至关重要的作用。对于很多类型的真菌感染来说，固有免疫是宿主防御的唯一武器。而且，即使对需要适应性免疫予以清除的真菌感染，在适应性免疫的有效发展过程中固有免疫也起关键性作用。

1. 黏膜屏障及效应分子的作用　皮肤、黏膜及其附属成分是构成防御真菌感染的天然屏障。例如，皮脂腺分泌的脂肪酸能抑制真菌的生长。人体手、足的掌跖部缺乏皮脂腺，为癣病好发部位。正常菌群产生的代谢产物对白假丝酵母菌等也有一定的抑制作用，故菌群失调时，易发生白假丝酵母菌感染。防御素能直接杀伤某些真菌（如新生隐球菌）；真菌某些组分能激活补体旁路途径，可加强对真菌的清除。淋巴细胞合成的转铁蛋白能抑制真菌的生长，促进吞噬肽与中性粒细胞结合，增强中性粒细胞吞噬和杀伤真菌的能力，发挥非抗体的调理作用。

2. 免疫细胞的作用 中性粒细胞是抗真菌的有效细胞。体外实验表明，中性粒细胞可杀死白假丝酵母菌等真菌，其杀伤作用主要依赖呼吸爆发形成的活性氧及活性氯化物（如 Hclo）等。因此中性粒细胞缺乏者，易发生播散性念珠菌病。活化的巨噬细胞能吞噬新生隐球菌等真菌，但不同部位的巨噬细胞其吞噬能力有明显差别，如小鼠肺泡巨噬细胞吞噬杀伤新生隐球菌的能力明显强于腹腔巨噬细胞。NK 细胞起两个作用：首先是直接杀伤病原真菌和抑制其生长的作用；其次可以产生细胞因子（如 IFN-α 等）以激活吞噬细胞应答的作用。NK 细胞对真菌的免疫活性与病原真菌的种类有密切关系如球孢子菌感染期间 NK 细胞活性增强，但曲霉菌感染期间则不增强。

（二）对真菌的适应性免疫

对于真菌感染的适应性免疫包括两个方面：细胞免疫和体液免疫。细胞免疫由 T 淋巴细胞介导，它通过促进炎症性应答、通过产生细胞因子激活效应细胞，也可以通过直接杀伤作用保护宿主。体液免疫由 B 淋巴细胞介导，通过产生能调理致病真菌、中和毒素、介导抗体依赖的细胞毒作用和激活经典补体活化途径的抗体保护宿主。相对于体液免疫，细胞免疫在抗大多数真菌感染中起更大作用。

1. 抗真菌的细胞免疫 机体抗真菌感染主要依赖细胞免疫，其作用机制与抗胞内细菌免疫基本相同。效应性 CTL 细胞和 Th1 细胞协同能发挥对白假丝酵母菌、新生隐球菌等真菌的清除。临床艾滋病患者、进行化疗的癌症病人及长期应用免疫抑制剂治疗的移植患者等常伴有细胞免疫功能低下或缺陷，易发生严重的真菌感染，由此，提示 T 细胞起到十分关键的作用。Th1 细胞分泌 IFN-γ 和 IL-2 能有效地激活巨噬细胞、NK 细胞等效应细胞杀伤真菌或真菌感染细胞。此外，T 细胞分泌的细胞因子能加速表皮角化和皮屑形成，随皮屑脱落，将真菌排除。对于一些入侵的真菌性病原体，如新型隐球菌和胞芽组织胞浆菌，如机体不能完全将之清除，则可能形成前面所讲的肉芽肿，这也是细胞免疫的组织学标志之一。

2. 真菌体液免疫 体液免疫对部分真菌感染有一定保护作用，如特异性抗体可阻止真菌转为菌丝以提高吞噬细胞的吞噬率；抗白色念珠菌抗体与菌表面甘露醇蛋白质复合物结合，阻止真菌黏附宿主细胞。通过调理作用促进吞噬细胞对致病性真菌的吞噬。实验表明，特异性抗体可促进部分吞噬细胞吞噬新生隐球菌，如将抗新生隐球菌荚膜的抗体注射到实验性小鼠体内，对该鼠具有一定的保护作用。

四、抗寄生虫免疫

寄生虫包括单细胞的原生动物和多细胞的蠕虫，既有细胞外增殖也有细胞内增殖。由于其生活史复杂，侵入门户多样，在不同发育阶段所表达的特异性抗原可不相同。因此，宿主对寄生虫感染产生的免疫应答也十分复杂。由寄生虫引起的感染多为慢性感染。同样包括固有免疫和适应性免疫，各有其特点。

（一）抗寄生虫的固有免疫

不同寄生虫所引发的不同的免疫应答类型，取决于寄生虫的大小和细胞结构以及其生活周期。一般情况下，原生动物寄生虫趋向于诱导 Th1 应答而蠕虫感染则引起 Th2 应答。

黏膜是防御寄生虫感染的有效天然屏障。如肠黏液中有些成分可阻止溶组织阿米巴滋养体对肠上皮细胞的黏附和胞溶作用，构成阻止阿米巴原虫侵袭肠壁组织的屏障。中性粒细胞能吞噬某些寄生虫，并经有氧或无氧途径进行杀伤。中性粒细胞还可经 ADCC 效应杀灭曼氏血吸虫、某些线虫和旋毛虫。激活的巨噬细胞能直接吞噬和杀伤某些小型寄生虫；其分泌的细胞毒因子，能杀伤部分胞外寄生虫（如疟原虫）和大的寄生虫（如血吸虫幼虫）。巨噬细胞分泌的 IL-1、IL-2、TNF-α 和 CSF 等炎性细胞因子，可增强其吞噬能力和杀伤效应。嗜酸性粒细胞在抵抗寄生虫（如蠕虫）的感染中具有较重要的作用。如果原生动物寄生虫从巨噬细胞吞噬体逃出而进入胞质，则寄生虫抗原可进入内源性抗原提呈途径，成为 CTL 的靶标。CTL 分泌的 IFN-γ 对急性原生动物感染作用显著，穿孔素 / 颗粒酶介导的细胞溶解则在控制原生动物感染的慢性阶段更重要。与 CTL 相类似，活化的 γδT 细胞也可以产生 IFN-γ，对抗原生动物寄生虫感染具有重要作用。此外，其他的细胞因子、补体等均可通过介导炎症、促进吞噬等参与抗寄生虫感染的免疫。

（二）抗寄生虫的适应性免疫

1. 抗寄生虫体液免疫　寄生虫感染宿主后可诱导产生针对多种寄生虫抗原的特异性抗体，主要为 IgG、IgM、IgE。其作用机制如下：

（1）激活补体溶解寄生虫：例如非洲锥虫感染机体后产生的抗体可以与非洲锥虫表面抗原特异性结合，从而激活补体经典途径，使虫体溶解。

（2）阻止寄生虫黏附和侵入：通过抗体与寄生虫或宿主细胞表面受体结合发挥其作用。以疟原虫为例。疟原虫的裂殖子可通过特异部位识别和附着于红细胞膜表面受体，进而侵入红细胞进行增殖。如果体内存在抗裂殖子的抗体，则抗体可与疟原虫裂殖子结合，进而阻断裂殖子入侵红细胞。疟原虫的子孢子随唾液进入人体，约经 30 分钟后随血流侵入肝细胞，摄取肝细胞内营养进行发育并裂体增殖，形成红细胞外期裂殖体。这时，如体内存在针对子孢子的抗体，则可以与之结合，使其丧失黏附和侵入肝细胞的能力。

（3）调理吞噬寄生虫：IgG 抗体结合寄生虫表面抗原，其 Fc 片段与效应细胞（如巨噬细胞、嗜酸性粒细胞等）的 Fc 受体结合，促使效应细胞吞噬寄生虫；IgM 抗体可与犬丝虫微丝蚴表面抗原结合，激活补体产生 C3b 而结合于中性粒细胞的 C3b 受体，促使中性粒细胞杀死虫体。

（4）ADCC 作用杀伤寄生虫：IgG、IgE Fab 片段与虫体结合，Fc 片段结合于效应细胞（巨噬细胞、嗜酸粒细胞或中性粒细胞）通过 ADCC 的作用杀伤寄生虫（如锥虫、弓形虫、丝虫、曼氏血吸虫童虫等）。在组织、血管或淋巴系统寄生的蠕虫，ADCC 可能是宿主杀伤其的重要效应机制。IgE 与抗原结合，还能刺激肥大细胞释放活性介质，增强嗜酸性粒细胞抗虫活性。它们通过协同等作用发挥对虫体的杀伤效应。

2. 抗寄生虫细胞免疫　细胞免疫在抗细胞内寄生虫的感染中具有重要的作用。寄生虫感染的不同时期，参与感染的 T 细胞亚群可不同。例如，机体免疫系统对红细胞内的疟原虫以 CD4$^+$ Th 细胞应答为主；对肝细胞内的疟原虫则以 CD8$^+$ CTL 细胞应答为主。

（1）CD4$^+$ Th 细胞的作用：一般认为，CD4$^+$ Th1 细胞主要依靠分泌多种细胞因子发挥其作用。如分泌 IFN-γ 等激活巨噬细胞，活化的巨噬细胞则通过释放活性氧分子、NO、水解酶等杀伤寄生虫（如血吸虫童虫）；分泌 IL-4 和 IL-5 可活化嗜酸性粒细胞和肥大细胞，从而控制多种肠道线虫感染。

（2）CD8$^+$ CTL 的胞毒作用：CTL 是抵抗胞内原虫感染的重要细胞。例如，CTL 能直接杀伤疟原虫感染的肝细胞、枯氏锥虫感染的成纤维细胞等。由于成熟红细胞表面不表达 MHC Ⅰ类分子，因此，CTL 细胞不能杀伤疟原虫感染的红细胞。在抗寄生虫感染过程中，多种防御因素的参与和共同协作十分重要。

机体抗细菌、抗病毒、抗真菌和抗寄生虫感染适应性免疫的主要机制归纳如表 21-1。

表 21-1　机体抗细菌、抗病毒、抗真菌和抗寄生虫感染适应性免疫的主要机制

感染类型	免疫机制	效应分子或细胞	作用机制
抗胞外菌	体液免疫为主	抗体（IgG，IgM，sIgA）	阻止细菌黏附、中和外毒素、促进吞噬及补体协同溶菌作用
抗胞内菌	细胞免疫为主	Th1 分泌 IFN-γ 等	活化 Mφ 清除胞内菌
		Tc（CTL）	杀伤胞内寄生菌细胞
抗病毒	体液免疫	抗体（IgG，IgM，sIgA）	阻止病毒吸附与穿入促进吞噬、补体协同溶解包膜病毒或病毒寄生细胞
	细胞免疫	Th1 分泌 IFN-γ、IL-2	抑制病毒复制、活化 Mφ、NK，杀伤病毒感染细胞
		Tc（CTL）	杀伤病毒感染细胞
抗真菌	细胞免疫为主	Th1 分泌 IFN--γ、IL-2	活化 Mφ、NK，杀伤病毒感染细胞
		Tc（CTL）	杀伤真菌或真菌感染细胞
抗寄生虫	体液免疫	抗体（IgG，IgM，IgE）	激活补体、调理吞噬、ADCC 作用
	细胞免疫	CD4$^+$ Th 细胞	分泌细胞因子
		CD8$^+$ CTL	胞毒作用直接杀伤

第三节　病原体的免疫逃逸机制

通常机体免疫系统能通过上述机制抵御自然界中各类病原体的侵扰，但某些情况，机体固有免疫和适应性免疫都不能清除病原体，病原体进而在机体内繁殖与扩散，引起持续感染、慢性感染或重复感染。侵入的病原体可通过不同途径逃逸免疫系统的攻击与杀伤，如通过抗原变异、抵抗吞噬、削弱特异性免疫等机制逃逸免疫攻击。

一、细菌的免疫逃逸机制

由于机体抵抗胞外菌和胞内菌的主要免疫机制不同，胞外菌与胞内菌的免疫逃逸机制也不尽相同。

（一）胞外菌的免疫逃逸机制

对于胞外菌，机体主要依赖于体液免疫应答，在这种免疫应答的压力下，部分胞外菌进化的免疫逃逸机制包括逃避吞噬细胞的吞噬、逃避特异性抗体的作用与逃避补体系统介导的杀伤作用。胞外菌的免疫逃逸机制如表 21-2 所示。

表 21-2　胞外菌的免疫逃逸机制

胞外菌免疫逃逸机制	范例
逃避吞噬作用	肺炎球菌等
抵抗摄入作用	具有荚膜的肺炎链球菌等
逃避特异抗体的作用（抗原变异）	淋病双球菌，大肠埃希菌，鼠伤寒沙门氏菌等
逃避补体系统介导的杀伤作用	金黄色葡萄球菌等多种细菌等

1. 逃避吞噬细胞的吞噬　有些胞外菌能抑制吞噬细胞的趋化。如伤寒沙门菌、铜绿假单胞菌等 G⁻ 菌的内毒素及破伤风杆菌的外毒素等可麻痹吞噬细胞，阻止其移动与趋化。另一些具有表面多聚糖的胞外菌可以避免与吞噬细胞表面的受体结合而被吞噬。

2. 抵抗摄入作用　许多病原体有对抗吞噬细胞摄取的表面物质。例如，细菌荚膜多糖能抵抗摄入，原因可能与其亲水性强和带负电荷有关。荚膜物质与细菌毒力有关，动物实验证实：有荚膜肺炎链球菌只需几个细菌即能杀死一只小鼠；而无荚膜肺炎链球菌则需几亿个才能达到同样的效果。

3. 逃避特异性抗体的作用　有些胞外菌可通过自身分泌的蛋白酶类物质裂解抗体，有些胞外菌可以通过抗原变异逃避特异性抗体的攻击。淋病双球菌的某些表面组分，尤其是纤毛、外膜的 Opa 蛋白等，在逃避机体特异性抗体的攻击中起到重要作用。同样，回归热螺旋体感染人体引起的反复发热，也因其抗原变异，可以逃过机体抗原攻击所致。

4. 逃避补体系统介导的杀伤作用　某些胞外菌可以通过自身结构特点避免受到补体介导的杀伤作用。金黄色葡萄球菌能对抗调理作用。其产生的 A 蛋白（SPA）能与 IgG Fc 片段结合，从而可与吞噬细胞竞争 IgG 抗体的 Fc 片段，阻止 IgG 与吞噬细胞表面的 Fc 受体结合。这样，既能抑制 IgG 介导的调理作用，又能阻断其与补体的结合而抑制 C3b 介导的调理作用。大肠埃希菌多糖中的唾液酸与补体系统的 H 因子有高度亲和力，并能增强 H 因子与 C3bBb 复合物中的 C3b 结合，促使 C3bBb 解离，从而抑制补体替代途径的活化。此外，淋球菌、脑膜炎奈瑟菌以及梅毒苍白螺旋体均可通过各种方式逃避补体系统介导的杀伤作用。

（二）胞内菌的免疫逃逸机制

相对于胞外菌而言，胞内菌多引起细胞免疫应答，其引发的感染多为慢性感染，故其免疫逃逸的机制相对胞外菌更为复杂。胞内菌的免疫逃逸机制如表 21-3 所示。

表 21-3　胞内菌的免疫逃逸机制

胞内菌免疫逃逸机制	范例
抑制溶酶体形成、破坏吞噬体膜，逃避吞噬细胞	结核杆菌、嗜肺军团菌、李斯特菌等
抑制淋巴细胞活化	结核分枝杆菌等
干扰破坏免疫分子	淋病双球菌等
逃避中和抗体	多种胞内菌

1. 逃避吞噬细胞的杀伤　病原体一旦进入体内，机体首先由吞噬细胞发挥防御作用。吞噬细胞的吞噬过程包括趋化、调理、摄取、杀死与消化等阶段。某些胞内菌可凭借自身产物，在一个或多个阶段对吞噬细胞的活性表现出抑制或抵抗，从而抵御吞噬细胞的吞噬。还有些胞内菌可以通过在非吞噬细胞内增殖的方式逃避吞噬细胞的杀伤。例如，结核杆菌、麻风杆菌能阻止溶酶体与吞噬体的融合；产单核细胞李斯特菌能产生一种特殊的溶素（lysin）逃脱吞噬体的"扣押"。光滑型沙门菌和军团菌能抑制吞噬细胞的呼吸爆发。

2. 逃避中和抗体　对于胞内菌而言，其感染细胞的途径可以通过细胞间的接触机制而直接进入新的宿主细胞，可以直接逃避中和抗体的作用。

3. 抑制淋巴细胞活化　CTL 细胞杀伤病原体感染的靶细胞时，需识别靶细胞表面 MHC Ⅰ 类分子提呈的病原体抗原肽。某些胞内菌能通过不同方式阻止抗原提呈，进而抑制淋巴细胞活化而逃避 T 细胞的杀伤。例如，结核分枝杆菌，跟很多持续性感染的病原体一样，它已经进化出了逃逸和破坏宿主免疫应答的机制。有研究表明，感染结核分枝杆菌的巨噬细胞，其抗原提呈分子（MHC Ⅱ 和 CD1）和协同刺激分子（B7）的表达均有下调，从而影响分泌 IFN-γ 的 T 细胞的激活。

4. 干扰或破坏免疫分子的效应　某些细菌既能在胞外生存又能在胞内繁殖。淋球菌能产生分解 sIgA 的蛋白酶，使黏膜局部的 sIgA 失活。因此，尽管患者泌尿生殖道分泌液中含有高水平的特异性 sIgA，却仍不能阻止淋球菌的再感染。

表 21-4　病毒的免疫逃逸机制

病毒免疫逃逸机制	范例
抗原变异、隐蔽	甲型流感病毒、HIV 等
对吞噬细胞的直接杀伤	HIV 等
干扰或破坏免疫分子	麻疹病毒、HSV 等
干扰抗原提呈过程	腺病毒、单纯疱疹病毒等
攻击淋巴细胞	HIV 等
逃避趋化因子的作用	疱疹病毒、痘病毒等

二、病毒的免疫逃逸机制

典型的病毒 - 宿主关系是非致死性感染，病毒从而得以传播并感染其他宿主。随着生物的进化，宿主免疫反应对病毒施加了强大的选择压力，病毒相应地发展出了层出不穷的免疫逃逸机制。病毒的免疫逃逸机制如表 21-4 所示。

（一）抗原变异、隐蔽

1. 抗原变异　不仅是细菌，某些病毒感染机体后同样会发生表面抗原的变异，从而逃脱已产生抗体的识别。例如，甲型流感病毒包膜表面的血凝素（HA）和神经氨酸酶（NA）易发生抗原变异而形成新的亚型病毒，机体针对原亚型病毒的特异性免疫就不能抵挡新亚型病毒的感染。因此，每当该病毒因抗原变异而形成新的亚型时，便在人群中引起一次流感大流行。另据报道，在 HIV 感染者中发现，自患者不同病期分离的病毒，其包膜糖蛋白 gp120 的氨基酸序列发生变异。

2. 抗原隐蔽　有些病毒可利用机体组织成分包被自身而形成隐蔽状态，逃避免疫系统的识别。如 HIV 感染宿主细胞后，可进入潜伏状态，形成潜伏感染的细胞不表达 HIV 抗原。因此，病原体便可逃避免疫系统的识别和杀伤。

（二）对吞噬细胞的直接杀伤

对于病毒而言，有些病毒可在吞噬细胞内繁殖，并随吞噬细胞游走最终使吞噬细胞裂解，病毒可随之而扩散。如 HIV 能感染表达 CD4 分子的淋巴细胞和巨噬细胞，在细胞内低度增殖，这些细胞可将 HIV 播散到中枢神经系统及其他部位。

（三）干扰或破坏免疫分子的效应

某些病毒可以直接干扰抗病毒抗体的产生和效应。比如麻疹病毒表达一种对 B 细胞的激活起抑制作用的蛋白；HSV-1 则使感染的宿主细胞表达病毒形式的 FcγR，后者与 IgG 分子结合使 Fc 端被封闭，阻止 ADCC 和经典的补体激活。

（四）阻碍抗原提呈

不仅是细菌，某些病毒同样可以通过不同方式阻止抗原提呈。例如，腺病毒能产生抑制 MHC Ⅰ 类分子转录的蛋白酶，降低 MHC Ⅰ 类分子的表达；单纯疱疹病毒产生的一种蛋白质能与 APC 的抗原加工相关转运体（TAP）结合，阻止 TAP 将抗原肽转运至内质网腔中，使之不能与 MHC Ⅰ 类分子结合；巨细胞病毒（CMV）、HIV 等还可以通过干扰 MHC Ⅱ 类分子介导的抗原提呈不同节点，干扰抗病毒的体液免疫应答。

（五）感染淋巴细胞

最普遍的能直接感染淋巴细胞的病毒就是 HIV。HIV 主要感染 CD4$^+$ T 细胞，引起继发性免疫缺陷，由此导致机会性感染的频繁发生，成为艾滋病患者的重要死因。

（六）对抗宿主细胞的趋化因子

趋化因子对感染性炎性应答中淋巴细胞的趋化和活化都起着至关重要的作用，与此同时，病毒也已进化出多种扰乱趋化因子及其受体的策略以利于自身的生存。其主要方式有如下几种：①分泌趋化因子同源物；②分泌趋化因子受体同源物；③分泌与趋化因子受体不同源的趋化因子结合蛋白。疱疹病毒与某些痘病毒均具有如上逃逸宿主免疫功能的手段。

（七）其他免疫逃逸方式

某些病毒不仅能阻碍抗原提呈，还可以通过 MHC 分子调控途径降低或抑制 NK 细胞的活化；有些病毒可以感染不成熟的 DC，阻止其成熟，进而阻碍 T 细胞应答的启动；有些病毒还可以调控宿主细胞的凋亡机制，从而阻止宿主细胞的过早凋亡。总而言之，病毒进入机体后，一旦感染建立，便可以通过多种机制逃避抗病毒免疫攻击。

三、真菌与寄生虫的免疫逃逸机制

（一）真菌的免疫逃逸机制

相对于其他细菌，真菌由于其形态、生长方式的特殊性，其免疫逃逸机制的研究相对较少。人类常见的致病真菌仍以条件致病真菌为主，它们可以寄居在正常人的口腔、皮肤、肠道等处，在人体免疫功能受到抑制或缺陷以及机体微生态失衡的时候，可以引起口腔、皮肤、黏膜及皮下组织等系统性感染。在此过程中，真菌也可以通过表面抗原的转化、形态的转换等方式逃避机体的免疫监控。

1. 形态转换　比如白色念珠菌在宿主体内以菌丝体和酵母体两种形态存在，其中菌丝体是主要的条件致病因素。在形态转换过程中，其细胞壁成分和结构发生变化使 Dectin-1 受体无法与其原有的配体 β 葡聚糖相结合，从而不能激活 Dectin-1 发生免疫反应。

2. 真菌的毒性因子　致病性真菌可以产生毒性因子，这些因子和真菌自身的分泌物、脱落物一起促进致病性真菌对宿主的免疫攻击进行逃避。主要机制包括如下方面：①下调前炎症细胞因子、上调抗炎症细胞因子；②改变抗原加工；③阻断白细胞向感染灶的趋化迁移；④抑制效应细胞的免疫机制。例如，新型隐球菌感染机体后早期产生的毒性因子可以抑制 TNF-α、IFN-γ 等的产生，干扰抗原提呈和白细胞趋化募集，隐球菌多糖荚膜和黑色素还可以干扰吞噬细胞的吞噬和 ADCC 作用。

（二）寄生虫的免疫逃逸机制

1. 抗原隐蔽　寄生虫同样可利用机体组织成分包被自身而形成隐蔽状态，逃避免疫系统的识别。有些寄生虫，如布鲁斯锥虫在某一生长时间点仅表达其上百种 VSG（表面糖蛋白）基因的一种，该病原可有规则地关闭其前一个 VSG 基因，活化另一基因，导致形成一种变换的球蛋白外壳，使得针对上个 VSG 蛋白的抗体不能识别它。此外，非洲锥虫的鞭毛糖蛋白、疟原虫的某些虫体抗原均可发生变异，逃避特异性免疫的攻击。

2. 抗原隐蔽或脱落　有些寄生虫同病毒一样可利用机体组织成分包被自身而形成隐蔽状态，逃避免疫系统的识别。如盘尾丝虫能诱导宿主皮肤形成胶原小结，包裹虫体，掩盖自身。而有的寄生虫受到免疫系统攻击时，可发生表面抗原脱落而逃避攻击。例如，许多线虫包被有松动的表面组织，受到宿主免疫攻击时则易脱落，从而避免受到伤害。

3. 抑制吞噬细胞的趋化　某些蠕虫可分泌弹性蛋白酶抑制因子，抑制弹性蛋白酶对中性粒细胞的趋化作用。

4. 抵抗细胞内的杀伤作用　弓形虫能够以非吞噬方式进入吞噬细胞，可避免触发呼吸爆发。因此，吞噬细胞不能将这些吞入胞内的病原体杀死。

5. 干扰或破坏免疫分子的效应　枯氏锥虫的鞭毛糖蛋白可激活衰变加速因子（DAF）而抑制补体激活。

第四节　感染相关的其他免疫病理现象

一、炎症反应

炎症反应是病原菌侵入机体后最常发生的一种病理现象，适度的炎症反应具有杀菌效应，但过

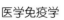

度的炎症反应可导致休克、弥散性血管内凝血（DIC）等严重并发症。机体受病原体感染可产生大量炎性细胞因子，如巨噬细胞分泌的 IL-1、IL-6、IL-8、TNF-α、IFN-γ 等，它们可激活补体系统、凝血系统、激肽系统和纤溶系统导致系统性炎症反应综合征。

二、超敏反应

机体与病原体相互作用可导致不同类型超敏反应，并造成相应的免疫损伤（疾病）。如某些寄生虫（蠕虫和血吸虫尾蚴）感染诱生 IgE 抗体，可出现局部或全身性 I 型超敏反应。又如疟原虫和肺炎支原体感染产生的抗体附着于红细胞可引发 II 型超敏反应，导致红细胞的溶解。链球菌感染后肾小球肾炎；分枝杆菌感染诱发的结节性红斑；乙肝病毒感染诱发的肝外病变等，均为病原体与抗体结合引发 III 型超敏反应的结果。另外，常见的结核病、乙型肝炎、血吸虫所致的肉芽肿等属典型的 IV 型超敏反应。

三、其他反应

（一）自身免疫应答

由于某些病原体感染机体可成为自身免疫病的重要诱因，即导致自身免疫应答。主要原因：①分子模拟：病原体与自身组织结构相似。例如 A 族链球菌 M 蛋白所含的 α 螺旋结构与肌动蛋白重链等高度同源，该菌感染产生的抗体可与心肌球蛋白发生交叉反应，引发风湿热。②隐蔽抗原释放：正常情况下与血液和免疫细胞相对隔绝的自身组织成分称为隐蔽的自身抗原，主要有眼晶状体蛋白、眼葡萄膜色素蛋白、甲状腺球蛋白和精子等。它们所处解剖位置特殊，在胚胎期未曾与自身淋巴细胞接触，机体未能对其建立免疫耐受。某些病原体感染可破坏机体某些组织器官的解剖屏障，使这些隐蔽的自身抗原释放，引起自身免疫应答。

（二）恶性肿瘤

现已发现有些病原体感染与肿瘤发生、发展及转归有关。超过 15% 的人类恶性肿瘤与感染有关，尤其是病毒感染，长期慢性炎症倾向可增加恶性肿瘤风险。可能的机制：某些病毒 DNA 与宿主细胞基因组 DNA 整合，通过病毒基因转化而诱导宿主细胞恶变。感染在可以增加肿瘤形成风险的同时，对于机体已经存在的肿瘤在特定的条件下会起到一定的抑制生长作用。这与细菌感染时机体的高热状态或者是细菌表面的某些特定抗原激活机体免疫应答有关，尽管其具体作用机制有待进一步深入研究，但是也为肿瘤的治疗提供了新的研究途径。

> **案例 21-1 分析讨论：**
>
> 　　根据患儿病史、主诉、临床表现及查体，应考虑慢性感染的可能。但服用药物未见好转，考虑为非一般的细菌感染。淋巴结穿刺物检查显示肉芽肿性病变和干酪样坏死，此为典型的结核杆菌感染引起病理损伤的结果，即 IV 型超敏反应（迟发型）。故确诊为：淋巴结结核。结核菌素皮试的原理即 IV 型超敏反应的发生机制，以此解释皮试局部如 48 小时后出现阳性反应。
>
> 　　肿胀和硬结为淋巴细胞和巨噬细胞在局部的浸润，同时说明该患儿已感染过结核杆菌，此为再次接触之。通常机体受结核杆菌感染的同时伴随着细胞免疫功能的建立，因此，临床常用结核菌素皮试作为体内检测细胞免疫功能的方法，皮试阳性表示机体的细胞免疫功能正常。

（刘　奔）

第二十二章 肿瘤免疫学

案例 22-1: 肝癌

  患者，男，54 岁。因腹痛 8 天，查体发现肝占位入院。8 天前，患者无明显诱因出现右上腹疼痛，以持续性钝痛和胀痛为主，有时可有右肩背部疼痛。自诉自发病以来，食欲不佳，腹泻，精神可，小便可，睡眠可。

  体格检查：全身皮肤黏膜无黄染，无出血点，无肝掌，浅表淋巴结未触及。心肺听诊未及异常，腹平软，肝肋缘下 2cm 可触及，轻度压痛，无叩击痛，双下肢无水肿。实验室检查：总蛋白 77.5g/L，白蛋白 29g/L，癌胚抗原（CEA）1.01ng/ml，甲胎蛋白（AFP）2448.78ng/ml。影像学检查：腹部 B 超可见肝脏大小形态正常，实质回声粗乱，肝右前叶可见 8cm×8cm 实质强回声肿块，形态规则，边界清，胆囊壁光滑，肝内外胆管及门静脉未及扩张，脾厚 6.5cm，胰及双肾未见异常回声。经诊断为：肝癌。

问题：

  在以上一系列实验室检查中，你认为哪些指标对于明确肝癌诊断具有意义？

  肿瘤是严重危害人类健康的重大疾病之一。肿瘤细胞是一群失去正常生长调控机制、发生恶性转化的自身细胞。肿瘤的形成是机体的组织细胞自发性或在各种致癌因素（某些化学物质、放射线照射和感染等）的作用下过度增生的结果，常表现为肿块。肿瘤免疫学（tumor immunology）是研究肿瘤抗原、机体抗肿瘤免疫应答机制、肿瘤的免疫逃逸机制以及肿瘤的免疫学诊断防治的科学。

  免疫系统与肿瘤的发生具有十分密切的关系：一方面，免疫系统能通过多种免疫效应机制杀伤和清除肿瘤细胞；另一方面，肿瘤细胞也能通过多种机制抵抗或逃避免疫系统对肿瘤细胞的杀伤和清除。因此，肿瘤细胞如何通过表达的肿瘤抗原诱导抗肿瘤免疫应答以及肿瘤细胞如何实现免疫逃逸是肿瘤免疫研究的关键。基于对肿瘤免疫效应和免疫逃逸机制的认识，还可对肿瘤进行免疫诊断和免疫防治。本章分为肿瘤抗原、机体抗肿瘤免疫应答机制、肿瘤的免疫逃逸机制和肿瘤的免疫学诊断及免疫防治四个方面。

第一节 肿瘤抗原

  肿瘤抗原（tumor antigen）即指细胞癌变过程中出现的新生抗原（neoantigen）或肿瘤细胞异常过度表达的抗原物质的总标。肿瘤抗原的存在是肿瘤免疫的重要理论基础之一，寻找肿瘤特异性抗原是成功诱导肿瘤免疫的关键。肿瘤抗原产生的分子机制目前尚未完全清楚，可能涉及以下几种途径：①肿瘤发生、发展过程中合成的新的蛋白质分子；②由于糖基化异常等原因导致细胞产生特殊降解产物；③由于基因突变等使正常蛋白质分子的结构发生改变；④隐蔽的自身抗原表位暴露；⑤多种膜蛋白分子的异常聚集；⑥胚胎性抗原或分化抗原的异常表达。

  目前，人们已在自发性和实验性动物以及人类肿瘤细胞表面发现了多种肿瘤抗原。肿瘤抗原的分类方法有多种，被普遍接受的是按肿瘤抗原的特异性或肿瘤抗原的产生机制进行分类。

一、根据肿瘤抗原特异性分类

  根据肿瘤抗原的特异性，可将肿瘤抗原分为肿瘤特异性抗原和肿瘤相关抗原两大类。

（一）肿瘤特异性抗原

  肿瘤特异性抗原（tumor specific antigen，TSA）是指肿瘤细胞特有的或只存在于部分肿瘤细胞而不存在于正常细胞的新抗原。此类抗原大多为突变基因的产物，是人们于 20 世纪 50 年代利用遗传背景基本相同的近交系小鼠，通过肿瘤移植排斥反应试验发现，因此又称为肿瘤特异性移植抗原（tumor specific transplantation antigen，TSTA）或肿瘤排斥抗原（tumor rejection antigen，TRA）。如图 22-1 所示，应用化学致癌剂甲基胆蒽诱发小鼠皮肤发生肿瘤，当肿瘤长至一定大小时切除肿瘤，将分离的肿瘤细胞移植给正常纯系小鼠后可发生肿瘤，但是，若将此肿瘤细胞回输给原来经手术切除肿瘤的同系小鼠，或者植入预先用放射线灭活的此肿瘤细胞免疫过的同系小鼠，则不发生肿瘤。该实验结果表明：肿瘤细胞表达可诱导机体产生特异性肿瘤排斥的抗原。

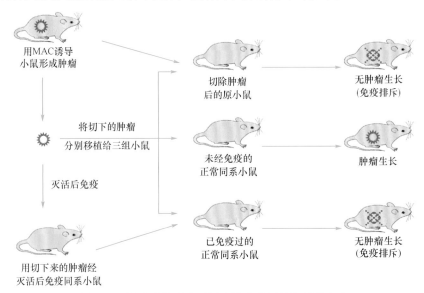

图 22-1 用移植排斥实验证实肿瘤特异性抗原的存在

用移植排斥实验所发现的仅仅是肿瘤细胞表面存在的部分抗原。近年来，人们应用肿瘤特异性 CTL 克隆并结合分子生物学技术，成功地从基因水平上证实了 TSTA 的存在。其原理如图 22-2 所示：人们将小鼠肿瘤细胞株注入同系小鼠体内，该肿瘤细胞株在小鼠体内生长并形成肿瘤。由于该细胞株缺乏免疫原性，在小鼠体内能形成肿瘤（tumor），故命名为 tum$^+$。tum$^+$ 细胞株在体外用化学致癌剂处理并进行克隆，其中某些肿瘤细胞克隆注入同系小鼠后并不形成肿瘤，故将此类不能形成肿瘤的变异株称为 tum$^-$。tum$^-$ 细胞株不能形成肿瘤的机制是：tum$^-$ 肿瘤细胞基因变异，表达 TSTA，这些 TSTA 可诱导特异性 CTL 将其排斥；而 tum$^+$ 细胞株不表达 TSTA，因此不具备免疫原性。而用 tum$^-$ 肿瘤细胞制备基因文库（其中含编码 TSTA 的基因），将该基因转染 tum$^+$ 肿瘤细胞株，使之表达 TSTA，将其注入同系小鼠体内则不再诱生肿瘤。应用 tum$^-$ 特异性 CTL 克隆为探针，可鉴定出编码 TSTA 的基因，通过基因克隆可分析其产物的特性。

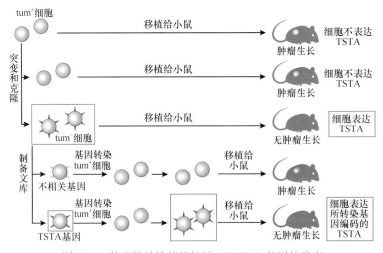

图 22-2 肿瘤特异性移植抗原（TSTA）基因的确定

目前，应用肿瘤特异性 CTL 克隆以及单克隆抗体技术，已在人类黑色素瘤、结肠癌、乳腺癌等肿瘤细胞表面检测多种 TSTA。此类抗原可存在于不同个体的同一组织学类型肿瘤中，亦可为不同组织学类型的肿瘤所共有。如黑色素瘤相关排斥抗原（melanoma associated rejection antigen，MARA）可见于不同个体的黑色素瘤细胞，但正常黑色素细胞不表达此类抗原，而突变的 *ras* 癌基因产物也可见于消化道癌、肺癌等。

（二）肿瘤相关抗原

肿瘤相关抗原（tumor associated antigen，TAA）是指并非肿瘤细胞所特有的，正常细胞或其他组织上也可表达的抗原物质，但其含量在细胞癌变时明显增高。此类抗原只表现出量的变化而无严格的肿瘤特异性，胚胎抗原、分化抗原、过量表达的组织特异性分化抗原等均属于此类抗原。

1. 胚胎抗原　胚胎抗原（fetal antigen）是在胚胎发育阶段由胚胎组织产生的正常成分，出生后逐渐消失，至成年期几乎不表达。当有细胞癌变时，此类抗原又重新出现。该抗原可表达于肿瘤细胞表面，也可分泌或脱落到体液中，成为诊断肿瘤的重要标志物。一般情况下，由于此类抗原在胚胎期曾出现过，故宿主已对胚胎抗原产生免疫耐受，而胚胎抗原对异种动物具有很强的免疫原性，可借此制备抗体，用于临床诊断。在人类肿瘤中已发现多种胚胎抗原（表 22-1），其中研究最多的是甲胎蛋白（alpha-fetal protein，AFP）和癌胚抗原（carcinoembryonic antigen，CEA）。

表 22-1　与人类肿瘤有关的胚胎抗原

抗原	相关肿瘤
甲胎蛋白（AFP）	原发性肝癌、畸胎瘤、肺癌、胃癌
癌胚抗原（CEA）	结肠癌等消化道肿瘤、肺癌、乳腺癌、胰腺癌
胚胎性硫糖蛋白抗原（FSA）	胃癌
α_2-H 铁蛋白	小儿畸胎瘤、肝癌、淋巴瘤、神经母细胞瘤、肾母细胞瘤
异型胎儿蛋白	结肠、卵巢、肾、肌肉、骨、神经等的实体瘤
βS 胎蛋白	肝癌、胆管癌、胃癌、白血病、淋巴肉瘤
S_2 肉瘤抗原	肉瘤、巨细胞瘤、乳腺癌、肺癌、卵巢癌、消化道肿瘤、黑色素瘤
胎盘碱性磷酸酶	肿瘤组织
胰癌抗原（POA）	胰腺癌（孕妇血清中也可出现）
时相专一性胚胎抗原（SSEA-1）	多种人体肿瘤（正常人除粒细胞和单核细胞外，皆不表达）
Tenna Gen 抗原	肿瘤患者血清含量增高

2. 分化抗原　分化抗原（differentiation antigen）又称组织特异性抗原（tissue-specific antigen），是机体组织细胞在正常分化、发育的不同阶段，出现或消失的细胞表面标志。恶性肿瘤细胞通常停留在细胞发育的某个幼稚阶段，其形态和功能均类似于未分化的胚胎细胞，称为肿瘤细胞的去分化（dedifferentiation）或逆分化（retro-differentiation）。某些恶性肿瘤细胞可以表达其他正常组织细胞特异性分化抗原，如胃癌细胞可表达 ABO 血型抗原；某些恶性肿瘤细胞可表达未分化的或幼稚细胞的分化抗原，如某些急性 T 细胞白血病细胞中可检出胸腺白血病抗原（TL 抗原），由于这些抗原是正常细胞的成分，因此亦不能刺激机体产生免疫应答。由于肿瘤细胞所表达的分化抗原的量与正常组织细胞有明显的差异，且某些分化抗原具有组织特异性，故该类抗原对肿瘤诊断和确定肿瘤组织来源有重要意义。各种类型的白细胞分化抗原可作为白血病的诊断标志即是典型应用实例。

二、根据肿瘤抗原产生机制分类

根据肿瘤抗原产生机制分类，肿瘤抗原包括突变基因或癌基因的表达产物，致癌病毒表达的肿瘤抗原，异常表达的细胞蛋白以及糖基化修饰导致的异常细胞蛋白及其产物等。

（一）突变基因或癌基因的表达产物

癌基因或突变的抑癌基因所表达的蛋白分子如果与正常蛋白不同且具有免疫原性，即可视为肿瘤抗原。如癌基因产物 ras 和突变的抑癌基因产物突变的 p53 等。物理因素、化学因素、病毒感染以及自发突变等均可导致癌基因或抑癌基因的改变。这类肿瘤抗原是细胞癌变过程中新合成的蛋白质分子，机体对其未形成自身耐受，可诱导机体产生一定程度的肿瘤抗原特异性免疫应答。

（二）致癌病毒表达的肿瘤抗原

某些肿瘤由病毒感染引起，病毒通过其 DNA 或者 RNA 整合到宿主基因中，使细胞发生恶性转化并表达出新的肿瘤抗原，称之为病毒肿瘤相关抗原。例如人乳头状瘤病毒（HPV）与人宫颈癌的发生有关；EB 病毒（EBV）与 B 细胞淋巴瘤和鼻咽癌的发生有关；乙型肝炎病毒（HBV）和丙型肝炎病毒（HCV）与原发性肝癌的发生有关；人类嗜 T 淋巴细胞病毒 1（HTLV-1）与成人 T 细胞白血病的发生有关。此类肿瘤抗原与理化因素诱导的肿瘤抗原不同，其无种系、个体和器官特异性，但具有病毒特异性，即同一种病毒诱发的不同类型肿瘤，无论其组织来源或动物种类，均可表达相同的肿瘤抗原且具有较强免疫原性。

（三）异常表达的细胞蛋白

某些抗原为正常细胞所表达，但在肿瘤细胞出现了异常表达，如人正常黑色素细胞表达的抗原人类黑色素瘤标记物 A（human melanoma marker A）在人类黑色素瘤细胞会高表达。通过 CTL 或单克隆抗体鉴定的人类肿瘤抗原多属此类抗原。此类抗原在正常细胞表达极低，未诱导机体免疫耐受，可能引起机体产生免疫应答。

（四）糖基化修饰导致的异常细胞蛋白及其产物

多种肿瘤细胞表面常过量表达或表达结构异常的糖脂或糖蛋白，此类肿瘤抗原既可以作为肿瘤诊断的标志物，也可以作为肿瘤免疫治疗的靶分子。

第二节　机体抗肿瘤的免疫效应机制

机体的免疫功能与肿瘤的发生发展密切相关。当宿主免疫功能低下或受抑制时，肿瘤发生率增高，而在肿瘤进行性生长时，患者免疫功能受到抑制，两者互为因果，双方各因素的消长对肿瘤的发生发展均可起重要作用。当肿瘤发生后，机体可通过免疫效应机制发挥抗肿瘤作用。机体抗肿瘤的免疫效应机制十分复杂，涉及多种免疫成分，包括固有免疫和特异性免疫抗肿瘤效应，二者共同参与抗肿瘤免疫。肿瘤细胞组织来源和产生方式各不相同，免疫原性各异。对于多数免疫原性较强的肿瘤，特异性免疫应答起主要作用，一般认为在抗肿瘤免疫中细胞免疫发挥主要作用，体液免疫通常仅起协同作用；对于免疫原性较弱的肿瘤，固有免疫可能具有更重要的意义。

一、抗肿瘤的固有免疫效应

（一）补体介导的肿瘤细胞溶解

肿瘤局部浸润的巨噬细胞以及肿瘤细胞等能分泌 IL-6、C 反应蛋白（C reactive protein，CRP）等炎症介质，通过激活补体 MBL 途径而溶解肿瘤细胞。

（二）NK 细胞的杀瘤效应

NK 细胞在早期抗肿瘤免疫机制中起重要作用，其抗肿瘤效应无需抗原的致敏，无需预先活化即可直接杀伤肿瘤细胞且不受 MHC 限制，故 NK 细胞被视为机体抗肿瘤的第一道防线。其杀伤机制是：①肿瘤细胞不同于正常组织细胞，其表面 MHC I 类分子表达水平低下、缺失或构型发生改变以及糖基类分子表达水平显著上升；②当 NK 细胞与肿瘤细胞通过黏附分子接触，NK 细胞抑制受体不能获得肿瘤细胞表面足够的 MHC I 类分子，抑制信号传导受限，而 NK 细胞表面活化性受体与肿瘤细胞高表达的糖基类分子相互作用，活化信号占主导地位；③活化的 NK 细胞通过释放穿孔素和颗粒酶、释放 NK 细胞毒因子和 TNF 等可溶性介质以及 ADCC 作用杀伤肿瘤细胞。

（三）巨噬细胞的杀瘤效应

研究表明，肿瘤灶所浸润的巨噬细胞数量与肿瘤的转移率呈负相关，即肿瘤组织周围出现明显巨噬细胞浸润者，肿瘤扩散转移发生率较低，预后较好；巨噬细胞浸润不显著者，则肿瘤扩散转移发生率高，预后较差。静止期巨噬细胞抗肿瘤作用微弱，活化后的巨噬细胞抗肿瘤效应明显增强。巨噬细胞的抗肿瘤作用具有选择性，即仅杀伤肿瘤细胞而不损伤正常细胞，其杀伤效应与肿瘤抗原分子结构及肿瘤细胞增殖周期无关，且可杀伤对化疗、放疗呈抗性的肿瘤细胞。

巨噬细胞杀伤肿瘤的机制是：①活化的巨噬细胞可产生、释放多种抗肿瘤效应分子，如 TNF-α、蛋白水解酶、一氧化氮（NO）和氧自由基等，直接杀伤肿瘤细胞；②活化的巨噬细胞分泌 IL-1、IL-2、CSF 等细胞因子，通过调控其他免疫细胞的活化产生间接杀伤肿瘤效应；③巨噬细胞通过非特异性吞噬作用杀伤肿瘤细胞，同时发挥抗原提呈功能启动特异性抗肿瘤免疫效应；④巨噬细胞细胞膜表面表达 Fc 受体，也可通过 ADCC 效应杀伤肿瘤。

（四）γδT 细胞的杀瘤效应

γδT 细胞杀伤肿瘤的效应不受 MHC 限制，也不依赖抗原的处理与提呈，可直接识别表达在多种肿瘤细胞表面的抗原杀伤肿瘤，其杀伤机制类似于 CTL 和 NK 细胞。γδT 细胞还可分泌多种细胞因子发挥抗肿瘤作用。

此外，NKT 细胞、中性粒细胞和多种细胞因子如 IFN-γ、穿孔素、FasL 和肿瘤坏死因子相关凋亡诱导配体（TRAIL）等效应分子也参与抗肿瘤的固有免疫效应。

二、抗肿瘤的特异性免疫效应

抗肿瘤的特异性免疫效应在免疫监视和抗肿瘤效应中占主导地位，尤其对免疫原性较强的肿瘤（如病毒诱导的肿瘤），作用更为重要，其免疫学机制见图 22-3。

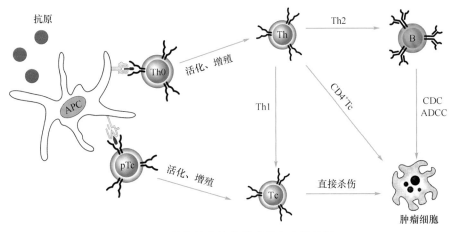

图 22-3　机体特异性抗肿瘤的免疫学机制

（一）抗肿瘤的细胞免疫机制

T 细胞介导的细胞免疫比体液免疫在机体抗肿瘤效应中发挥着更为重要的作用。抗原活化的 T 细胞可特异性杀伤、溶解表达相应抗原的肿瘤细胞，或释放细胞因子直接或间接参与抗肿瘤免疫效应。

1. CD4$^+$ T 细胞　肿瘤细胞分泌的可溶性抗原、肿瘤细胞表面脱落的抗原以及肿瘤组织脱落的肿瘤细胞，可被专职 APC 摄取，经加工处理后，以肿瘤抗原肽 -MHC Ⅱ 分子复合物的形式表达在 APC 表面。肿瘤抗原特异性 CD4$^+$ T 细胞识别该复合物并被激活，分泌多种细胞因子如 IL-2、IFN-γ、TNF-α 等参与肿瘤免疫。其机制为：IL-2、IFN-γ 等可激活 B 细胞、单核吞噬细胞、NK 细胞和 CD8$^+$ CTL 细胞，增强机体抗肿瘤功能。近期还发现，体内存在一类 CD4$^+$ CTL，也具有直接杀伤肿瘤细胞的作用，其杀伤效应受 MHC Ⅱ 类分子限制。

2. CD8$^+$ T 细胞　CD8$^+$ CTL 是抗肿瘤免疫的主要效应细胞，可识别肿瘤细胞表面的 MHC Ⅰ 类分子 - 肿瘤抗原肽复合物而被激活，通过以下机制杀伤肿瘤细胞：①释放穿孔素、颗粒酶等，通过细胞溶解机制直接杀伤肿瘤细胞；② CD8$^+$ CTL 高表达 FasL，与肿瘤细胞表面 Fas 结合，介导肿瘤细胞凋亡；③可分泌多种细胞因子如 IFN-γ、TNF-α 直接或间接杀伤肿瘤细胞。

（二）抗肿瘤的体液免疫机制

针对特异性肿瘤抗原，免疫系统可产生特异性抗体发挥抗肿瘤效应，但此效应并非机体抗肿瘤的主要机制。

1. 补体依赖的细胞毒性（CDC）　特异性抗体与肿瘤细胞表面抗原结合，通过激活补体经典途径，溶解肿瘤细胞。

2. 抗体依赖性细胞介导的细胞毒作用（ADCC）　抗肿瘤抗体（IgG）能与多种效应细胞如巨噬细胞、NK 细胞、中性粒细胞等表面 FcγR 结合，发挥 ADCC 效应，介导肿瘤细胞溶解。

3. 抗体的免疫调理　抗肿瘤抗体与吞噬细胞表面 FcR 结合，增强吞噬细胞对肿瘤细胞的吞噬作用。此外，抗肿瘤抗体与肿瘤抗原结合能活化补体，补体活化过程中所产生的 C3b 可与吞噬细胞表面 CR1 结合，促进其吞噬作用。

4. 抗体的封闭作用　例如转铁蛋白可促进某些肿瘤细胞生长，其抗体可通过封闭肿瘤细胞表面的转铁蛋白受体，阻碍转铁蛋白与肿瘤细胞的结合，从而抑制肿瘤细胞生长。

5. 干扰肿瘤细胞的黏附作用 某些抗肿瘤抗体与肿瘤细胞表面抗原结合后,可使肿瘤细胞黏附特性发生改变甚至丧失,从而有助于控制肿瘤细胞的生长和转移。

综上所述,机体抗肿瘤的免疫学效应机制十分复杂,固有免疫和特异性免疫抗肿瘤机制相互交错,细胞免疫与体液免疫机制相互协调和补充,从而共同执行免疫监视功能,发挥抗肿瘤效应。

第三节 肿瘤的免疫逃逸机制

尽管免疫监视功能可对随时发生恶性转化的肿瘤细胞发挥免疫应答效应并清除肿瘤,但是仍有一定比例的原发性肿瘤可在宿主体内生长、转移和复发。肿瘤发生发展的过程取决于与免疫系统的相互作用,肿瘤细胞必须不断克服来自宿主的选择压力,才能在体内得以生存。即肿瘤的形成与肿瘤细胞逃避机体免疫系统攻击的能力密切相关,这就是所谓的"免疫逃逸"(immune evasion)。肿瘤免疫编辑学说(tumor immunoediting)是当前被认可的肿瘤免疫逃逸的理论。该理论根据肿瘤的发展将其分为三个阶段:首先是清除期(elimination phase),此阶段机体的免疫监视功能通过抗肿瘤免疫效应机制发挥抗肿瘤作用,清除突变细胞,维持机体健康。其次是平衡期(equilibrium phase),在此阶段免疫系统和肿瘤细胞的斗争处于平衡,免疫系统选择性消灭一部分肿瘤细胞,另一部分肿瘤细胞通过肿瘤免疫编辑不断改变并重塑自身特点逃避免疫系统的杀伤。第三阶段即为免疫逃逸期(escape phase),此时肿瘤细胞具备了抵抗免疫系统清除的功能并发展为具有临床表现的肿瘤。

肿瘤的免疫逃逸机制相当复杂,涉及肿瘤细胞自身、肿瘤生长的微环境和宿主免疫系统多个方面(图 22-4)。

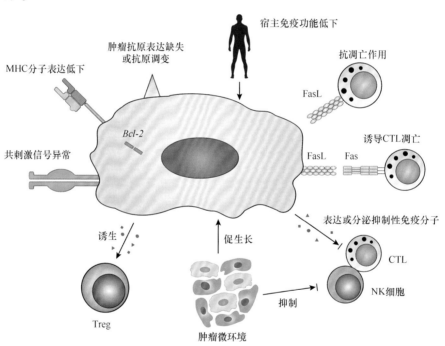

图 22-4 肿瘤的免疫逃逸机制示意图

一、肿瘤细胞所具有的逃避免疫监视的能力

突变细胞在体内生长和增殖过程中,部分免疫原性较强的细胞被机体的免疫系统所识别和杀伤,还有部分突变细胞通过多种机制逃避免疫系统的识别和清除,导致肿瘤的形成。肿瘤细胞通过自身改变适应机体的内环境,阻碍机体产生有效的免疫应答,且能抵抗或抑制机体的免疫效应。

(一)肿瘤抗原缺失和抗原调变

某些肿瘤抗原乃正常细胞突变基因所表达,与正常细胞所表达的蛋白成分差异很小,故难以诱发机体产生有效的抗肿瘤免疫应答。某些肿瘤抗原乃胚胎期正常机体细胞表达的组分,故机体对其存在先天性免疫耐受。此外,由于宿主免疫系统攻击肿瘤细胞,可能致使其表面抗原决定簇减少或丢失,从而使肿瘤有可能逃逸免疫系统识别和杀伤,此现象即"抗原调变"(antigen modulation)。

（二）肿瘤细胞 MHC Ⅰ 类分子表达低下

某些肿瘤细胞表面 MHC Ⅰ 类分子表达降低或缺失，抗原提呈表达能力受限，使 CTL 不能获得肿瘤细胞表面足够的抗原信号，以至肿瘤细胞得以逃避宿主的免疫攻击。某些肿瘤细胞可异常表达非经典 MHC Ⅰ 类分子（如 HLA-G、HLA-E 等），NK 细胞表面抑制性受体可识别此类分子，从而启动抑制性信号，抑制 NK 细胞杀伤肿瘤。

（三）肿瘤细胞共刺激信号异常

尽管某些肿瘤细胞可表达肿瘤抗原，具有一定的免疫原性，但其很少表达 CD80 和 CD86 等共刺激分子，却表达 PD-L1 等共抑制分子，因而不能为 T 细胞活化提供第二信号，无法有效诱导抗肿瘤免疫应答，T 细胞的失能使机体对肿瘤产生免疫耐受。

（四）肿瘤细胞表达或分泌免疫分子抑制机体的抗肿瘤免疫功能

肿瘤细胞可分泌包括能促进肿瘤细胞生长的表皮生长因子以及具有强大的免疫抑制作用、可抑制机体抗肿瘤免疫应答的 TGF-β、IL-10、IL-33 等分子。肿瘤细胞表达 FasL 可诱导肿瘤特异性 T 细胞凋亡。

（五）肿瘤细胞主动诱导 Treg 和 MDSC 的产生

肿瘤细胞可主动诱导荷瘤机体产生 Treg 和骨髓源抑制性细胞（myeloid-derived suppressor cell，MDSC）等调节性细胞抑制机体的抗肿瘤免疫应答。

（六）肿瘤细胞的抗凋亡作用

某些肿瘤细胞高表达 FasL，与肿瘤特异性 CTL 细胞表达的 Fas 相互作用，诱导肿瘤特异性 CTL 细胞凋亡，使肿瘤逃逸 CTL 发挥的特异性杀伤效应；某些肿瘤细胞高表达多种癌基因产物（如 bcl-2 等），这些分子能抵抗由活化 CTL 介导的肿瘤细胞凋亡，有利于肿瘤细胞异常增殖；某些肿瘤细胞内部分 Fas 信号传导分子缺陷，FasL/Fas 介导的细胞凋亡途径发生障碍，诱导肿瘤细胞逃避免疫攻击。

二、肿瘤微环境的作用

肿瘤发生的微环境内包含各种能够抑制和促进肿瘤细胞分化、增殖、转移的复杂分子，也包含能抑制和促进机体免疫细胞分化、功能和效应的复杂成分，如免疫效应细胞和免疫效应分子，各种免疫抑制性细胞如 Treg、MDSC、肿瘤相关巨噬细胞（tumor-associated macrophage，TAM）及免疫抑制分子等。这些免疫激活和抑制性的细胞和分子部分来源于肿瘤细胞和肿瘤局部免疫细胞，或由机体其他部位趋化而来。肿瘤与微环境之间既相互依存，又相互促进，也存在相互拮抗和相互斗争。某些个体形成肿瘤的原因之一是肿瘤微环境促进了肿瘤细胞的生长，保护了肿瘤细胞免受免疫效应细胞的清除。

三、宿主免疫功能的影响

宿主免疫功能的高低也是肿瘤细胞实现免疫逃逸的关键。当宿主处于免疫功能低下状态时，如长期使用免疫抑制剂、HIV 感染、APC 功能低下或缺陷时，都有助于肿瘤细胞逃避宿主免疫系统的攻击。肿瘤细胞本身产生的免疫抑制因子及其诱导产生的免疫抑制细胞也能导致宿主免疫功能低下或免疫抑制，从而在免疫应答诱导和效应等多个环节抑制机体抗肿瘤免疫应答。

综上所述，宿主免疫功能状态与肿瘤发生、发展有密切关系。一方面，机体抗肿瘤免疫机制极为复杂并可受多种因素干扰；另一方面，肿瘤细胞也可能通过多种机制逃避机体的免疫攻击。因此，肿瘤发生与否及其转归，取决于上述两方面作用的综合效应。

第四节　肿瘤的免疫学诊断和免疫防治

一、肿瘤的免疫学诊断

通过生化和免疫学技术检测血清中肿瘤标志物、细胞肿瘤标志物和肿瘤患者免疫功能状态，有助于辅助对肿瘤患者的诊断和肿瘤状态的评估。

（一）血清肿瘤标志物的检测

肿瘤标志物是细胞癌变过程中所产生的特异性和相对特异性的物质，或是在质和量上与正常状态或良性疾病时明显不同的正常组分。肿瘤标志物可存在于肿瘤细胞表面、血液或体液中，包括肿瘤抗原、激素、酶（同工酶）以及癌基因产物等。

1. 甲胎蛋白（AFP） AFP是一种分子量约为70kDa的糖蛋白，等电点为4.75，沉降系数为4.7S，电泳时位于白蛋白和α1球蛋白之间。在胚胎期由肝细胞和卵黄囊合成，存在于胎儿血清中，其浓度以4～5月的胎儿血清含量最高，以后随胎龄增长而逐渐下降，出生后迅速下降几乎消失。正常成人血清中仅有极微量的AFP（＜25μg/L）。当发生原发性肝癌时，约80%的病人血清中AFP含量增高，且比临床症状出现提早3～8个月。临床检测，AFP超过25μg/L可判为阳性，若在25～400μg/L之间为低浓度阳性，超过400μg/L即为高浓度阳性。除肝细胞癌外，约50%左右的睾丸癌或卵巢畸胎瘤等生殖细胞肿瘤患者也出现AFP阳性，肺癌、胃癌、肝硬化、肝炎、孕妇患者血清中AFP含量也可升高，但很少超过100μg/L。因此，检测血清AFP是肝癌普查、早期诊断、疗效判断和复发预测的重要指标。

2. 癌胚抗原（CEA） CEA是一种分子量约为180kDa的糖蛋白，等电点为4.8，沉降系数为7.8S，电泳位于球蛋白区。CEA存在于2～6个月胎儿的胃肠管、胰腺和肝脏，健康成年个体组织内含量很低（＜2.5μg/L）。胃肠道恶性肿瘤、乳腺癌、肺癌及其他恶性肿瘤患者血清中CEA含量升高，是一种广谱的肿瘤标记物。但妊娠期或血管疾病、糖尿病、非特异性结肠炎等疾病，部分病人血清CEA也会升高，所以CEA不是恶性肿瘤的特异性标志，在诊断上只有辅助价值。但在恶性肿瘤的鉴别诊断、病情监测和疗效评价等方面仍有重要临床意义。

3. 前列腺特异性抗原 前列腺特异性抗原（prostate specific antigen，PSA）是一种前列腺上皮细胞分泌的单链糖蛋白，分子量约为34kDa，正常人血清中PSA含量极微。在前列腺癌时，正常腺管结构遭到破坏，血清中PSA含量升高。PSA作为前列腺癌的特异性标志物，对前列腺癌的诊断特异性达90%～97%，被认为是最有价值的前列腺癌的肿瘤标志物，被广泛应用于前列腺癌的筛选、诊断及治疗后的监测。

4. 血清前列腺酸性磷酸酶 前列腺酸性磷酸酶（prostatic fraction of serum acid phosphatase，PAP）是前列腺分泌的一种酶，属糖蛋白，分子量为102kDa，在酸性环境中活性最强，能水解有机磷酸酯。PAP和PSA一样，是诊断前列腺癌、监测疗效和术后复发转移的辅助指标。

5. 糖类抗原 糖类抗原（carbohydrate antigen，CA）主要有以下几种：

（1）CA199：CA199是分子量约为5000kDa的低聚糖类肿瘤相关抗原，与Lewis血型成分有关，又称胃肠癌相关抗原（gastro-intestinal cancer-associated antigen，GICA），存在于胎儿的胰腺、胆囊、肝、肠等组织，正常人体组织中含量极微。消化道恶性肿瘤患者血清中CA199含量明显升高，检测血清CA199可作为胰腺癌、胆囊癌、肝癌、胃癌、食道癌等恶性肿瘤的辅助诊断指标，对监测病情变化和复发有很大价值。

（2）CA125：CA125是一种分子量约为110kDa的糖蛋白，存在于上皮性卵巢癌组织和病人的血清中，主要用于辅助诊断卵巢癌，同时也是术后疗效观察的指标，但在卵巢囊肿、子宫内膜异位症、肺癌、良性和恶性胸腹水中也可见到阳性反应。

（3）CA153：CA153分子量超过400kDa，属糖蛋白，是一种乳腺癌相关抗原，患者血清CA153水平的消长与乳腺癌病情变化相关联，是复发和转移的重要信号，对乳腺癌的诊断和术后随访有一定的价值。

（4）CA50：CA50是一种唾液酸酯和唾液酸糖蛋白，对正常细胞的信息传递、生长和分化具有重要作用。细胞恶变时，由于胚胎期的糖基转化酶重新被激活，造成细胞表面糖基结构发生变化，抗原性质改变，导致肿瘤标志物CA50产生。CA50主要用于胰腺癌、胆管癌、肝癌、结直肠癌、胃癌等的辅助诊断和进展监测。

6. 其他肿瘤标志物的检测 血清中人绒毛膜促性腺激素（human chorionic gonadotropin，HCG）的测定可以辅助诊断绒毛膜上皮癌。血清中鳞状细胞癌抗原（squamous cell carcinoma antigen，SCCA）的测定可用于宫颈癌、肺癌和头颈部癌的辅助诊断。血清唾液酸是许多恶性肿瘤的共同标志物，对多种肿瘤尤其是肺癌、肝癌、胃癌、结肠癌等有较高的诊断价值。若是病毒诱发的肿瘤，还可通过检测血清中的病毒抗原及其相应抗体，作为肿瘤辅助诊断的指标。

（二）细胞肿瘤标志物的检测

借助免疫组化技术和流式细胞术检测肿瘤细胞表面或胞内TAA，可用于肿瘤的辅助诊断。例如，检测细胞核抗原可用于人类恶性黑色素瘤、乳腺癌和恶性霍奇金淋巴瘤等癌细胞的辅助诊断、增殖监控及预后判断；淋巴瘤和白血病细胞表面 CD 分子的检测可用于淋巴瘤和白血病的诊断和组织分型；检测相同组织来源的癌细胞表面抗原，可用于鉴别胃癌患者淋巴结中的微小转移灶，以及探寻腹腔渗出液中的癌细胞；检测角蛋白可辅助诊断小细胞未分化癌和低分化癌；检测上皮细胞膜抗原可辅助诊断各种上皮性肿瘤和淋巴瘤；检测波状蛋白可辅助诊断胸腺癌、甲状腺癌、肾癌和卵巢癌；检测癌胚铁蛋白可辅助诊断肝癌等。

（三）肿瘤患者的免疫功能状态评估

肿瘤患者免疫功能状态虽然不能直接反映机体抗肿瘤效应，但有助于判断病情发展、评价治疗效果及判断肿瘤预后。一般情况下，免疫功能正常者预后较好，反之较差；晚期肿瘤或已有广泛转移者，其免疫功能常明显低下；在白血病缓解期，如免疫功能骤然下降，预示该病可能复发。常用的免疫学检测指标包括 T 细胞及其亚群、NK 细胞和吞噬细胞的功能以及血清中细胞因子的水平等。

二、肿瘤的免疫治疗

肿瘤的免疫治疗是通过激发和增强机体的免疫功能，以达到控制和杀伤肿瘤细胞的目的。免疫疗法只能清除少量的、播散的肿瘤细胞，对于晚期的实体瘤疗效有限，常作为一种辅助疗法与手术、化疗、放疗等常规疗法联合应用。先用常规疗法清扫实体瘤后，再用免疫疗法清除残存的肿瘤细胞，可提高肿瘤综合治疗的效果并有助于防止肿瘤的复发和转移。

根据机体抗肿瘤免疫效应机制，肿瘤免疫治疗主要分为主动免疫治疗和被动免疫治疗两大类。

（一）肿瘤的主动免疫治疗

肿瘤的主动免疫治疗是利用肿瘤抗原的免疫原性，采用各种有效的手段激活针对肿瘤抗原的免疫应答。给肿瘤宿主注射具有免疫原性的瘤苗，例如灭活的瘤苗、异构的瘤苗、抗独特型抗体瘤苗等，有助于诱导抗肿瘤免疫应答。目前比较受到关注的有蛋白多肽瘤苗、基因修饰瘤苗和 DC 瘤苗等。蛋白多肽瘤苗是采用化学合成或基因重组的方法制备的肿瘤抗原多肽，或多肽与佐剂等融合蛋白。基因修饰瘤苗是将某些细胞因子基因、共刺激分子基因、MHC Ⅰ类抗原分子基因等转入肿瘤细胞后所制成的免疫原性增强的瘤苗。考虑到 DC 具有很强的抗原加工与提呈能力，所以用已知的肿瘤抗原或肿瘤细胞甚至肿瘤组织的裂解物预先在体外致敏患者的 DC，然后将携带肿瘤抗原信息的 DC 疫苗免疫肿瘤宿主，诱导有效的抗肿瘤免疫应答，此类瘤苗已获准在临床应用。

主动免疫疗法应用的前提是肿瘤具有免疫原性和宿主有较好的免疫功能状态，以保证瘤苗免疫后能激发宿主产生抗肿瘤的免疫应答。该类方法对于清除手术后残留的微小转移瘤灶和隐匿瘤、预防肿瘤复发与转移有较好的效果。

（二）肿瘤的被动免疫治疗

肿瘤的被动免疫治疗是给机体输注外源性的免疫效应物质，包括各种类型的效应性抗体和细胞，由这些外源性的免疫效应物质在宿主体内发挥抗肿瘤作用，该疗法不十分依赖于宿主本身的免疫功能状态，即使在宿主免疫功能低下状态仍能比较快速地发挥治疗作用。主要包括抗体治疗，细胞因子治疗和过继免疫治疗。

1. 抗体治疗　抗体治疗是肿瘤免疫治疗方面最令人瞩目的进展之一。疗效确切的多种基因工程抗体已广泛应用于临床，例如用于乳腺癌治疗的基因工程抗体，如 Herceptin，其靶向抗原为人表皮生长因子受体 -2（Her-2）；治疗 B 细胞淋巴瘤的基因工程抗体，如 Rituxan，其靶向抗原为 CD20；治疗转移性结直肠癌的基因工程抗体，如 Erbitux，靶向抗原为表皮生长因子受体。另外，以靶分子的特异性抗体为载体，将化疗药物、毒素、放射性核素、酶或其他效应分子与之耦联，耦联物可靶向性作用于肿瘤灶，高效性发挥抗肿瘤作用。近来，解除肿瘤患者的免疫抑制状态以治疗肿瘤是肿瘤免疫治疗理论和应用方面的最大突破，最突出的进展就是免疫检查点抑制疗法。免疫检查点分子是一类免疫抑制性分子如 CTLA-4 和 PD-1，可调节免疫反应的强度和广度，从而避免正常组织的损伤和破坏，在肿瘤的发生、发展过程中成为诱导肿瘤免疫耐受的主要原因之一。免疫检查点疗法是通过抗体靶向共抑制或共刺激信号等一系列途径以调节 T 细胞活性来提高肿瘤免疫反应的疗法。

2. 细胞因子治疗　某些细胞因子具有直接或间接的杀瘤效应，故细胞因子治疗成为肿瘤免疫治疗的主要方案之一。目前临床已应用 IL-2、CSF、IFN 等治疗肿瘤。

3. 过继免疫治疗　过继免疫治疗是指将体外经诱导激活和扩增的抗瘤效应细胞输注给患者，直接杀伤肿瘤或激发患者机体抗肿瘤免疫效应，达到治疗和预防复发的目的。常用的免疫效应细胞可来自自身或者他人，主要有外周血单个核细胞及从切除的肿瘤组织或组织液中分离的淋巴细胞，包括：①淋巴因子激活的杀伤细胞（LAK）；②肿瘤浸润淋巴细胞（TIL）；③细胞因子诱导的杀伤细胞（CIK）；④细胞毒性 T 细胞（CTL）；⑤导入外源细胞因子基因并表达相应产物的淋巴细胞。该方面最重要的成果是嵌合抗原受体（chimeric antigen receptor，CAR）修饰的 T 细胞（CAR-T）疗法在白血病治疗中的成功，将识别肿瘤相关抗原的单链抗体（ScFv）和 T 细胞的活化基序相结合，通过基因转染使 T 细胞对肿瘤细胞具备良好的靶向性和更强的杀伤活性。

（三）对病原体所致肿瘤的预防

已知多种病原体感染与高发的肿瘤有关，如 HBV 或 HCV 感染与原发性肝癌、HPV 感染与宫颈癌、EBV 感染与鼻咽癌、HTLV-1 感染与成人 T 细胞白血病等。制备相关的病原体疫苗或探索新的干预方式可能降低这些肿瘤的发生。成功的范例是 HPV 疫苗应用于宫颈癌的预防。

> **案例 22-1 分析讨论：**
>
> 本案例中，甲胎蛋白（AFP）的检测对明确患者肝癌的诊断具有重要意义。AFP 是一种糖蛋白，它属于白蛋白家族，主要由胎儿肝细胞及卵黄囊合成。AFP 在胎儿血液循环中具有较高的浓度，出生后则下降，至生后 2～3 月 AFP 基本被白蛋白替代，血液中较难检出，故在成人血清中含量极低。成人 AFP 的增高通常见于原发性肝癌、妊娠、肝炎、肝炎后肝硬化、胚胎瘤、消化系统肿瘤以及生殖腺恶性肿瘤。
>
> 本案例中，患者血清检测结果显示 AFP 为 2448.78ng/ml，远高于正常水平，结合患者一般体征及影像学检查，排除肝炎、肝硬化和生殖腺恶性肿瘤，可确诊为：肝癌。

（郝雪艳）

第二十三章 移植免疫

案例 23-1:
　　　　　　　　　　　　骨髓移植（Bone Marrow Transplantation）

　　患儿，男，7岁。一天放学回家后没有像往常一样出去玩耍，而是躺在了沙发上。母亲下班回来后发现他脸色发白，四肢呈现小淤血点，然后急忙带他到医院就诊。查体未见其他明显异常。实验室检查：血常规：红细胞 $2.32 \times 10^{12}/L$，血红蛋白 70g/L，白细胞 $2.5 \times 10^9/L$，血小板 $20 \times 10^9/L$；白细胞分类：中性粒细胞 0.79，淋巴细胞 0.1；免疫球蛋白 IgG、IgA、IgM 均正常。骨髓涂片细胞学检查：骨髓增生低下，小粒非造血细胞增多。诊断为原因不明的急性再生障碍性贫血。幸运的是患儿有一位年长 4 岁的哥哥，HLA 抗原配型完全吻合且为同种血型，随后进行骨髓移植手术，一切恢复良好 3 周后出院休养。但出院 3 天后，患儿突然出现皮疹伴水样腹泻，急诊入院。体检：除手掌、脚底、头面部以及颈部出现不规则皮疹外其他体征未见异常。采用皮质激素联合免疫抑制剂治疗，几天后皮疹消失，但腹泻加剧并伴少量血样便，经肠镜检查发现结肠出现散在出血点，加用抗 CD3 单克隆抗体静脉点滴不见缓解，改用抗 CD2 抗体点滴后症状逐渐缓解，连续用抗 CD2 抗体治疗 2 个月后，症状完全消失后出院，继续低剂量皮质激素治疗 6 个月后康复。

问题：

　　1. 简述患儿术后发生什么病？该病发生的原因和机制如何？临床上如何避免发生这种病？
　　2. 为什么发生该病首先在皮肤和肠道黏膜出现症状？

第一节　移植免疫的概述

　　人类祖先在很早以前就幻想用更换器官的方法对某些疾病进行彻底治疗，以延长生命。500 多年前西班牙的一位画家在油画中栩栩如生地描述了先知们在天使的帮助下为患者进行小腿移植的画面（图 23-1）。近百年来人类也开展了大量关于组织和器官移植的基础研究和临床实践，经历了从自体、异体及异种器官的移植，但一直未能解释移植物被排斥而导致移植失败的原因。直到 20 世纪 40 年代，英国学者 Medawar 用小鼠和家兔等动物进行了一系列皮肤移植实验，揭示移植排斥现象的本质是免疫应答，即宿主对移植物产生的免疫应答是导致移植物被排斥的根本原因。到 60 年代进一步研究发现，小鼠第 17 对染色体上有一组基因（H-2）编码的抗原是引起移植排斥反应的关键分子，而人类的移植抗原基因位于第 6 对染色体短臂上，从而奠定了移植排斥的免疫学基础，促进了临床器官移植突破性进展，使美国医生 Thomas 和 Murphy 首次完成肾移植手术获得成功。如今移植术是治疗组织、器官终末阶段衰竭最为有效的治疗措施，包括各种实质性脏器及骨髓干细胞的移植等。

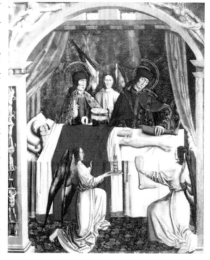

图 23-1　画家描绘的先知们在天使的帮助下为患者进行"小腿移植手术"

　　移植（transplantation）是将正常细胞、组织或器官从一个体植入到另一个体（或同一个体的不同部位）的过程，以维持和重建机体正常生理功能。被移植的细胞、组织或器官称为移植物（graft）；而提供移植物的个体称为供者（donor）；接受移植物的个体称为受者或宿主（recipient or host）。若移植物植入在宿主的正常解剖位置称为原位移植（orthotopic transplantation）；若移植物植入在不同的解剖位置则称为异位移植（heterotopic transplantation）。移植术后，移植物是否在受者体内存活，与二者的遗传背景密切相关。若供、受者的遗传背景不同，受者免疫系统与供者移植物相互作用可发生免疫应答，导致移植物出现炎症反应和坏死，称为移植物排斥反应（graft rejection）。研究移植排斥反应的发生机制以及如何预防和控制排斥反应，以维持移植物长期存活的科学，称为移植免疫学（transplantation immunology）。移植术并非自然存在的现象，但目前移植术的最大障碍是移植抗原诱导的免疫应答，产生排斥反应。因此，阐明移植排斥反应的机制，寻找控制移植排斥反应的方法，提高移植物的成活率，一直是移植免疫学家急待攻克的堡垒。

第二节　移植的一般规律及其免疫应答的类型

一、移植免疫的一般规律

早在 20 世纪 40 年代，英国科学家 Medawar 用小鼠进行了一系列皮肤移植实验阐述了移植排斥（图 23-2），结果发现一些规律性的现象：①同品系小鼠间皮肤移植不发生排斥反应；②如 A、B、C 不同品系小鼠之间皮肤移植，在 7～10 天后移植皮肤被排斥，称为初次排斥反应（first set rejection）。若再次接受同一品系小鼠的移植皮肤，则 3～4 天移植皮肤即被排斥，此次称为再次排斥反应（second set rejection）；③再次接受另一品系小鼠的移植皮肤，仅产生初次排斥反应；④如 B 系小鼠接受 A 系小鼠移植物后出现初次排斥反应，将该 B 系小鼠的淋巴细胞输注给另一只 B 系小鼠，输注后的 B 系小鼠再接受 A 系小鼠移植物时，被移植物将在 3～4 天即被排斥，出现再次排斥反应。以上实验结果表明移植排斥反应的实质是宿主免疫系统对移植器官产生的一种特异性免疫应答，与淋巴细胞相关，具有特异性和记忆性。

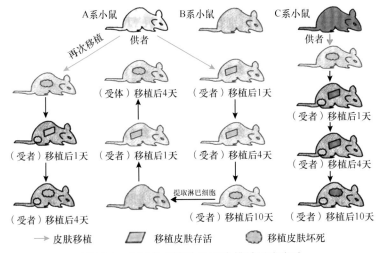

图 23-2　皮肤移植初次和再次排斥反应实验

二、移植免疫的类型

根据移植供、受者之间的遗传背景不同，可将移植分为四种基本类型（图 23-3）。

1. 自体移植（autologous transplantation）　移植物来自受者本身，是将自身的组织移植于自体的另一部位，如烧伤后自体皮肤移植，这种移植不发生排斥反应。

2. 同基因移植（syngenic transplantation）　又称同系移植。移植物来自遗传基因与受者完全相同或非常相似的供者，如同卵双生的个体或近交系动物间的移植。这种移植一般不发生排斥反应。

3. 异基因移植（allotransplantation）　又称同种异基因移植。移植物来自同种但遗传基因不同的个体，这种移植常出现排斥反应，其反应的强弱取决于供、受者之间遗传差异的程度，差异越大，排斥反应越强。临床移植大多属于此类型。

4. 异种移植（xenotransplantation）　是指不同种属个体之间的移植。如将动物的器官移植给人。由于供、受者间遗传背景差异甚大，移植后可产生强烈的排斥反应。目前，此类移植尚无长期存活的报道。

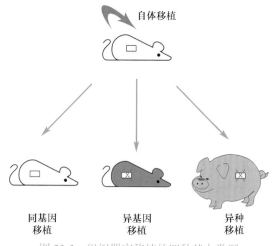

图 23-3 组织器官移植的四种基本类型

第三节 移植排斥反应的免疫机制

移植排斥反应在临床上主要指异基因移植的排斥反应,其本质是受者机体免疫系统产生的针对移植物的特异性免疫应答。存在于移植物中的抗原,是刺激受者免疫系统发生免疫应答,导致排斥反应的根本原因,同时移植物中存留的抗原提呈细胞(如树突状细胞)和淋巴细胞也参与免疫应答。

一、介导同种异型移植排斥反应的抗原

移植抗原是指移植物表达的、引起宿主抗移植物免疫应答的抗原。在同种属个体间,由等位基因表达差异造成的多态性产物,均可成为同种异型移植抗原。

(一)主要组织相容性抗原

主要组织相容性抗原(major histocompatibility antigen,MH 抗原)是能引起强烈排斥反应的移植抗原,是引起同种异型移植排斥反应的主要抗原,在人类最重要的是 HLA 抗原,即经典的 MHC Ⅰ类和Ⅱ类分子,所致的排斥反应强烈而迅速。由于编码 HLA 抗原的基因群(HLA 复合体)具有多基因性和多态性,因此,除了单卵双生外,在随机人群中很难找到 HLA 基因型或表型完全相同的供者和受者。供、受者间 HLA 型别差异是发生急性移植排斥反应的主要原因。

(二)次要组织相容性抗原

次要组织相容性抗原(minor histocompatibility antigen,mH 抗原)是能引起较弱排斥反应的移植抗原。实验研究及临床资料显示在主要组织相容性抗原完全相同的情况下,仍可发生较为缓慢且强度较弱的移植排斥反应。表明异基因移植排斥反应还可由另一类抗原引起,此类抗原为非 MHC 编码的次要组织相容性抗原。mH 抗原表达于机体组织细胞表面,与性别相关的 mH 抗原,可通过 Y 染色体基因编码产生,如雄性小鼠的 H-Y 抗原,主要表达于精子、表皮细胞及脑细胞表面;也可由常染色体编码产生,表达于机体所有组织细胞表面。因此,即使供、受者 HLA 完全相配,也可发生移植排斥反应。

(三)红细胞血型抗原

人类的 ABO 血型抗原不仅分布于红细胞表面,也表达于肝、肾等组织细胞和血管内皮细胞表面。当供、受者 ABO 血型不合时,受者血清中血型抗体可与供者移植物血管内皮细胞表面 ABO 抗原结合,激活补体,引起移植物血管内皮细胞损伤和血管内凝血,导致超急性移植排斥反应。除 ABO 血型外,其他血型抗原如 Rh 血型抗原不表达于血管内皮细胞上,故在器官移植中可不考虑该类血型不合引起的移植物损伤。

(四)组织特异性抗原

组织特异性抗原是特异性地表达在某一器官、组织或细胞表面,是独立于 HLA 和 ABO 血型抗原之外的一类抗原。同种异型间不同组织器官移植后发生排斥反应的强度各异,从强到弱依次为皮肤、肾、心、胰、肝等,其原因可能与组织特异性抗原的免疫原性不同有关,如皮肤表达的 SK 抗

原、血管内皮细胞（vascular endothelial cell，VEC）表达的 VEC 抗原等，均可诱导受者产生较强的细胞免疫应答，导致排斥反应的发生。

<h2 style="text-align:center">二、同种异型移植物抗原的识别机制</h2>

在器官移植实验中，发现对无胸腺裸鼠进行同种或异种移植，不产生排斥反应；新生小鼠去除胸腺，长大后接受同种异型移植物也产生同样的情况，但对上述小鼠，输注同系正常小鼠 T 细胞，则可发生正常排斥反应；将经历过初次排斥反应的小鼠 T 细胞输给同系小鼠，可以使后者过继获得再次排斥反应效果。这些结果证实同种异型移植排斥反应的发生与 T 细胞的存在密切相关。目前，认为受者 T 细胞对同种异型 MHC 分子抗原识别可分为直接识别和间接识别两种机制（图 23-4）。

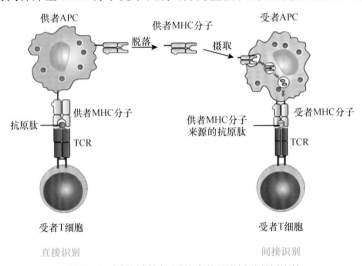

图 23-4　同种异体抗原的直接识别和间接识别

（一）直接识别

移植物细胞表面完整的 MHC 分子不需要 APC 加工处理，直接被受者 T 细胞的 TCR 所识别，称为直接识别。通常受者 T 细胞只识别自身 MHC 分子和外来抗原肽形成的复合物，而在异基因移植情况下，受者 T 细胞识别的对象是外来抗原肽 - 供者 MHC 分子复合物或供者自身抗原肽 - 供者 MHC 分子复合物。按照 MHC 限制性理论，若异基因移植供者 APC 与受者 T 细胞间 MHC 型别不一致，两者不应发生相互作用，那么受者 T 细胞对移植抗原的识别是如何跨越 MHC 限制性而得以实现的呢？目前的观点认为，TCR 对抗原肽 -MHC 分子复合物的识别并非严格专一，而是识别带有特定共同基序的肽段，由此构成两者相互作用的包容性。在异基因移植中，供者抗原肽 -MHC 分子与受者自身抗原肽 -MHC 分子的构象表位具有相似性，因此，TCR 对抗原肽 -MHC 分子复合物的识别具有交叉反应性。通过交叉识别，每个 TCR 可识别多种具有相似性的抗原肽 -MHC 分子复合物。对这种机制的认识也可解释受者体内为何存在为数众多的同种异型抗原反应性 T 细胞。

移植物中的过路白细胞（passenger leukocyte），其中最重要的是成熟的树突状细胞和巨噬细胞，两者均高表达 MHC Ⅱ类分子和包括 B7 在内的多种黏附分子，可通过直接识别机制激活受者 T 细胞，参与直接识别的 T 细胞称为同种反应性 T 细胞。由直接识别机制引起的排斥反应具有发生快和强度大的特点，在急性排斥反应中起主要作用。反应发生快是因为它省略了抗原加工处理的时间，反应强度大是因为每一个体的 T 细胞库中都含有大量能识别同种异型 MHC 分子的 T 细胞。实验结果显示，参与直接识别的 T 细胞占 T 细胞库中总数的 1%～10%，而针对一般特异性抗原反应的 T 细胞仅占 T 细胞库中总数的 $1/（10^4～10^6）$。由于移植物中的过路白细胞数量有限，并随时间推移而逐渐消失，因此，直接识别在急性排斥反应的中晚期和慢性排斥反应中作用不大。经直接识别所致的排斥反应对免疫抑制剂（如环孢素 A）敏感。

（二）间接识别

供者移植物的脱落细胞或 MHC 抗原经受者 APC 加工处理后，以供者抗原肽 - 受者 MHC 分子复合物的形式提呈给受者 T 细胞识别，称为间接识别。次要组织相容性抗原也通过间接识别机制提呈给受者 T 细胞。间接识别有赖于受者 APC 对同种异型抗原进行加工、处理，所引起的排斥反应比较缓慢且较弱，在急性排斥反应的早期与直接识别协同发挥作用，在急性排斥反应的中晚期和慢性排斥反应中起更重要的作用。此反应对免疫抑制剂相对不敏感。

直接和间接识别同种异型 MHC 抗原的比较见表 23-1。

表 23-1 直接和间接识别同种异型 MHC 抗原的比较

	直接识别	间接识别
被识别分子的形式	未经加工处理的同种异型 MHC 分子	经加工处理的同种异型 MHC 分子
抗原提呈细胞（APC）	供者 APC	受者 APC
被激活的 T 细胞	CD8$^+$ CTL、CD4$^+$ Th	以 CD4$^+$ Th 为主
排斥反应强度	非常强烈	较弱或未知
参与排斥反应的类型	急性排斥反应（早期）	急性排斥反应（中、晚期），慢性排斥反应
对环孢素的敏感性	敏感	不敏感

异基因移植排斥反应主要是受者 T 细胞所介导的，研究显示 CD4$^+$T 和 CD8$^+$T 细胞在移植排斥反应中表现出不同的作用。用鼠进行皮肤移植实验发现：①给裸鼠注射 CD4$^+$T 细胞可获得急性移植排斥反应能力，而单独注射 CD8$^+$T 细胞则无此作用；②给裸鼠同时注射 CD8$^+$T 细胞和少量 CD4$^+$T 细胞，或单独注射已接受同种抗原致敏的 CD8$^+$T 细胞，则可获得同样结果；③给正常小鼠分别单独注射抗 CD8$^+$T 和 CD4$^+$T 细胞单克隆抗体以去除相应的细胞，则 CD8$^+$T 细胞缺乏时对移植排斥反应无明显影响，而 CD4$^+$T 细胞去除可使移植物存活时间明显延长。这些结果提示 CD4$^+$T 细胞在排斥反应中占有更重要的地位。除 T 细胞外，其他免疫效应细胞（如巨噬细胞、NK 细胞等）和免疫效应分子（如抗体、补体等）也参与对移植物的损伤和炎症反应。

三、介导异基因移植排斥反应的效应机制

（一）细胞免疫应答效应

T 细胞介导的细胞免疫应答在移植排斥反应机制中发挥关键作用。CD4$^+$T 细胞是主要的效应细胞，Th1 细胞通过直接或间接途径识别移植抗原并被激活，活化的 Th1 细胞释放多种炎性细胞因子（如 IFN-γ、IL-2 等），使移植物中 Th1 细胞和巨噬细胞大量浸润，引起迟发型超敏反应性炎症，造成移植物组织损伤。此外 CD8$^+$CTL 在移植物的损伤机制中也发挥重要作用。

（二）体液免疫应答效应

移植抗原特异性 CD4$^+$T 细胞被激活后，增殖分化的 Th2 可辅助 B 细胞分化为浆细胞而产生针对同种异型抗原的特异性抗体，通过免疫黏附、调理作用、ADCC 作用以及激活补体损伤血管内皮细胞、介导凝血、血小板聚集、溶解移植物细胞和释放促炎介质等，参与排斥反应。

（三）非特异性效应

在同种移植物中通常首先引发天然免疫效应，导致移植物炎症反应及相应组织损伤，随后才发生特异性免疫排斥反应。因此，非特异性效应机制是 T 细胞介导移植抗原特异性应答的前提。参与该效应的细胞主要有中性粒细胞、NK 细胞、NKT 细胞等，效应分子主要有组织损伤相关分子、促炎介质、自由基等，体液中的补体、凝血、纤溶酶、激肽等，也可从多方面造成移植物组织早期损伤。

第四节　移植排斥反应的类型

同种异型器官移植后，由于供、受者之间的组织相容性抗原不同，可引起移植排斥反应。根据排斥反应发生机制分为宿主抗移植物反应（host versus graft reaction，HVGR）和移植物抗宿主反应（graft versus host reaction，GVHR）两类。前者一般见于实质器官移植，后者主要发生在骨髓移植或其他免疫细胞移植。

一、宿主抗移植物反应（HVGR）

HVGR 是由于受者免疫细胞在移植物抗原刺激下活化，产生针对移植物抗原的特异性免疫应答。由 HVGR 发生而产生的疾病称为宿主抗移植物病（host versus graft disease，HVGD）。根据排斥反

应发生的时间、强度、病理变化及其机制不同，大致分为超急性排斥反应、急性排斥反应和慢性排斥反应三类。

（一）超急性排斥反应（hyperacute rejection）

超急性排斥反应是由体液免疫介导的，一般发生在移植器官与受者血管接通后的数分钟或数小时内，也有发生在术后 24 ～ 48 小时内。多见于受者反复多次接受输血、长期血液透析、多次妊娠或再次器官移植等。其发生机制是在移植前受者体内预先存在着抗移植物抗体，包括抗供者 HLA 抗原、ABO 血型抗原及 VEC 抗原的抗体等，这种抗体称为预存抗体。当移植物恢复血供，预存抗体即可与移植物细胞表面相应抗原结合，激活补体而直接破坏靶细胞；同时，补体活化所产生的活性片段引起血管通透性增高、中性粒细胞浸润、血小板聚集、纤维蛋白沉积、血管内凝血和血栓形成，从而使移植物发生不可逆性缺血、变性和坏死。此外，移植物灌流不畅或缺血时间过长等非免疫因素，也可导致超急性排斥反应。超急性排斥反应一旦发生，不可逆转，任何免疫抑制剂药物治疗均无效，终将导致移植失败。在移植前，通过 ABO 血型及 HLA 组织配型可筛除不合适的供体器官，以预防发生超急性排斥反应。

（二）急性排斥反应（acute rejection）

急性排斥反应是临床上最常见的一类排斥反应，一般于移植后数天至两周左右出现，80% ～ 90%发生于移植术后一个月内。该类反应主要是细胞免疫应答介导的 IV 型超敏反应所致，是急性移植排斥的主要原因。病理学检查可见移植物组织中出现大量淋巴细胞和巨噬细胞浸润，提示 T 细胞发生活化和增殖，CD4$^+$ 细胞（Th1）和 CD8$^+$ T 细胞（CTL）是主要的效应细胞。受者的 CTL 细胞可以直接识别并杀伤表达同种异型 MHC I 类抗原的移植物血管内皮细胞和实质细胞。Th1 细胞活化后分泌 IL-2、IFN-γ 和 TNF-α 等多种细胞因子，引发迟发型超敏反应性炎症；此外，活化的单核巨噬细胞、NK 细胞，发挥非特异性杀伤作用和 ADCC 作用。受者可产生针对供者 MHC 分子的抗体和抗血管内皮细胞表面同种异型抗原的抗体，这些抗体与相应抗原结合，通过补体依赖的细胞毒作用，导致血管内皮细胞损伤。发生急性排斥反应的快慢和强度轻重，与供、受者 HLA 抗原差异程度、免疫抑制剂使用情况以及受者的免疫功能状态有关。一般地讲，急性排斥反应发生越早，其临床表现也越严重，而后期发生的急性排斥反应大多临床症状较轻。及早给予适当的免疫抑制剂治疗，此类排斥反应大多可获得缓解。

（三）慢性排斥反应（chronic rejection）

慢性排斥反应发生于术后数周、数月至数年，多发生于一年左右。一般认为涉及的机制有以下两种：①免疫性损伤，包括 CD4$^+$ T 细胞持续性间断活化，Th1 介导的迟发型超敏反应性炎症，Th2 辅助 B 细胞产生抗体，通过 ADCC 效应或激活补体损伤移植物血管内皮细胞等；血管内皮细胞持续性轻微损伤，导致多种生长因子分泌，刺激血管平滑肌细胞增生、动脉硬化、血管壁炎性细胞浸润等变化。②非免疫性损伤，包括移植手术中局部缺血 - 再灌注损伤、术后免疫抑制剂毒性作用以及并发的高血压、感染等。此外，移植组织器官退行性变性与供者年龄差异、某些并发症等有关。不同的移植物表现为不同的病理变化：肾移植物的主要病变表现为间质纤维化和动脉狭窄、纤维样变性；心脏移植物主要表现为广泛的心肌增生、冠状动脉纤维化；肺移植物的慢性排斥反应主要影响细支气管，引起进行性气道狭窄，并导致细支气管炎性闭塞。慢性排斥反应的发生机制迄今尚不完全清楚。慢性排斥反应病程进展缓慢，临床症状不明显，往往呈隐匿性，移植物功能逐渐减退，应用抗排斥反应药物无效，是目前移植物不能长期存活的主要原因。

异基因移植排斥反应的类型及效应机制见表 23-2。

表 23-2 异基因移植排斥反应的类型及效应机制

排斥反应类型	效应机制	病理变化
超急性排斥反应	受者体内的预存抗体与移植物中血管内皮细胞表面的相应抗原结合，激活补体系统和凝血系统，造成血管内皮细胞损伤、血管内凝血	血管内凝血
急性排斥反应	CD8$^+$ CTL 的细胞毒作用是主要的效应机制；炎症性 CD4$^+$ T 细胞 / 巨噬细胞也导致间质细胞的损害	急性间质炎和急性血管炎
慢性排斥反应	急性排斥反应所致的细胞坏死的延续和结果；炎症性 CD4$^+$ T 细胞 / 巨噬细胞介导慢性炎症；抗体或效应细胞介导反复多次内皮细胞损害，致血管壁增厚和间质纤维化	间质纤维化、血管硬化

二、移植物抗宿主反应（GVHR）

GVHR 是由移植物中抗原特异性淋巴细胞在识别受者同种异型抗原后活化，产生针对受者同种异型抗原的特异性免疫应答。GVHR 的发生依赖于下列一些特定的条件：①移植物中含有足够数量具有免疫功能的免疫细胞，尤其是成熟的 T 细胞；②受者处于免疫无能或免疫功能极度低下状态；③供、受者之间存在 HLA 配型不符。GVHR 主要见于骨髓移植后，此外，富含淋巴细胞的器官如胸腺、脾脏等移植以及新生儿接受大量输血也可能发生。GVHR 损伤机制主要是移植物中成熟 T 细胞被受者特异性抗原激活，增殖分化为效应 T 细胞，并随血循环游走至受者全身，对受者组织或器官产生免疫应答，导致多器官的损伤。由 GVHR 损伤受者而产生的疾病称为移植物抗宿主病（graft versus host disease，GVHD）。根据病程及累及器官情况可分为急性 GVHD 和慢性 GVHD。

急性 GVHD 多见于移植术后数天至两个月内发生，主要引起多个靶器官上皮细胞的坏死，由于皮肤和肠道表达更高的 MHC 分子，易诱发 CD4$^+$ T 细胞产生免疫损伤，以累及皮肤、肝脏、肠道等多见，出现发热、厌食、恶心、腹泻、皮肤瘙痒性斑丘疹等症状和体征；而慢性 GVHD 则出现一个或多个器官的纤维化和萎缩，最终导致累及的器官功能丧失。因此，去除供者骨髓中成熟 T 细胞，可预防 GVHR 发生，但可能降低移植物（骨髓）的存活率，对于因白血病而接受骨髓移植的患者，可能会增加白血病复发的概率。GVHR 一旦发生，往往难以逆转，不仅导致移植失败，而且给患者造成严重损伤，甚至危及受者生命。

三、移植排斥反应的特殊情况

机体某些解剖部位尤其是免疫豁免部位（immunologically privileged site）接受组织器官移植，往往不发生或仅发生轻微排斥反应，如角膜、眼前房、软骨、脑、胎盘滋养层、某些内分泌腺等。其机制可能是：①这些部位缺少输入血管和淋巴管，故血循环中的淋巴细胞难以到达并识别移植物抗原；②体内特有的生理屏障，如血脑屏障能阻止抗体和免疫细胞进入脑组织与之接触；③某些组织如软骨组织的免疫原性较弱，不易引起免疫应答，所以软骨移植一般不引起排斥反应；④某些组织可分泌免疫抑制性的细胞因子如 IL-10、TGF-β，使受者 T 细胞在局部活化受抑制，而不产生对移植物的免疫应答，如人工受精卵的植入；⑤某些免疫赦免区组织细胞高表达 FasL，移植后即使受者 T 细胞突破组织结构屏障而进入赦免区，识别移植抗原后活化而高表达 Fas，可通过 Fas/FasL 途径而发生 T 细胞凋亡，导致对移植物的免疫耐受，如近期发现同种异型胰岛移植于胸腺中不易被排斥。

第五节　移植排斥反应的防治原则

移植排斥反应是决定移植成功与否的关键。同种异型移植术成败很大程度上取决于针对移植排斥反应的防治措施，目前临床上预防移植排斥反应的主要原则为：严格选择与受者 HLA 相匹配的供者移植物，以降低移植物的免疫原性；使用药物抑制受者对移植物的免疫应答；诱导受者对移植物的免疫耐受，以及加强移植后的免疫检测等。

一、供者组织配型的选择

移植前的组织配型或组织相容性试验是对某一个体的表型和基因型的特异性鉴定。通过组织配型选择与受者组织相容性抗原相同或相近的供者，可降低急性排斥反应发生的概率和强度，从而延长移植物的存活。

▶ （一）ABO 血型配型（ABO blood typing）

人类红细胞血型抗原不仅表达于红细胞表面，也表达于多种实质性脏器组织细胞和血管内皮细胞表面。若 ABO 血型抗原不符，可导致如输血反应的超急性排斥反应。因此，供、受者的血型必须相配，符合输血原则。同时还要测定受者血清中是否预存 HLA 抗体，尤其对再次接受移植受者更为重要，以防止超急性排斥反应发生。

▶ （二）HLA 抗原配型（HLA typing）

HLA 抗原是引起同种异型移植排斥反应的主要抗原，供、受者 HLA 抗原的匹配程度决定了排斥反应的强度，在很大程度上决定移植的成功与否。因此，在器官移植前，一定要进行供者和受者 HLA 配型，选择合适的供者。HLA 配型一般是鉴定供、受者的 HLA 表现型，即检查 HLA 抗原。临床上，供、受者间 HLA 等位基因相合数目越多，移植排斥反应越弱，移植物存活率越高。一般有亲缘关系供、受者之间 HLA 型别相近的机会大得多。不同 HLA 基因座位产物对移植排斥的影响各不相同，其中 HLA-A 和 HLA-B 相配的位点越多，则移植物存活率越高；而 HLA-DR 相配更重要，因为 HLA-DR 和 DQ 基因有很强的连锁不平衡，通常 HLA-DR 相配者，HLA-DQ 多能相配，如 HLA-DR 配型不合，则器官存活率明显降低，同时 HLA-DR 还是免疫应答基因，参与 T 细胞应答的调控。

（三）交叉配型（cross typing）

一种检测供、受者间组织相容性的技术。可通过两种方法检测：①将供者和受者淋巴细胞互为反应细胞，进行两组单向混合淋巴细胞培养，两组中任一组反应过强，均提示供者选择不当，对骨髓移植尤为重要；②取受者血清和供者淋巴细胞进行反应，检测受者体内是否预存抗供者 HLA 的细胞毒抗体。阳性反应预示供者移植物不适用于受者，可能发生超急性排斥反应。

二、免疫抑制药物的应用

受者免疫应答功能正常存在是导致异基因移植物被排斥的关键。因此，在移植术前对移植物或受者进行预处理，可有效地预防或减轻 HVGR 和 GVHR 的发生。目前常采用的方法有：①尽可能清除移植物中的淋巴细胞；②借助血浆置换去除受者体内天然抗体；③通过脾脏切除和使用免疫抑制剂或放射照射等方法，使受者的免疫系统功能处于抑制或低下状态，以利于移植物存活。目前，临床上终身使用免疫抑制药物已成为同种异型器官移植术患者的常规治疗方案。常用的免疫抑制药物主要有抑制 T 细胞活化药、抑制细胞代谢药、激素、抗体和其他生物制剂等。

（一）抑制 T 细胞活化药物

目前临床上最常用的是环孢素 A（cyclosporin A，CsA），它主要通过抑制 T 细胞活化过程中 IL-2 基因转录，最终阻断 IL-2 依赖性的 T 细胞生长和分化。其主要优点是无骨髓抑制，缺点是有效治疗剂量与肾毒性剂量十分接近。FK506 和西罗莫司（sirolimus）是一类大环内酯类药物，作用机制与 CsA 相似，但免疫抑制作用更强，体外活性约为 CsA 的 100 倍，且对肾毒性明显小于 CsA，故应用范围较广。另一种主要抑制淋巴细胞内鸟嘌呤合成从而抑制淋巴细胞增殖的药物霉酚酸酯也有良好的抑制效果。

（二）抑制细胞代谢药物和激素

常用的是硫唑嘌呤（azathioprine）和环磷酰胺（cyclophosphamide）。此类药物为抗肿瘤药物，可杀伤快速增殖的细胞，不仅抑制受抗原刺激而增殖、分化的 T 细胞，也对造血干细胞等具有毒性作用。糖皮质激素也是临床常用药物，可降低移植物炎症反应，减轻排斥反应造成的组织损伤，但是使用激素具有副作用，如诱发或加重感染，类肾上腺皮质功能亢进综合征，骨质疏松或肌肉萎缩，可引起孕妇胎儿畸形，抑制生长激素的分泌以及影响中枢神经系统等。

（三）生物制剂

针对 T 细胞表面抗原而生产的特异性抗体等生物制剂也能有效地抑制排斥反应的发生。抗 CD3 抗体与 T 细胞表面的 CD3 分子结合后，通过激活补体溶解 T 细胞，或促进吞噬细胞吞噬杀灭 T 细胞。另外，抗 CD25（IL-2Rα 链）抗体可阻断 IL-2 与 IL-2R 结合，从而发挥抗排斥反应作用。因 CD25 仅短暂表达于活化的 T 细胞表面，所以抗 CD25 抗体能选择性地清除同种异型抗原激活的 T 细胞。其他抗体，如抗 ICAM 抗体、抗 TNF 抗体等均能有效地抑制急性排斥反应的发生。

三、免疫耐受的诱导

尽管免疫抑制药物的应用，可大大地延长移植物的存活期，但免疫抑制药物治疗仍然存在着许多问题，如免疫抑制药物在抑制排斥反应的同时，可导致感染和肿瘤的发生；多数免疫抑制药物本身具有严重的毒副作用等。理论上，诱导受者免疫系统产生针对移植物抗原的免疫耐受是防治排斥反应的最佳方案。

临床上对接受器官移植而长期存活个体进行分析，发现受者皮肤、淋巴结、胸腺等组织中有来自供者的遗传物质（DNA）和淋巴细胞。再将这些受者的淋巴细胞与供者的淋巴细胞在体外进行混合培养，出现无反应状态，提示受者对移植物产生了免疫耐受，这种现象称为微嵌合状态。微嵌合状态的存在是移植物在受者体内长期存活的关键。

目前已有许多诱导移植耐受成功的实验方案，有些方案已进入临床前试验阶段。多数方案主要围绕阻断或防止 T 细胞活化而设计，如根据供者 MHC 分子多态区顺序合成多肽或可溶性 MHC 分子，通过大剂量输入受者，阻断受者特异性 TCR 识别功能而诱导同种异型反应性 T 细胞耐受；又如，给受者输入大剂量可溶性 CTLA-4 和抗 CD40L 单抗分别阻断 B7 和 CD40/CD40L 协同刺激通路，诱导同种反应性 T 细胞进入免疫无能状态；利用细胞因子 IL-4、IL-2 等定向调控 Th 细胞亚群分化，从而诱导发生免疫耐受等。

四、移植后的免疫监测

临床上，对接受同种异型移植的患者进行术后免疫监测极为重要，针对排斥反应作出早期诊断和鉴别诊断，可及时采取有效的防治措施，对患者预后具有重要指导意义。

目前常用的免疫监测内容包括：①患者血清各种免疫分子水平测定，如细胞因子、细胞表面黏附分子、补体、抗供者 HLA 抗体和抗 B 细胞抗体等；②患者淋巴细胞亚群的百分比和功能测定等。事实上这些监测的实验指标灵敏度不高，特异性不强，但存在有一定的参考价值。因此，一般需要结合多项指标来评价受者的免疫学功能，结合患者的临床表现，尤其是移植器官的功能状态进行综合分析。

> **案例 23-1 分析讨论：**
>
> 本患者进行骨髓移植术后第 4 周发生了急性 GVHR。结合病例分析，供受者骨髓配型完全吻合，但术前没有采用任何免疫抑制剂，故导致 GVHR。其发生主要与供者移植骨髓中存在大量具有免疫功能的免疫细胞有关，尤其是成熟的 T 细胞被患者特异性抗原激活，增殖分化为效应 T 细胞，并随血液循环游走至全身。因此，去除供者骨髓中成熟 T 细胞，可预防 GVHR 发生，但可能降低移植物（骨髓）的存活率。
>
> 皮肤和肠道是 GVHR 易损伤部位，而受损的肠道黏膜可产生分泌大量细胞因子（IFN-γ 等），引发炎症反应加剧损伤肠道黏膜，导致患者出现血便。后期患者在治疗 GVHD 时，采用 T 细胞活化拮抗剂，用抗 CD3 或 CD2 抗体减少或清除供者成熟 T 细胞活化，但效果 CD2 抗体优于 CD3 抗体，可能与个体遗传差异有关。

（曹启江）

第二十四章　免疫学检测技术及应用

案例 24-1：

患者，男，31 岁，因近 10 天食欲不佳，乏力，右上腹胀入院。

患者自述 5 年前体检时发现 HBsAg 阳性，肝功能正常，未治疗。4 年前因疲倦、乏力、眼睛及皮肤黄染、腹胀、食欲不佳住院，诊断为"慢性乙型肝炎急性发作"，经住院保肝治疗 30 天后，病情好转出院。1 年前因肝功能异常再次住院治疗。

10 天前出现疲倦，右上腹闷胀不适，伴食欲下降。体格检查：T 37℃，R 41 次/分，P 83 次/分，巩膜无黄染，皮肤呈古铜色、无出血点，肝掌、胸前蜘蛛病阳性，腹平软，无压痛及反跳痛，肝、脾肋下未及，墨菲征阴性，肝上界右锁骨中线第五肋间，肝、脾区无叩痛，移动性浊音阴性，双下肢无浮肿，无扑翼样震颤。实验室检查肝功能有改变；血清学检测：HBsAg（＋）、抗 HBs（－）、HBeAg（－）、抗 HBe（＋）、抗 HBc（＋）；甲、丙、戊型肝炎及 HIV 检测均阴性；HBV DNA 2.89×10^6/ml。

问题：

1. 根据以上描述，患者可能患有哪种病？
2. 临床确诊需要检测哪些内容？为什么？
3. 检测 HBV 抗原抗体系统有何实际用途？
4. 目前临床检测"乙肝两对半"最常用的免疫学技术是什么？有何优缺点？

免疫学检测技术即用免疫学、细胞生物学和分子生物学技术，对抗原、抗体、免疫细胞及细胞因子等进行定性或定量检测，探讨免疫相关疾病的发病机制及诊断、病情监测与疗效评价等；也可用于研究药物的吸收、分布、代谢和临床的药物监测等。本章仅介绍常用免疫学检测技术的基本原理及主要应用。

第一节　抗原抗体反应概述

抗原 - 抗体反应（antigen-antibody reaction）是指抗原与相应抗体在体内或体外发生的特异性结合反应。根据抗原的物理性状、抗体的类型及参与反应的介质差异，可出现凝集反应、沉淀反应、中和反应及免疫标记技术等。

一、抗原抗体反应特点

抗原与抗体结合反应的物质基础是抗原表位（抗原决定簇）与抗体超变区（互补决定区）的空间结构互补。

1. 特异性　即一种抗原通常只能与由它刺激所产生的抗体结合。这种特异性是由抗原表位与抗体分子中的超变区互补结合所决定的。利用这一特点，在体外可对许多未知的生物学物质进行特异性鉴定。如利用已知的乙型肝炎病毒来检测患者血清中是否含有相应的抗乙型肝炎病毒抗体。

2. 可逆性　抗原抗体之间的结合力除了空间构象互补外，还包括氢键、静电引力、范德华力和疏水键等非共价方式结合。抗原与抗体的结合为非共价的可逆性结合，它们之间空间构型的互补程度不同，结合力强弱也不一样，互补程度越高，结合力越高。抗原抗体结合力的大小，常用亲和力（affinity）来表示。亲和力指单一的抗原表位与抗体分子上单一抗原结合点之间的结合强度。因此，抗原抗体结合形成免疫复合物的过程是一种动态平衡，在一定的条件下可以解离，解离程度除环境因素影响外，主要视抗原抗体的互补程度而定。若抗体与抗原的互补性好，结合就牢固，解离倾向就弱，这类抗体称为高亲和力抗体，反之为低亲和力抗体。

3. 比例性　抗原抗体结合后能否出现肉眼可见的反应取决于两者适当的浓度和比例。在反应体系中，若抗原与抗体的浓度和比例适当时，则抗原抗体复合物体积大、数量多，即抗体分子的两个

Fab 片段分别结合两个抗原分子，相互交叉连接成网格状复合体，反应体系中基本无游离的抗原或抗体，出现肉眼可见的反应。若抗原或抗体过剩，抗原抗体复合物体积小，数量少，不能出现肉眼可见的反应。故在具体实验过程中要适当稀释抗原或抗体，以调整两者浓度和比例，使其出现最大复合物（图 24-1）。

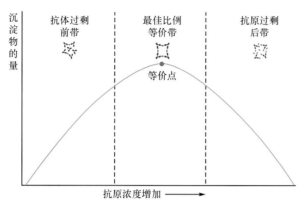

图 24-1　抗原抗体反应曲线示意图

图中曲线出现三个区域：抗体过剩区：抗原总量不足以和全部抗体反应，在上清中可检测到游离的抗体，此为前带（prezone）现象；等价区：加入的抗原量足以结合所有抗体，上清中检测不到游离的抗原或游离的抗体；抗原过剩区：抗原量多于结合所有抗体所需的量，导致被凝集（或被沉淀）的抗体的减少，此为后带（postzone）现象。

应用免疫学技术检测抗原或抗体时，由于带现象的干扰，可导致假阴性的结果。如检测乙型肝炎表面抗原时，由于标本中乙型肝炎表面抗原的含量，超出试验方法检测范围，常会不出现可见反应，导致阴性结果。因此，试验中确定抗原抗体的比例关系十分重要。

4. 阶段性　抗原抗体反应可分为两个阶段：第一个阶段为抗原抗体特异性结合阶段，抗原分子与相应抗体分子之间是互补的非共价结合，该反应迅速，仅需数秒至数分钟，一般不出现肉眼可见的反应。第二个阶段为可见反应阶段，是小的抗原抗体复合物之间靠正、负电荷吸引形成较大复合物的过程。此阶段反应慢，往往需要数分钟、数小时至数日不等，且易受多种因素和反应条件的影响。

二、抗原抗体反应的影响因素

1. 电解质　适当电解质是抗原抗体出现可见反应的条件。抗原和抗体通常为蛋白质分子，等电点分别为 pI 3～5 和 pI 5～6 不等，在中性或弱碱性的环境中，表面均带负电荷，适当浓度的电解质会使他们失去一部分负电荷而相互结合，出现肉眼可见的凝集块或沉淀物。因此，在抗原抗体反应中，常用 0.85% 的氯化钠溶液作稀释液，以提供适当浓度的电解质。

2. 温度　适宜的温度可增加抗原抗体分子的碰撞机会，加速抗原抗体复合物的形成。在一定范围内，温度越高，形成可见反应的速度越快。但若温度高于 56℃，可导致抗原抗体变性或破坏，影响抗原抗体的生物学活性。通常 37℃是抗原抗体反应的最适温度。

3. 酸碱度　抗原抗体反应的最适酸碱度为 pH 6～8，pH 过高或过低都将影响抗原抗体的理化性质。此外，当抗原抗体反应液的 pH 接近抗原或抗体的等电点时，抗原抗体所带正、负电荷相等，由于自身吸引而出现凝集，导致非特异性反应，即假阳性反应。

第二节　抗原和抗体的体外检测

抗原和抗体在一定条件下发生特异性结合，出现肉眼可见或通过仪器可检测到的各种现象。因此，通过观察反应现象可以判断是否有相应的抗原或抗体存在。抗原和抗体的结合具有高度特异性，根据这一原理，人们可以通过已知的抗原检测未知的抗体，相反也可以通过已知的抗体检测未知的抗原。

早期建立的免疫学检测技术通常直接通过抗原抗体反应产生的现象判断实验结果。这些现象包括颗粒性抗原所形成的凝集现象，可溶性抗原所形成的沉淀现象等，这些试验方法称为经典免疫学检测技术。免疫标记技术则采用高度敏感的示踪物质作为标记物，将示踪物质标记在抗原或抗体分子上，抗原抗体反应后形成的免疫复合物同样携带示踪物质，最后通过检测示踪物质来判断试验结果。由于选择高敏感度的物质作为标记物，使免疫标记技术具有较高的灵敏度，拓宽了免疫检测技术的应用范围，是目前应用最广泛的免疫学检测技术。

一、经典免疫学检测技术

（一）凝集反应

细菌、红细胞等颗粒性抗原或者吸附有可溶性抗原的非免疫颗粒，与相应抗体在电解质参与下相互作用，两者比例适当时，形成肉眼可见的凝集团块，称为凝集反应（agglutination reaction）。凝集反应分为直接凝集反应和间接凝集反应两种。

1. 直接凝集反应（direct agglutination） 将细菌或红细胞等颗粒性抗原与相应抗体直接反应，出现如细菌凝集或红细胞凝集的现象。直接凝集反应可分为玻片法和试管法。玻片法为定性试验，常用于菌种鉴定或人 ABO 血型的鉴定等（图 24-2）。试管法是半定量试验，常用于检测抗体的滴度或效价，如诊断伤寒或副伤寒所用的肥达反应。

2. 间接凝集反应（indirect agglutination） 将可溶性抗原（或抗体）先吸附或偶联在与免疫无关颗粒性载体的表面，形成颗粒性抗原（或抗体），然后再与相应抗体（或抗原）进行特异性结合，在适宜的电解质存在的条件下，出现特异性凝集的现象，称间接凝集反应（图 24-2）。以乳胶颗粒作为载体的间接凝集称之为乳胶凝集。如用变性 IgG 包被的乳胶颗粒，与待检血清反应，检测类风湿患者血清中的类风湿因子。以绵羊红细胞作为载体的间接凝集称之为血球凝集。如用抗乙型肝炎表面抗原的特异抗体包被绵羊红细胞，与待检血清反应，可检测乙型肝炎表面抗原。

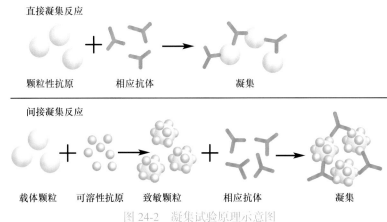

图 24-2　凝集试验原理示意图

（二）沉淀反应

沉淀反应（precipitation）是指可溶性抗原（血清蛋白、细胞或组织浸出液等）与相应抗体特异性结合后，在一定条件下出现的沉淀现象。该反应多用半固体琼脂凝胶作为介质，可溶性抗原与抗体在凝胶中扩散并相遇，在比例适宜处形成可见的白色沉淀。

1. 单向免疫扩散（single immunodiffusion） 本试验是在琼脂凝胶中混入一定量已知抗体，制备成凝胶板，在适当位置打孔后加入待测抗原，孔内抗原向四周呈环状扩散，在抗原与凝胶中抗体的量达到一定比例时即可形成肉眼可见的沉淀环。在一定条件下，沉淀环的直径与抗原含量呈正比关系。单向免疫扩散为定量试验，可用于测定血清免疫球蛋白（IgG、IgM、IgA）、补体 C3 和AFP 等。

2. 双向免疫扩散（double immunodiffusion） 将抗原与抗体分别加入琼脂板相对应的小孔中，二者自由向四周扩散，在相遇且比例适宜处形成可见的沉淀线。观察沉淀线的位置、数量、形状，可对抗原或抗体进行定性分析，常用于抗原和抗体的纯度鉴定；可溶性抗原或抗体的检测；免疫血清效价的半定量测定。

3. 免疫比浊法（immunonephelometry） 是抗原抗体结合反应的动态测定方法，将液相内的沉淀试验与现代光学仪器和自动分析技术相结合的一项分析技术。在一定浓度的电解质存在条件下，可溶性抗原与定量抗体特异性结合，形成不溶性的免疫复合物，使反应液出现浊度。在一定范围内，免疫浊度与待测抗原含量呈正相关。该方法简便、快速，是近年来定量测定微量抗原物质并广泛使用的免疫分析技术，已基本取代单向免疫扩散用于测定血清免疫球蛋白（IgG、IgM、IgA）和补体 C3 等物质。

二、免疫标记技术

免疫标记技术（immunolabeling technique）是将已知的抗体或抗原标记上示踪物质，通过检测标记物，间接测定抗原抗体复合物的一类试验方法。常用的标记物有荧光素、酶、放射性核素、化学发光物质及胶体金等。免疫标记技术极大地提高了检测抗原抗体反应的灵敏度，不但能对抗原或抗体进行定性和精确定量测定，而且结合光镜或电镜技术，能观察抗原、抗体或抗原抗体复合物在组织细胞内的分布和定位。

（一）免疫荧光技术

免疫荧光技术（immunofluorescent technique）是以荧光素作为标记物的免疫标记技术。用已知的荧光抗体与标本中待检的抗原反应，通过检测特异性荧光，对标本中的抗原进行定性或定位。目前常用的荧光素有异硫氰酸荧光素（fluorescein isothiocyanate，FITC）和藻红蛋白（phycoerythrin，PE）等，前者发黄绿色荧光，后者发红色荧光。试验中可单独使用一种荧光素，也可同时使用两种荧光素标记的不同抗体，做双荧光标记实验，检查两种抗原。

1. 直接法　荧光素直接标记特异性抗体，对标本进行检测（图 24-3A）。此法可检测不同的抗原，常用于细菌和病毒等病原微生物的快速检测，也可用于检测细胞表面的分化抗原（表面标志），进而对免疫细胞及亚群进行鉴定。

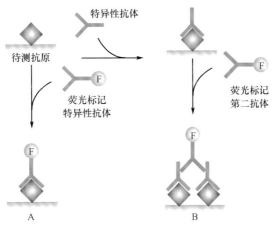

图 24-3　免疫荧光技术试验原理示意图
A. 直接法；B. 间接法

2. 间接法　用一抗与标本中抗原结合，再用荧光素标记的二抗（抗抗体）检测标本中的抗原或血清中的抗体（图 24-3B）。该法的灵敏度比直接法高，制备一种荧光素标记的二抗可用于多种抗原的检测。

（二）放射免疫测定技术

放射免疫测定技术（radioimmunoassay technique）是以放射性核素为示踪物的标记免疫分析技术。由于此项技术结合了放射性核素分析的高灵敏度和抗原抗体反应的高特异性，使检测的灵敏度达到 pg/ml 水平。常用的标记物为 ^{125}I，^{131}I 等。放射免疫测定技术常用于微量物质，特别是小分子物质的测定，如胰岛素、生长激素、甲状腺素、孕酮等激素，吗啡、地高辛等药物以及 IgE 等，在内分泌学、免疫学、药物学、微生物学、生物化学等多个领域得到广泛应用。

（三）酶免疫测定

酶免疫测定（enzyme immunoassay，EIA）是用酶标记抗体或抗原进行的抗原抗体反应。它将酶催化作用的高效性与抗原抗体反应的特异性相结合，通过酶作用于底物后显色，用酶标仪测定光密度（OD）值以反映抗原或抗体含量。常用的标记物有辣根过氧化物酶（horseradish peroxidase，HRP）

和碱性磷酸酶（alkaline phosphatase，ALP）等。

常用的方法有酶联免疫吸附试验（enzyme-linked immunoadsordent assay，ELISA）和酶免疫组织化学技术（enzyme immunohistochemistry technique），前者用于测定体液中可溶性抗原或抗体，后者用于测定组织或细胞表面的抗原。

ELISA 是酶免疫测定中应用最广的技术。其基本原理是将已知的抗原或抗体吸附在固相载体（聚乙烯微量反应板）表面，使抗原抗体反应在固相表面进行，用洗涤法去除液相中的游离成分。ELISA 的操作方法较多，以下主要介绍几种基本方法。

1. 双抗体夹心法　用于检测血清、脑脊液、胸水、腹水等各种液相中的可溶性抗原。将已知特异性抗体包被于固相载体表面，洗去未吸附的抗体；然后加入待检标本，孵育后洗涤，再加入酶标抗体，形成固相抗体 - 抗原 - 酶标记抗体复合物（图 24-4）；洗去过剩的酶标记抗体，加底物后显色；抗原含量与颜色呈正相关，通过测定特定波长下的光密度值来计算标本中抗原含量。一般而言，包被抗体和酶标抗体是识别同一抗原上的不同抗原表位的两种单克隆抗体。

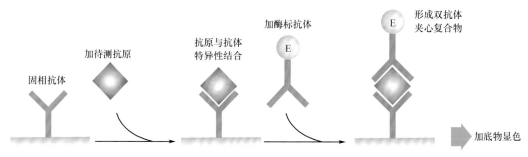

图 24-4　双抗体夹心 ELISA 试验原理示意图

2. 间接法　先将抗原包被到固相载体上，加入待检抗体，样品中待检抗体与抗原结合成固相抗原 - 受检抗体复合物；再加酶标第二抗体并与免疫复合物中的第一抗体结合，形成固相抗原 - 受检抗体 - 酶标第二抗体复合物；加底物后显色，通过测定特定波长下的光密度值来计算标本中抗体含量（图 24-5）。

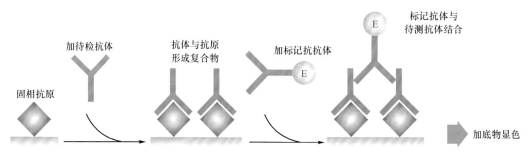

图 24-5　间接法 ELISA 试验原理示意图

3. BAS-ELISA　生物素 - 亲和素系统（biotin-avidin system，BAS）是一种广泛应用的放大系统。生物素（biotin，B）是广泛分布在动植物体内的一种小分子生长因子，又称维生素 H 或辅酶 R。亲和素（avidin，A）又称抗生物素，是一种碱性糖蛋白，每个分子由 4 个相同的亚基组成，能结合 4 个生物素分子。亲和素与生物素之间的亲和力极强，利用亲和素为桥梁，联结生物素化的抗体及生物素化酶蛋白分子，可获得极高的敏感性。

以检测 IL-2 为例，将抗 IL-2 抗体包被于固相载体表面；加入待检标本，标本中 IL-2 与固相上的抗体结合；再加用生物素标记的抗 IL-2 抗体，形成固相抗体 - 抗原 - 生物素标记抗体复合物；再加入亲和素 - 生物素化酶复合物，复合物中的亲和素与抗原抗体复合物中的生物素结合（图 24-6）；最终测定加底物后的显色程度（OD 值），确定待检 IL-2 含量。因 1 个亲和素可结合 4 个生物素，反应具有放大效应，大大提高了检测的灵敏度，比普通 ELISA 敏感 4 ～ 16 倍，常用于检测体液中超微量物质（如细胞因子）。

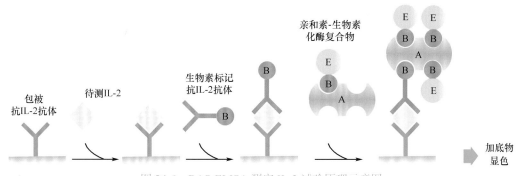

图 24-6　BAS-ELISA 测定 IL-2 试验原理示意图

4. 酶联免疫斑点试验（enzyme-linked immunospot assay，ELISPOT assay）　该试验主要用于检测单一效应细胞分泌的某类细胞因子，进而对 Th 细胞亚群进行鉴定。用已知的细胞因子抗体包被细胞培养板；加入待检细胞，培养一段时间后洗去细胞，如待检细胞分泌相应的细胞因子，则与培养板表面的细胞因子抗体结合；再加入酶标记的抗该细胞因子抗体，形成双抗体夹心复合物，最后加底物显色（图 24-7）。通常情况下，采用硝酸纤维素膜（NC）作为固相材料，覆盖细胞培养板，测定结束后，在分泌相应细胞因子的细胞所在局部呈现有色斑点。一个斑点表示一个分泌相应细胞因子的细胞，通过计数可推算出分泌某种细胞因子的细胞频率。

酶免疫组化技术是应用酶标记的特异性抗体在组织细胞原位通过抗原抗体反应，结合形态学检查，对相应抗原进行定位、定性、定量检测的技术，可在细胞、亚细胞水平检测各种抗原物质。

（四）免疫胶体金技术

免疫胶体金技术（immunocolloidal gold technigue，IGT）是用胶体金颗粒标记抗体或抗原检测未知抗原或抗体的方法。氯金酸在还原剂的作用下，可聚合成特定大小的金颗粒，使溶液因静电作用呈稳定的胶体状态，故称胶体金。在碱性条件下，带负电荷的胶体金颗粒与带正电荷的蛋白质靠静电引力结合，金颗粒电子密度高，紧密聚集后呈红色，可用于标记多种大分子。

免疫层析法（immunochromatography）是近年兴起的一种快速诊断技术，其原理是将各种反应试剂分点固定在测试板相应区域，检测标本加在试纸条的一端，通过毛细管作用使样品溶液在层析材料上泳动，在移动过程中被分析物与固定于载体膜上某一区域的抗体或抗原结合而被固相化，无关物则越过该区域而被分离，然后通过胶体金的呈色条带来判定实验结果。以夹心法检测尿液 HCG 为例，其反应原理如图 24-8 所示。本法具有操作简便、快捷以及操作人员不需技术培训，无需特殊仪器设备，试剂稳定，便于保存等特点。目前主要应用于病原菌抗原（或抗体）、毒品类药物、激素和某些肿瘤标志物的检测。

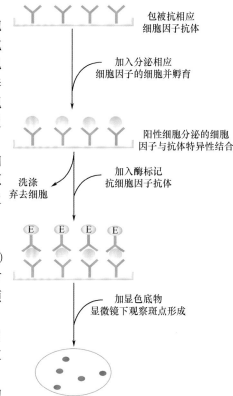

图 24-7　酶联免疫斑点试验原理示意图

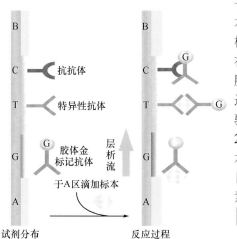

图 24-8　金免疫层析技术试验原理示意图

（五）发光免疫测定

发光免疫测定（luminescent immunoassay，LIA）是将发光分析和免疫反应相结合而建立的一种新的免疫分析技术，包括发光酶免疫分析、化学发光免疫分析、生物发光免疫分析和电化学发光免疫分析。这里简单介绍化学发光免疫分析的原理。化学发光免疫分析是将化学发光物质（如吖啶盐类化合物、鲁米诺等）标记抗原或抗体，发光物质在反应剂（如过氧化阴离子）激发下生成激发态中间体，当激发态中间体回到稳定的基态时发射出光子，用自动发光分析仪接收光信号，测定光子的产量，以反映待检样品中抗体或抗原的含量。该法灵敏度高于放射免疫测定法，常用于血清超微量活性物质的测定，如甲状腺素等激素。

（六）免疫印迹技术

免疫印迹（immunoblot）又称为 Western blot，是将凝胶电泳的高分辨力与固相免疫标记技术结合而成的抗原抗体反应。其基本原理是：先将蛋白质样品经 SDS-PAGE 电泳分离；再经蛋白质转印技术至固相介质上，并保持其原有的物质类型和生物活性不变；应用抗原抗体反应进行特异性检测。该法能分离分子大小不等的蛋白质，并对其组分进行特异性分析和鉴定，常用于检测多种病毒的抗体或抗原（图 24-9）。

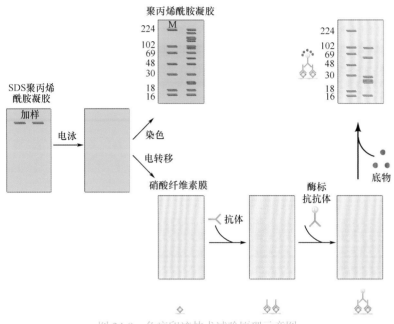

图 24-9　免疫印迹技术试验原理示意图

（七）免疫 PCR 技术

免疫 PCR（immuno-PCR）是将抗原抗体反应的特异性与聚合酶链式反应的敏感性相结合的一种新的检测技术。它运用 PCR 的高敏感性来放大抗原抗体反应的特异性，使实验中只需数百个抗原分子即可检测，甚至在理论上可检测到 1 至数个抗原分子。这种灵敏度使免疫检测技术达到了一个新的高度。试验原理是：用一段已知的 DNA 分子作为标记物，标记第一抗体或第二抗体后去检测相应抗原或抗体，再用 PCR 法扩增该 DNA 分子。扩增产物通过琼脂糖电泳或分子杂交进行检测，根据该 DNA 分子的存在与否，确定检测结果。

（八）蛋白芯片技术

蛋白芯片又称蛋白质微阵列（protein microarray），是指固定在支持介质上的大量蛋白质构成的微阵列。根据蛋白质分子间特异性结合的原理，可实现快速、准确、高通量的检测。蛋白芯片的基本原理是将各种蛋白有序地固定于介质载体上成为检测的芯片，再用标记特定荧光物质的抗体与芯片作用，与芯片上的蛋白相匹配的抗体将与其对应的蛋白质结合，再将未与芯片上的蛋白质结合的抗体洗去，然后利用荧光扫描仪或激光共聚扫描技术，测定芯片上各点的荧光强度。抗体上的荧光将指示对应的蛋白质及其相互结合的程度。抗体芯片是指将抗体固定在芯片表面，利用其特异性结合能力，检测相应的抗原。抗原、抗体芯片在微生物感染检测和肿瘤抗原初筛中具有广泛的应用价值。

第三节　免疫细胞的分离与检测

免疫细胞是免疫系统的重要组分，介导免疫应答的发生，执行免疫系统的功能。检测免疫细胞的数量、功能是观察机体免疫状态的重要手段，对免疫缺陷病、自身免疫性疾病、肿瘤等临床疾病的诊断、疗效的评价有重要的价值。

一、免疫细胞的分离

从外周血分离淋巴细胞是对其数量和功能测定的前提。由于检测目的和方法不同，对细胞数量、活性及纯度的要求不同，选用的细胞分离方法各异。在选择免疫细胞分离方法时，应力求简便、快速及有较高的收获率，并确保后续实验对细胞纯度、数量及细胞活力的要求。

（一）外周血单个核细胞的分离

外周血单个核细胞（peripheral blood mononuclear cell，PBMC）包括淋巴细胞和单核细胞。PBMC是免疫学实验中最常用的细胞群，也是进行 T、B 细胞分离纯化过程的第一步。常用的分离方法是葡聚糖 - 泛影葡胺密度梯度离心法，其原理是根据外周血中各种细胞比重不同，使不同密度的细胞呈梯度分布。红细胞密度最大，沉至管底；多形核白细胞的密度为 1.092，铺于红细胞上，呈乳白色；PBMC 的密度约为 1.075，分布于淋巴细胞分层液上面；最上面是血浆（图 24-10）。

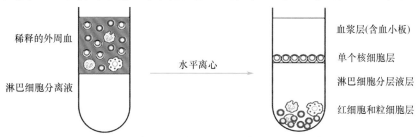

图 24-10　密度梯度离心法分离单个核细胞示意图

（二）淋巴细胞与单核细胞的分离

单核细胞具有黏附玻璃和塑料的能力，利用这一特性，可以将单核细胞与淋巴细胞分开，从而获得纯淋巴细胞悬液。通常情况下，将分离获得的单个核细胞用细胞培养液配制成一定浓度，并将此细胞悬液置入细胞培养瓶或细胞培养皿中，于细胞培养箱培养 45 ～ 60 分钟。取出培养瓶，轻轻晃动，收集悬浮细胞即为淋巴细胞，贴壁细胞为单核细胞。

（三）淋巴细胞及亚群的分离

淋巴细胞及其亚群的分离有多种方法，如玻璃黏附法、尼龙毛分离法、E 花环形成分离法等。由于单克隆抗体的应用和免疫学技术的发展，可通过以下方法进行分离。

1. 免疫磁珠分离法　此法是将特异性抗体吸附在磁性微珠上，与细胞悬液反应后，磁珠借抗体结合于相应细胞群或亚群表面。再将此反应管置于磁场中，因磁珠被磁场吸引，而将磁珠结合的细胞与未结合的细胞分开（图 24-11）。该方法的优点是可同时进行细胞的阳性分选和阴性分选，所获细胞的纯度可达 93% ～ 99%，收获率高达 90%，细胞活性高于 95%。

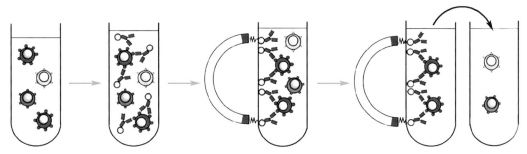

图 24-11　免疫磁珠分离法原理示意图

2. 流式细胞仪分离法　流式细胞仪（flow cytometer）是集光学、流体力学、电力学和计算机技术于一体，可对细胞进行多参数测定和综合分析的一种新技术，这些参数包括细胞大小、核型、表面分子的种类等。首先将样本制备成单细胞悬液，与一种或多种荧光标记的特异性抗体反应。细胞悬液经样品孔加入，在压力作用下促使细胞排成单列经喷嘴喷出，形成细胞液滴射流，每一液滴中包裹一个细胞。但液滴射流与高速聚焦的激光束相交，液滴中的细胞受激发光照射，产生散射光并发出各种荧光信号，后者被接收器检测并转变成电信号。散射光和荧光信号经计算机收集、处理，进而对细胞特征进行统计和分析。不仅如此，具有细胞分选功能的流式细胞仪，可根据细胞检测结果，对瞬间离开喷嘴的细胞液滴充电，使之带有特定电荷。当此液滴通过分选电场时，微液滴出现不同偏转，通过细胞收集器收集特定细胞群或亚群（图24-12）。

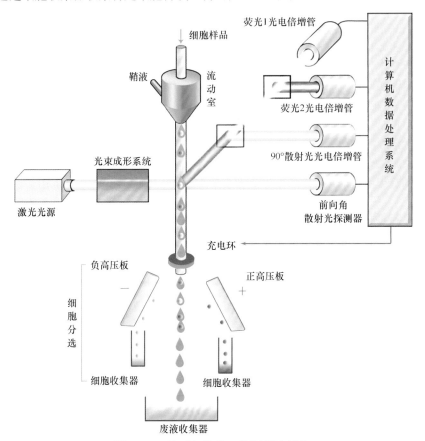

图 24-12　流式细胞仪工作原理示意图

流式细胞仪具有高灵敏度、高精密度、多参数分析、高纯度分选细胞和高速度分析等众多优点。用流式细胞仪进行的细胞免疫表型分析广泛应用于外周血淋巴细胞亚群分析、白血病细胞免疫表型分析以及各类细胞的膜抗原、黏附分子和受体等的检测。

二、淋巴细胞数量测定

不同的淋巴细胞表面具有特定的表面标志，借此可以对不同的淋巴细胞及其亚群进行鉴定和计数。免疫组化染色技术可用于淋巴细胞鉴定、计数，主要有荧光免疫技术和酶免疫组化技术。随着流式细胞仪的普及，使之成为淋巴细胞分类、计数的常用方法。

（一）T 淋巴细胞计数

外周血成熟 T 细胞表达 CD3 分子，因此，通过检测 CD3 抗原对外周血 T 淋巴细胞总数进行测定（即用 $CD3^+$ 细胞代表成熟 T 淋巴细胞）。外周血 T 淋巴细胞可分为 $CD4^+$ T 细胞和 $CD8^+$ T 细胞，二者通过特异性抗 CD4 抗体和抗 CD8 抗体鉴别。荧光免疫技术和酶免疫组化技术均可对上述指标进行测定。外周血 T 细胞及其亚群的平均正常值为 $CD3^+$ T 细胞 54.5% ～ 74.5%，$CD4^+$ T 细胞 25.5% ～ 51.5%，$CD8^+$ T 细胞 10.0% ～ 24.4%，$CD4^+$ T 细胞与 $CD8^+$ T 细胞的比值约为 1.8 ～ 2.2。

（二）B 淋巴细胞计数

1. 膜表面免疫球蛋白检测　膜表面免疫球蛋白（mIg）为 B 细胞所特有，是鉴定 B 细胞的可靠指标。采用荧光素或酶标记的抗人 Ig 抗体通过直接荧光免疫法或酶免疫组织化学法检测 mIg，正常人外周血中 mIg^+ 细胞一般为 8% ～ 12%。

2. CD 抗原检测　B 细胞表面抗原有 CD19、CD20、CD21、CD22 和 CD29 等分化抗原，其中有些是全部 B 细胞所共有，而有些仅活化 B 细胞所特有。据此可用相应的系列单克隆抗体，通过间接荧光免疫法或酶免疫组织化学法加以检测。正常成年人外周血 $CD20^+$ 细胞约占淋巴细胞总数的 8% ～ 12%。

（三）NK 细胞计数

自然杀伤细胞（nature killer cell，NK）是参与固有免疫应答的重要细胞，在早期识别、杀伤肿瘤细胞中具有重要作用。目前多以 $CD3^-$、$CD16^+$、$CD56^+$ 作为 NK 细胞的典型标志。临床上常采用三色荧光标记单克隆抗体（抗 CD3、抗 CD16 和抗 CD56）标记 NK 细胞，通过流式细胞仪进行三参数分析。健康成人外周血 NK 细胞约占淋巴细胞总数的 8% ～ 15%。

三、淋巴细胞功能测定

（一）T 细胞功能测定

1. T 细胞增殖试验 ①非特异性增殖试验：T 淋巴细胞具有丝裂原受体，体外受丝裂原（PHA、ConA）刺激下，细胞被激活并转化为淋巴母细胞。在细胞转换过程中细胞 DNA 合成增加，细胞形态改变，最终细胞分裂增殖。②特异性增殖试验：已被抗原致敏的 T 淋巴细胞，体外受特异性抗原刺激，致敏 T 淋巴细胞同样表现为增殖反应，从而反应机体对特定抗原的细胞免疫功能。以上两种增殖试验均通过最终的细胞增殖程度（细胞数量）反映 T 淋巴细胞的功能。测定细胞增殖程度主要有两种方法：①^{3}H-TdR 掺入法：此法在终止细胞培养前的 4 ～ 6 小时，加入氚标记的胸腺嘧啶核苷（^{3}H-TdR），增殖的细胞需进行 DNA 合成，^{3}H 掺入新增殖的细胞。培养结束后收集细胞，通过检测放射活性（CPM）判断细胞的增殖程度；② MTT 比色法：MTT 为四甲基偶氮唑盐，为琥珀酸脱氢酶的代谢底物。活细胞含有高活性琥珀酸脱氢酶，MTT 被细胞吸收后经此酶代谢形成紫色结晶产物，经二甲基亚砜彻底溶解后在 570nm 有最高吸收峰。因此通过测定溶液的 OD 值，可间接测定细胞增殖程度。

2. 皮肤试验 正常机体建立了对某种抗原的细胞免疫后，用相同抗原作皮肤试验时可导致迟发型超敏反应，T 细胞活化并释放多种细胞因子，产生以单个核细胞浸润为主的炎症，局部发生充血、渗出，于 24 ～ 48 小时发生，72 小时达高峰。阳性反应表现为局部红肿、硬结，反应剧烈的可发生水肿、坏死。细胞免疫正常者出现阳性反应，而细胞免疫低下者则呈阴性反应。皮肤试验结果常受到受试者致敏状况的影响。若受试者从未接触过该抗原，则不会出现阳性反应。因此阴性者也不一定表明细胞免疫功能低下。为避免判断错误，往往需用两种以上抗原进行皮试，综合判断结果。皮肤试验常用的生物性抗原有结核菌素、麻风菌素、链激酶、链道酶、念珠菌素、腮腺炎病毒等。

（二）B 细胞功能测定

1. 血清免疫球蛋白含量测定 免疫球蛋白为 B 细胞接受抗原刺激后转化为浆细胞分泌的球蛋白，检测血清免疫球蛋白水平可判断 B 淋巴细胞功能。常用指标有血型抗体、IgG、IgM、IgA 等。

2. B 细胞增殖试验 B 细胞增殖试验同 T 细胞增殖试验相似，B 细胞受丝裂原刺激后，被激活发生分裂、增殖反应，通过检查细胞增殖程度，可反映 B 淋巴细胞的功能。小鼠 B 细胞可用细菌脂多糖（LPS）作为刺激物，人则用含 SPA 的金黄色葡萄球菌菌体及抗 IgM 抗体作为刺激物。

3. 抗体形成细胞测定 常采用溶血空斑试验，即测定对绵羊红细胞（SRBC）产生的抗体的 B 淋巴细胞数目。基本过程是：首先用 SRBC 免疫小鼠，无菌取脾制备成脾细胞（含致敏 B 细胞）悬液；将脾细胞悬液与单层贴壁的 SRBC 混合，如被 SRBC 致敏的 B 细胞在体外培养的过程中，合成并分泌抗 SRBC 抗体（溶血素），与其周围的 SRBC 结合，在补体参与下导致 SRBC 溶血，形成肉眼可见的透明溶血区，即溶血空斑（图 24-13）。每一个空斑中央含一个抗体形成细胞，空斑数目即为抗体形成细胞数。也可用 ELISPOT 法检测特异性抗体形成细胞。

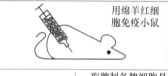

用绵羊红细胞免疫小鼠

取脾制备脾细胞悬液，接种于单层绵羊红细胞的平板内

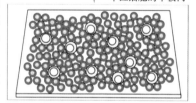

脾细胞分泌抗体，抗体与绵羊红细胞结合

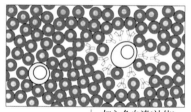

加入兔血清（补体），导致绵羊红细胞溶解并形成空斑

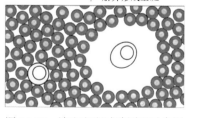

图 24-13 溶血空斑试验原理示意图

（三）NK 细胞功能测定

NK 细胞具有细胞介导的细胞毒作用，能直接杀伤靶细胞。通过细胞毒试验可测定人 NK 细胞细胞毒活性，具体方法见细胞毒试验。测定人 NK 细胞活性以 K562 细胞株作为靶细胞，而测定小鼠 NK 细胞活性常采用 YAC-1 细胞株作为靶细胞。

（四）细胞毒试验

细胞毒试验技术是检测 CTL、NK 等细胞杀伤靶细胞活性的一种细胞学技术。主要用于肿瘤免疫、移植排斥和病毒感染等方面的研究。

1. 51Cr 释放法　用 Na251CrO4 标记靶细胞，若待检效应细胞能杀伤靶细胞，则 51Cr 从靶细胞内释出。用 γ 计数仪测定释出的 51Cr 放射活性，靶细胞溶解破坏越多，51Cr 释放越多，上清液的放射活性越高。应用公式可计算出待检效应细胞的杀伤活性。

2. 乳酸脱氢酶释放法　乳酸脱氢酶（lactate dehydrogenase，LDH）存在于细胞内，正常情况下不能透过细胞膜，当细胞受到损伤时，LDH 从细胞内释放出来，可催化底物如硝基氯化四氮唑盐形成有色的甲基化合物，通过读取上清液中的 OD 值，可计算效应细胞的细胞毒活性。

3. 凋亡细胞检测法

（1）形态学检测法：凋亡细胞形态学特征表现为体积变小，细胞变圆，胞质浓缩，内质网扩张，核仁消失，核染色质浓缩呈半月形或斑块状，出现核着边现象，最后细胞膜内陷将细胞分割成多个外有胞膜包绕的凋亡小体。

（2）琼脂糖凝胶电泳法：凋亡细胞 DNA 被核酸内切酶在核小体之间切割，产生核小体及其倍数的寡核苷酸片段，进行琼脂糖凝胶电泳时呈现梯状 DNA 区带图谱。

（3）流式细胞仪分析：正常细胞 DNA 为二倍体，发生凋亡时 DNA 断裂成非二倍体或亚二倍体，故在流式细胞仪的二倍体峰前出现一个亚二倍体峰，根据峰值大小可判断细胞凋亡百分率。

（4）TUNEL 法：在细胞培养液中加入末端脱氧核苷酸转移酶（terminal deoxynucleotidyl transferase，TdT）和生物素标记的核苷酸（dUTP），TdT 可将含标记生物素的 dUTP 连接至断裂的 DNA3' 末端，利用亲和素 - 生物素 - 酶放大系统，在 DNA 断裂处着色，显示凋亡细胞。

（五）吞噬功能测定

1. 硝基蓝四氮唑试验　细胞在杀菌过程中产生的杀菌物质超氧阴离子（O_2^-）能使被吞噬的淡黄色染料 NBT 还原成不溶性蓝黑色甲䐶颗粒，沉积中胞质中，光镜下计数 NBT 阳性细胞，可反映中性粒细胞的杀伤功能。

2. 巨噬细胞吞噬试验　将待测巨噬细胞与颗粒性物质，如鸡红细胞或荧光标记颗粒，混合孵育后，颗粒性物质被吞噬，根据吞噬百分率即可反映巨噬细胞的吞噬能力。

第四节　细胞因子的检测

在临床医学的研究中，当发生某些疾病时，体内细胞因子含量及受体表达可发生异常，这些异常与机体免疫功能异常或发生病理损伤有关。因此检测患者细胞因子表达水平在临床疾病诊断、病程观察、疗效判断及细胞因子治疗监测方面具有重要价值。另一方面，细胞因子基因工程产品的问世，促进了重组细胞因子的临床应用，这也要求对患者体内相应细胞因子水平进行判断。细胞因子的检测主要有生物学测定法、免疫学测定法和分子生物学测定法。

一、生物学测定法

细胞因子生物学测定法是根据细胞因子特定的生物活性而设计的检测方法。由于各种细胞因子具有不同的活性，因此选择某一细胞因子独特的生物活性，即可对其进行检测。生物活性测定法又可分为以下几类：

1. 细胞增殖法　许多细胞因子具有细胞生长因子活性，特别是白细胞介素，如 IL-2 刺激 T 细胞生长、IL-3 刺激肥大细胞生长、IL-6 刺激浆细胞生长等。利用这一特性，现已筛选出一些对特定细胞因子起反应的细胞，并建立了只依赖于某种因子的细胞系，即依赖细胞株（简称依赖株）。这些依赖株在通常情况下不能存活，只有在加入特定因子后才能增殖。例如 IL-2 依赖株 CTLL 在不含 IL-2 的培养基中很快死亡，而加入 IL-2 后则可在体外长期培养。在一定浓度范围内，细胞增殖与 IL-2 量呈正比，因此通过测定细胞增殖情况（如使用 ^{3}H-TdR 掺入法、MTT 法等）鉴定 IL-2 的含量。除依赖株外，还有一些短期培养的细胞，如胸腺细胞、骨髓细胞、促有丝分裂原刺激后的淋巴母细胞等，均可作为靶细胞来测定某种细胞因子活性。

2. 靶细胞杀伤法　根据某些细胞因子（如 TNF）能在体外杀伤靶细胞而设计的检测方法。通常靶细胞多选择体外长期传代的肿瘤细胞株，利用同位素释放法或染料染色等方法判定细胞的杀伤率。

3. 细胞因子诱导的产物分析法　某些细胞因子可刺激特定细胞产生生物活性物质，如 IL-2、IL-3 诱导骨髓细胞合成胺，IL-6 诱导肝细胞合成 α1-抗糜蛋白酶等。通过测定所诱生的相应产物，可反映细胞因子的活性。

4. 细胞病变抑制法　病毒可造成靶细胞的损伤，干扰素等则可抑制病毒所导致的细胞病变，因此可通过染料染色方法测得存活细胞的相对数量，进而检测这类细胞因子的活性。

二、免疫学测定法

细胞因子均为蛋白或多肽，具有较强的抗原性。随着重组细胞因子的出现，可较方便地获得细胞因子特异性抗血清或单克隆抗体，因此可利用抗原抗体特异性反应的特性，用免疫学技术定量检测细胞因子。常用的方法包括 ELISA、RIA 及免疫印迹法，目前几乎所有常见细胞因子的检测试剂盒均有商品供应。此外还可利用酶标或荧光标记的抗细胞因子单克隆抗体，原位检测细胞因子在细胞内的合成及分布情况，如细胞内染色法和酶联免疫斑点（ELISPOT）技术等。免疫学测定法可直接测定样品中特定细胞因子的含量（用 ng/ml 表示），为大规模检测临床病人血清中细胞因子的含量提供了方便。

三、分子生物学测定法

这是一类利用细胞因子的基因探针检测特定细胞因子基因表达的技术。目前所有公认的细胞因子的基因均已克隆化，故能较容易获得某一细胞因子的 cDNA 探针或根据已知的核苷酸序列人工合成寡聚核苷酸探针。利用基因探针检测细胞因子 mRNA 表达的方法多种多样，常使用斑点杂交、Northern blot、逆转录 PCR，细胞或组织原位杂交等。实验的关键在于制备高质量的核酸探针和获得合格的待测物（提取的 mRNA 样品或细胞/组织标本）。核酸探针是指一段用放射性同位素或其他标记物（如生物素、地高辛等）标记并与目的基因互补的 DNA 片段或单链 DNA、RNA。根据其来源可分为 cDNA 探针、寡核核苷酸探针、基因组基因探针及 DNA 探针等。其中 cDNA 探针和人工合成寡核苷酸探针常用于斑点杂交及 Northern blot，而 RNA 探针因穿透性好更适用于原位杂交。

核酸探针技术的应用已经程序化，以 cDNA 探针为例主要包括：①质粒 DNA 的提取；②靶 DNA 片段的分离；③靶 DNA 片段标记；④待测样品 mRNA 的提取；⑤标记 cDNA 探针对待检样品的杂交；⑥放射自显影或显色分析。近年来出现的 RT-PCR 检测特异性 mRNA 的方法也广泛用于细胞因子研究领域。该法具有灵敏、快速等优点，甚至从 1～10 个细胞中就可检出其中的特异 mRNA。

第五节　免疫学检测与临床

一、免疫学检测的临床价值评价

免疫学检测结果的价值最终取决于临床的有效性。诊断性试验应准确可靠，尽量减少误诊和漏诊。评估一种试验的临床有效性主要取决于两个重要指标，即敏感性和特异性。敏感性（sensitivity）指采用金标准诊断为"有病"的病例中，诊断性试验检测为阳性例数的比例，真阳性例数愈多，则敏感度愈高，漏诊病例数（漏诊率）愈少。特异性（specificity）指采用金标准诊断"无病"的例数中，诊断性试验结果为阴性例数的比例，真阴性例数愈多，则特异度愈高，误诊病例数（误诊率）愈少。选择诊断性试验时应慎重考虑临床对敏感性和特异性的要求。对于疾病筛查应提高敏感度，防止漏诊；对于疾病确诊应注重特异度，防止误诊。

此外，实用性也是评价其临床价值的重要指标。实用性是临床使用环境特性，如价格、侵入性等，好的方法应简便、快速、经济、实用。

在将试验结果用于临床时，实验室和临床医生应该明确：实验室检查只是说明疾病的某个方面，而不能代表疾病和病人的全部。在理解和解释试验结果时，不要把试验方法的灵敏度和特异性误认为是临床诊断的灵敏度和特异性；不要把用标记免疫分析得到的结果误认为是其在体内的生物学活性，也不要把试验的灵敏度、精密度误认为是准确性。

二、疾病的实验室诊断

1. 感染性疾病　人体受病原体感染后，可诱导特异性抗体的产生，检测病原体抗体及其类别对感染性疾病的诊断、病程判断具有重要意义。同时利用免疫技术可对病原菌进行血清学分型，直接检测细菌或病毒特异性抗原，确定病原体的种类。由于机体初次感染病原体，特异性抗体产生需要潜伏期，因此通过检测抗体确定感染情况，存在"临床窗口期"问题，需要引起注意。

2. 免疫缺陷病　抗体、补体含量的测定有助于低丙种球蛋白血症、抗体缺陷、补体缺陷的诊断。免疫细胞的鉴定、计数以及功能试验可助于免疫细胞缺陷的诊断。

3. 自身免疫性疾病　抗核抗体、类风湿因子的检测有助于系统性红斑狼疮、类风湿性关节炎的诊断。通过检测 HLA 分子可探讨 HLA 的基因型别与自身免疫病的相关性，为优生优育提供理论依据。

4. 肿瘤　免疫标记技术能检测体内微量的肿瘤标志物，从而实现肿瘤的早期诊断。常用的标志物有 AFP、CEA、糖类抗原（CA125、CA153）等。检测肿瘤细胞表面的分化抗原有助于淋巴瘤、白血病的诊断和分型。检测细胞免疫功能可以帮助评价肿瘤患者的免疫功能状态，指导临床治疗等。

5. 超敏反应性疾病　血清总 IgE、特异性 IgE、过敏原的检测有助于 Ⅰ 型超敏反应的诊断和治疗；抗血细胞抗体有助于诊断血细胞减少症；循环免疫复合物测定有助于 Ⅲ 型超敏反应的诊断。

6. 内分泌系统疾病　超敏感免疫学技术能检测机体内微量的激素物质，如 T3、T4、TSH 等，这些指标有助于内分泌系统疾病诊断和治疗。

三、免疫学监测

感染性疾病的免疫学监测有助于疾病的转归与预后判定。如 IgM 类抗体检测阳性，说明为初次感染或感染的早期；监测乙型肝炎病毒抗原与抗体的消长有助于乙型肝炎的预后判定。T 淋巴细胞及其亚群的动态观察有助于艾滋病的诊断、病情分析、评价疗效。监测肿瘤标志物的含量可对肿瘤复发做出推测；检测肿瘤患者免疫细胞数量和功能可指导临床治疗和疗效评价。进行组织器官移植的患者，通过监测免疫功能状态可预测移植排斥反应，指导免疫抑制剂的用量。自身免疫性疾病患者，通过检测自身抗体效价的变化，可预测病情的发展、评价治疗效果。

> **案例 24-1 分析讨论：**
>
> 患者可能患有慢性乙型病毒性肝炎。
>
> 临床诊断乙型病毒性肝炎需要检测乙肝病毒（HBV）抗原抗体系统，即检测 HBsAg、HBeAg 及抗 -HBs、抗 -HBe、抗 -HBc，统称"两对半"。因为目前乙型肝炎的病毒学诊断，主要依据血清学方法检测 HBV "两对半"抗原抗体系统。
>
> HBV 抗原抗体检测是 HBV 感染的实验室诊断方法之一，其有助于诊断是否感染 HBV 以及感染的具体情况。
>
> 酶联免疫吸附试验（enzyme-linked immunoadsordent assay，ELISA）是目前临床检测"乙肝二对半"最常用的免疫学技术。该技术的优点主要包括：灵敏度高、特异性强、可量化指标、可大批量检测等。缺点主要包括：实验结果影响因素多、标准品效价容易减低等。

（单　颖）

第二十五章 免疫预防

案例 25-1:   接种失败

　　患者，男，50 岁，于 2008 年 2 月 26 日下午，在石料场帮他人联系购买石料事宜，被 1 条来源不明犬咬伤左手食指，随即到达卫生院进行了伤口冲洗、清创、消毒处理，然后分别于 2 月 26 日，3 月 1 日、5 日、12 日在中心卫生院计划免疫门诊接种延申生物制品有限公司生产的狂犬疫苗各 1 支。3 月 14 日伤者出现全身不适、伤口蚁走感、麻木等前驱症状，3 月 16 日伤者出现烦躁、恐水、怕风等狂躁症状而入住县人民医院，诊断：狂犬病。住院当日上午 10:30 时患者死于病房。

问题:
　　1. 接种狂犬疫苗属于哪种免疫预防？
　　2. 分析该案例免疫接种失败的可能原因。
　　3. 为了尽可能避免这种情况，应该采取哪些措施？

第一节　概　　述

　　免疫预防（immunoprophylaxis）是指通过人工输入抗原物质刺激机体发生免疫应答从而产生免疫应答物质，或者直接输入机体免疫应答物质，从而特异性地清除致病物质从而达到预防疾病的目的。人类应用免疫预防的原理成功的预防了很多传染性的疾病，在人类与传染性疾病的斗争中发挥了重要的作用，使很多烈性的传染病比如天花等，得以消除或被有效地控制。目前，免疫预防已经成功扩大到传染病以外的范畴，疫苗的应用以及内涵也进一步扩大。

　　机体获得特异性免疫的方式主要有两种：自然免疫，机体通过感染病原体之后获得的特异性免疫，也包括胎儿或新生儿从母体获得抗体，或者通过乳汁获取抗体；人工免疫，即免疫预防，指通过人工方法，将疫苗、类毒素等抗原物质或者含特异性抗体的免疫血清或其他的细胞免疫制剂接种到人体，从而增强机体免疫能力。

　　人工免疫主要分成两类：人工主动免疫，将类毒素、疫苗等抗原物质接种至机体，诱导机体发生免疫应答，产生抗体或者效应性淋巴细胞，从而预防疾病；人工被动免疫，给人体输入含有特异性抗体的免疫血清或者细胞因子制剂，从而使宿主能够迅速获得特异性免疫力，从而达到治疗或者紧急预防疾病的目的。二者区别见表 25-1。

表 25-1　人工主动免疫与人工被动免疫的比较

	人工主动免疫	人工被动免疫
免疫物质	抗原	抗体或者细胞因子等
免疫力产生时间	较慢，2～4 周	快，立即生效
免疫力维持时间	较长，数月至数年	短，2～3 周
主要用途	预防、治疗	治疗、紧急预防
常用制剂	疫苗、类毒素	抗毒素、胎盘球蛋白、CK、McAb

第二节　人工主动免疫

　　人工主动免疫是给予机体抗原性物质，刺激机体产生特异性免疫应答，免疫力由自身免疫系统产生，所以出现时间短，但维持时间长。用于人工主动免疫的接种物质称为生物制品，其中疫苗最重要，包括菌苗、瘤苗和类毒素等。理想的疫苗标准是：①安全，接种机体后无致病性或者接种后无副作用；②有效，疫苗有较强的免疫原性，接种机体可以产生正确的免疫应答类型，发挥有效的免疫保护作用；③实用，是指制备的疫苗容易保存、运输并且价格低廉，接种方式可被不同人群所接受。疫苗的种类很多，可以根据研制特点分成传统型的疫苗和基因工程疫苗；可以根据疫苗成分分为灭活疫苗、减毒活疫苗、类毒素、亚单位疫苗、合成肽疫苗、多糖交联疫苗等；根据预防疾病的种类可分为：单一疫苗和联合疫苗等。

一、传统疫苗

（一）灭活疫苗（死疫苗）

灭活疫苗（inactivated vaccine）是选用免疫原性强的病原体，经人工大量培养后，用理化方法灭活制成又称死疫苗。死疫苗主要诱导特异抗体的产生，为维持血清抗体水平，常需多次接种。注射局部和全身的反应较重。由于灭活的病原体不能进入宿主细胞内增殖，难以通过内源性抗原加工提呈，诱导出 CD8$^+$ 的 CTL，故细胞免疫弱，免疫效果有一定局限性。而且有的疫苗可能有传播疾病的危险，比如口蹄疫病毒的灭活疫苗可能造成口蹄疫的传播，原因可能是灭活的口蹄疫疫苗存在活性的病毒核酸。但是灭活疫苗的优点是易于制备、较稳定、易于保存和运输。目前应用的灭活疫苗有伤寒、鼠疫、霍乱、钩端螺旋体、狂犬病毒、流感病毒、乙脑病毒等。

（二）减毒活疫苗

减毒活疫苗（attenuated vaccine）是用减毒或无毒力的活病原微生物制备而成。传统的制备方法是将病原体在培养基或动物细胞中反复传代，使其降低毒力或失去毒力，但保留免疫原性。例如，用脊髓灰质炎病毒在猴肾细胞中反复传代后制成活疫苗，用牛型结核杆菌在人工培养基上多次传代后制成卡介苗。活疫苗接种类似隐性感染或轻症感染，减毒病原体在体内有一定的生长繁殖能力，一般只需接种一次。多数活疫苗的免疫效果良好、持久，除诱导机体产生体液免疫外，还可产生细胞免疫，经自然感染途径接种还产生黏膜局部免疫。其不足之处是疫苗可能在体内有回复突变的危险，但其在实践中十分罕见。而且不易保存和运输。免疫缺陷者和孕妇一般不宜接种减毒活疫苗。目前已经应用的减毒活疫苗有脊髓灰质炎、天花、卡介苗、风疹、腮腺炎、麻疹、水痘等。死疫苗和活疫苗的比较见表 25-2。

表 25-2　灭活疫苗和减毒活疫苗的比较

区别点	灭活疫苗	减毒活疫苗
制剂特点	死、强毒株	活、弱毒或无毒
接种剂量及次数	较多，2～3 次	较少，1 次
副作用	较大	较小
保存及有效期	易保存，有效期约为 1 年	不易保存，4℃冰箱保存数周
免疫效果	较差，维持 6 个月～2 年	较好，维持 3～5 年或更长

（三）类毒素

类毒素（toxoid）是用细菌的外毒素经 0.3%～0.4% 甲醛处理制成。其虽已失去外毒素的毒性，但保留免疫原性，接种后能诱导机体产生抗毒素。常用的类毒素有白喉类毒素和破伤风类毒素。类毒素可以与死疫苗混合制成联合疫苗，（比如白喉 - 百日咳 - 破伤风三联疫苗）。将白喉和破伤风类毒素接种动物后可得到抗毒素血清，如抗破伤风毒素血清以及抗白喉毒素血清，经过纯化之后，精制成抗体，可以用于紧急预防以及治疗相关疾病。

二、新型疫苗

1. 亚单位疫苗（subunit vaccine）　将病原体中的与诱导保护性免疫无关的或者有害的组分给去掉，仅应用有效的免疫原成分制备的疫苗为亚单位疫苗。比如用霍乱弧菌 B 亚单位制备的霍乱弧菌 B 亚单位疫苗、提取百日咳杆菌的丝状血凝素（FHA）等保护性抗原成分制成无细胞百日咳疫苗、用乙型肝炎病毒表面抗原制备的乙肝亚单位疫苗、用脑膜炎球菌多糖制备的脑膜炎球菌亚单位疫苗。亚单位疫苗免疫效果好、安全性高、不良反应小。

2. 结合疫苗（conjugate vaccine）　是将细菌荚膜多糖物或脂多糖与蛋白载体交联，使之成为 TD-Ag。TI 抗原不需要 T 细胞辅助，直接激活 B 细胞产生 IgM 类的抗体，但不能形成记忆性细胞，因此不能有效诱导机体产生再次免疫应答，因此这类抗原的免疫效果差。细菌的脂多糖和荚膜多糖是重要的致病物质，二者均属于 TI 抗原。因此，可以将 TI 抗原与蛋白质偶联形成 TD 抗原，即能产生免疫球蛋白的类别转换以及记忆性细胞，明显增强其免疫效果。常用的载体蛋白有破伤风类毒素、白喉毒素无毒变异蛋白（CRM197）等。目前已经批准使用的结合疫苗有脑膜炎奈瑟菌疫苗、肺炎球菌疫苗以及 B 型流感杆菌疫苗。

3. 合成肽疫苗（synthetic peptide vaccine） 合成肽疫苗又称抗原肽疫苗，是依据有效免疫原的氨基酸序列，设计以及合成的免疫原性多肽，目的以最小的免疫原性肽来激发机体产生最有效的特异性免疫应答。同一种蛋白质抗原的不同位置上有不同免疫细胞识别的表位，如果合成的多肽上既有 B 细胞识别的表位，又有 T 细胞识别的表位，它就能诱导特异性体液免疫和细胞免疫。由于人工合成的抗原肽分子量小，其免疫原性弱，因此需要加入载体或者佐剂。合成肽疫苗的优点是可以针对多个抗原表位进行合理组合，一旦合成即可大量生产，无需培养微生物，也没有回复突变风险。

4. 基因工程疫苗（genetic engineering vaccine） 基因工程疫苗是借助基因工程技术制备的疫苗，可诱导保护性免疫，且不含有感染性物质。

（1）重组抗原疫苗：重组抗原疫苗（recombinant antigen vaccine）是利用 DNA 重组技术制备的只含保护性抗原的纯化疫苗。首先将编码抗原的基因进行克隆，然后将基因与载体（病毒或者质粒）重组，导入宿主细胞进行表达，分泌保护性抗原肽，纯化抗原肽，为提高免疫原性，加入佐剂即制备成功。由于重组抗原疫苗不含致病因子，因此安全有效，成本低廉。已获批使用的有重组乙型肝炎表面抗原、莱姆病疫苗等。

（2）重组载体疫苗：重组载体疫苗（recombinant vector vaccine）又称重组减毒活疫苗，是将编码病原体有效免疫原的基因插入载体（减毒的病毒或细菌疫苗株）基因组中，接种后，随疫苗株在体内的增殖，大量所需的抗原得以表达。载体无毒或减毒，因此其安全可靠，可以构建出针对多个免疫原的多价疫苗；而且可以循载体的感染途径进入机体。目前已经将编码乙型肝炎病毒、麻疹病毒的免疫原基因插入痘病毒，或将痢疾杆菌的编码基因插入脊髓灰质炎病毒载体中。

（3）DNA 疫苗：DNA 疫苗（DNA vaccine）又称核酸疫苗或基因疫苗，是用编码病原体有效免疫原的基因与细菌质粒构建的重组体，直接免疫机体，重组质粒转染宿主细胞，使其表达保护性抗原，从而诱导机体产生特异性免疫的疫苗。DNA 疫苗可以在体内持续表达，可诱导机体产生体液免疫和细胞免疫，维持时间长，是疫苗的发展方向之一。目前正在研制的有乙型肝炎病毒、HIV、流感病毒等 DNA 疫苗。

（4）转基因植物疫苗：转基因植物疫苗（transgenic plant vaccine）借助转基因技术将编码某一抗原的基因导入植物细胞中，借助植物的生长使其表达，食用含有该抗原的转基因植物，激发肠道免疫系统从而获得免疫力。常用的植物有番茄、马铃薯和香蕉等。转基因植物疫苗具有接种不需注射、无痛苦、接种方便、价格低廉，并且易于保存运输等特点。植物生成的疫苗，没有动物病原的污染，避免了可能的感染。目前已经用于研究的病原基因主要有乙型肝炎病毒的表面抗原、霍乱弧菌肠毒素 B 亚单位基因、狂犬病毒的表面糖蛋白、轮状病毒的衣壳蛋白、牛瘟病毒的血凝素抗原等。但其存在抗原在植物中普遍表达量不高，口服容易被破坏等缺点。

三、计划免疫

计划免疫（planed immunization）是根据某些传染病的发生规律、疫情监测和人群免疫状况分析，按照规定的免疫程序将有关疫苗有计划地进行人群预防接种，提高人群免疫水平，从而控制以及最终消灭相应传染病而采取的重要措施。免疫程序的制定和实施是计划免疫工作的重要内容。

我国儿童计划免疫常用的疫苗有卡介苗、百白破疫苗、脊髓灰质炎疫苗、乙肝疫苗和麻疹活疫苗。2007 年国家扩大了计划免疫提供的疫苗种类，在原有的"五苗七病"基础上增加到 15 种传染病，新增了甲型肝炎疫苗、乙脑疫苗、风疹疫苗、流脑多糖疫苗、腮腺炎疫苗、钩体病疫苗、流行性出血热疫苗和炭疽疫苗等。目前我国计划免疫接种程序见表 25-3。另外，根据流行性出血热流行趋势，在重点地区对重点人群进行流行性出血热疫苗接种；发生炭疽、钩端螺旋体疫情或发生洪涝灾害时可能导致钩端螺旋体病暴发流行时，对重点人群进行炭疽疫苗以及钩体疫苗进行应急接种。

表 25-3　我国计划免疫接种程序

疫苗	接种对象月（年）龄	接种剂次及间隔时间
乙肝疫苗	0、1、6 月龄	共 3 剂次，出生后 24 小时内接种第 1 剂次，第 1、2 剂次间隔≥28 天
卡介苗	出生时	1 剂次
脊灰疫苗	2、3、4 月龄，4 周岁	共 4 剂次，第 1、2、3 剂次间隔均≥28 天
百白破疫苗	3、4、5 月龄，18～24 月龄	共 4 剂次，第 1、2、3 剂次间隔均≥28 天
白破疫苗	6 周岁	1 剂次
麻疹疫苗	8 月龄	1 剂次
麻腮风疫苗	18～24 月龄	1 剂次
乙脑减毒活疫苗	8 月龄，2 周岁	共 2 剂次
A 群流脑疫苗	6～18 月龄	共 2 剂次，第 1、2 剂次间隔 3 个月
A+C 流脑疫苗	3 周岁，6 周岁	共 2 剂次，剂次间隔≥3 年；第 1 剂次与 A 群流脑疫苗第 2 剂次间隔≥12 个月
甲肝减毒活疫苗	18 月龄	1 剂次
出血热疫苗	16～60 周岁	共 3 剂次，接种第 1 剂次后 14 天接种第 2 剂次，第 3 剂次在第 1 剂次接种后 6 个月接种
炭疽疫苗	炭疽疫情发生时，病例或病畜间接接触者及疫点周围高危人群	1 剂次，病例或者病畜的直接接触者不能接种
钩体疫苗	流行地区可能接触疫水的 7～60 岁高危人群	共 2 剂次，接种第 1 剂次后 7～10 天接种第 2 剂次
乙脑灭活疫苗	8 月龄（2 剂次），2 周岁，6 周岁	共 4 剂次，第 1、2 剂次间隔 7～10 天
甲肝灭活疫苗	18 月龄，24～30 月龄	共 2 剂次，间隔≥6 个月

第三节　人工被动免疫

人工被动免疫（artificial passive immunization）是人工给机体注入含有特异性抗体的免疫血清或者细胞因子等生物制剂，以治疗或者紧急预防传染性疾病的措施。机体被动地接受效应分子，因此效应分子进入机体立刻产生作用，但这些活性分子不是自身机体产生的，所以维持时间短，通常可维持 2～3 周。常用的人工被动免疫制剂包括抗毒素与抗血清、免疫球蛋白制剂、细胞因子以及单克隆抗体等。

1. 抗血清与抗毒素　抗血清即免疫血清，是细菌或病毒感染机体后针对某一特异免疫原产生的抗体的血清，是抗毒素、抗细菌、抗病毒血清的总称。凡是细菌、病毒本身免疫或其他大动物比如马等产生的血清叫抗病毒或抗菌血清，主要用于紧急预防或治疗细菌或病毒感染，也可用于免疫诊断。抗毒素（antitoxin）是细菌外毒素或类毒素免疫动物形成的免疫血清，具有中和外毒素毒性的作用。常用抗毒素有破伤风及白喉抗毒素等。一般选择免疫健康马匹，待马体内产生高效价抗毒素后，取血分离血清，提纯免疫球蛋白制成。抗毒素和抗血清都是接种马等异种动物获得，对人而言属于异种蛋白，所以使用时需要皮试，以预防超敏反应的发生。

2. 人免疫球蛋白制剂　人免疫球蛋白制剂是从大量混合血浆或胎盘血中分离制成的免疫球蛋白浓缩剂，如抗乙型肝炎病毒免疫球蛋白。该制剂中所含的抗体即人群中含有的抗体，因不同地区和人群的免疫状况不同，而不尽相同。临床上常用的是人丙种球蛋白，可以用于甲型肝炎、麻疹、丙型肝炎以及脊髓灰质炎等疾病的紧急预防。特异性免疫球蛋白则是针对某种抗原制成的含有高效价抗体的血浆制品，有些可用于特定病原微生物感染的预防，如乙型肝炎免疫球蛋白；有些可以用于新生儿溶血病，比如抗 Rh 免疫球蛋白。

3. 细胞因子制剂　细胞因子制剂是近年来研制的新型免疫治疗剂，主要有 IFN-γ、IFN-α、G-CSF、GM-CSF 和 IL-2 等等，可望成为治疗肿瘤、艾滋病等的有效手段。

4. 单克隆抗体　免疫细胞表面的一些分子在免疫应中发挥重要作用，如 CD3 分子是组成 T 细胞识别抗原的复合体，CD4 分子在 T 细胞活化中发挥重要作用。采用抗 CD3、CD4 单克隆抗体可以预防某些移植排斥反应以及某些类风湿关节炎等疾病。采用抗细胞因子单克隆抗体，可以中和体液中相应的细胞因子，减轻炎症反应，用于预防类风湿关节炎等慢性炎症性疾病。PD-1 和 PD-L1 分别是人体免疫细胞 T 细胞和肿瘤细胞表面的分子，PD-1 和 PD-L1 结合会抑制 T 细胞杀伤肿瘤细胞的活性，使 T 细胞进入"休眠状态"；针对 PD-1 或 PD-L1 设计的抗 PD-1 或者抗 PD-L1 抗体会阻止 PD-1 和 PD-L1 的识别过程，使睡眠中的 T 细胞唤醒，部分恢复其细胞功能，从而使 T 细胞可以识别和杀伤肿瘤细胞。

附：疫苗的扩展

随着科学的发展和进步，疫苗的发展和应用已经不仅仅限于传染病领域，已扩展到许多非传染病领域。比如抗肿瘤、计划生育以及抑制免疫病理损伤等。疫苗不再是单纯的预防制剂，通过调整机体的免疫功能，而且可能成为很有前途的免疫治疗剂。

1. 抗感染　通过疫苗的免疫接种，全球已经消灭了天花，世界多数国家已经消灭了脊髓灰质炎，麻疹和白喉等疾病的发病率大幅度下降。但一些新现或者重现的传染病仍然在威胁人类健康，抗感染仍然是疫苗目前以及未来的首要任务。还有一些传染病仍缺乏有效的疫苗，如伤寒、痢疾、疟疾等，新的传染病也在不断出现，如艾滋病和 SARS 等。

2. 抗肿瘤　一些肿瘤的发生是与病毒感染密切相关的，可以用病毒的疫苗作为肿瘤疫苗。比如，EB 病毒疫苗可预防鼻咽癌、人乳头瘤病毒疫苗可预防宫颈癌。与病毒感染无关的肿瘤疫苗属于治疗性疫苗。这类肿瘤疫苗已经发展到第二代了。第一代肿瘤疫苗是用整个肿瘤组织或者肿瘤细胞的提取液中加入非特异性佐剂制成；第二代肿瘤疫苗包括基因修饰的肿瘤疫苗、重组的肿瘤抗原、DC 疫苗、肿瘤 DNA 疫苗等。第二代疫苗具有产生特异性反应以及毒性小的特点。

3. 计划生育　避孕疫苗也是近年来活跃的研究领域，是人类节育手段的一次革命，它比其他方法都更安全、更容易使用。目前正在研制中的三类疫苗均有一定的抗生育效果。第一类：抗人类绒毛膜促性腺激素（HCG）疫苗，人类绒毛膜促性腺激素是维持早期妊娠的激素，用 HCG 免疫人体，产生的抗 HCG 可切断黄体营养而终止妊娠。第二类：抗精子疫苗，用精子表面的酶或膜抗原制成精子表面抗原疫苗，可诱导机体产生抗精子抗体而抑制精子活性。第三类：抗透明带疫苗，用卵子透明带表面的一种糖蛋白 -ZP3 制备的疫苗，可以阻止精卵结合，达到避孕的目的。

4. 防止免疫病理损伤　某些慢性感染导致的免疫病理损伤与免疫应答的类型有关，通过调整免疫功能有可能防止或减轻病理损伤。使用人工合成的变应原肽段可特异性封闭 IgE，阻止肥大细胞脱颗粒，防止 I 型超敏反应的发生。细胞因子疫苗是近年来发展的新型的细胞因子阻断或者拮抗法，针对 TNF-α、IL-17、IL-13 等细胞因子的疫苗正在研制中，为慢性炎症性疾病、自身免疫性疾病、肿瘤等疾病的防治提供了广阔的前景。某些慢性感染的发生与免疫应答的类型也有关，通过调整免疫应答类型，可减轻免疫病理损害。如血吸虫感染以 Th2 应答为主，常伴有肝脏纤维化和结节形成。联合使用虫卵抗原和 IL-2 可诱导 Th1 应答，减轻肝脏损伤。

案例 25-1 分析讨论：

接种狂犬疫苗以后或正在接种狂犬疫苗没有产生中和抗体而出现免疫失败。

可能原因①自动免疫失败：疫苗全程接种人体后，一般在 7～14 天产生中和抗体，并至少维持 1 年。然而，上述病例潜伏期较短，在没有完成全程接种之前而发病；②个体差异：个体对疫苗（狂犬疫苗）不产生免疫应答反应，或免疫应答很弱，如免疫缺陷病患者；③没有及时地进行被动免疫（注射人狂犬病免疫球蛋白或抗狂犬病血清）；④疫苗质量欠佳：狂犬疫苗系减毒活疫苗，需要在 2～8℃条件下贮藏和运输，否则，疫苗质量将会受到影响。

加强狂犬病预防工作，对允许饲养的观赏犬、警犬、实验犬注册登记，注射兽用狂犬疫苗。被可疑犬只咬伤，应立即清创消毒，注射狂犬疫苗，头部及手（指）臂或其他部位咬伤严重者建议严格按照咬伤局部处理、抗血清应用与疫苗免疫三者并重原则，同时可加用干扰素，甚至白细胞介素 -2 可望获得更好的保护效果。

（张小梅）

第二十六章 免疫治疗

　　免疫治疗（immunotherapy）是指利用免疫学原理，针对疾病发生的机制，利用物理、化学或生物学手段，人为地干预或调整机体的免疫功能，达到治疗目的所采取的措施。免疫治疗的基本策略是从分子、细胞和整体水平干预或调整机体的免疫功能。

第一节　概　　述

　　免疫治疗根据其不同的原理和分类方式，可将免疫治疗分为不同的种类。根据对机体免疫应答的影响，将免疫治疗分为免疫增强疗法和免疫抑制疗法；根据治疗特异性，将免疫治疗分为特异性免疫治疗和非特异性免疫治疗；根据治疗所用制剂的特点，可将免疫治疗分为主动免疫治疗和被动免疫治疗等几类，但各类之间又有交叉。随着近年生物技术日新月异的发展，重组细胞因子、免疫细胞的临床应用，丰富了免疫治疗新的内涵，这些进展更新了传统免疫治疗的概念。免疫治疗的分类见表26-1。

表 26-1　免疫治疗的分类

名称	用途或特点
免疫增强疗法	感染、肿瘤、免疫缺陷病的治疗
免疫抑制治疗	抑制排斥、自身免疫病、超敏反应、炎症的治疗
主动免疫治疗	人为提供具免疫原性的制剂，使机体主动产生特异免疫力
被动免疫治疗	人为提供免疫应答的效应物质，直接发挥免疫效应
特异性免疫治疗	调整机体免疫功能所用制剂的作用具有抗原特异性
非特异性免疫治疗	调整机体免疫功能所用制剂的作用没有抗原特异性

一、免疫增强疗法

　　免疫增强疗法是用生物制剂或免疫细胞作用于机体，以达到恢复机体正常免疫功能的方法。此疗法主要用于治疗感染、免疫缺陷病、肿瘤等免疫功能低下的疾病。免疫增强疗法包括非特异性免疫增强剂、疫苗的应用、抗体或淋巴细胞的过继免疫疗法和细胞因子疗法等。

二、免疫抑制治疗

免疫抑制治疗是用生物制剂或免疫细胞作用于机体，达到抑制免疫功能亢进性疾病，以恢复机体正常免疫功能的方法。其主要用于治疗超敏反应性疾病、自身免疫病、移植排斥、炎症等免疫功能亢进性疾病。免疫抑制治疗包括非特异性免疫抑制剂、淋巴细胞及其表面分子的抗体、诱导免疫耐受的疫苗应用等。

三、主动免疫治疗

主动免疫治疗（active immunotherapy）是给免疫应答健全的机体输入抗原性物质，激活机体的免疫应答，使机体自身产生抵抗疾病的能力。如卡介苗、破伤风类毒素、狂犬疫苗和肿瘤疫苗的应用等均属主动免疫治疗。肿瘤的主动免疫治疗是给机体输入具有抗原性的肿瘤疫苗，使机体产生特异性抗肿瘤免疫，以达到治疗肿瘤、预防肿瘤转移及复发的目的。肿瘤疫苗有以下四类（图 26-1）。

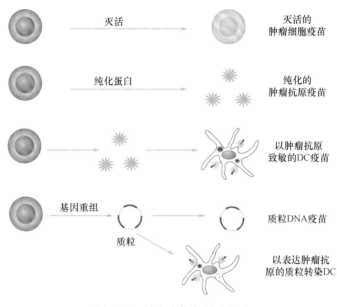

图 26-1　肿瘤疫苗类型示意图

四、被动免疫治疗

被动免疫治疗（passive immunotherapy）是将对疾病有免疫力的供者的免疫应答产物转移给受者，或自体免疫细胞经体外处理后回输自身，以治疗疾病，故该疗法又称细胞过继免疫治疗（adoptive cellular immunotherapy）。被动免疫治疗包括抗体、小分子免疫肽（如胸腺肽、转移因子）、免疫细胞等的应用。

五、特异性免疫治疗

1. 接种疫苗　在一定条件下用抗原对机体进行免疫，使机体对该特定的抗原刺激产生特异性的免疫应答或免疫耐受，达到治疗疾病的目的。例如临床以肿瘤疫苗诱导特异性抗肿瘤免疫应答，该疗法的特点是见效慢，但维持时间长。

2. 应用特异性免疫应答产物　直接给机体输入抗体或淋巴细胞等特异性应答产物，使机体立即获得针对某一抗原的应答或耐受，该疗法的特点是见效快，但维持时间短。

3. 利用单克隆抗体　利用抗体特异反应的原理，在体内特异性地去除某一类免疫细胞亚群，如抗 CD4 单克隆抗体去除 $CD4^+$ T 细胞，以抑制机体的免疫功能；或进行靶向性治疗，如肿瘤的靶向性治疗，以提高疗效、降低毒副作用。

六、非特异性免疫治疗

非特异性免疫治疗范围较广，包括非特异性免疫增强剂或免疫抑制剂的应用。其特点是作用没有特异性，而且对机体的免疫功能可呈现广泛增强或抑制作用，容易导致不良反应。

第二节　免疫分子水平的治疗

免疫分子治疗指给机体输入分子制剂，以调节机体的免疫应答，例如使用抗体、细胞因子以及微生物制剂等。

一、抗体为基础的治疗

抗体是体液免疫应答的效应产物，具有中和毒素、介导溶解靶细胞、中和炎症因子活性和作为靶性载体等多种生物学活性效应，是进行被动免疫的主要生物制剂。目前临床采用的治疗性抗体主要包括多克隆抗体、单克隆抗体和基因工程抗体。

（一）多克隆抗体

多克隆抗体即免疫血清（immune serum），是用传统方法将抗原免疫动物制备的血清制剂。目前临床常采用的免疫血清主要包括下列五类。

1. 抗毒素　抗毒素是用细菌类毒素对马进行多次免疫后取得的免疫血清，内含针对外毒素的抗体，对相应外毒素有中和作用，故称抗毒素。抗毒素主要用于治疗和紧急预防外毒素所致的疾病。常用的抗毒素有破伤风抗毒素、白喉抗毒素、肉毒抗毒素和气性坏疽多价抗毒素等。

2. 人丙种球蛋白　人丙种球蛋白包括胎盘丙种球蛋白（placental gamma globulin）和血浆丙种球蛋白（plasma gamma globulin）两种。他们分别由健康产妇胎盘血（主要含 IgG）和正常人血清中提取（主要含 IgG、IgM）。由于多数成年人已隐性或显性感染过麻疹、脊髓灰质炎和甲型肝炎等传染病，血清中含有相应的抗体，因此这些制剂主要用于上述疾病的紧急预防，以及用于丙种球蛋白缺乏症的治疗。

3. 人特异性免疫球蛋白　其来源于恢复期病人、含高效价特异性抗体的供血者及接受类毒素疫苗免疫者的血浆。其具有高效价的特异性抗体、治疗效果好、在受体内存留时间长、超敏反应发生率低等优点。人特异性免疫球蛋白可用于对动物免疫血清过敏的机体和使用丙种球蛋白疗效不佳的患者。

4. 抗病毒免疫血清　其是由病毒免疫产生的血清，如抗麻疹免疫血清、抗乙型脑炎免疫血清、抗狂犬病免疫血清等均有显著的预防作用，但由于它们不能进入感染细胞内杀灭病毒，仅限于在感染细胞外的体液中发挥作用。2003 年 SARS 流行期间，有人尝试以 SARS 患者恢复期血清治疗 SARS 患者，取得一定疗效。

5. 抗 T 淋巴细胞丙种球蛋白　抗 T 淋巴细胞丙种球蛋白（anti-T lymphocyte gamma globulin）是用 T 淋巴细胞免疫动物制备的免疫血清，经纯化制成的免疫球蛋白，应用时将其注入人体，在补体的参与下使 T 细胞溶解破坏。临床上常用于器官移植受者，阻止移植排斥反应的发生，延长移植物的存活时间，也可用于治疗系统性红斑狼疮和类风湿性关节炎等自身免疫病。

（二）单克隆抗体

单克隆抗体和多克隆抗体相比，前者具有结构均一、纯度高、特异性强、效价高、血清交叉反应少或无、制备成本低等优点。单克隆抗体在临床的应用，已从体外实验诊断发展到体内影像诊断和治疗。目前在免疫学治疗中具有重要作用的单克隆抗体主要有三类。

1. 抗细胞表面分子的单抗　该类单抗在体内能识别和结合表达特定膜表面分子的细胞，在补体参与下导致靶细胞溶解破坏。例如，抗 CD3 单抗可选择性破坏 T 细胞，临床已用于心、肝、肾移植时发生的急性排斥反应；在骨髓移植时还用于消除骨髓中的成熟 T 细胞，防止移植物抗宿主病的发生；抗人 CD20 单抗治疗恶性 B 细胞淋巴瘤；近年来，应用针对免疫细胞检测重点（immune checkpoint）分子 PD-1、CTL-4 的单抗，阻断它们对免疫应答的抑制效应，已成为有效的抗肿瘤免疫治疗手段，在晚期黑色素瘤、非小细胞肺癌、头颈鳞状细胞癌等实体瘤治疗方面取得了显著的疗效。

2. 抗细胞因子的单抗　IL-1 和 TNF-α 是重要的炎症介质，在类风湿性关节炎等炎性疾病的发生和发展中起重要作用。因此抗 IL-1 或抗 TNF-α 单抗能中和相应细胞因子的活性，从而减轻炎症反应。

3. 抗体靶向治疗　抗体靶向治疗以肿瘤特异性单抗为载体，将化疗药物、毒素、放射性核素、酪氨酸激酶抑制剂等细胞毒性物质靶向携带至肿瘤病灶局部，特异性杀伤肿瘤细胞，而对正常细胞的损伤较轻。目前常用的化疗药物有卡利奇霉素（calicheamicin）、格尔德霉素（geldanamycin）；常用的毒素包括植物毒素（蓖麻毒素、相思子毒素、苦瓜毒素等）和细菌毒素（白喉毒素、绿脓杆菌外毒素等），通常将单抗与毒素的结合物称为免疫毒素；常用的放射性核素有 ^{90}Y、^{131}I、^{177}u 等。单抗交联物导向治疗方法在动物实验中取得了较好疗效。抗体导向药物在临床 B 细胞性非霍奇金淋巴瘤和急性髓样白血病的治疗中已得到应用，并取得一定疗效，见表 26-2。

但由于目前人类肿瘤特异性抗原发现的数目极少，以及所用的单抗多为鼠源单抗，应用人体后，人体会引起较强免疫应答，并可能发生超敏反应等一系列问题，限制了它的临床应用和疗效提高。为了解决上述问题，人们通过基因工程的方法制备免疫原性低、特异性高、穿透力强的基因工程抗体，为抗体导向药物治疗的进一步发展奠定了基础。

表 26-2　美国 FDA 已批准生产和临床使用的单克隆抗体（截至 2012 年）

治疗抗体名称（商品名）	适应证
1. 肿瘤	
抗 CD20（RituXan，Zevalin，Bexxer）	非霍奇金淋巴瘤
抗 HER2/CD340（Herceptin）	转移性乳腺癌
抗 CD33（Gemtuzumab）	急性髓样细胞白血病
抗 CD52（Campath）	B 细胞白血病、T 细胞白血病、T 细胞淋巴瘤
抗 EGFR（Erbitux，Panitumumab）	转移性结肠直肠癌和头颈部肿瘤
抗 VEGF（Avastin）	转移性结肠直肠癌
抗 RANKL（Prolia）	骨质损伤的肿瘤患者
抗 PD-1（Keytruda，Opdivo）	黑色素瘤、非小细胞肺癌、头颈部肿瘤、霍奇金淋巴瘤、膀胱癌等
2. 急性排斥反应	
抗 CD3（Muromonab）	肾移植后急性排斥反应
抗 CD25（Zanapax，Simulect）	肾移植后急性排斥反应
3. 自身免疫病和超敏反应	
抗 CD20（Rituxan）	类风湿性关节炎
抗 TNF-α（Remicade，Humira）	Crohn 病、类风湿性关节炎、银屑病关节炎、溃疡性结肠炎、强直性脊椎炎
抗 IgE（Xolair）	持续性哮喘
抗 CD11a（Raptiva）	斑状牛皮癣
抗 a4 整合素（Tysabri）	多发性硬化症
抗 VEGF（Lucentis）	老年性黄斑变性
4. 其他	
抗 IgG1（OncoScint）	检测结直肠腺癌和卵巢上皮细胞癌、诊断乳腺癌、小细胞肺癌、胰腺癌
抗 PSMA（ProstaScint）	评估疑有复发的前列腺癌患者及用于患者的分期
抗 CD15（NeutroSpec）	用于阑尾炎疑似患者的鉴别诊断
抗 gp Ⅱ b/ Ⅲ a（Abciximab）	预防冠状动脉血管成形术中发生血栓
抗呼吸道合胞病毒（Palivizumab）	预防儿童在高危期呼吸道合胞病毒感染

（三）基因工程抗体

基因工程抗体又称重组抗体，是采用 DNA 重组和蛋白质工程技术，用人抗体的部分氨基酸序列代替某些鼠源性抗体的氨基酸序列，经修饰、重新组装成的新型抗体分子。基因工程抗体既保留了抗体的特异性和主要生物学活性，又除去或减少无关的结构，使免疫原性大大降低，且增强了对各种水解酶的抵抗能力。随着各种基因工程抗体技术的日趋成熟，以抗体为基础的免疫治疗在肿瘤、移植排斥反应、自身免疫病、炎症性疾病等的治疗将显示出更广阔的应用前景。目前已成功构建的基因工程抗体有如下几类。

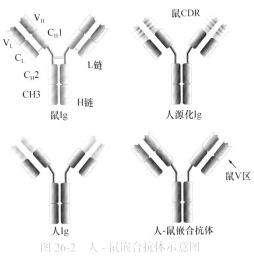

图 26-2　人 - 鼠嵌合抗体示意图

1. 嵌合抗体（chimeric antibody）　嵌合抗体为用 DNA 重组技术，将鼠源性抗体的可变区与人抗体的恒定区融合而成的抗体。其原理是根据需要克隆人抗体的恒定区基因，将小鼠可变区基因与人恒定区基因连接成嵌合基因插入载体，然后在真核细胞或原核细胞表达嵌合抗体（图 26-2）。

这种人 - 鼠嵌合抗体既可减轻鼠源性抗体诱发的免疫应答反应，减少由此所产生的免疫原性，又保留了鼠源性抗体的特异性和亲和力；同时还可对抗体的不同亚类进行转换，产生相同的特异性，但可介导不同效应的抗体分子。

2. 人源化抗体（humanized antibody）　将鼠源性抗体 V 区中的 CDR 序列移植到人抗体 V 区框架中，产生的抗体又称为 CDR 移植抗体（CDR-grafted antibody），即人源化抗体（图 26-3）。CDR 是抗体识别抗原的区域，直接介导抗体与抗原的结合。人源化抗体分子中的鼠源性成分很少，其免疫原性比嵌合抗体显著减弱。

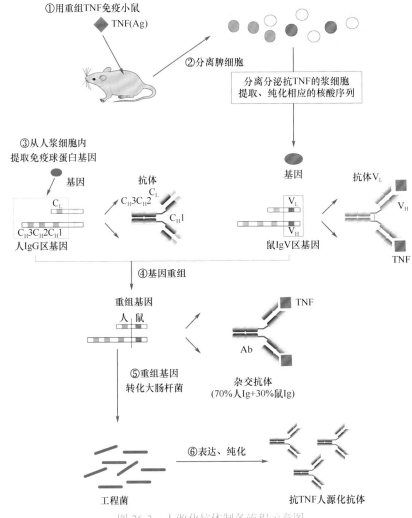

图 26-3　人源化抗体制备流程示意图

3. 完全人源抗体　通过基因转染、基因缺失及杂交等一系列技术，将小鼠免疫球蛋白基因敲除，以人免疫球蛋白编码基因置换之，以抗原刺激后，在小鼠体内产生的抗体与人体内产生的抗体相同，再经杂交瘤技术，产生大量完全人源抗体（图 26-4）。

目前已进行改造、构建的基因工程抗体除以上介绍的三种外，还有小分子抗体、双功能抗体（又称双特异性抗体）、胞内抗体和噬菌体抗体等。

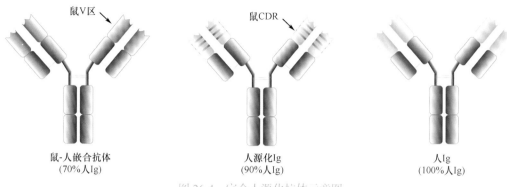

图 26-4　完全人源化抗体示意图

二、抗原为基础的治疗

针对机体异常的免疫状态，人工给予抗原（治疗性疫苗）以增强免疫应答或诱导免疫耐受，达到治疗疾病的目的，称为以抗原为基础的免疫治疗。通常以增强机体对抗原的免疫应答，治疗感染及肿瘤等疾病；或以诱导免疫耐受，治疗自身免疫病、超敏反应性疾病及防止移植排斥反应等。

（一）抗原以表位的形式进行免疫治疗

抗原分子表面的表位是决定抗原特异性的特殊化学基团，表位也是被 TCR 或 BCR 识别和结合的部位，并且是有效诱发特异性免疫应答途径的物质基础。但由于目前对大多数抗原的表位认识不足，其应用受到限制。此外，由于表位多为短肽（由 8～12 氨基酸组成）或其他小分子，在体内容易降解，因此将表位与载体结合作为疫苗，即可弥补其不足。例如，将乙型肝炎病毒 pre-S 和 S 抗原中的 T 细胞表位交联异源性蛋白作为疫苗免疫，可用于治疗乙型肝炎病毒慢性感染者；将麻疹病毒蛋白的 T 细胞表位和 B 细胞表位与载体结合，可以制备麻疹疫苗。以人工合成的 TAA 多肽或构建表达 TAA 的重组病毒制备肿瘤多肽疫苗，可以模拟 T 细胞识别的肿瘤抗原表位，从而不经加工就可与 MHC 分子结合，进而激活特异性 T 细胞，诱导 CTL 抗肿瘤效应。

（二）抗原以分子或片段形式进行免疫治疗

1. DNA 疫苗　利用基因转移的方式，将编码特异性抗原的基因插入质粒载体中，构建重组载体，直接注射体内后可表达相应的抗原，故称 DNA 疫苗（DNA vaccine）或核酸疫苗。应用该技术成功地在小鼠、黑猩猩等动物中诱导抗流感病毒、HIV 等多种病原体的特异性免疫。

2. 重组抗原疫苗　利用重组 DNA 技术可以产生大量的抗原分子，该抗原可以是微生物或肿瘤细胞某一特定的蛋白或其片段。因此，该类疫苗具有免疫诱导作用、针对性强、安全性好、纯度高、表达蛋白不受量的限制、可大量生产等优点，具有广阔的应用前景。例如，重组乙肝表面抗原疫苗已经大量用于乙肝易感人群的预防接种。

3. 重组病毒疫苗　是将编码有效免疫原的基因插入减毒的病毒（疫苗病毒或腺病毒）的基因组中，接种后，体内可持续表达大量的目的抗原作为免疫原，病毒本身作为佐剂，可有效地进行特异性主动免疫治疗。重组病毒疫苗主要用于肿瘤免疫治疗。已选用的肿瘤抗原有黑色素瘤的 *GP97*、癌胚抗原、*P53* 基因突变型等，这些重组病毒疫苗已经用于动物肿瘤模型的治疗。

4. 转基因植物疫苗　用转基因的方法，将编码有效免疫原的基因导入可食用植物细胞基因组中，免疫原即可在食用植物中稳定表达和积累，人和动物通过食用植物达到免疫接种的目的。常用的植物有番茄、马铃薯、香蕉等。这类疫苗尚在研究阶段，具有可口服、易被接受、廉价等优点。

三、以细胞因子及其拮抗剂为基础的治疗

细胞因子具有广泛的生物学功能，不仅在机体免疫应答中具有重要作用，而且具有调节基本生

命活动的作用。细胞因子疗法（cytokine therapy）即应用重组细胞因子作为药物用于治疗疾病的方法。细胞因子疗法分为：细胞因子补充和添加疗法、细胞因子阻断和拮抗疗法、细胞因子基因疗法三大类。

（一）细胞因子补充和添加疗法

肿瘤、感染或造血功能障碍病人体内某些细胞因子合成不足，导致免疫细胞活性降低时，通过输入外源性细胞因子纠正其平衡，恢复其免疫学功能，以达到防御和治疗疾病之目的。

1. 抗肿瘤细胞因子　许多细胞因子具有直接或间接的抗肿瘤效应，包括 IL-2、IL-4、IL-6、IFN、TNF-α 等，IL-2 是最早被批准用于肾细胞癌治疗的细胞因子。IL-2 与 IFN-α、化疗药物合用治疗恶性肿瘤的疗效令人满意。

2. 干扰素　IFN-α、IFN-β、IFN-γ 各有其独特的性质和生物学活性，其临床适应证及疗效也有所不同。IFN-α 主要用于治疗病毒性感染和肿瘤，对于乙型肝炎、丙型肝炎、带状疱疹、疱疹性角膜炎、慢性宫颈炎等治疗效果较好，对于血液系统肿瘤如毛细胞白血病疗效较显著；IFN-β 是目前治疗多发性硬化症唯一有效的药物；IFN-γ 的免疫调节作用强于 IFN-α，临床上主要用于治疗类风湿性关节炎、慢性肉芽肿等。

3. 促造血的细胞因子　主要应用粒细胞 - 巨噬细胞集落刺激因子（GM-CSF）和粒细胞集落刺激因子（G-CSF）治疗各种粒细胞低下患者，降低化疗后粒细胞减少程度，能提高机体对化疗药物的耐受剂量，提高治疗肿瘤的效果；在骨髓移植中可使中性粒细胞等尽快恢复，降低感染率；对再生障碍性贫血和 AIDS 亦有肯定疗效。IL-11 用于治疗因放射和化疗造成的血小板减少，对于减轻放疗和化疗造成胃肠出血等不良反应，提高患者对化疗和放疗的耐受剂量具有重要作用。此外，应用红细胞生成素（EPO）治疗肾性贫血疗效显著。

（二）细胞因子阻断和拮抗疗法

细胞因子阻断和拮抗疗法是通过阻断细胞因子与相应受体的结合及信号传导，使细胞因子的病理性作用难以发挥效应，从而达到治疗目的（图 26-5）。该疗法适用于自身免疫病、移植排斥反应、感染性休克等的治疗。重组可溶性 II 型 TGF-β 受体（soluble TGF-β II receptor，sTGF-βR II）能阻断 TGF-β 介导的免疫抑制和致纤维化作用，在抗肿瘤和抗纤维化实验中有较好的疗效。TNF 单抗可以减轻或阻断感染性休克的发生。IL-1 受体拮抗剂（interleukin-1 receptor antagonist，IL-1RA）对于自身免疫病、炎症有较好疗效。

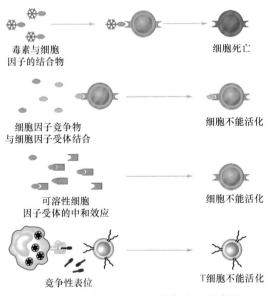

毒素与细胞因子的结合物　　　　细胞死亡

细胞因子竞争物与细胞因子受体结合　　　　细胞不能活化

可溶性细胞因子受体的中和效应　　　　细胞不能活化

竞争性表位　　　　T细胞不能活化

图 26-5　细胞因子阻断和拮抗疗法示意图

（三）细胞因子基因疗法

细胞因子在体内半衰期短，需要给患者大剂量反复多次注射才有一定疗效，往往出现严重副作用。因此，人们建立了细胞因子基因疗法（cytokine gene therapy），根据治疗的目的不同，将细胞因子或其受体基因转染至相应细胞内，使表达细胞因子的细胞在体内持续自分泌细胞因子并发挥生物学效应。目前，已有多项细胞因子基因疗法试用于自身免疫病、感染和恶性肿瘤等疾病的治疗。

第三节 免疫细胞水平的治疗

细胞为基础的免疫治疗是给机体输入细胞制剂，以激活或增强机体的特异性免疫应答，从而恢复和重建免疫功能。

一、造血干细胞移植

造血干细胞是具有多种分化潜能和自我更新能力的免疫细胞，在适当条件下可被诱导分化为组织和细胞，从而达到促进患者造血和免疫功能得以重建或恢复的目的。目前造血干细胞移植已经成为癌症、造血系统疾病和自身免疫性疾病的重要治疗手段。移植所用的造血干细胞来自 HLA 型别相同或相似供者的骨髓、外周血或脐血细胞。目前临床常用的造血干细胞移植主要有三种类型。

1. 骨髓移植　是取患者自体或健康人的骨髓细胞经处理后回输给患者，重建机体的造血系统和免疫系统。此法可用于治疗免疫缺陷病、再生障碍性贫血和白血病等。自体骨髓移植前，必须尽可能杀死所有残留白血病细胞，或者分离 CD34$^+$ 造血干细胞回输。异体骨髓移植必须供者与受者组织相容性抗原（HLA）配型相同，否则会发生排斥反应。

2. 外周血干细胞移植　外周血干细胞便于采集，但数量极少（CD34$^+$ 细胞仅占 0.01% ～ 0.09%），同时存在 HLA 配型困难的问题。

3. 脐血干细胞移植　脐血中干细胞含量与骨髓相似（CD34$^+$ 细胞达 2.4%），脐血干细胞其增殖能力强，免疫原性弱，容易达到免疫重建。此细胞来源方便，可以部分代替同种异体骨髓移植。

二、免疫效应细胞过继免疫治疗

自体或异体淋巴细胞经体外激活增殖后回输患者，直接杀伤肿瘤或激发机体抗肿瘤免疫效应，称为过继免疫细胞治疗。适用于过继免疫治疗的免疫效应细胞主要包括淋巴因子激活的杀伤细胞（lymphokine activated killer cell，LAK）、细胞因子诱导的杀伤细胞（cytokine induced killer cell，CIK）和肿瘤浸润淋巴细胞（tumor infiltrating lymphocyte，TIL）等。NK 细胞在抗肿瘤、抗病毒的天然免疫中起重要作用，但在体外难以扩增，从而影响临床应用；LAK 细胞是外周血淋巴细胞在体外经过 IL-2 培养后诱导产生的一类新型杀伤细胞，其杀伤肿瘤细胞不需要抗原致敏，且无 MHC 限制性，临床应用于肿瘤和慢性病毒感染的免疫治疗；CIK 是单个核细胞经抗 CD3 单克隆抗体加 IL-2、IFN-γ、TNF-α 等细胞因子，经体外诱导获得的 CD3$^+$、CD56$^+$ 表型的杀伤性细胞，其杀伤作用强于 LAK 细胞，临床用于治疗白血病和某些实体肿瘤；TIL 是从肿瘤灶分离的浸润淋巴细胞，经体外 IL-2 诱导培养后再回输入体内，其特异性肿瘤杀伤作用强于 LAK。近年来过继免疫治疗发展迅猛，以嵌合抗原受体修饰的 T 细胞（chimeric antigen receptor T cell，CAR-T）、TCRT、双特异性 T 细胞衔接子（bispecific T cell adapter）为代表，已在临床试验中显现出可喜效应，其中针对白血病抗原 CD19 分子的 CAR-T 治疗已经被批准应用于临床。

三、树突状细胞

树突状细胞能直接摄取、加工和提呈抗原，刺激体内初始 T 细胞活化；通过直接或间接的方式促进 B 细胞增殖活化，调节体液免疫应答；刺激记忆 T 细胞活化，诱导再次免疫应答。肿瘤细胞免疫原性弱，难以激活机体免疫系统发挥抗肿瘤作用，可将患者外周血分离的单个核细胞在体外经 IL-4、GM-CSF 等诱导扩增，成为具有强大抗原提呈能力的 DC，再用肿瘤抗原、肿瘤抗原多肽冲击载荷于 DC，然后再回输患者体内，从而诱导患者机体产生大量具有特异性细胞毒功能的 T 细胞，对肿瘤细胞起杀伤作用。目前临床应用于前列腺癌、黑色素瘤、复发性骨髓瘤和结肠癌的免疫治疗。

四、肿瘤疫苗

肿瘤疫苗（tumor vaccine）是给患者接种具有肿瘤抗原性的疫苗，刺激或增强患者机体特异性抗肿瘤免疫应答，从而提高机体抗肿瘤的能力。目前实验室及临床试用的疫苗有多种，其中基因修饰的疫苗、人工合成肿瘤多肽疫苗、抗独特型抗体疫苗等已取得了一定的进展。

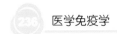

第四节　生物应答调节剂与免疫抑制剂

一、生物应答调节剂

生物应答调节剂（biological response modifier，BRM）指具有促进或调节免疫功能的制剂，通常对免疫功能正常者无影响，而对免疫功能异常，特别是免疫功能低下者有促进作用。自 1975 年提出 BRM 的概念以来，BRM 的研究发展迅速，在免疫治疗中占有重要地位，已广泛应用于肿瘤、感染、自身免疫病，免疫缺陷病等的治疗。制剂包括治疗性疫苗、单克隆抗体、细胞因子、微生物及其产物、人工合成分子等（表 26-3）。

表 26-3　主要生物应答调节剂

种类	举例	主要作用
细菌产物	卡介苗、短小棒状杆菌、胞壁酰二肽、二霉菌酸脂海藻糖	活化巨噬细胞、NK 细胞
合成性分子	吡喃共聚物、马来酐二乙烯醚（MEV）、嘧啶、聚肌胞甘酸	诱导产生 IFN
细胞因子	IFN-α、IFN-β、IFN-γ、IL-2	活化巨噬细胞、NK 细胞
激素	胸腺素、胸腺生成素	调节胸腺功能

1. 微生物制药　微生物制剂包括卡介苗（BCG）、短小棒状杆菌、丙酸杆菌、链球菌低毒菌株、金葡菌肠毒素超抗原、伤寒杆菌脂多糖等，具有佐剂作用或免疫促进作用。卡介苗（BCG）主要用于预防结核杆菌感染，同时具有很强的非特异性免疫刺激作用。卡介苗可诱导细胞免疫应答，活化巨噬细胞并促进 IL-1、IL-2、IL-4、TNF 等多种细胞因子的产生，增强 NK 细胞和 T 细胞的活性。目前卡介苗已用于多种肿瘤的免疫治疗。短小棒状杆菌是灭活的革兰阳性厌氧杆菌制剂，可以非特异地增强机体免疫功能，能活化巨噬细胞，增强 NK 细胞活性，促进 IL-1、IL-4、IL-12、IFN-γ 等细胞因子的产生，临床上用于肝癌、肺癌、淋巴癌、黑色素瘤的辅助治疗。

2. 免疫分子　是指包括细胞因子在内的具有传递免疫信号，调节免疫效应的蛋白分子。转移因子（transfer factor）是用致敏的淋巴细胞经反复冻融或超滤获得的低分子量混合产物。因其能介导迟发型超敏反应的转移而称为转移因子。其特点是分子量小、无抗原性、副作用小，且无种属特异性；其主要功能是将供者的特异性细胞免疫活性传递给受者，从而提高患者的细胞免疫应答水平。目前已用于治疗一些细胞免疫功能低下的疾病，如防治某些病毒和真菌感染、细胞内寄生的病原菌、恶性肿瘤等。免疫核糖核酸（immune RNA，iRNA）是先将抗原（肿瘤细胞或某些病毒）免疫动物，然后摘取免疫动物的脾、淋巴结，分离淋巴细胞，再提取淋巴细胞中的核糖核酸即为免疫核糖核酸。目前已用于治疗肿瘤和乙型肝炎并取得了一定疗效。胸腺肽（thymopeptide）是从动物（小牛或猪）胸腺中提取的可溶性多肽混合物，包括胸腺素、胸腺生成素等，可促进胸腺内前 T 细胞转化为 T 细胞，并进一步分化为多功能的 T 细胞亚群，因其无种属特异性及无明显副作用，常用于治疗细胞免疫功能低下的患者，如病毒感染、肿瘤等。

3. 化学合成药物　一些化学合成药物具有明显的免疫刺激作用。如左旋咪唑（levomisole）具有明显的免疫刺激作用，能活化吞噬细胞，促进 T 细胞分泌 IL-2，增强 NK 细胞活性等作用。西咪替丁（cimetidine）和异丙肌苷（isoprinosine）等也可增强机体免疫功能，后者可用于抗病毒的免疫治疗。

4. 中药制剂　多数补益类中药及其提取成分都有免疫增强或免疫调节作用。已证明黄芪、人参、当归、灵芝等多种药材具有明显的免疫刺激作用，从中提取的多糖类化合物具有刺激淋巴细胞的分裂增殖、活化单核巨噬细胞等多种生物活性，已作为传染病、肿瘤等疾病的辅助治疗药物。

二、免疫抑制剂

免疫抑制剂能够抑制机体的免疫功能，主要用于治疗超敏反应、自身免疫病，预防器官移植排斥反应发生。

1. 化学合成药物　用于免疫治疗的化学合成药有烷化剂、抗代谢类药和糖皮质激素，常用于感染、免疫缺陷、自身免疫性疾病等的治疗。

（1）烷化剂：包括环磷酰胺、氮芥、苯丁酸氮芥等，其作用是抑制 DNA 复制及蛋白质合成，终止细胞增殖分裂。淋巴细胞被抗原活化后，进入增殖分化阶段，对烷化剂敏感，特别是 B 细胞较为敏感，因而对体液免疫作用更强。

（2）抗代谢类药物：主要有嘌呤和嘧啶类似物以及叶酸拮抗剂两大类。抗代谢类药物可通过抑制 DNA 复制及蛋白质合成，阻止淋巴细胞增殖分化，对细胞和体液免疫均有抑制作用，临床上主要用于预防器官移植排斥反应。

（3）糖皮质激素：具有显著抗炎和免疫抑制作用。糖皮质激素可直接作用于单核巨噬细胞、T 细胞、B 细胞使其损伤或功能下降，对细胞免疫和体液免疫功能产生抑制作用；抑制 IL-1、IL-2 和 IFN-γ 的生成以及抑制前列腺素和白三烯的合成，从而抑制炎症反应。糖皮质激素广泛用于抗炎及超敏反应性疾病的治疗，也可与细胞毒药物合用防治移植排斥反应。

2. 微生物制剂

（1）环孢素 A（cyclosporine A，CsA）：是从真菌培养液中分离的环状多肽，目前已能化学合成。对细胞免疫和 TD-Ag 引起的体液免疫有较强的选择性抑制作用。主要通过阻断 T 细胞内 IL-2 基因的转录抑制 T 细胞早期的分化，阻断其激活，抑制 IL-1、IL-2 等细胞因子的产生。环孢素 A 是抗移植排斥反应的首选药物。

（2）他克莫司（tacrolimus，FK-506）：来自真菌代谢产物中分离的大环内酯类抗生素。其作用机制与环孢素 A 类似，但其作用比环孢素 A 强且副作用较小，主要用于器官移植排斥反应和自身免疫病。

（3）霉酚酸酯（mycophenolate mofetil，MMF）：一种强效、新型的免疫抑制剂。它是霉酚酸（mycophenolic acid，MPA）的 2- 乙基酯类衍生物，体内脱酯后形成的 MPA 能抑制鸟苷的合成，选择性阻断 T、B 淋巴细胞的增殖，用于移植排斥反应和自身免疫病的治疗。

（4）西罗莫司（sirolimus）：属于抗生素类免疫抑制剂，可能通过阻断 IL-2 诱导的 T 细胞增殖而选择性抑制 T 细胞，应用抗移植排斥反应。

3. 传统中药 一些中药具有不同程度的免疫抑制作用。如雷公藤多苷就是效果较为肯定的免疫抑制剂。雷公藤多苷能明显降低小鼠的细胞免疫和体液免疫功能，能延长皮肤、心、肾等移植物的存活时间，在骨髓移植中能降低移植物抗宿主反应的强度，临床上可用于治疗肾炎、系统性红斑狼疮、类风湿性关节炎等疾病。

案例 26-1 分析讨论：

案例中慢性淋巴细胞白血病（CLL）患者，经化疗及并发症治疗后，症状和体征仍未见明显好转，即用人源化 CD52 单克隆抗体（Alemtuzumab）作免疫治疗；连续治疗 5 周后，患者食欲逐渐增进、自觉症状改善，实验室检查血象：淋巴细胞 45%、中性粒细胞 50%、血红蛋白 100g/L。

由于人类 CD52 广泛分布于淋巴细胞、单核细胞等造血细胞上和雄性生殖系统中的某些细胞表面。CD52 在淋巴细胞和很多造血系统恶性肿瘤细胞上高密度分布，其分子交联化可引起一系列信号传导，从而导致细胞因子分泌，其分子在细胞表面排列整齐、密度大，与抗体结合后结合补体的能力受抗体亚类影响较小，因此该患者输入人源化 CD52 单克隆抗体能使 CLL 患者症状好转。

尽管单克隆抗体具有结构均一、高度特异、无批间差异等优点，但由于其一般是鼠源的，应用人体后，人体会引起较强免疫应答，并可能发生超敏反应等一系列问题，而人源化抗体进一步减少了人 - 鼠嵌合抗体中的鼠源性成分，从而减少了人抗鼠抗体的产生。因此，治疗中不用通常的单克隆抗体或多克隆抗体治疗，该案例在治疗中选用了人源化 CD52 单克隆抗体。

（官 杰）

附录 I　人 CD 分子的主要特征

CD	常用单克隆抗体或代号( )	主要表达细胞*	分子量(kDa)	结构(所属家族)	功能
CD1a	T6,Leu6,NA1/34	胸腺细胞,DC 亚群,表皮朗格汉斯细胞,B 细胞亚群[T]	49	糖蛋白(IgSF)	与 β2 微球蛋白组成 MHC I 类样分子,有抗原提呈功能
CD1b	WM-25,WM-25,NUT2	胸腺细胞,DC,表皮朗格汉斯细胞,B 细胞亚群[T]	45	糖蛋白(IgSF)	与 β2 微球蛋白组成 MHC I 类样分子,有抗原提呈功能
CD1c	L161,M241,7C6	胸腺细胞,DC 亚群,表皮朗格汉斯细胞,B 细胞亚群[T]	43	糖蛋白(IgSF)	与 β2 微球蛋白组成 MHC I 类样分子,有抗原提呈功能
CD1d	CD1d42	胸腺细胞,DC,表皮朗格汉斯细胞,B 细胞亚群,肠道上皮细胞[T]		(IgSF)	与 β2 微球蛋白组成 MHC I 类样分子,有抗原提呈功能
CD2	9. 6,T11,Leu5;(LFA-2,RBC-R)	T,胸腺细胞,NK 细胞亚群[T]	50	糖蛋白(IgSF)	CD68(LFA-3),CD48,CD59 和 CD150 的受体,参与 T 细胞活化,作为黏附分子参与细胞黏附
CD2R	T11.3,9.1	活化 T 细胞,NK[T]	50	糖蛋白(IgSF)	T 细胞活化
CD3	T3,Leu4,CHT1	T,胸腺细胞[T]	γ:26,δ:20,ε:19,ζ:16,η:21		TCR/CD3 复合体,T 细胞信号转导
CD4	T4,Leu3a,-T404	T 细胞亚群,单核细胞亚群,胸腺细胞亚群[T]	55	糖蛋白(IgSF)	与 MCH II 类分子结合,信号转导,HIV 受体
CD5	T1,UCHT2,T101,Leu1	T,胸腺细胞,B 细胞亚群[T]	67	糖蛋白(清除剂受体)	与 CD72 结合,T 细胞信号转导和增殖,CD5+ B 细胞参与自身免疫
CD6	T12,T411,VIT12	T 细胞亚群,B 细胞亚群,胸腺细胞[T]	100	糖蛋白(清除剂受体)	配体 CD166,T 细胞活化,胸腺细胞与基质细胞相互作用
CD7	3A1,Leu9,WT1,G3-7	T,NK,不成熟胸腺细胞亚群[T]	40	糖蛋白(IgSF)	T,NK 细胞活化
CD8	T8,Leu2a,UCHT4	T 细胞亚群(α/β),胸腺细胞亚群,上皮内淋巴细胞,NK 细胞亚群(α/α)[T]	36/32	糖蛋白,α/α 或 α/β 二聚体(IgSF)	与 MHC I 类分子结合,信号转导
CD9	BA2,FMC8,J2	血小板,前 B 细胞,单核细胞,嗜酸粒细胞,活化 B 细胞,巨核细胞[Pt]	24	糖蛋白(四次跨膜超家族)	血小板凝集和活化,可能参与前 B 细胞黏附和信号转导;肥大细胞表面 CD9 是 IL-16 受体
CD10	J5,VILA1,BA3;(CALLA)	前 B 细胞,共同型急性淋巴母细胞白血病,粒细胞[B]	100	糖蛋白(II 型膜分子)	为结合锌的金属蛋白酶,调节 B 细胞生长和增殖
CD11a	MHM24,TS2/16. 1. 1,CRIS-3;(LFA-1α链,整合素 α1)	白细胞[AS]	180	糖蛋白(整合素 α)	与 ICAM-1（CD54），ICAM-2(CD102),ICAM-3(CD50)结合,介导细胞黏附;与 JAM-1 结合,参与白细胞穿越内皮细胞,CD11a 人源化 mAb 可治疗银屑病
CD11b	Mol,OKM1;(Mac1,CR3,整合素 αM)	粒细胞,单核细胞,T,B,DC,NK,巨噬细胞[AS]	170	糖蛋白(整合素 α)	iC3b 和 Fg 受体,与 ICAM-1 和 X 因子结合,黏附,调理吞噬;结合 JAM-3
CD11c	LeuM5;(CR4,整合素 αX)	M,粒细胞,B,DC,NK,巨噬细胞,T 细胞亚群[AS]	150	糖蛋白(整合素 α)	iC3b,C3dg,Fg 的受体,调理吞噬
CDw12	M-67	单核细胞,粒细胞,血小板,巨噬细胞,NK[M]	90～120	糖蛋白	可能是一种磷蛋白

续表

CD	常用单克隆抗体或代号（ ）	主要表达细胞	分子量(kDa)	结构(所属家族)	功能
CD13	MY7，MOU28，MCS-2	单核细胞，粒细胞，内皮细胞，上皮细胞[M]	150～170	糖蛋白(II型膜分子)	氨肽酶，冠状病毒受体，参与人 CMV 与靶细胞的结合，抗 CD13 自身抗体与 GVHD 有关
CD14	Mo2，UCHM1，LeuM3，MEM18	单核细胞，粒细胞，DC，表皮朗格汉斯细胞[M]	55	糖蛋白(糖基磷脂酰肌醇连接)	LPS/LBP 复合物受体
CD15	MY1，LeuM1	粒细胞，(单核细胞)，Read-Sternberg 细胞[AS]		Lewis^{x}3FAL，X-hapten(碳水化合物)	参与中性粒细胞黏附和吞噬，促进 NK 细胞杀伤；与碳水化合物间的相互作用有关
CD15s	(唾液酸化 CD15)	粒细胞，单核细胞，T，NK，内皮细胞[AS]		Sialyl Lewis^x (sLe^x)(碳水化合物)	CD62E，CD62L，CD62P 的配体，白细胞黏附到 En 和 Pt
CD15u	(硫酸化 CD15)	T，NK，内皮细胞，粒细胞，单核细胞[CHO]			参与碳水化合物介导的细胞黏附
CD16a	HUNK2，Leu11，MEM-154（FcγRIIIA）	NK，粒细胞，单核细胞，巨噬细胞[NK]	50～65	糖蛋白(穿膜形式)(IgSF)	吞噬，ADCC，NK 活化，信号转导
CD16b	ID3(FcγRIIIB)	多形核细胞[NK]	48	(糖基磷脂酰肌醇连接)	低亲和力免疫复合物受体
CD17	GO35，T5A，Hulym13	粒细胞，单核细胞，血小板，T，B，DC，内皮细胞，上皮细胞[M]	120	乳糖基酰鞘氨醇	可能参与吞噬和黏附，是中性粒细胞上一种标记
CD18	MHM23，TS1/18.1；(LFA组 β 链，整合素 β₂，CR3)	白细胞[AS]	95	糖蛋白(整合素 β)	ICAM-1（CD54），ICAM-2(CD102)，ICAM-3，iC3b 配体，黏附，调理吞噬
CD19	B4，Leu12，HD37，SJ-25-C1	B，前 B 细胞，滤泡树突状细胞[B]	90	糖蛋白(IgSF)	与 CD21，CD81 组成复合物，调节 B 细胞发育，活化和分化
CD20	B1，Leu16，1F5，2H7	B[B]	33	蛋白(四次跨膜超家族)	Ca^{2+} 通道，调节 B 细胞活化和增殖，嵌合性或核素标记鼠源性 C20mAb 治疗非霍奇金淋巴瘤
CD21	B2，OKB-1，HB-5；(CR2)	前 B 细胞，B，滤泡树突状细胞，上皮细胞[B]	145	蛋白(补体调控蛋白，补体激活调节剂)	C3d，C3dg，iC3b 及 EBV 的受体，与 CD19，CD81 组成复合物参与信号转导，调节 B 细胞发育，活化和分化，结合 sCD23
CD22	Leu14，HD39，Tol5；(BL-CAM，Siglec2)	B[B]	130/140	糖蛋白，髓鞘(磷)脂相关蛋白类似物(MAG)(IgSF)	与 CD45RO，CD75 结合，介导 B-B，B-T 细胞间相互作用，结合唾液酸化的糖缀合物，抗 CD22 人源化抗体治疗非霍奇金淋巴瘤和 SLE 等自身免疫性疾病，已进入 III 期临床试验
CD23	B6，MHM6，Leu20，HD50；(FcεRII)	成熟 B 细胞，活化 B 细胞，活化单核细胞，嗜酸粒细胞，DC，血小板[B]	45	糖蛋白	低亲和力 IgE 受体，参与调节 IgE 生成，诱导单核因子释放，调节 B 细胞分化，黏附
CD24	BA-1，VIBC5，HB8；(HAS)	B，粒细胞[B]	35～45	糖蛋白(糖基磷脂酰肌醇连接)	B 细胞增殖和分化，结合 CD62P，协同刺激分子

续表

CD	常用单克隆抗体或代号( )	主要表达细胞*	分子量(kDa)	结构(所属家族)	功能
CD25	TAC,7G7/B6,2A3;(IL-2Rα)	前 T 细胞,活化 T 细胞,活化 B 细胞,活化单核细胞,NK[CR]	55	糖蛋白(补体调控蛋白)	为 IL-2Rα 链,组成高亲和力 IL-2 受体,T 细胞生长,人源化 CD25mAb 治疗急性肾移植后移植排斥反应
CD26	5.9,Tal,4ELIC 7134-2C2	活化 T 细胞,活化 B 细胞,巨噬细胞,NK,上皮细胞[NL]	110	糖蛋白(II 型膜分子)	二肽酰酶 Ⅳ(DPP Ⅳ),参与 T 细胞活化,腺苷脱氨酶结合蛋白
CD27	VIT14,S152,OKT18A (TNFRSF7)	T,B 细胞亚群,NK[T]	55	蛋白(肿瘤坏死因子受体超家族)(同源二聚体)	CD70 的配体,T 细胞活化增殖,记忆 B 细胞的标记,促进浆细胞分化
CD28	9.3,4B10Kolt2	T 细胞亚群,活化 B 细胞,PC[T]	44	糖蛋白(IgSF)(同源二聚体)	与 CD80,CD86 互为配体,提供 T 细胞协同刺激信号
CD29	4B4,K20. A-1A5;(整合素 β₁)	广泛分布[AS]	130	糖蛋白,血小板,糖蛋白 Ⅱa(整合素 β)	与细胞外基质结合,细胞间黏附,结合 VCAM-1(CD106),参与胚胎发育和造血干细胞分化的重要分子,与肿瘤发生、发展、转移等有关
CD30	Ki-1,HRS-4	活化 T 细胞,活化 B 细胞,Read-Stermberg 细胞[NL]	105~120	糖蛋白(肿瘤坏死因子受体超家族)	与淋巴细胞活化和增殖有关,参与胸腺细胞的阴性选择和 TCR 介导的细胞死亡
CD31	SG134,TM3,CLB-HEC-75;(PE-CAM)	血小板,内皮细胞,单核细胞,粒细胞,B,NK,T 细胞亚群[AS]	140	糖蛋白,血小板,糖蛋白 Ⅱa(IgSF)	同嗜性或异嗜性(与 CD38 互为受体)黏附,炎症,内皮细胞功能,结合糖胺聚糖,结合 αVβ3

更多人 CD 分子的主要特征扫扫二维码

附录 Ⅱ 中英文名词及缩略语对照

A

ABO blood typing　ABO 血型配型

accessibility　易接近性

accessory cell　辅佐细胞

accessory molecule　辅助分子

acquired immune response　获得性免疫应答

acquired immunity　获得性免疫

acquired immunodeficiency disease，AIDD　获得性免疫缺陷病

activated B cell　活化 B 细胞

activation-induced cell death，AICD　活化诱导的细胞死亡

active immunotherapy　主动免疫治疗

acute phase response　急性期应答

acute relection　急性排斥反应

adaptive immunity　适应性免疫

addressin　地址素

adenosine deaminase，ADA　腺苷脱氨酶

adhesion molecule，AM　黏附分子

adjuvant　佐剂

adoptive immunotherapy　过继免疫治疗

afferent lymphatic vessel　输入淋巴管

affinity　亲和力

affinity maturation　亲和力成熟

agglutination reaction　凝集反应

alkaline phosphatase，AP　碱性磷酸酶

allele　等位基因

allelic exclusion　等位基因排斥

allergen　变应原

allergy　变态反应

alloantigen　同种异型抗原

allogeneic graft　同种异基因移植

allotype　同种异型

alpha-fetoprotein，AFP　甲胎蛋白

alternative pathway　旁路途径

alternative pathway of T cell activation　T 细胞旁路活化途径

alveolar macrophage　肺泡巨噬细胞

anchor residue　锚定残基

anergy　失能

antagonism　拮抗作用

antibody，Ab　抗体

antibody-dependent cellular cytotoxicity，ADCC　依赖抗体的细胞毒性

antigen，Ag　抗原

antigenic modulation　抗原调变

antigen presenting cell，APC　抗原提呈细胞

antigen reaction cell，ARC　抗原反应细胞

antigenic determinant　抗原决定簇

antigenic peptide　抗原肽

antigenic valence　抗原结合价

antigen-antibody reaction　抗原 - 抗体反应

antigenicity　抗原性

antiidiotype，AId　抗独特型

anti-idiotype antibody　抗独特型抗体

anti-T-lymphocyte γ-globulin　抗 T 淋巴细胞丙种球蛋白

antiserum　抗血清

antitoxin　抗毒素

apoptosis　凋亡

artificial active immunization　人工主动免疫

artificial antigen　人工抗原

artificial immunization　人工免疫

artificial passive immunization　人工被动免疫

association　关联

asymmetric division model　非对称分裂模型

ataxia telangiectasia syndrome，ATS　毛细血管扩张共济失调综合征

attenuated vaccine　减毒活疫苗

autoaggressive T lymphocyte　自身攻击性 T 淋巴细胞

autoantibody　自身抗体

autoantigen　自身抗原

autoimmune disease，AID　自身免疫病

autoimmunity　自身免疫

autologous graft　自体移植

autophagosome　自噬体

autoreactive T lymphocyte　自身反应性 T 淋巴细胞

avidin-biotin-complex，ABC　亲和素 - 生物素化酶复合物

avidity　亲合力

azathioprine　硫唑嘌呤

B

B cell receptor，BCR　B 细胞受体

BCR complex　B 细胞受体复合物

B lymphocyte　B 淋巴细胞

basophil　嗜碱性粒细胞

bispecific antibody　双特异性抗体

biological response modifier，BRM　生物应答调节剂

biotin　生物素

biotin-avidin system，BAS　生物素 - 抗生物素蛋白系统

blocking antibody　封闭抗体

blocking factor　封闭因子

blood-thymus barrier　血 - 胸腺屏障

bone marrow　骨髓

bone marrow-dependent lymphocyte　骨髓依赖淋巴细胞

bradykinin　缓激肽

bronchial-associated lymphoid tissue，BALT　支气管相关淋巴组织

bursa-dependent lymphocyte　囊依赖淋巴细胞

burst forming unit-erythroid precursor，BFU-E　爆发样红系前体形成单位

bystander　旁观者

C

Cl inhibitor，Cl INH　Cl 抑制物

C3b inactivator，C3b INA　C3b 灭活因子

C4-binding protein，C4bp　C4 结合蛋白

C8-binding protein，C8bp　C8 结合蛋白

C'portal　C' 开口

Ca²⁺dependent adhesion molecule family　钙离子依赖的黏附分子家族

cadherin　钙黏素

calicheamicin　卡利奇霉素

calcium-calcineurin　钙 - 钙调磷酸酶

calnexin　钙连蛋白

carbohydrate antigen，CA　糖类抗原

carbohydrate recognition domain，CRD　糖识别区

carcinoembryonic antigen，CEA　癌胚抗原

carrier　载体

cathepsin　组织蛋白酶

CDR-grafted antibody　CDR 移植抗体

cell-mediated immunity　细胞介导的细胞免疫

cell surface marker　细胞表面标志

central immune organ　中枢免疫器官

chaperone　分子伴侣

chemokine　趋化性细胞因子

chimera　嵌合体

chimeric antibody　嵌合抗体

chlorpheniramine　氯苯那敏，扑尔敏

chronic granulomatous disease，CGD　慢性肉芽肿病

chronic rejection　慢性排斥反应

cimetidine　西咪替丁

class Ⅱ associated invariant chain peptide，CLIP　Ⅱ分子相关恒定链肽段

class switch　类别转换

classical pathway　经典途径

clonal abortion　克隆流产

clonal anergy　克隆失能

clona ldeletion 克隆清除

clonal forbidden　克隆禁忌

clonal ignorance　克隆忽视

clonal selection theory　克隆选择学说

clone　克隆

cluster of differentiation，CD　分化群

co-dominance　共显性

coated vesicle　衣被小泡

colony forming unit-common precursor of granulocyte and monocyte，CFU-GM　粒细胞和单核细胞共同前体集落形成单位

colony-forming unit-basophil，CFU-Baso　嗜碱性粒细胞集落形成单位

colony-forming unit-eosinophil，CFU-Eos　嗜酸性粒细胞集落形成

colony forming unit-erythrocyte，CFU-E　红细胞集落形成单位

colony forming unit-megakaryocyte，CFU-Meg　巨核细胞集落形成单位

colony stimulating factor，CSF　集落刺激因子

colony-formingunit-granulocyte/erythroid/macrophage/megakaryocyte，CFU-GEMM　粒细胞系、红细胞系、巨核细胞系和单核吞噬细胞系潜能的集落形成单位

combinatorial diversity　组合多样性

combined immunodeficiency disease，CID　联合免疫缺陷

commensalism　共生状态

common acute lymphoblastic leukaemia antigen，CALLA　共同型急性淋巴母细胞白血病抗原

common DC precursor，CDP　共同树突状细胞前体

common lymphoid precursor，CLP　共同淋巴样前体细胞

common myeloid precursor，CMP　共同髓样前体细胞

complement receptor，CR　补体受体

complement，C　补体

complement cascade　补体级联反应

complement receptor，CR　补体受体

complement system　补体系统

complementarity determining region，CDR　互补决定区

complete antigen　完全抗原

conformational epitope　构象表位

congenital thymic hypoplasia，CTH　先天性胸腺发育不全

conjugate vaccine　结合疫苗

consensus motif　共同基序

constant region　恒定区，C 区

conventional dendritic cell，cDC　常规树突状细胞

co-receptor　共受体

cortex　皮质

costimulator　共刺激分子

costimulatory molecule　共刺激分子

C reactive protein，CRP　C 反应蛋白

cross antigen　交叉抗原

cross presentation　交叉提呈

cross prime　交叉提呈

cross reaction　交叉反应

cross-talking　串流

cross typing　交叉配型

cutaneous immune system　皮肤免疫系统

cutaneous lymphocyte-associated antigen，CLA　皮肤淋巴细胞相关抗原

cyclophosphamide　环磷酰胺

cyclosporin A，CsA　环孢素 A

cytokine，CK　细胞因子

cytokine gene therapy　细胞因子基因疗法

cytokine induced killer cell，CIK　细胞因子诱导的杀伤细胞

cytokine receptor，CKR　细胞因子受体

cytokinetherapy　细胞因子疗法

cytolytic type　细胞溶解型

cytotoxic T cell，Tc　细胞毒性 T 细胞

cytotoxic type　细胞毒型

cytotoxic T lymphocyte，CTL　细胞毒性 T 细胞

D

decay accelerating factor，DAF　衰变加速因子

declinephase　下降期

dedifferentiation　肿瘤细胞的去分化

deletion　缺失

defensin　防御素

degeneracy　简并性

delayed hypersensitivity　迟发型超敏反应

delayed-typehypersensitivity T lymphocyte，TDTH　迟发型超敏反应性 T 细胞

delayed xenograft rejection，DXR　迟发型异种排斥反应

dendritic cell，DC　树突状细胞

diacylglycerol，DAG 甘油二酯
differentiation antigen 分化抗原
DiGeoge syndrome DiGeoge 综合征
dissociation constant 解离常数
diversity 多样性
DNA vaccine DNA 疫苗
docking site 停靠点
domain 功能区
donor 供者
double immunodiffusion 双向免疫扩散
double negative，DN 双阴性
double negative cell，DN 双阴性细胞
double positive，DP 双阳性
double positive cell，DP 双阳性细胞

E

early endosome 早期内体
effector T cell 效应 T 细胞
efferent lymphatic vessel 输出淋巴管
endogenous antigen 内源性抗原
endosome 内体
enzyme immunoassay 酶免疫测定
enzyme immunohistochemistry technique 酶免疫组织化学技术
enzyme-linked immunosordent assay，ELISA 酶联免疫吸附试验
enzyme-linked immunospot assay，ELISPOT assay 酶联免疫斑点试验
eosinophil chemotactic factor of anaphylaxis，ECF-A 过敏性嗜酸性粒细胞趋化因子
eosinophilic granulocyte 嗜酸性粒细胞
epidermal growth factor，EGF 表皮生长因子
epitope 表位
erythropoietin，EPO 红细胞生成素
erythrocyte rosette forming cell test，ERFC E 玫瑰花结形成试验
exogenous antigen 外源性抗原
exotoxin 外毒素
experimentally allergic encephalomyelitis，EAE 实验性变态反应性脑脊髓炎
extracellular matrix，ECM 细胞外基质

F

Fas ligand，FasL Fas 配体
Fc fragment 可结晶片段
fetal antigen 胚胎抗原
forbidden clone 禁忌克隆
fibroblast growth factor，FGF 成纤维细胞生长因子
first set rejection 初次排斥反应
flow cytometer 流式细胞仪
follicle dendritic cell，FDC 滤泡树突状细胞
fragment of antigen binding，Fab 抗原结合片段
framework region，FR 框架区
free mycolate 游离霉菌酸酯

G

G-protein coupled receptor G 蛋白偶联受体
gastrointestinal cancer-associated antigen 胃肠癌相关抗原
geldanamycin 德尔特霉素
gene rearrangement 基因重排

gene recombinant vaccine 基因重组疫苗
genetic engineering antibody 基因工程抗体
genotype 基因型
germinal center 生发中心
glucose monomycolate 葡萄糖霉菌酸单酯
glycosyl phosphatidylinositol，GPI 糖基磷脂酰肌醇
glycosylation-dependent cell adhesion molecule-l，GlyCAM-l 糖酰化依赖的细胞黏附分子 -l
graft 移植物
graft rejection 移植物排斥反应
graft versus host disease，GVHD 移植物抗宿主病
graft versus host reaction，GVHR 移植物抗宿主反应
granulocyte and macrophage precursor，GMP 粒细胞与巨噬细胞前体
granulocyte-CSF，G-CSF 粒细胞集落刺激因子
granulocyte-monocyte progenitor cell 粒单核前体细胞
granzyme 颗粒酶
granzyme B 颗粒酶 B
growth factor，GF 生长因子
guanosine diphosphate，GDP 二磷酸鸟苷
gut-associated lymphoid tissue，GALT 肠相关淋巴组织

H

haplotype 单元型
hapten 半抗原
Hassall's corpuscle 哈索尔小体
heat shock protein，HSP 热休克蛋白
heavy chain 重链，H 链
heavy chain class switching 重链类别转换
helper T cell，Th 辅助性 T 细胞
helper T lymphocyte，Th 辅助性 T 淋巴细胞
hematopoiesis 造血
hemopoietic inductive microenvironment，HIM 骨髓造血微环境
hematopoietic stem cell，HSC 造血干细胞
heterophilic antigen 异嗜性抗原
heterotopic transplantation 异位移植
high endothelial venule，HEV 高内皮细胞小静脉
high zone tolerance 高带耐受
hinge region，HR 铰链区
histiocyes 组织细胞
histocompatibility 组织相容性
histocompatibility antigen 组织相容性抗原
HLA typing HLA 抗原分型
Hodgkin's disease，HD 霍奇金淋巴瘤
homeostasis 自身稳定
homing receptor 归巢受体
homologous restriction factor，HRF 同源限制因子
horseradish peroxidase，HRP 辣根过氧化物酶
host 宿主
host versus graft reaction，HVGR 宿主抗移植物反应
human chorionic gonadotropin，HCG 人绒毛膜促性腺激素
human immunodeficiency virus，HIV 人类免疫缺陷病毒
human leucocyte antigen，HLA 人类白细胞抗原
humanized antibody 人源化抗体
humoral immunity 体液免疫
hyperacute rejection 超急性排斥反应

笔记栏

hyperacute xenograftre1ection，HXR　超急性异种移植
　排斥反应
hypersensitivity　超敏反应
hypervariableregion，HVR　超变区

I

I region associated antigen，la　I 区相关抗原
idiotype　独特型
immature B cell　未成熟 B 细胞
immediate hypersensitivity　速发型超敏反应
immediate reaction　速发相反应
immortalization　永生化
immune adherent reaction　免疫黏附作用
immune anergy　免疫失能
immune complex，IC　免疫复合物
immune complex type　免疫复合物型
immune escape　免疫逃逸
Immune evasion　免疫逃逸
immune privileged site　免疫赦免区
immune response　免疫应答
immune RNA，iRNA　免疫核糖核酸
immune serum　免疫血清
immune surveillance　免疫监视
immune system　免疫系统
immune tolerance　免疫耐受
immunity　免疫
immunoblot　免疫印迹
immunodeficiency disease，IDD　免疫缺陷病
immunoelectrophoresis，IEP　免疫电泳
immunofluorescence　免疫荧光
immunogen　免疫原
immunogenicity　免疫原性
immunological tolerance　免疫耐受
immunoglobulin superfamily，IgSF　免疫球蛋白超家族
immunoglobulin，Ig　免疫球蛋白
immunogold chromatographicassay　金免疫层析试验
immunolabeling technique　免疫标记技术
immunologic defense　免疫防御
immunologic homeostasis　免疫稳定
immunologic surveillance　免疫监视
immunological ignorance　免疫忽视
immunological synapse　免疫突触
immunological tolerance　免疫耐受
immunologically privileged site　免疫赦免区
immunonephelometry　免疫比浊
immunology　免疫学
immuno-PCR　免疫 PCR
immunoprophylaxis　免疫预防
immunoradiometric assay，IRMA　免疫放射分析
immunoreactivity　免疫反应性
immunoreceptor tyrosine based activation motif，ITAM
　免疫受体酪氨酸激活模体
immunoregulation　免疫调节
immunotherapy　免疫治疗
immunotolerance　免疫耐受
inactivated vaccine　灭活疫苗
indirect agglutination　间接凝集反应
indirect agglutination inhibition test　间接凝集抑制试验
inducible nitric oxide synthase，iNOS　诱导型 NO 合酶

innate immunity　固有免疫
inositol l,4,5-trisphosphate，IP3　肌醇三磷酸酯
insertion　插入
integrin　整合素
intenal image　内影像
internalization　内化
intercellular adhesion molecule-l，ICAM-l　细胞间黏
　附分子 -l
interferon，IFN　干扰素
interferon producing killer DCs，IKDCs　干扰素生成
　杀伤树突状细胞
interleukin，IL　白细胞介素
interleukin-l receptor antagonist，IL-lRA　IL-l 受体拮
　抗剂
intraepithelial lymphocyte　上皮内淋巴细胞　表皮内淋
　巴细胞
invariant chain　恒定链
inversion　倒转
isoform　异构型变异体
isotype　同种型

J

joining chain　连接链，J 链
junctional diversity　连接多样性

K

keratinocyte　角质形成细胞
killer activation receptor，KAR　杀伤细胞激活性受体
killer inhibitory receptor，KIR　杀伤细胞抑制性受体
Kupffer cell　库普弗细胞

L

lag phase　延滞期
late phase reaction　后期反应
late endosome　晚期内吞体
lectin cell adhesion molecule family，LEC-CAM　家族
　外源凝集素细胞黏附分子家族
lectin pathway　凝集素途径
leukotriene，LT　白三烯
leukocyte adhesion deficiency，LAD　白细胞黏附缺陷症
leukocyte common antigen，LCA　白细胞共同抗原
leukocyte differentiation antigen，LDA　白细胞分化抗原
leukocyte function associated antigen-l，LFA-1，or
　CD11a or CD18　白细胞功能相关抗原 -l
leukocyte function associated antigen-3，LFA-3 or CD58
　白细胞功能相关抗原 -3
levomisole　左旋咪唑
ligand　配体
light chain　轻链，L 链
lipoarabinomannan　脂阿拉伯糖甘露聚糖
lineage　谱系
linear epitope　线性表位
linear differentiation model　线性分化模型
linkage disequilibrium　连锁不平衡
lipopolysaccharide，LPS　脂多糖
low molecular weight peptide，LMP　低分子量多肽
low zone tolerance　低区耐受
luminescent immunoassay，LIA　发光免疫测定
lymphnode　淋巴结
ymphocyte　淋巴细胞
lymphocyte function-associated antigen-l，LFA-l　淋巴

细胞功能相关抗原 -1

lymphocyte function-associated antigen-2，LFA-2　淋巴细胞功能相关抗原 2

lymphocyte homing　淋巴细胞归巢

lymphocyte homing receptor，LHR　淋巴细胞归巢受体

lymphocyte recirculation　淋巴细胞再循环

lymphocyte transformation　淋巴细胞转化

lymphokine　淋巴因子

lymphoid progenitor　淋巴样祖细胞

lymphoid stem cell　淋巴样干细胞

lymphokine activated killer cell，LAK　淋巴因子激活的杀伤细胞

lymphotactin　淋巴细胞趋化蛋白

lymphotoxin，LT　淋巴毒素

lysozyme　溶菌酶

M

macrophage，MΦ　巨噬细胞

macrophage and DC precursor，MDP　巨噬细胞与树突状细胞前体

macrophage-CSF，M-CSF　巨噬细胞集落刺激因子

major basic protein，MBP　主要碱性蛋白

major histocompatibility antigen　主要组织相容性抗原

major histocompatibility complex，MHC　主要组织相容性复合体

mannosebinding lectin，MBL　甘露糖结合凝集素

mannosebinding lectin pathway，MBL pathway　甘露糖结合凝集素途径

mannose receptor，MR　甘露糖受体

marginal zone　边缘区

mature B cell　成熟 B 细胞

MBL-associated serine protease，MASP　甘露糖结合凝集素相关丝氨酸蛋白酶

medical immunology　医学免疫学

medulla　髓质

megakaryocyte and erythrocyte precursor，MEP　巨核细胞与红细胞前体

melanoma associated re1ection antigen，MARA　黑色素瘤相关排斥

membrane attack complex，MAC　攻膜复合物

membrane cofactor protein，MCP　膜辅因子蛋白

membrane immunoglobulin，mIg　膜免疫球蛋白

membrane inhibitor of reactive lysis，MIRL　膜反应性溶解抑制物

memory B cell　记忆性 B 细胞

memory T cell　记忆性 T 细胞

mesangial cell　肾小球系膜细胞

methycholanthrene，MCA　甲基胆蒽

MHC class I chain-related gene，MIC gene MHC　Ⅰ类链相关基因

MHC class Ⅱ compartment，MⅡC　MHC Ⅱ类小室

MHC restriction　MHC 限制性

micochimerism　微嵌合状态

microglial cells　小胶质细胞

minor histocompatibility antigen，mH　次要组织相容性抗原

mitogen　丝裂原

molecular mimicry　分子模拟

monoclone antibody，mAb　单克隆抗体

monocyte　单核细胞

monocyte chemoattractant protein-l，MCP-l　单核细胞趋化蛋白 -l

monokine　单核因子

montelukast sodium　孟鲁司特钠

mucin-like family　黏蛋白样家族

mucosal-associated lymphoid tissue，MALT　黏膜相关淋巴组织

mucosal immune system，MIS　黏膜免疫系统

multiple allele　复等位基因

multiple hematopoietic stem cell，MHC　多能造血干细胞

multiple sclerosis，MS　多发性硬化

multipotent progenitor　多能祖细胞

mycophenolate mofetil，MMF 麦考酚酸酯

mycophenolic acid，MPA　麦考酚酸

myelin basic protein，MBP　髓鞘碱性蛋白

myeloid DCs，mDCs　髓系树突状细胞

myeloid progenitor　髓样祖细胞

myeloid stem cell　髓样干细胞

N

naive T cell　初始 T 细胞

naive T lymphocyte　初始 T 淋巴细胞

nasal-associated lymphoid tissue，NALT　鼻相关淋巴组织

native immunity　天然免疫

natural antigen　天然抗原

natural killer cell，NK cell　自然杀伤细胞

negative selection，NS　阴性选择

nerve growth factor，NGF　神经生长因子

neutrophil　中性粒细胞

neutralizing antibody　中和抗体

nicotinamide adenine dinucleotide phosphate，NADPH　烟酰胺腺嘌呤二核苷酸磷酸

non-organ specific　非器官特异性

non-organ specific autoimmune disease　非器官特异性自身免疫病

nonprofessional APC　非专职性抗原提呈细胞

nonspecific immunity　非特异性免疫

nurse cell　抚育细胞

O

old tuberculin，OT　旧结核菌素

opsonin　调理素

opsonin receptor　调理素受体

opsonization　调理作用

organ specific autoimmune disease　器官特异性自身免疫病

orthotopic transplantation　原位移植

osteoclast　破骨细胞

oxidative burst　氧爆发

P

papain　木瓜蛋白酶

paracortical area　副皮质区

passenger leukocyte　过路白细胞

passive agglutination　被动凝集反应

passive immunotherapy　被动免疫治疗

pathogen-associated molecular pattern，PAMP　病原体相关分子模式

pathogenic microorganism　病原微生物

pattern recognition receptor，PRR　模式识别受体

pepsin　胃蛋白酶

peptide-binding cleft　肽结合槽

perforin　穿孔素

periarterial lymphatic sheath　动脉周围淋巴鞘

peripheral blood mononuclear cell，PBMC　外周血单个核细胞

peripheral cortex　外周皮质

peripheral immune organ　外周免疫器官

Peyer's patch　派尔集合淋巴结

phagocyte　吞噬细胞

phenotype　表型

phosphatidylinositol biphosphate，PIP2　磷酯酰肌醇二磷酸

phosphatidylinositol mannoside　磷脂酰肌醇甘露糖苷

phosphorylation　磷酸化

phosphotyrosine　磷酸酪氨酸

placental gamma globulin　胎盘丙种球蛋白

planned immunization　计划免疫

plant-based vaccine　植物疫苗

plasma cell，PC　浆细胞

plasma gamma-globulin　血浆丙种球蛋白

plasmacytoiddendriticcell，pDC　浆细胞系树突状细胞

platelet activating factor，PAF　血小板活化因子

platelet-derived growth factor，PDGF　血小板源生长因子

pleiotropy　多效性

pluripotent hematopoietic stem cell，PHSC　多能造血干细胞

pokeweed mitogen，PWM　美州商陆丝裂原

polygeny　多基因性

polyclonal antibody，PAb　多克隆抗体

polymorphism　多态性

polyreactivity　多反应性

pore-forming protein　小孔形成蛋白

positiveselection，PS　阳性选择

pre-cDC　常规树突状细胞前体

precipitation　沉淀反应

precursor B cell，pre-B　前 B 细胞

primary lymphoid follicle　初级淋巴滤泡

primary immune response　初次免疫应答

primary immuno deficiency disease，PIDD　原发性免疫缺陷病

primary lymphoid organ　初级淋巴器官

professional APC　专职性抗原提呈细胞

properdin，P　备解素

prostaglandin，PG　前列腺素

prostate specific antigen，PSA　前列腺特异性抗原

prostatic acid phosphatase，PAP　前列腺酸性磷酸酶

pro-B cell　祖 B 细胞

pro-T cell　祖 T 细胞

protease inhibitor，PI　蛋白酶抑制剂

proteasome related gene　蛋白酶体相关基因

proteasome subunit beta type，PSMB　蛋白酶体 β 亚单位

protein kinase C，PKC　蛋白激酶 C

protein microarray　蛋白质微阵列

protein tyrosine kinase　蛋白酪氨酸激酶

P-selectin glyco-protein ligand-l，PSGL-l　P 选择素糖蛋白配体

purine nucleoside phosphorylase，PNP　膘吟核甘磷酸化酶

R

radioallergosorbent test，RAST　放射变应原吸附试验

radioimmunoassay，RIA　放射免疫分析

rapamycin　雷帕霉素，西罗莫司

recombinant antigen vaccine　重组抗原疫苗

recombinant attenuated live vaccine　重组减毒活疫苗

recombinant vector vaccine　重组载体疫苗

reactive nitrogen intermediate，RNI　反应性氮中间物

reactive oxygen intermediate，ROI　反应性氧中间物

rearrangement signal sequence，RSS　重排信号序列

recipient　受者

red pulp　红髓

redundancy　多重性

regulatory T cell，Treg　调节性 T 细胞

relative risk，RR　相对危险率

respiratory burst　呼吸爆发

retro-differentiation　逆分化

reverse transcriptase inhibitor，RTI　反转录酶抑制剂

rheumatoid arthritis，RA　类风湿关节炎

S

scavenger receptor　清道夫受体

second set rejection　再次排斥反应

secondary immune response　再次免疫应答

secondary immunodeficiency disease，SIDD　继发性免疫缺陷病

secondary lymphoid organ　次级淋巴器官

secretory component，SC　分泌成分

secretory immunoglobulin　分泌型免疫球蛋白

secretory immunoglobulin A，sIgA　分泌型 IgA

secretory piece，SP　分泌片

selectin　选择素

selective immunoglobulin deficiency　选择性免疫球蛋白缺陷

self-tolerance　自身耐受

sensitivity　敏感性

sequestered antigen　隐蔽抗原

serum disease　血清病

serological reaction　血清学反应

severe combined immunodeficiency，SCID　重症联合免疫缺陷病

sialyl Lewis，sLe^x　路易斯寡糖

sidechain theory　侧链学说

single immunodiffusion　单向免疫扩散

single positive cell，SP　单阳性细胞

sneaking through　漏逸

soluble cytokine receptor，sCKR　可溶性细胞因子受体

soluble TGF-β Ⅱ receptor，sTGF-βR Ⅱ　可溶性 Ⅱ 型 TGF-β 受体

somatic hypermutation　体细胞高频突变

specific active immunotherapy，SAIT　肿瘤特异性主动免疫治疗

specific immune response　特异性免疫应答

specific immunity　特异性免疫

specificity　特异性

spleen　脾

squamous cell carcinoma antigen，SCCA　鳞状细胞癌抗原

staphylococcal proteinA，SPA　葡萄球菌 A 蛋白

steady-state phase　平台期

stem cell factor，SCF　干细胞因子

stem cell factor receptor，SCFR　干细胞因子受体

stromal cell　基质细胞

subunit vaccine　亚单位疫苗

supermolecule activation cluster，SMAC　超分子激活簇

superantigen，SAg　超抗原

supertype　超型

surface marker　表面标志

switch recombination　转换重组

switch region，S region　转换区

synergism　协同作用

synthetic antigen　合成抗原

synthetic peptide vaccine　合成肽疫苗

systemic lupus erythematosus，SLE　系统性红斑狼疮

T

T cell-B cell-activating molecule　T-B 细胞活化因子

T cell receptor，TCR　T 细胞受体

T cell zone　T 细胞区

T lymphocyte　T 淋巴细胞

T lymphocyte receptor repertoire　T 细胞受体库

TAP-associated protein　TAP 相关蛋白

tapasin　TAP 相关蛋白

template　模板

terfenadine　特非那定

terminal deoxynucleotidyl transferase，TdT　末端脱氧核甘酸转移酶

terminal pathway　终末途径

Th cell bypass Th 细胞旁路

the type 2 complement receptor，CR2 or CD2l　补体受体 2

thrombopoietin，TPO　血小板生成素

thymic corpuscle　胸腺小体

thymopeptide　胸腺肽

thymic microenvironment　胸腺微环境

thymocyte　胸腺细胞

thymopoietin，TP　胸腺生成素

thymosin　胸腺素

thymus　胸腺

thymus dendritic cell，TDC 胸腺树突状细胞

thymus-dependent antigen，TD-Ag　胸腺依赖性抗原

thymus-dependent region　胸腺依赖区

thymus-dependent lymphocyte　胸腺依赖性淋巴细胞

thymic humoral factor　胸腺体液因子

thymus-independent antigen，TI-Ag　非胸腺依赖性抗原

thymus-independent area　胸腺非依赖区

thyroid stimulating hormone，TSH　促甲状腺 [激] 素

tissue-specific antigen　组织特异性抗原

tolerogen　耐受原

Toll like receptor，TLR　Toll 样受体

toxoid　类毒素

trabecula　小梁

transfer factor　转移因子

transforming growth factor-β，TGF-β　转化生长因子 -β

transgenic plant vaccine　转基因植物疫苗

transplantation　移植

transplantation antigen　移植抗原

transplantation immunology　移植免疫学

transporter associated with antigen processing，TAP　抗原加工相关转运体

tumor　肿瘤

tumor antigen　肿瘤抗原

tumor associated antigen，TAA　肿瘤相关抗原

tumor immunology　肿瘤免疫学

tumor infiltrating lymphocyte，TIL　肿瘤浸润淋巴细胞

tumor necrosis factor，TNF　肿瘤坏死因子

tumorrejectionantigen，TRA　肿瘤排斥抗原

tumor specific antigen，TSA　肿瘤特异性抗原

tumor specific transplantation antigen，TSTA　肿瘤特异性移植

tumor vaccine　肿瘤疫苗

tyrosine kinase　酪氨酸激酶

tyrosine phosphatase domain　酪氨酸磷酸酯酶结构域

U

ubiquitous utoantigen　共同自身抗原

V

vaccine　疫苗

variable folding　可变折叠

variable region　可变区，V 区

vascular addressin　血管地址素

vascular endothelial cell growth factor，VEGF　血管内皮细胞生长因子

W

Western blot　蛋白质印迹法

white pulp　白髓

Wiskott-Aldrich syndrome，WAS　威斯科特 - 奥尔德里奇综合征

X

xenoantigen　异种抗原

xenogeneic graft　异种移植

xenotransplantation　异种移植

X-linked agammaglobulinemia，XLA X 连锁无丙种球蛋白血症

X-linked hyper immunoglobulin M syndrome，XHIM X 连锁高 IgM 综合征

X-linked SCID，XSCID　X 连锁重症联合免疫缺陷病

Z

zafirlukast　扎鲁司特

zileuton　齐留通

其他

α-glycosyl acylated phytosphingosine　α- 糖基酰化鞘氨醇

β₂ microglobulin，β₂m　β₂ 微球蛋白

附录 Ⅲ　主要参考文献

安云庆，姚智，李殿俊，2018.医学免疫学.4版.北京：北京大学医学出版社

曹雪涛，2017.免疫学前言进展.北京：人民卫生出版社

曹雪涛，2018.医学免疫学.2版.北京：人民卫生出版社

龚非力，2009.医学免疫学.3版.北京：科学出版社

谭锦泉，2008.医学免疫学.北京：科学出版社